U0245479

眼科医疗质量管理与控制指标设计及应用

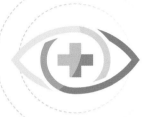

Design and Application of Medical Quality Control Indexs in Ophthalmology

主　　编　瞿　佳　吴文灿　张　建

副 主 编　陈　洁　陈　蔚　梁远波　黄小琼

编　　者　（以姓氏笔画为序）

马颖洁	王　敏	王友沛	王本福	王司仪	王海鸥	王培娟	王毓琴
毛欣杰	毛思施	方正千	叶月娥	叶成富	叶莉莎	叶慧芳	田　卫
乐融融	冯克谜	朱双倩	朱秀影	朱希希	向圣锦	刘　佳	许笑若
许淑霞	许琛琛	李　丹	李　明	李小曼	李纯纯	杨征帆	吴文灿
吴荣瀚	吴恩德	吴培瑜	吴淑慧	余　波	邹睿韬	张　芳	张　建
张佩华	张绍丹	张晓丽	张晓碧	陈　宏	陈　茹	陈　洁	陈　犇
陈　熙	陈　蔚	陈天予	陈世豪	陈华蓉	陈伊宁	陈园园	陈莱特
陈晓蒙	林　叶	林　亮	林　娜	林　蒙	林　豪	林艳艳	金约西
周广明	周开晶	周文哲	郑钦象	郑美琴	郑雪怡	郑景伟	郑煜程
项柏奇	赵振全	胡　静	俞阿勇	施节亮	施颖辉	姜小涵	洪益荣
袁一民	顾云峰	钱诗帆	徐　栩	徐雪姑	高雅雅	郭　悦	凌晓浅
涂云海	涂昌森	黄小琼	黄胜海	黄美娜	梁远波	梁希希	葛　蓓
蒋天放	谢添纯	路　晶	蔡　瑾	颜文韬	戴玛莉	魏文龙	瞿　佳

编写秘书　陈晓蒙　谢添纯

人民卫生出版社

·北　京·

图书在版编目（CIP）数据

眼科医疗质量管理与控制指标设计及应用 / 瞿佳，
吴文灿，张建主编 . -- 北京 ：人民卫生出版社，2024.
7. -- ISBN 978-7-117-36513-0

Ⅰ. R77

中国国家版本馆 CIP 数据核字第 2024DU9336 号

人卫智网	www.ipmph.com	医学教育、学术、考试、健康， 购书智慧智能综合服务平台
人卫官网	www.pmph.com	人卫官方资讯发布平台

眼科医疗质量管理与控制指标设计及应用

Yanke Yiliao Zhiliang Guanli Yu Kongzhi Zhibiao Sheji Ji Yingyong

主　　编：瞿　佳　吴文灿　张　建
出版发行：人民卫生出版社（中继线 010-59780011）
地　　址：北京市朝阳区潘家园南里 19 号
邮　　编：100021
E - mail：pmph @ pmph.com
购书热线：010-59787592　010-59787584　010-65264830
印　　刷：北京华联印刷有限公司
经　　销：新华书店
开　　本：787×1092　1/16　　印张：34
字　　数：743 千字
版　　次：2024 年 7 月第 1 版
印　　次：2024 年 7 月第 1 次印刷
标准书号：ISBN 978-7-117-36513-0
定　　价：189.00 元

打击盗版举报电话：**010-59787491**　E-mail：**WQ @ pmph.com**
质量问题联系电话：**010-59787234**　E-mail：**zhiliang @ pmph.com**
数字融合服务电话：**4001118166**　E-mail：**zengzhi @ pmph.com**

前　言

当前，我国眼科医疗行业正处于快速发展阶段，规模与空间迅速扩张，技术和服务模式不断创新。随着人民群众生活水平的提高和眼健康意识的增强，对眼科医疗服务的需求愈发多样化和专业化，对医疗质量和技术水平的要求也随之提升。眼科质量指标作为衡量眼科质量管理能力、评估眼科医疗服务水平、保障眼病患者安全、促进临床诊疗效果提升的重要工具，在眼科质量监管中发挥着重要的作用。它们涵盖了医疗技术、管理能力、服务流程、设备维护、护理质量等多个方面。政府及医院管理层期盼通过客观数据直观、真实地反映眼科医疗机构在质量管理、疾病诊疗各环节的执行情况和成效，同时希望有一本规范、系统、集大成的眼科质量管理和控制指标的相关书籍，这就是促成了我们编撰、出版一本精细化、标准化、高质量的眼科质量管理与控制指标的书籍的动力，以此实现助力、推动、促进和提升全国眼科质量的标准化、同质化管理水平。

温州医科大学附属眼视光医院是浙江省首家三级甲等眼科专科医院，在历年的国家三级公立医院绩效考核，即"国考"中，已连续 5 年获评专科医院最高等级 A；连续 3 年位列全国眼科专科医院第一，室间质评项目等 15 项指标获得满分，其余指标持续稳定向好。2006年，医院还是率先牵头制定我国三级甲等眼科专科医院标准的单位之一。我院作为我国眼视光医疗质量控制的"示范地"，牵头制定国家标准 2 项、团体标准 1 项；参与制定国家标准 4 项、行业标准 1 项、团体标准 26 项；主导制定国际国内指南 5 项、国际国内专家共识 42 项；参与制定国内指南 13 项、国内专家共识 115 项，举办多期管理培训课程；已出版《眼科专科医院评价与管理》《眼科日间手术管理与实践》《品管圈案例集》《眼科医疗质量管理与评价》等多部眼科管理类书籍，为全国眼视光诊疗活动提供了各类多项规范指引。经过二十余年的发展，本院在眼科专科医院的质量管理与控制指标的设计、应用等方面已积累了丰富的经验，基于以上，我们现集全院之力，编写了一本眼科专科医疗质量管理、控制指标设计及应用的专著，供同行参考借鉴和批评指正，同时也期盼起到"抛砖引玉"的作用。

本书力图紧扣国家卫生健康委员会 2023 年发布的《全面提升医疗质量行动计划（2023—2025 年）》的文件精神与要求，书中涵盖了眼科医院管理指标、眼科疾病相关专科医疗指标、其他辅助专科指标、患者身心评估指标、质量指标改进案例、指标的信息化建设等系列内容。应用理论和实践在质控指标的定义、计算公式、意义、参考值、改善与影响因素等方面进行了全面阐述。

本书期盼在深刻理解国家卫生健康委员会《医疗质量管理与控制指标汇编》精要的基础上，聚焦眼科专科特点，起到对眼科专科管理的补充和延伸作用，书中用思维导图形式设计展示了14个眼专科疾病指标、5个辅助专科指标、6大全身心评估指标并进行了全面的阐述。针对指标的管理，作者在书中列举了多个案例来展示如何综合运用科学质量管理工具结合眼科疾病特点和区域医疗资源，结合眼科实际运用国家指导下的指标体系，进行个性化、差异化的质量改进。

本书既对眼科质控指标做了设计、阐述，同时又着重强调临床应用并与时俱进倡导眼科医疗质量控制指标的信息化管理与大数据应用，通过搭建完善的信息化平台，实现指标数据实时监测、智能分析，以有力支持眼科医疗机构对标国家要求进行自我评估、持续改进和高效监管的管理标准。

本书是国内第一本正式出版的眼专科质量管理与控制指标的书籍，希望对同行、对读者有所帮助，共同为我国眼专科医疗质量管理和控制更加系统化、规范化、标准化、科学化管理而不懈努力。在编写过程中得到了众多单位同仁的全力帮助，以及人民卫生出版社的大力支持，在此，谨向他们致以诚挚的谢意！

医学发展与管理日新月异，编者学识、水平有限，书中难免存在不足之处，恳请广大同行多提宝贵意见，以利改进。

瞿　佳

温州医科大学附属眼视光医院

2024年4月4日于温州

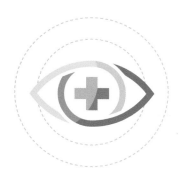

目 录

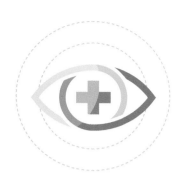

第一章

医疗指标概论

第一节　医疗质量管理与控制指标的基本理论

一、医疗质量

20 世纪，"质量"一词被引入医疗领域，内涵逐渐丰富。有学者在 1988 年提出，医疗质量是使用合理的方法（通过医疗服务的各个方面）来实现患者期望的目标（恢复健康）的能力。世界卫生组织（World Health Organization，WHO）对其定义为：医疗质量是卫生服务部门及其机构利用一定卫生资源向居民提供医疗卫生服务以满足居民明确和隐含需要的能力综合。国家卫生健康委员会对其定义为：医疗质量是在现有医疗技术水平及能力、条件下，医疗机构及其医务人员在临床诊断及治疗过程中，按照职业道德及诊疗规范要求，给予患者医疗照顾的程度。

结合医疗质量的内涵发现，医疗质量是一个综合概念。不仅要求诊断正确、及时、全面，还包含诊疗质量及效果的好坏、患者安全，强调患者满意度、医疗工作效率、医疗技术经济效果以及医疗的连续性和系统性等。狭义的医疗质量主要指医疗服务的及时性、有效性和安全性；广义的医疗质量主要指医疗服务效率、医疗经济效益以及医疗的连续性和系统性。

1966 年，被称为美国"医疗质量管理之父"的阿维迪斯·多那比第安（Avedis Donabedian）首次提出了医疗质量的三维内涵：结构质量、过程质量和结果质量。就具体内容而言，"结构"代表了医疗机构的物质与组织特性的相对稳定性，而"过程"则是指医生及其他医务人员对患者所采取的行动和技能，最终"结果"反映了医疗服务对患者健康状况的影响。

二、医疗质量管理与控制

当前，在"健康中国"战略实施的背景下，人民群众对医疗健康的要求越来越高。医院医疗质量的管理与控制对提高民众的就医体验、降低医疗成本有重要意义。

医疗质量管理与控制是指按照医院质量形成的规律,运用科学的管理方法,有效地收集、分析、反馈、控制质量信息,控制人力、物力、设备和技术等要素,以达到预定质量目标的活动过程。它是医院管理的重要环节,有助于医疗机构了解医疗质量现状、存在的问题并对其进行改进,而科学合理的医疗质量管理与控制指标是医疗质量管理与评价的关键。

三、医疗质量管理与控制指标

指标是反映总体现象的特定概念和具体数值,是监测社会发展、评估社会进步和揭示社会问题的重要量化手段。多个指标联系在一起才能够发挥作用,指标体系就是根据研究的目的和需要,将有内在联系、有代表性的重要指标科学有机地组合成的指标群。

医疗质量管理与控制指标由一个名称和一个数值组合而成,是反映医院医疗工作质量特征的科学概念和具体数值表现的统一体。不同来源、用途和性质的医疗质量管理与控制指标有序集合在一起,对医院整体医疗质量起到管控作用,就形成了医疗质量管理与控制指标体系。该指标体系客观性的特点能如实反映医院医疗质量管理工作的水平,客观公正及精准地评价医院医疗质量的好坏,引导医院提升医疗服务水平,实现持续质量改进,从而实现医疗改革目标。

同一个指标不同角度会有不同性质,如医院感染发病率,既是终末质量指标、定量指标,又是负向指标。现从不同角度对指标进行分类举例(表 1-1-1)。

表 1-1-1　医疗质量管理与控制指标分类情况

分类	举例	特点
定量	绝对指标:多学科综合诊疗数、日间手术人次、每年校园视力筛查人数等 相对指标:出院患者三四级手术占比、白内障日间手术占比等 平均指标:日间手术平均手术时间、入院前平均等待时长等	客观,精确衡量,数量化,利用病案首页等医院信息系统获取数据
定性	医院环境与设施、医院可及性与反应性等	具有一定的主观性,不能精确衡量,无法数量化,一般通过制订规则进行评分实现
用途	效率指标:床位使用率、出院患者病历 2 日归档率等 效益指标:门诊次均费用(不含药品、耗材)增幅、重点病种费用增长率等 质量指标:非计划重返手术室再手术率、手术患者并发症发生率等	从医疗质量内涵出发,相对全面,而且和不同医疗单元相通
来源	基础质量:床护比、护患比等 环节质量:门诊患者平均预约诊疗率、首台手术准点开台率等 终末质量:白内障术后屈光度数准确性、孔源性视网膜脱离一次手术复位率等	从医疗服务流程出发,真实性高、客观性强
性质	正向指标:视光学产品使用满意度、低视力康复脱盲率等 负向指标:框架镜片投诉换片率、经鼻泪道术后鼻腔出血发生率等 双向指标:平均住院日、床位使用率等	全面性、客观性

第二节 国内外医疗质量管理与控制指标体系现状

一、国际医疗质量管理与控制指标体系现状

国际医疗质量管理起步较早,欧美等发达国家大多已经发展出成熟的医疗质量管理指标体系,以国际联合委员会(Joint Commission International,JCI)医院认证较为常见,是国际医疗卫生机构认证联合委员会(Joint Commission on Accreditation of Healthcare Organizations,JCAHO)下设的国际联合委员会为其他国家或地区提供的医疗机构评审标准,JCI认证条款共有十一个部分,包括可及与连续的医疗护理服务,患者与家属的权利,患者评估,患者的医疗护理,患者与家属教育,质量改进与患者安全,感染的预防与控制,管理部门、领导和指导,设施管理与安全,员工资格与教育和信息管理。有368个标准(200个核心标准、168个非核心标准),1 035个衡量要素,其中仅医疗方面的核心指标就有198项。其观点和思想体现为:系统性、计划性、过程管理、持续改进和标准化。JCI认证秉承以患者为中心的核心价值,促使医疗资源合理使用,促进医疗服务流程标准化,满足患者健康需求。

美国最佳医院评价体系依照每年各医院上报美国医院协会的数据进行计算,将医学学科分为基础-过程-结果三个维度,12个专业领域,各维度指标权重均为1/3,以加权指数法来计算医院质量指数。

国际医疗质量体系(international quality indicator project,IQIP)是目前世界上应用最广泛的一个医疗结果监控指标系统。IQIP分布在4个临床领域,急救、慢病、精神康复、家庭照护,共有250个指标。不同国际地区的医疗机构可以直接选用体系中指标进行医疗质量评估,也可依照该体系创建特色的指标体系。

绩效评估框架(performance assessment tool for quality improvement in hospital,PATH)包括6个维度、4个领域、2个横向角度,分为核心指标和可选指标2类,是WHO于2003年召集欧洲、北美洲等地区专家学者建立的一套绩效评估工具,以促进医院质量改进为目的。其以准确评价医院绩效、医疗质量持续改进为目的,从安全和以患者为中心两个角度出发,包含临床有效性、医疗效率、员工适应和管理4个领域。

医院星级评审制度服务于英国国家卫生服务体制即全民医疗服务,不过分关注于医院规模和技术,而是注重医疗质量与工作效率。其指标主要关注医疗的4个层面:患者、临床、容量和能力,共21项指标。在该制度中9项关键指标全部达标才能被评为三星级医院,1项或2项没有达标则被降为二星级医院,3项及以上不达标即被降为一星级医院。

临床服务质量指标项目(clinical indicator program,CIP)是1989年澳大利亚国家卫生服务标准委员会开发,目的是提高卫生系统绩效及医疗服务质量。CIP从过程与结果两方面进行评价,包含22个临床领域的353个指标。可用于不同医疗服务机构的医疗质量评价,评价指标保持更新,以保证指标与医疗质量的契合,利于医疗质量持续改进。

二、我国医疗质量管理与控制指标体系现状

20 世纪 50 年代,我国曾借鉴国外经验,建立了一套医院统计报表制度,主要对医疗治疗效果和工作效率等方面的指标进行基本的统计分析;1963 年《军队医院管理》的出版标志着我国对医院管理评价指标作出较系统的论述,评价指标以工作质量和工作效率为主;20 世纪 70 年代,经济指标进入医疗质量评价系统,成为衡量医院医疗质量的重要标准之一。1991 年,我国召开全国医院统计指标体系研讨会,确定了医疗评价指标体系的基本框架,各级医疗主管部门结合自身情况制订了多套医疗质量评价指标体系;1994 年,卫生部出台了《医疗机构评审办法》,其对三级综合医院的评价指标体系包括 6 个一级指标、34 个二级指标和 193 个三级指标。2005 年,卫生部组织制定并颁发了《医院管理评价指南(试行版)》,明确规定了各级各类医院管理的考核内容和评价指标,并在其基础上进一步颁发了《医院管理评价指南(2008 年版)》。自 2009 年起,国家卫生行政部门开始采用单病种过程质量指标来管理控制工作,先后发布了 3 批 11 个病种 111 项质量控制指标;2020 年 7 月,国家卫生健康委员会进一步扩大单病种质量控制范围,将病种数量扩展至 51 个,将单病种质量控制作为医院医疗质量管理的重要工具。2011 年,我国卫生部发布了中国医疗质量评价指标体系(chinese medical care quality indicator system,CHQIS)和《三级综合医院医疗质量管理与控制指标》;20 世纪 80 年代末,北京实行按疾病诊断相关分组(diagnosis related groups,DRG)付费模式试点,2013 年起,北京市医保中心将 DRG 引入住院指标测算;2017 年 6 月,国家卫生和计划生育委员会在广东省深圳市召开 DRG 收付费改革试点启动会,以控制医药费用的不合理上涨,有利于建立现代医疗质量管理制度。2020 年,国家卫生健康委员会发布《国家三级公立医院绩效考核操作手册(2020 版)》,形成了当前我国医疗质量管理的重要工具。综上所述,我国目前医疗质量评价指标呈现出多种、多类指标共存的多元化指标体系的组合。

三、我国医疗质量管理与控制指标体系的不足

1. **缺乏权威机构发布的针对不同医疗机构的指标体系**   我国医疗机构类别繁多、等级复杂,如综合性医疗机构、专科性医疗机构和社区医疗保健机构等。不同等级、不同类型的医疗机构承担的主要职责有很大差异,而目前卫生行政部门发布的医疗质量评价指标体系尚不能完全覆盖各级各类医疗机构的质量评价需求,采用同样的质量管理指标体系进行质量评价会导致结果偏差,难以准确评价各自特有的部分。不同等级医疗机构在评审时多依据《三级综合医院评审标准》,未针对不同类别(专科、综合)医院区分指标的种类和比重,会导致评价结果的偏差。CHQIS 具有普适性,可适用于各级各类医院,但各医疗机构均采用相同指标,难以体现出专科特色,且其指标仅包括医疗质量结果评价维度,无法全面考察各级医院医疗质量。尽管近年来我国医疗质量评价指标相关研究逐渐增加,但主要局限于针对某个医院或者某个科室构建指标评价体系,缺乏由国家层面或国家级权威学术团体发布针

对各级各类医院区分评价侧重点的统一、通用的医疗质量评价指标体系,难以对同类型、同级别的医院进行医疗质量横向比较。

2. **以终末质量评价指标为主,结构和过程评价指标重视不足**　1996年,Avedis Donabedian提出将结构-过程-结果(structure-process-outcome,SPO)三层级理论模型用于评价医疗质量,SPO分别对应医疗结构质量、环节质量和终末质量,已经成为医疗质量与安全管理及评价的公认模式,并广泛应用。医疗质量三级结构密切联系、相互制约并相互影响,虽然早在2009年国家提出了单病种的过程质量管理,然而目前我国大部分医院对医疗质量评价仍以终末质量评价指标为主,如死亡率、治愈率等结果指标,结构质量和过程质量指标未受到重视。有研究采用系统评价方法调查我国综合医院医疗质量关键评价指标的研究现状,按照总使用频次≥2次、使用频率≥50%的标准遴选关键指标,归纳出病床使用率、出院者平均住院日、危重病人抢救成功率等13项医疗质量关键评价指标,均为终末质量评价指标。也有研究按总引用频次≥20次的标准提取常用指标,发现前15项高频指标中93.3%均为终末质量指标,过程质量指标仅占6.7%,结构质量指标为0%。以上研究表明我国综合医院医疗质量评价仍然以事后评价为主,实时评价较少,难以发现医疗服务体系结构和实施过程中的薄弱环节。

3. **部分指标缺乏科学性、客观性、直接性和规范性**　首先,我国传统医疗质量评价指标多基于经验主义,其科学性、客观性、直接性及规范性尚待商榷。一项系统综述提出,大多数医疗质量评价指标来自政府机构、科技报告、卫生专业协会等灰色文献,而发表在科学期刊上的文献则以构建特定的指标体系为主,很少有研究对指标本身的合理性和信效度进行评价。其次,部分评价指标需要医师通过主观判断填写,如甲级病案率、门诊处方合格率、基础护理合格率等,由于理解、动机、激励等因素,这些指标缺乏客观性,难以准确反映被评价医院的医疗服务质量。治愈率、好转率等指标缺乏客观的评定标准,不同医院对治愈、好转的界定不同,由此算得的结果缺乏可比性。再次,我国用于评价医疗质量的指标多为间接指标,如平均住院日、病床使用率等,这些指标同时受医疗质量、医疗服务效率、财务状况等多方面因素影响,甚至可以人为操纵,难以准确、客观地反映医疗质量。如研究表明,住院时间更多取决于患者的基线特征,而并非医疗质量水平的高低;部分医院规定住院不能超过30天,超过30天则需要办理出院手续后再办理入院,从而控制平均住院日,因此单纯以住院时间为评价指标难以反映患者住院时间的真实情况。此外,还存在同一指标多个名称的情况,难以进行医院间横向比较。然而,现有研究多基于文献的二次分析或政策解读,难以反映临床的实际情况,有些指标已经被淘汰,文献中却显示为高频使用指标,因此如何真实准确地反映临床使用的实际评价指标至关重要。

【参考文献】

[1]　张星霞,刘雨薇,王娜,等. 我国医疗质量管理评价指标研究进展[J]. 中国医院,2021,25(05):59-61.

［2］ 胡松年,陈丹,周亚娜,等.我国医院医疗质量评价指标研究[J].中国医院,2021,25(01):27-29.

［3］ 武娟,张昀,彭华,等.医院医疗质量评价体系中的患者安全指标[J].基础医学与临床,2023,43(11):1758-1764.

［4］ 宋亚如,孙蓉蓉,陈园园,等.医疗质量管理指标现状研究与展望[J].江苏卫生事业管理,2018,29(08):919-921.

［5］ 瞿佳,陈燕燕,吴文灿,等.眼科医疗质量管理与评价[M].北京:人民卫生出版社,2022.

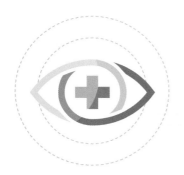

第二章

医院管理指标

第一节　医务管理指标

医务管理指标思维导图如图 2-1-1 所示。

一、服务能力指标

● 门诊人次数与出院人次数比

【指标类别】

服务能力指标。

【指标定义】

门诊人次数与同期出院人次数之比。

【计算公式】

$$门诊人次数与出院人次数比 = \frac{门诊人次数}{同期出院人次数}$$

【计量单位】

比值（X∶1）。

【指标意义】

三级公立医院积极主动参与分级诊疗,收治疑难复杂和危急重症患者,逐步下转常见病、多发病和疾病稳定期、恢复期患者,门诊就诊人次占比逐步降低。

【指标说明】

（1）分子:门诊人次数仅统计门诊挂号量,不包括急诊、体检患者。

（2）分母:出院人次数包含医嘱离院、医嘱转院、非医嘱离院、死亡及其他等所有出院人数。

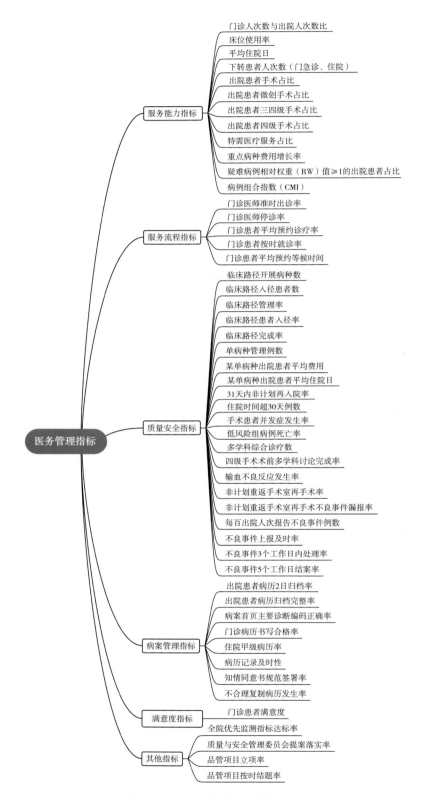

图 2-1-1　医务管理指标思维导图

【参考值设定】

可以统计本院或同行现状进行设定,也可参考近期相关文献报道的值。

【指标导向】

监测比较。

床位使用率

【指标类别】

服务能力指标。

【指标定义】

使用床位与实有床位的比例,即实际占用总床日数与实际开放总床日数之比。

【计算公式】

$$床位使用率 = \frac{实际占用总床日数}{实际开放总床日数} \times 100\%$$

【计量单位】

百分比(%)。

【指标意义】

床位使用率能说明病床的工作负荷情况,医院可以根据床位使用率调整开放床位数。

【指标说明】

(1)分子:实际占用总床日数指每晚12点实际在院人数之和,包括入院当天在晚上12点前死亡或者出院的患者。

(2)分母:实际开放总床日数指每晚12点开放病床数之和,不论是否被患者占用。包括因消毒或者需要修理暂停使用的病床、超过半年的加床,不包括因病房扩建或大修而停用的病床和临时增设病床。

【参考值设定】

浙江省眼科医院等级评审要求:床位使用率≥90%,其余省份按各自标准执行。

【指标导向】

床位使用率≥90%,保持在95%左右为佳。

【指标改善与影响因素】

(1)医疗服务需求:医院所在地区的人口密度、人口结构、疾病谱等因素都会直接影响医疗服务需求,从而影响床位使用率。

(2)医疗资源配置:完善医疗设备、医护人员等资源的配置,保障床位的高效使用。

(3)医疗服务质量:提升医疗服务质量和声誉,提高患者选择的可能性。

(4)管理效率:医院的管理效率和运营模式也会影响床位使用率。合理的排班安排、床位管理、手术安排等都会直接影响床位使用率。

(5)政策因素:政府的医疗政策、医保政策等也会影响床位使用率。如:医保政策的调整可能会影响患者就医的选择,从而影响床位使用率。

● **平均住院日**

【指标类别】

服务能力指标。

【指标定义】

出院患者平均住院天数。

【计算公式】

$$平均住院日 = \frac{出院患者占用总床日数}{同期出院人次数}$$

【计量单位】

天。

【指标意义】

平均住院日反映了医疗资源利用情况,也是评价医院工作效率和效益、医疗质量和技术水平的重要指标,全面体现了医院的医、护、技水平和管理水平。在确保医疗质量的前提下,缩小平均住院日可以实现医疗资源成本最小化的同时减少患者的直接和间接费用,达到医患双方的综合效益最大化,是医院发展的重要途径。

【指标说明】

(1)分子:出院患者占用总床日数指所有出院患者实际住院床日之和。

(2)分母:同期出院人次数。

【参考值设定】

平均住院日≤2 天。

【指标导向】

逐步降低。

【指标改善与影响因素】

(1)疾病严重程度:患者疾病的严重程度直接影响其住院时间。较为严重的疾病需要更长的住院时间进行治疗和康复。

(2)医护技术水平:医疗、护理技术水平和治疗方案的先进程度会影响患者的康复速度,进而影响平均住院日。

(3)医院管理制度:床位管理、医疗服务流程的合理性影响住院时间。

【相关指标】

床位使用率。

● **下转患者人次数(门急诊、住院)**

【指标类别】

服务能力指标。

【指标定义】

三级医院向二级医院或者基层医疗机构下转的患者人次数,包括门急诊、住院患者。

【计算公式】

下转患者人次数 = 门急诊下转患者人次数 + 住院下转患者人次数

【计量单位】

人次。

【指标意义】

三级公立医院积极主动参与分级诊疗并引领多种形式的医联体建设,收治疑难复杂和危急重症患者,逐步下转常见病、多发病和疾病稳定期、恢复期患者,提高医疗资源利用效率。

【指标说明】

(1)门急诊下转患者包括医联体患者登记系统中,三级医院向二级医院、基层医疗机构下转的患者。

(2)住院下转患者包括病案首页在"离院方式"选项中填写"医嘱转社区卫生服务机构/乡镇卫生院"的出院患者及住院信息系统中查阅到的下转二级医院、基层医疗机构的出院患者。

(3)下转患者不包括出院后在下级医院门诊复查以及三级医院间相互转诊的患者。

【参考值设定】

可以统计本院或同行现状进行设定,也可参考近期相关文献报道的值。

【指标导向】

逐步提高。

【指标改善与影响因素】

(1)疾病种类和病情严重程度:某些疾病需要更为专业的医疗机构进行治疗,病情较为严重或复杂的患者可能会被推荐到三级医院就诊,而病情较轻或康复患者则更可能在二级医院或基层医疗机构得到治疗。

(2)医疗资源配置:不同级别的医疗机构在医疗设备、医疗技术、医护人员等方面的资源配置不同,这会影响患者就诊的选择。如果患者所需的医疗资源在其所在地的二级医院或基层医疗机构就能满足,就会增加三级医院下转的患者人次数。

(3)医保政策和医疗费用:医保政策和医疗费用也会影响患者的就诊选择。一些患者可能会因为医保报销范围或医疗费用负担较重而选择在二级医院或基层医疗机构就诊。

(4)就医便捷性:就医距离、交通便利性等因素也会影响患者的就诊选择。如果患者所在地的二级医院或基层医疗机构距离较近或交通便利,就会增加三级医院下转的患者人次数。

(5)医疗服务质量和声誉:医疗机构的服务质量和声誉也是患者选择就诊的重要因素。如果二级医院或基层医疗机构的服务质量较高,患者就诊意愿就会增加。

出院患者手术占比

【指标类别】

服务能力指标。

【指标定义】

出院患者实施手术治疗人次数占同期出院人次数的比例。

【计算公式】

$$出院患者手术占比 = \frac{出院患者手术人次数}{同期出院人次数} \times 100\%$$

【计量单位】

百分比（%）。

【指标意义】

手术和介入治疗的数量尤其是疑难复杂手术和介入治疗的数量与医院的规模、人员、设备、设施等综合诊疗技术能力及临床管理流程呈正相关,鼓励三级医院优质医疗资源、安全有保障的高质量医疗技术服务于疑难危重患者。

【指标说明】

（1）分子:出院患者手术人次数统计单位以人数计算,总数为手术和介入治疗人数累加求和。同一次住院就诊期间患有同一疾病或不同疾病施行多次手术患者,按1人统计。

（2）分母:同期出院人次数。

（3）手术和介入治疗统计按照《手术操作分类代码国家临床版3.0（2022汇总版）》的目录实施。

【参考值设定】

可以统计本院或同行现状进行设定,也可参考近期相关文献报道的值。

【指标导向】

逐步提高。

【指标改善与影响因素】

（1）医疗技术水平和手术设备的先进程度会影响手术占比。技术水平高、手术设备齐全的医院更容易进行手术治疗。

（2）某些疾病需要手术治疗,例如视网膜脱离、白内障等,因此这些疾病的患者手术占比较高。而一些疾病可能更多依靠药物治疗或其他非手术治疗,因此手术占比较低。

（3）患者偏好和意愿影响手术占比。如医保报销问题以及部分患者可能对手术治疗持谨慎态度,更愿意选择非手术治疗。

根据医疗技术水平、手术设备的配备情况、疾病类型、患者意愿合理安排是否住院并接受手术。

出院患者微创手术占比

【指标类别】

服务能力指标。

【指标定义】

出院患者实施微创手术人次数占同期出院患者手术人次数的比例。

【计算公式】

$$出院患者微创手术占比 = \frac{出院患者微创手术人次数}{同期出院患者手术人次数} \times 100\%$$

【计量单位】

百分比（%）。

【指标意义】

（1）微创手术降低了传统手术对人体的伤害,具有创伤小、疼痛轻、恢复快的优越性,更注重患者的心理、生理、社会、精神、生活质量的改善与康复,极大地减少了疾病给患者带来的不便和痛苦。

（2）合理选择微创技术适应证、控制相关技术风险促进微创技术发展。

【指标说明】

（1）分子:出院患者微创手术人次统计单位以人数计算。同一次住院就诊期间患有同一疾病或不同疾病施行多次手术患者,按1人统计。

（2）分母:出院患者手术人次数统计单位以人数计算,总数为手术和介入治疗人数累加求和。同一次住院就诊期间患有同一疾病或不同疾病施行多次手术患者,按1人统计。

（3）微创手术是指出院患者在手术室内、麻醉状态下的内科和外科腔镜手术、血管内和实质脏器的介入治疗,结合《手术操作分类代码国家临床版3.0(2022汇总版)》。

【参考值设定】

可以统计本院或同行现状进行设定,也可参考近期相关文献报道的值。

【指标导向】

逐步提高。

【指标改善与影响因素】

（1）技术水平和经验。熟练掌握微创手术技术的医生可能更倾向于选择微创手术治疗,而技术水平较低或经验不足的医生可能更倾向于传统开放手术。

（2）技术水平高、微创手术设备齐全的医院更容易进行微创手术治疗。

（3）患者偏好和意愿影响微创手术占比。一些患者可能更倾向于微创手术,因为微创手术具有创伤小、恢复快等优点。而另一些患者可能更倾向于传统开放手术,可能因为对微创手术存在疑虑或担忧。另外医保是否报销也会影响患者的抉择。

出院患者三四级手术占比

【指标类别】

服务能力指标。

【指标定义】

出院患者实施三四级手术人次数占同期出院患者手术人次数的比例。

【计算公式】

$$出院患者三四级手术占比 = \frac{出院患者三四级手术人次数}{同期出院患者手术人次数} \times 100\%$$

【计量单位】

百分比(%)。

【指标意义】

该指标反映了医疗机构手术的技术难度和复杂性。三四级手术通常指的是技术难度较大、操作较复杂的手术。这一占比越高,说明医疗机构在手术领域具备更高的技术水平和处理能力。

【指标说明】

(1)分子:出院患者三四级手术人次数统计单位以人数计算,出院患者住院期间实施三四级手术和按照三四级手术管理的介入诊疗人数之和。

(2)分母:出院患者手术人次数统计单位以人数计算,总数为手术和介入治疗人数累加求和。同一次住院就诊期间患有同一疾病或不同疾病施行多次手术患者,按1人统计。

(3)三四级手术按照《手术操作分类代码国家临床版3.0(2022汇总版)》的目录实施。

【参考值设定】

出院患者三四级手术占比≥40%。

【指标导向】

逐步提高。

【指标改善与影响因素】

指标提升可以通过以下途径实现。

(1)制订日间三四级手术目录。

(2)提升医疗团队技术水平:加强医疗团队的技术培训和专业发展,提高医生在复杂手术方面的技能和经验。

(3)引入先进手术设备和技术:投资引入先进的手术设备和技术,为医生提供更好的手术条件和支持,降低手术难度和风险。

(4)优化手术流程和团队协作:改进手术流程,加强手术团队之间的沟通与协作,提高手术效率和质量。

(5)严格手术评估和筛选:确保只有符合条件的患者才能进行三四级手术,避免手术风险过大或技术难度超出医疗机构能力范围。

当该指标低于目标值时,需要分析原因并采取改进措施。可能的影响因素包括:医疗团队技术水平不足、手术设备和技术落后、手术流程烦琐等。针对这些原因采取相应的改进措施,有望提高日间三四级手术的占比。

【相关指标】

手术患者并发症发生率、手术患者满意度。

出院患者四级手术占比

【指标类别】

服务能力指标。

【指标定义】

出院患者实施四级手术人次数占同期出院患者手术人次数的比例。

【计算公式】

$$出院患者四级手术占比 = \frac{出院患者四级手术人次数}{同期出院患者手术人次数} \times 100\%$$

【计量单位】

百分比（%）。

【指标意义】

通过四级手术占比，衡量医院住院患者中实施复杂难度大的手术的情况。定期组织评估术者手术技术临床应用能力，包括手术技术能力、手术质量安全、围手术期管理能力、医院沟通能力等。根据评估结果动态调整手术权限，并纳入个人专业技术档案管理，四级手术评估周期原则上不超过1年。

【指标说明】

（1）分子：出院患者四级手术人次数统计单位以人数计算，出院患者住院期间实施四级手术和按照四级手术管理的介入诊疗人数之和。

（2）分母：出院患者手术人次数统计单位以人数计算，总数为手术和介入治疗人数累加求和。同一次住院就诊期间患有同一疾病或不同疾病施行多次手术患者，按1人统计。

（3）四级手术按照《手术操作分类代码国家临床版 3.0（2022 汇总版）》的目录实施。

【参考值设定】

可以统计本院或同行现状进行设定，也可参考近期相关文献报道的值。

【指标导向】

逐步提高。

【指标改善与影响因素】

（1）医院设施和技术水平：眼科医院的设施和技术水平是影响四级手术占比的关键因素。拥有先进的眼科手术设备和高水平眼科医生团队的医院更容易进行复杂眼科手术治疗。

（2）医生的专业水平和经验：眼科医生的专业水平和经验对四级手术占比也有重要影响。具有丰富经验和高超技术的眼科医生更容易胜任复杂眼科手术。

（3）医疗政策和医保报销：医疗政策和医保报销范围也会影响眼科四级手术占比。一些高风险的眼科手术可能在医保范围内，患者更愿意接受治疗；而一些高价值的眼科手术可能需要患者自费，因此四级手术占比较低。

（4）医院管理和规范：眼科医院的管理制度和规范也会影响四级手术占比。一些眼科医院可能更倾向于推广复杂眼科手术治疗,而另一些可能更倾向于保守治疗或转诊。

● 特需医疗服务占比

【指标类别】

服务能力指标。

【指标定义】

特需医疗服务占比由特需医疗服务量占比和特需医疗服务收入占比两部分体现。

(1)特需医疗服务量(特需门诊患者人次数和享受特需医疗服务的出院人数)占同期全部医疗服务量(门诊患者人次数和出院人数)的比例,不含急诊和健康体检人次。

(2)特需医疗服务收入(特需门诊医疗服务收入和住院患者特需医疗服务收入)占同期全部医疗服务收入的比例。

【计算公式】

$$特需医疗服务量占比 = \frac{特需医疗服务量}{同期全部医疗服务量} \times 100\%$$

$$特需医疗服务收入占比 = \frac{特需医疗服务收入}{同期全部医疗服务收入} \times 100\%$$

【计量单位】

百分比(%)。

【指标意义】

公立医疗机构可以提供市场竞争比较充分、个性化需求比较强的医疗服务,以满足不同层次患者的需求,同时须控制特需服务规模,提供特需服务的比例不超过全部医疗服务的10%。

【指标说明】

(1)分子:特需医疗服务量是指特需门诊患者人次数和享受特需医疗服务的出院人数总和。

特需医疗服务收入是指特需门诊医疗服务收入和住院患者特需医疗服务收入总和。

(2)分母:同期全部医疗服务量是指所有门诊患者人次数与出院人数之和。

同期全部医疗服务收入是指医院开展医疗服务活动取得的收入,包括门急诊收入、住院收入和结算差额。

【参考值设定】

特需医疗服务量占比、特需医疗服务收入占比≤10%。

【指标导向】

监测比较。

【指标改善与影响因素】

患者意愿是选择特需服务的重要因素,患者更倾向于选择医疗服务质量和声誉高的医院。

重点病种费用增长率

【指标类别】

服务能力指标。

【指标定义】

重点病种出院患者平均住院费用较上年同期增长率。

【计算公式】

$$重点病种费用增长率 = \frac{报告期重点病种出院患者平均费用}{上年同期重点病种出院患者平均费用} \times 100\%$$

【计量单位】

百分比（％）。

【指标意义】

监测重点病种费用增长率，施行诊断、检查、治疗的标准化控制，以提高医疗质量和促进医疗资源合理利用。

【指标说明】

（1）重点病种目录根据《浙江省眼科专科医院等级评审标准（2022版）》确定，包含白内障超声乳化吸除联合功能性人工晶状体植入术、飞秒激光辅助下白内障超声乳化吸除联合人工晶状体植入术、小梁切除术、视网膜脱离复位术、玻璃体切除联合手术（视网膜复位、剥离）、水平斜视矫正术（上斜肌复杂斜视手术、肌肉联合移位术）六种。

（2）分子：报告期重点病种出院患者平均费用是指重点病种目录中的一种病种出院患者平均住院费用。

（3）分母：上年同期重点病种出院患者平均费用是指上年同期和分子同病种出院患者平均住院费用。

【参考值设定】

可以统计本院或同行现状进行设定，也可参考近期相关文献报道的值。

【指标导向】

监测比较。

【指标改善与影响因素】

（1）医疗技术的进步：医疗技术的不断进步可能导致某些疾病的治疗费用变化。新的诊断方法、药物和治疗技术通常会伴随着更高的成本或降低成本。

（2）药品价格和使用：药品价格的变化以及患者对药物的使用模式也会影响重点病种的费用增长。例如，新药的上市可能导致相关疾病的治疗费用增加。

（3）医疗服务供给：医疗服务供给的变化可能会影响重点病种的费用增长。例如，医疗资源的过度使用或不合理分配可能导致费用增长。

（4）医疗保险政策：医疗保险政策的变化也可能影响重点病种的费用增长。政府或保险公司的报销政策变化可能会影响患者对医疗服务的需求和使用模式。

（5）医疗管理和规范:医疗管理和规范的变化也可能影响重点病种的费用增长。例如,临床路径的优化、医疗服务的规范化管理等措施可能对费用产生影响。

疑难病例相对权重（relative weight,RW）值≥1 的出院患者占比

【指标类别】

服务能力指标。

【指标定义】

疑难病例相对权重（RW）值≥1 的出院人次数占全院出院人次数的比例。

【计算公式】

$$疑难病例相对权重（RW）值≥1 出院患者占比 = \frac{RW\ 值≥1\ 出院患者人次数}{同期出院人次数} × 100\%$$

【计量单位】

百分比（%）。

【指标意义】

RW 值越高代表医疗费用越高,也代表了病情相对越严重。通过对疑难病例相对权重（RW）值≥1 出院患者占比的监测,合理配置医疗资源,促进医院对疑难危重患者诊疗、救治水平的提高。

【指标说明】

（1）分子:医院质量管理与绩效评价平台导出数据明细。

（2）分母:同期出院人次数。

【参考值设定】

疑难病例相对权重（RW）值≥1 的出院患者占比≥20%。

【指标导向】

监测比较。

【指标改善与影响因素】

（1）拥有先进的眼科诊疗设备和高水平的眼科医生团队的医院更容易进行复杂眼科疾病治疗。

（2）根据疾病类型、疾病程度下转合适患者,让病情较轻患者转向下级医院就诊,合理安排医疗资源。

（3）做好出院评估,降低简单眼病患者非计划再入院可能性。

【相关指标】

病例组合指数（case mix index,CMI）。

病例组合指数（CMI）

【指标类别】

服务能力指标。

【指标定义】

平均 DRG 费用权重。

【计算公式】

$$病例组合指数（CMI）=\frac{合计\,DRG\,权重（RW）}{同期出院人次数}\times100\%$$

【计量单位】

无。

【指标意义】

CMI 代表了医院的例均费用权重,跟医院收治的病例类型有关,指数越高代表治疗病例的技术难度越大。

【指标说明】

（1）分子:DRG 权重（RW）从医院质量管理与绩效评价平台导出数据明细并汇总。

（2）分母:同期出院人次数。

【参考值设定】

可以统计本院或同行现状进行设定,也可参考近期相关文献报道的值。

【指标导向】

监测比较。

【指标改善与影响因素】

（1）拥有先进的眼科诊疗设备和高水平的眼科医生团队的医院更容易进行复杂眼科疾病治疗。

（2）根据疾病类型、疾病程度下转合适患者,让病情较轻患者转向下级医院就诊,合理安排医疗资源。

（3）做好出院评估,降低简单眼病患者非计划再入院可能性。

【相关指标】

疑难病例相对权重（RW）值≥1 的出院患者占比。

二、服务流程指标

门诊医师准时出诊率

【指标类别】

服务流程指标。

【指标定义】

门诊医师门诊准时出诊的次数占同期总出诊次数的比例。

【计算公式】

$$门诊医师准时出诊率=\frac{门诊医师准时出诊人次数}{门诊医师应出诊人次数}\times100\%$$

【计量单位】

百分比(%)。

【指标意义】

2022 年《浙江省卫生健康委员会关于印发浙江省医院门诊管理办法的通知》中要求,建立门诊质量管理的检查通报、建议整改及效果评价制度,考核结果与奖惩挂钩。其中门诊服务质量包括了门诊医师按时出诊率的管理。

【指标说明】

(1)分子:周期内准时出诊的门诊医师人次数。

(2)分母:周期内应出诊的门诊医师人次数。

(3)门诊医师每人每半天算 1 个人次数。

(4)建立信息化门诊管理系统,实现自动签到、精准监控等功能,而非人工手动统计和查岗。

【参考值设定】

门诊医师准时出诊率≥95%。

【指标导向】

逐步提高。

【指标改善与影响因素】

(1)医院制度:医院建立完善的《门诊医师出诊管理办法》,确保医师准时出诊。同时,每月对医师的迟到率进行统计,在院内网进行公示,并按照相关规定实施奖惩。

(2)医疗资源调配:医院根据就诊量和医师数量合理调配门诊资源,保证医师能准时出诊。

(3)医师个人素质:培养医师良好的职业素养和责任心,自觉遵守门诊出诊时间,确保患者能够按时就诊。

(4)患者预约管理:医院通过预约挂号系统,患者预约精确到分,医院根据第一个预约号时间确定医师准时出诊时间。

门诊医师停诊率

【指标类别】

服务流程指标。

【指标定义】

门诊医师门诊停诊的次数占同期应出诊次数的比例。

【计算公式】

$$门诊医师停诊率 = \frac{门诊医师停诊人次数}{同期应出诊人次数} \times 100\%$$

【计量单位】

百分比(%)。

【指标意义】

2022 年《浙江省卫生健康委员会关于印发浙江省医院门诊管理办法的通知》中要求，建立门诊质量管理的检查通报、建议整改及效果评价制度，考核结果与奖惩挂钩。其中门诊服务质量包括了门诊医师停诊率的管理。

【指标说明】

（1）分子：周期内停诊的门诊医师人次数。

（2）分母：周期内门诊医师停诊人次数与实际出诊的门诊医师人次数之和。

（3）门诊医师每人每半天算 1 个人次数。

【参考值设定】

门诊医师停诊率≤4%。

【指标导向】

逐步降低。

【指标改善与影响因素】

（1）医院制度：医院建立完善的《门诊医师出诊管理办法》，原则上固定医生门诊出诊时间，无特殊情况不允许随意停换诊。每月对停换诊情况进行统计和公示，视情况予以通报。对门诊停换诊率较高者予以暂停门诊的处罚。同时将门诊停换诊情况与科室绩效直接挂钩。

（2）制订停换诊流程：门诊医生停诊时，需要填写"停换诊申请表"，经过科主任和医务处审批后方可执行。杜绝随意停诊现象。

（3）影响因素：补休、公休、出差、讲课作为影响停换诊率的几大因素。门诊部加强各科室之间沟通和排班人员的管理，提前 2 周确定排班，减少门诊班与讲课班冲突造成的停诊现象。

◉ 门诊患者平均预约诊疗率

【指标类别】

服务流程指标。

【指标定义】

单位时间内门诊患者预约诊疗人次数占总诊疗人次数的比例。

【计算公式】

$$门诊患者平均预约诊疗率 = \frac{预约诊疗人次数}{总诊疗人次数} \times 100\%$$

【计量单位】

百分比（%）。

【指标意义】

《国务院办公厅关于印发 2011 年公立医院改革试点工作安排的通知》（国办发〔2011〕10 号）要求，普遍开展预约诊疗服务。全国所有三级甲等综合医院实行多种方式预约诊疗，社区转诊预约的优先诊治，到 2011 年底，社区转诊预约占门诊就诊量的比例达到 20%，本地病人复诊预约率达到 50%，其中口腔科、产前检查、术后病人复查等复诊预约率达到 60%。《关于印发进一步改善医疗服务行动计划的通知》（国卫医发〔2015〕2 号）和《关于印发进一步改善医疗服务行动计划（2018—2020 年）的通知》（国卫医发〔2017〕73 号）进一步提出推进预约诊疗服务的要求，三级医院要逐步增加用于预约的门诊号源，增加预约诊疗服务比例，优先向医联体内基层医疗卫生机构预留预约诊疗号源。

【指标说明】

（1）分子：周期内门诊患者采用网上电话、院内登记、双向转诊等各种方式成功预约诊疗人次之和（不含爽约）。同一门诊患者一次挂号就诊，进行预约挂号、预约检查、预约治疗中的一项或多项，按 1 人统计。

（2）分母：周期内门诊患者人次数，仅以门诊挂号数统计。

【参考值设定】

门诊患者平均预约诊疗率≥50%。

【指标导向】

逐步提高。

【指标改善与影响因素】

（1）全面落实精准预约诊疗。持续优化门诊预约服务，提供手机、电话、网络、自助机、医护工作站、人工服务台、医联体、基层转诊等多种方式的预约服务。落实分时段号源预约，引导患者错峰就医，减少等候时间。开展预约候补挂号，提升号源分配效率。

（2）严格落实实名制预约，加强疑似倒号、连续失约管理，严厉打击"号贩子"。

（3）扩大开放门诊挂号预约号源，合理安排医生出诊时间。医院可以根据患者的就诊需求合理安排医生的出诊时间，原则上所有门诊号源全部开放预约。

（4）加大预约宣传力度。医院可以通过各种渠道，如官方网站、微信公众号、宣传栏等，向患者宣传预约挂号的便利性和重要性，鼓励患者提前预约就诊。

◌ 门诊患者按时就诊率

【指标类别】

服务流程指标。

【指标定义】

门诊患者按时就诊人次数占同期总预约诊疗人次数的比例。

【计算公式】

$$门诊患者按时就诊率 = \frac{按时就诊人次数}{总预约诊疗人次数} \times 100\%$$

【计量单位】

百分比（%）。

【指标意义】

2022 年《国家卫生健康委办公厅关于印发医疗机构门诊质量管理暂行规定的通知》中

要求,医疗机构应当积极推行分时段预约诊疗,提高患者到院 30 分钟内就诊率,引导患者有序就诊,减少院内等候时间,减少人员聚集。

【指标说明】

(1)分子:①医院提醒患者某个时间点就诊的,如患者在该时间点后半小时内就诊的为按时就诊,超过半小时还未就诊的为非按时就诊。例如,医院提醒患者上午 9 点就诊,在 9 点至 9 点半之间就诊的即为按时就诊,9 点半以后就诊的为非按时就诊。②医院提醒患者在某个时间段内就诊的,如超过该时间段还未就诊的为非按时就诊。例如,医院提醒患者 9 点至 9 点半之间就诊的,超过 9 点半还未就诊的为非按时就诊。提前就诊均按照按时就诊计算。

(2)分母:周期内门诊患者采用网上电话、院内登记、双向转诊等各种方式成功预约诊疗人次之和(不含爽约)。同一门诊患者一次挂号就诊,进行预约挂号、预约检查、预约治疗中的一项或多项,按 1 人统计。

【参考值设定】

门诊患者按时就诊率≥90%。

【指标导向】

逐步提高。

【指标改善与影响因素】

(1)全面开展精准预约诊疗,落实分时段号源预约,引导患者错峰就医,减少等候时间。

(2)严格落实实名制预约,针对随意占号、浪费医疗资源或抢号、倒号等行为进行有效管理,设立预约挂号的"黑名单"制度,建立有利患者、医院的预约挂号秩序。

(3)信息宣传:医院可以通过各种渠道向患者宣传就诊时间的重要性,提醒患者按时就诊,增强患者的就诊意识。

(4)就诊体验:改善就诊环境、减少候诊时间、提高医生的沟通技巧和服务态度可以提高患者的满意度,从而增加患者按时就诊的意愿。

(5)医院要加强对门诊出诊医师的管理,减少门诊医师停诊率,同时提高门诊医师的准时出诊率,保障患者权益。

门诊患者平均预约等候时间

【指标类别】

服务流程指标。

【指标定义】

门诊患者按预约时间到达医院后至进入诊室就诊前的等待时间。

【计算公式】

$$门诊患者平均预约等候时间 = \frac{\sum n(预约患者实际看诊时间-预约时间)}{预约诊疗人次数}$$

【计量单位】

分钟。

【指标意义】

《关于印发进一步改善医疗服务行动计划（2018—2020 年）的通知》（国卫医发〔2017〕73 号）和《关于印发 2019 年深入落实进一步改善医疗服务行动计划重点工作方案的通知》（国卫办医函〔2019〕265 号）提出，三级医院要大力推行分时段预约诊疗和集中预约检查检验，扩大分时段预约诊疗和集中预约检查检验比例，力争预约时段精准到 30 分钟，缩短患者按预约时间到达医院后等待就诊的时间，优化预约诊疗流程，避免门诊二次预约导致重复排队的情况。

【指标说明】

（1）分子：周期内患者进入诊室后医生点击叫诊系统的时钟时间减去患者预约时间累加求和，迟到患者须剔除。

（2）分母：周期内门诊患者采用网上电话、院内登记、双向转诊等各种方式成功预约诊疗人次之和（不含爽约）。同一门诊患者一次挂号就诊，进行预约挂号、预约检查、预约治疗中的一项或多项，按 1 人统计。

【参考值设定】

门诊患者平均预约等候时间≤10 分钟。

【指标导向】

逐步降低。

【指标改善与影响因素】

（1）全面落实精准预约诊疗，落实分时段号源预约，引导患者错峰就医，减少等候时间。

（2）就诊流程优化：医院可以通过优化就诊流程减少患者在医院内的等待时间，提高患者的就诊效率，从而降低平均预约等候时间。

（3）信息宣传：医院可以通过各种渠道向患者宣传就诊时间的重要性，提醒患者按时就诊，增强患者的就诊意识。

（4）医院要加强对门诊出诊医师的管理，减少门诊医师停诊率，同时提高门诊医师的准时出诊率，保障患者权益。

（5）医院资源配置：合理配置医院资源，包括医生、护士、诊疗设备等，以满足患者的预约需求，减少预约等候时间。

三、质量安全指标

临床路径开展病种数

【指标类别】

质量安全指标。

【指标定义】

医疗机构内临床路径开展病种或者手术方式名称数量之和。

【计算公式】

临床路径开展病种数 = 住院科室名称所对应路径名称数量之和。

【计量单位】

种。

【指标意义】

临床路径开展的病种数越多,代表该医院对各个病种的诊疗方案管理越稳定。

【指标说明】

某几类病种所产生的诊疗方案如果一致,可建议按手术方式或诊疗方案进行分类。

【参考值设定】

根据各医疗机构历年数据设定。

【指标导向】

逐步提高。

【指标改善与影响因素】

(1)调动医务人员积极性:通过教育和激励措施,提高医务人员对临床路径工作的认识和参与度。医务人员的积极性直接影响临床路径的实施效果和推广范围。

(2)完善管理组织架构:建立多部门联动机制,包括质控科、医务科、药学部、护理部等,共同参与临床路径的管理和监督,确保临床路径的有效执行。

(3)规范路径文本修订:根据最新的诊疗指南和专家共识,结合科室实际情况,修订临床路径文本,确保路径的科学性和可操作性。

(4)建设信息系统:利用信息技术,建立临床路径管理信息系统,与医嘱系统、电子病历系统相融合,提高工作效率和医疗管理水平。

(5)建立考核机制:通过奖励和处罚措施,激励医务人员积极参与临床路径管理,并对执行情况进行考核,确保临床路径的质量和效果。

(6)监管路径执行质量:制订临床路径检查表,将执行情况纳入医疗质量与安全考核细则,对不符合要求的情况进行扣罚。

(7)加强培训和教育:定期对医务人员进行临床路径相关的培训,提高他们对临床路径的认识和执行能力。

(8)推广成功经验:学习和借鉴其他医疗机构在临床路径管理方面的成功经验,不断优化自身的临床路径管理。

临床路径入径患者数

【指标类别】

质量安全指标。

【指标定义】

报告期内路径名称所对应入径患者数量之和。

【计算公式】

临床路径入径患者数＝报告期内路径名称所对应入径患者数量之和。

【计量单位】

人次。

【指标意义】

入径患者数量越多,代表该医疗机构的临床路径开展范围越大。

【指标说明】

报告期内所有进入临床路径的患者例数,包括完成路径、退出路径以及变异的患者。

【参考值设定】

根据各医疗机构历年数据设定。

【指标导向】

逐步提高。

【指标改善与影响因素】

(1)调动医务人员积极性:通过教育和激励措施,提高医务人员对临床路径工作的认识和参与度。医务人员的积极性直接影响临床路径的实施效果和推广范围。

(2)考核和激励机制:建立考核机制,对执行临床路径的医生和科室进行奖励和惩罚,激励医务人员积极参与临床路径工作。

(3)患者教育和参与:加强对患者的教育,提高患者对临床路径的认识和接受度,鼓励患者积极参与治疗过程。

(4)持续改进:通过对临床路径执行情况的监测和分析,不断优化临床路径,提高其适用性和有效性。

◉ 临床路径管理率

【指标类别】

质量安全指标。

【指标定义】

报告期内,进入临床路径患者例数与同期出院患者例数之和的比值。

【计算公式】

$$临床路径管理率 = \frac{进入临床路径患者例数}{同期出院患者总例数} \times 100\%$$

【计量单位】

百分比(%)。

【指标意义】

临床路径管理率越高代表该疾病的诊疗方案越稳定。

【指标说明】

(1)分子:报告期内所有进入临床路径的患者例数,包括完成路径、退出路径以及变异的患者。

（2）分母：同期出院患者人次数包含医嘱离院、医嘱转院、非医嘱离院、死亡及其他等所有出院人数。

【参考值设定】

根据浙江省眼科医院等级评审规定，临床路径管理率三级医院须达到50%，二级医院须达到70%。

【指标导向】

逐步提高。

【指标改善与影响因素】

（1）政策与制度支持

1）国家或地方卫生行政部门推行的医疗改革政策和要求，如在医院评审标准中明确规定实施临床路径管理的比例。

2）医院内部管理制度的建立和完善，是否将临床路径管理纳入绩效考核体系，并提供相应的激励机制。

（2）组织与人员培训

1）医疗团队对临床路径的理解、接受程度及执行能力，通过定期培训提高医护人员对临床路径的认知和技术操作水平。

2）各科室间的协同合作与沟通，确保跨学科团队能够按照路径进行工作。

（3）信息系统建设：信息化系统的支持至关重要，包括临床路径管理软件、电子病历系统等，能够有效追踪并管理患者在路径中的进展，降低变异率，提高入径效率。

（4）路径设计与优化

1）临床路径的设计应科学合理，符合疾病诊疗规范，同时兼顾个体化需求，减少不必要的诊疗步骤，提高路径的适用性。

2）定期对路径进行修订与更新，根据反馈数据和实际效果持续改进路径内容。

（5）患者参与与教育：患者对临床路径的理解和支持也会影响其参与度，通过加强健康宣教，让患者了解并愿意遵循路径管理，从而提高入径率。

（6）资源配置与成本控制

1）资源配置得当可以保障临床路径的有效执行，包括人力、物力以及时间安排等方面。

2）成本控制措施有利于推动临床路径的应用，因为它能明确医疗服务过程，有助于控制医疗费用，从而鼓励医院推广临床路径管理。

（7）监督与评价机制

1）建立健全的监督机制，定期分析临床路径执行情况，监测各项指标，及时发现和解决执行过程中的问题。

2）设定合理的评价标准和考核指标，以客观数据驱动临床路径管理质量的不断提升。

◉ 临床路径患者入径率

【指标类别】

质量安全指标。

【指标定义】

报告期内,进入临床路径患者例数与应入临床路径患者例数的比值。

【计算公式】

$$临床路径患者入径率 = \frac{已入径人数}{应入径人数} \times 100\%$$

【计量单位】

百分比(%)。

【指标意义】

临床路径入径率越高代表该类疾病的诊疗方案越稳定。

【指标说明】

(1)分子:报告期内所有进入临床路径的患者例数,包括完成路径、退出路径以及变异的患者。

(2)分母:同期符合临床路径诊断应该进入临床路径的患者人次数。

【参考值设定】

根据各条路径历年数据设定。

【指标导向】

逐步提高。

【指标改善与影响因素】

(1)医务人员认知与执行力

1)医务人员对临床路径重要性的认识程度,如果医生和护士对临床路径的理解不足或重视不够,可能导致入径率偏低。

2)医疗团队的执行力是关键,包括是否严格按照路径进行诊疗活动,以及在接诊、诊断和治疗过程中及时将符合条件的患者纳入临床路径。

(2)路径设计与适用性:临床路径的设计是否科学合理,覆盖的病种范围是否全面,路径流程能否适应不同患者的个体化需求。若设计不合理或者覆盖面窄,可能影响入径率。

(3)信息系统支持:医院信息系统的建设和应用水平,包括电子病历系统、临床决策支持系统等,是否能有效支持临床路径的识别、执行和追踪。

(4)患者病情复杂度:患者第一诊断是否符合临床路径所涵盖的病种,并且无严重并发症或合并症。部分患者由于病情特殊,可能无法按照标准路径进行管理,从而导致未能入径。

(5)管理制度与激励机制

1)医院内部对于临床路径的管理制度是否健全,是否有明确的奖惩制度以促进临床路径的执行。

2）是否有合理的绩效考核体系,通过经济激励或职业发展鼓励医务人员提高临床路径的使用率。

（6）监测与改进:定期分析和评估临床路径执行过程中的变异原因,持续优化路径内容,并针对问题采取针对性措施改进,这对提升入径率至关重要。

◉ 临床路径完成率

【指标类别】

质量安全指标。

【指标定义】

报告期内,完成临床路径患者例数与进入临床路径患者例数的比值。

【计算公式】

$$临床路径完成率 = \frac{完成路径人数}{已入径人数} \times 100\%$$

【计量单位】

百分比（%）。

【指标意义】

临床路径完成率越高代表该类疾病的诊疗方案越稳定,设置的路径越成熟。

【指标说明】

（1）分子:单位时间内所有完成临床路径的患者例数。

（2）分母:单位时间内所有进入临床路径的患者例数,包括完成路径、退出路径以及变异的患者。

【参考值设定】

根据各条路径历年数据设定。

【指标导向】

逐步提高。

【指标改善与影响因素】

（1）医务人员因素

1）医护人员对临床路径的认知和接受程度:若医务人员对该管理模式理解不足或不认可,可能在执行中出现偏差。

2）医务人员培训及技能水平:如果培训不到位,医务人员可能无法准确、完整地按照路径规定进行操作。

3）个体医生习惯与路径规定的契合度:原有的诊疗习惯可能与临床路径要求不符,导致路径执行不彻底。

（2）路径设计质量

1）路径制订的科学性与合理性:路径应符合循证医学原则,适用不同病种的具体情况,并具有可操作性。

2）路径内容更新与调整：是否能够及时根据最新的医疗指南和技术发展更新路径，以满足实际需求。

（3）信息系统支持

1）信息化管理系统的完善程度：电子病历系统、临床决策支持系统等能否有效支持路径执行过程中的数据记录、跟踪和监控。

2）数据反馈与分析能力：医院是否有能力实时获取并分析路径执行情况，以便及时发现问题并改进。

（4）患者因素

1）患者病情复杂度：复杂或变化多端的病情可能导致无法完全按照预设路径执行。

2）患者依从性：患者的配合程度和对临床路径的理解也直接影响完成率。

（5）组织管理与制度保障

1）管理层的支持与执行力：医院管理层对于临床路径管理的重视程度以及落实到具体操作层面的执行力。

2）绩效考核与激励机制：通过合理的绩效考核和奖励措施，鼓励医护人员积极参与并提高临床路径完成率。

3）资源配置：包括人力、物力资源的合理分配，确保临床路径实施所需的各项条件得以满足。

（6）外部政策环境

1）医保政策与费用控制：医保支付方式改革、DRGs 付费模式等可能影响临床路径的应用范围和执行力度。

2）法规与行业标准：相关法规、行业标准对临床路径的要求和推行力度也会影响其完成率。

◉ 单病种管理例数

【指标类别】

质量安全指标。

【指标定义】

诊断编码或者手术编码符合国家上报要求的单病种的患者例数之和。

【计算公式】

单病种管理例数 = 诊断编码或者手术编码符合国家上报要求的单病种的患者例数之和。

【计量单位】

例。

【指标意义】

单病种质量管理是一种标准化的、以病种（或手术）为单位而进行的全程医疗质量管理的新方法,它以明确诊断标准的单一疾病(或手术)种类为一个质量评价单位,通过对疾病诊疗全过程,包括诊断、检查、治疗、治疗效果以及医疗费用等,实施标准化控制,达到提高医疗质量和促进医疗资源合理利用的目的;具有相同疾病(或手术)诊断名称的一类患者运用相同指标进行医院间比较,可反映各医院的诊疗能力、技术水平和费用等差异性。

【指标说明】

根据国家要求进行上报或者病种补充,目前眼科专科医院主要监测:原发性急性闭角型青光眼(acute primary angel-closure glaucoma,APACG)(手术治疗)、复杂性视网膜脱离(retinal detachment,RD)(手术治疗)和晶状体相关手术这 3 类。

【参考值设定】

根据各医疗机构历年数据设定。

【指标导向】

逐步提高。

【指标改善与影响因素】

(1)疾病流行情况与发病率:某个地区或医疗机构内特定疾病的发病数量直接影响单病种管理的数量。如果某种疾病在当地较为常见或者发病率较高,那么该病种的管理数量自然会增加。

(2)政策导向与资源分配:国家卫生政策和地方卫生行政管理部门对特定疾病的重视程度以及相关的资源投入会影响单病种管理的实施力度。比如国家推行的重点病种管理和质量控制项目会促使医疗机构加强某些病种的管理。

(3)医院规模与专科设置:医院的规模、科室配置及专业技术力量也决定了其能有效管理多少个单病种。大型综合医院通常有更全面的专科设置和更强的诊疗能力,可以同时管理更多的病种。

(4)临床路径与标准化治疗方案:是否建立有效的临床路径和标准化诊疗流程对于单病种管理至关重要。完善的临床路径可以帮助医疗机构高效管理患者,并且减少医疗过程中的变异,从而可能增加单病种管理的病例数。

(5)信息化建设水平:信息化系统的完善程度,如电子病历系统、临床决策支持系统等,可以提升数据采集、分析和监测的能力,促进单病种管理的质量和效率,进而影响管理的病种数量。

(6)绩效考核与激励机制:医疗机构内部对单病种管理的绩效考核制度和激励措施能够推动医护人员积极参与并提高单病种管理工作的积极性,间接影响可管理病种的数量。

(7)社区健康教育与预防措施:社区层面的健康宣教与疾病预防工作做得好,可以降低一些可预防性疾病的发病率,从而改变单病种管理的整体格局。

(8)医保支付政策:医保部门对特定病种的支付方式和报销政策也可能影响单病种管理的实际执行数量,如 DRGs(疾病诊断相关分组)付费模式下,医疗机构可能会更加注重那些纳入付费体系内的病种管理。

● **某单病种出院患者平均费用**

【指标类别】

质量安全指标。

【指标定义】

报告期内某单病种出院患者平均费用。

【计算公式】

某单病种出院患者平均费用 = 某单病种出院患者总费用/该单病种出院患者人数。

【计量单位】

元。

【指标意义】

费用的高低体现了该病种的复杂性和患者经济负担大小。

【指标说明】

报告期内该病种出院患者的平均住院费用,包含诊疗费、药品、卫生材料等所有在院期间的费用。

【参考值设定】

根据该病种的历年数据设定。

【指标导向】

逐步降低。

【指标改善与影响因素】

（1）医保政策与支付方式

1）医保报销比例和限额:医保政策对不同疾病的报销标准不同,如按病种付费（DRGs）、按服务项目付费、总额预付制等,这些都会直接影响患者的医疗费用负担。

2）单病种结算模式:若实行单病种付费制度,医疗机构可能在有限的定额内优化诊疗方案以控制成本。

（2）医疗服务提供方的因素

1）医疗技术与水平:采用不同的诊断方法和技术,选择不同的药物和治疗手段,都可能影响住院费用。

2）医生行为与用药习惯:医生是否遵循临床路径和合理用药原则。过度检查或过度治疗可能导致费用增加。

3）住院天数与床位费:平均住院日长短以及医院床日收费制度会影响总费用。

（3）患者个体差异

1）病情复杂程度:病情轻重、是否有并发症或合并症,需要额外治疗措施时,费用会相应增加。

2）患者年龄与身体状况:老年患者或者有特殊生理状态（如免疫力低下）的患者可能需要更多的监测和护理,导致费用上升。

3）患者依从性：患者是否遵医嘱，是否积极配合治疗，也会影响最终医疗费用。

（4）医院管理水平

1）成本控制能力：医院通过精细化管理降低成本，减少浪费。

2）采购策略与药品价格：药品及医用耗材的采购渠道、价格谈判能力和使用效率均能影响单病种费用。

（5）地区经济发展水平与物价水平：地区经济状况间接决定了医疗资源的分布和定价水平，发达地区的医疗服务价格通常较高。

（6）医疗资源配置

1）高端设备的使用率：一些复杂的疾病可能需要使用高精尖设备进行诊断和治疗，这会显著提高费用。

2）护理级别与人力成本：重症监护室（intensive care unit，ICU）或其他高级别护理病房的费用远高于普通病房。

◉ 某单病种出院患者平均住院日

【指标类别】

质量安全指标。

【指标定义】

报告期内，某单病种出院患者平均住院天数。

【计算公式】

$$某单病种出院患者平均住院日 = \frac{某单病种患者出院占用总床日数}{该单病种患者出院人数}$$

【计量单位】

天。

【指标意义】

单病种平均住院日反映了医疗资源利用情况，也是评价医院工作效率和效益、医疗质量和技术水平的重要指标，全面体现了医院的医、护、技水平和管理水平。在确保医疗质量的前提下，缩小平均住院日可以实现医疗资源成本最小化的同时减少患者的直接和间接费用，达到医患双方的综合效益最大化，是医院发展的重要途径。

【指标说明】

（1）分子：该单病种出院患者占用总床日数指所有出院患者实际住院床日之和。

（2）分母：该单病种同期出院患者人数。

【参考值设定】

根据该病种的历年数据设定。

【指标导向】

逐步降低。

【指标改善与影响因素】

（1）疾病性质与病情严重程度：疾病本身的治疗周期决定了患者的住院时间，如急性病一般住院时间较短，慢性病、复杂手术或需要康复的疾病可能需要较长住院期。

（2）诊疗方案与技术

1）采用先进诊疗技术可减少术后恢复时间，降低并发症风险，从而缩短住院日。

2）医疗团队对临床路径的执行效率和效果直接影响住院天数，优化的诊疗流程能加快周转。

（3）医疗资源与服务效率

1）医院床位周转率、医技科室检查等待时间、会诊及时性等医院内部运营管理水平影响住院日长短。

2）医疗设备充足度和高效利用，例如大型检验、检查设备预约和完成速度也会影响住院时间。

（4）医保政策与支付方式：政府推行的按病种付费（DRGs）、日间手术、预付制等支付方式改革可以促使医疗机构提高管理效率，控制住院成本，进而缩短住院日。

（5）医生行为与诊疗习惯：医生对诊疗过程的决策，如是否过度诊断、过度治疗或者未及时转出病房，都会影响住院时长。

（6）护理水平与服务质量：护理工作质量和效率，如术后疼痛管理、并发症预防及早期康复指导等都关系患者能否尽快达到出院标准。

（7）患者个体差异：患者的年龄、基础健康状况、并发症情况以及配合治疗的程度均可能影响住院时间。

（8）转科与多学科协作：需要跨科室治疗或转科的患者，如果协调不畅，可能导致住院时间延长。

（9）药物治疗与疗效评估：药物治疗的效果和疗程，尤其是抗菌药物使用期限等直接影响住院时间。

● 31 天内非计划再入院率

【指标类别】

质量安全指标。

【指标定义】

31 天内非计划再入院患者出院人次数占同期出院人次数的比例。

【计算公式】

$$31\ 天内非计划再入院率 = \frac{31\ 天内非计划再入院患者出院人次数}{同期出院人次数} \times 100\%$$

【计量单位】

百分比（%）。

【指标意义】

（1）31天内非计划再入院率是医疗保健机构、医院或临床团队评估其提供的医疗服务质量的一种方式。较低的再入院率通常表示医疗保健提供者在治疗和康复方面表现出色。

（2）31天内非计划再入院反映了患者在上次住院期间没有得到适宜的医疗服务，疾病没有得到治愈、好转或者控制，未达到出院标准，须进行不良事件上报。非计划再入院率是反映医疗质量的重要指标，要及时定期地进行分析、讨论和控制。

（3）非计划再入院会增加医疗保健系统的成本，因此这一指标也有助于评估成本控制的效率。通过降低再入院率，可以减少不必要的医疗费用。

（4）高再入院率可能反映出患者未能获得足够的康复支持或医疗服务，这可能导致患者不满意的医疗体验。改善再入院率可以提高患者的满意度。

【指标说明】

（1）分子：31天内非计划再入院患者出院人次数是指患者出院31天内因相同或相关疾病非计划再入院的出院患者人次数。

（2）计算方式：31天内非计划再入院率通常是根据特定时间段内的非计划再入院的数量与在同一时间段内出院的患者总数之比来计算的。具体计算方式可以根据医疗保健机构的需求和政策而有所不同。

（3）数据来源：为了计算这一指标，医疗机构需要跟踪患者的医疗记录，以确定哪些患者在出院后的31天内再次入院。这需要有一个健全的患者信息管理系统来支持数据收集和分析。

（4）比较和改进：31天内非计划再入院率可以用来比较不同医疗机构、不同科室或不同医生的表现。高再入院率的部门可能需要改进康复和出院后护理，以降低再入院率。

（5）31天内非计划再入院率是一个重要的医疗质量与安全指标，它有助于评估患者的康复和医疗服务质量，同时也有助于控制成本和提高患者满意度。通过监测和改进这一指标，医疗机构可以提高其提供的医疗服务的质量和效率。

【参考值设定】

相对于综合医院病情的复杂程度，眼科专科医院非计划再入院率较低，根据医院实际情况设置合理的非计划再入院率管理指标。例如温州医科大学附属眼视光医院非计划再入院率≤0.2%。

【指标导向】

逐步降低。

【指标改善与影响因素】

影响31天内非计划再入院率降低的因素包括以下几种情况。

（1）出院后护理：提供患者出院后的适当护理和康复计划对降低再入院率至关重要。这包括确保患者理解药物管理、康复练习和饮食要求等，以便他们能够有效地管理自己的健康。

（2）治疗质量：提供高质量的初次治疗和出院后随访对降低再入院率至关重要。不合格的治疗或诊断错误可能导致患者在出院后不断恶化。

（3）患者教育：患者和家属的教育和参与也是降低再入院率的关键因素。患者需要了解如何监测他们的健康状况，何时寻求医疗帮助以及如何遵循医疗建议。

（4）社会支持：社会支持和患者的家庭状况也会影响再入院率。患者如果缺乏社会支持，可能更容易再次入院。

综合考虑这些因素，医疗机构和政策制定者可以采取措施来降低 31 天非计划再入院率，提高患者的康复和医疗质量。这些措施包括改进出院计划、提供更好的护理和康复、加强患者教育和提供社会支持等。通过持续监测和改进，可以有效地减少不必要的再入院，提高医疗服务的质量和效率。

【相关指标】

（1）再入院率：除了 31 天内非计划再入院率外，还可以考虑其他再入院率，如 7 天、15 天、6 个月或 1 年等。不同时间段的再入院率可以提供不同的洞察，有助于全面评估患者的康复和医疗质量。

（2）平均住院时间：这个指标反映了患者在医院内的平均停留时间。较短的住院时间可能与更好的康复和较低的再入院率相关。

（3）医疗错误和合并症率：评估在患者治疗过程中发生的医疗错误和合并症的指标。减少医疗错误和合并症可能会降低再入院的风险。

（4）康复率：康复率是患者从疾病或手术中恢复到正常生活的速度和程度。更快的康复通常与较低的再入院率相关。

（5）药物遵从性：指的是患者是否按照医嘱准确地服用药物。低药物遵从性可能导致疾病复发，增加再入院的风险。

（6）出院计划质量：评估医疗机构对患者出院后护理和康复计划的质量。一个全面的出院计划可以帮助患者避免再入院。

（7）患者满意度：患者对医疗服务的满意度也是一个重要指标。满意度较高的患者更有可能遵循医疗建议，减少再入院的风险。

● 住院时间超 30 天例数

【指标类别】

质量安全指标。

【指标定义】

住院时间超 30 天出院患者人次数。

【计量单位】

人次。

【指标意义】

临床科室对各种原因造成住院时间超 30 天的患者要进行严格的监控和管理，并作为大查房的重点进行评价、分析和记录。主管部门须对住院时间超 30 天的患者进行检查、分析、反馈。管理和医疗两个层面通过对患者情况的分析汇总,促进诊疗工作流程的规范化,提高工作效率、医疗质量和医疗水平。

【指标导向】

监测比较。

【指标改善与影响因素】

(1)疾病严重程度:一些眼科疾病可能需要更长时间的治疗和康复期,例如严重的视网膜脱离或复杂的眼球外伤等。

(2)并发症和合并症:一些患者可能在治疗过程中出现并发症或合并症,这可能会延长住院时间。

(3)治疗方案和手术复杂度:某些眼科手术可能需要更长时间的康复期,而且手术本身的复杂度也可能影响住院时间。

(4)患者个体差异:不同患者的生理和心理状态、家庭支持等因素都可能影响住院时间的长短。

(5)医疗资源和管理:医院的医疗资源、护理质量和管理水平也可能对住院时间产生影响。

手术患者并发症发生率

【指标类别】

质量安全指标。

【指标定义】

手术患者并发症发生人次数占同期出院患者手术人次数的比例。

【计算公式】

$$手术患者并发症发生率 = \frac{手术患者并发症发生人次数}{同期出院患者手术人次数} \times 100\%$$

【计量单位】

百分比(%)。

【指标意义】

预防手术后并发症发生是医疗质量管理和控制的重点,也是患者安全管理的核心内容,是衡量医疗技术能力和管理水平的重要结果指标之一。

【指标说明】

(1)分子:手术患者并发症发生人次数统计单位以人数计算,统计住院病案首页中出院诊断符合"手术并发症诊断相关名称"且该诊断入院病情为"无"的病例。同一患者在同一次住院期间发生多次并发症,按 1 人统计。

(2)分母:同期出院患者择期手术人次数统计单位以人数计算,总数为择期手术和介入治疗人数累加求和。同一次住院就诊期间患有同一疾病或不同疾病施行多次手术患者,按

1 人统计。

【参考值设定】

可以统计本院或同行现状进行设定,也可参考近期相关文献报道的值。

【指标导向】

逐步降低。

【指标改善与影响因素】

(1)患者的健康状况:患者的年龄、性别、基础疾病、身体状况等因素都会影响手术并发症的发生率。例如,年龄较大、存在慢性疾病或者免疫系统功能较差的患者更容易发生并发症。

(2)手术类型和复杂程度:不同类型和复杂程度的手术对患者的身体负担不同,因此手术并发症的发生率也会有所不同。

(3)手术操作者的经验和技术水平:手术操作者的经验和技术水平对手术并发症的发生率有一定影响。经验丰富的医生可能能够更好地应对意外情况,减少并发症的发生。

(4)术前准备和术后护理:患者在手术前的准备工作以及术后的护理质量也会直接影响手术并发症的发生率。例如,术前合理的检查和评估、术后规范的护理和康复措施等都能降低并发症的发生率。

(5)医疗设施和设备的质量:医疗设施和设备的质量直接关系手术的安全性和成功率。设施和设备的先进程度、维护和管理情况等都会影响手术并发症的发生率。

◉ 低风险组病例死亡率

【指标类别】

质量安全指标。

【指标定义】

低风险组死亡的病例数占低风险组全部病例数的比例。

【计算公式】

$$低风险组病例死亡率 = \frac{低风险组死亡例数}{低风险组病例数} \times 100\%$$

【计量单位】

百分比(%)。

【指标意义】

低风险组病例一旦发生死亡,其死亡原因可能与疾病本身的相关度低,而与临床诊疗管理过程相关度更高。低风险组病例死亡率体现了医院医疗质量和安全管理情况,也间接反映了医院的救治能力和临床诊疗过程管理水平。

【指标说明】

(1)根据各 DRG 病例的住院患者死亡率对不同 DRG 进行死亡分级,死亡率低于负一倍标准差的为低风险组病例。

（2）分子:低风险组死亡例数是指低风险组的死亡患者例数。

（3）分母:低风险组病例数是指低风险组出院人数。

【参考值设定】

低风险组死亡率 0%。

【指标导向】

逐步降低。

【指标改善与影响因素】

（1）通过专科培训、"三基三严"培训、典型病例讨论、多学科会诊等,提高医护人员临床诊疗水平及救治能力。

（2）加强医疗质量管理,严格落实医疗核心制度,抓好日常考核和集中检查,突出重点、抓住难点,使质量检查制度化、标准化、经常化,发现问题及时整改,将各类医疗缺陷和差错消灭在萌芽状态,持续提高医疗质量与安全管理水平。

◉ 多学科综合诊疗数

【指标类别】

质量安全指标。

【指标定义】

开展多学科综合诊疗的病例数。

【计算公式】

多学科综合诊疗数 = 门诊多学科综合诊疗数 + 住院多学科综合诊疗数

【计量单位】

例。

【指标意义】

该数据的增加体现医疗机构在应对疑难眼病方面持续提高的多专科整合后的综合能力和经验。

【指标说明】

多学科综合诊疗主要是通过多个临床学科的参与共同探讨,主要以特定器官或疾病为核心,探究个性化的治疗方法,从而提高临床诊疗的准确性,确保患者的健康安全,避免医疗事故的发生。

【参考值设定】

可以统计本院或同行现状进行设定,也可参考近期相关文献报道的值。

【指标导向】

逐步提高。

【指标改善与影响因素】

（1）拓展新的疑难眼病病种。

（2）加强宣传,提高思想认识。

● **四级手术术前多学科讨论完成率**

【指标类别】

质量安全指标。

【指标定义】

完成四级手术术前多学科讨论病例数占同期四级手术例数的比例。

【计算公式】

$$四级手术术前多学科讨论完成率 = \frac{完成四级手术术前多学科讨论病例数}{同期四级手术例数} \times 100\%$$

【计量单位】

百分比（%）。

【指标意义】

该指标反映了临床对四级手术风险的重视程度,完成率越高,手术安全性越高。该项工作有助于汇聚各专业的技术力量,综合评估患者的风险/获益比,制订全面的诊疗计划及手术风险防范处置最佳方案,从而最大程度降低手术风险和并发症发生,保障手术质量和医疗安全。

【指标说明】

此处的四级手术指的是经过医院医疗技术临床应用管理委员会确认的手术目录中的四级手术。

【参考值设定】

根据《国家卫生健康委办公厅关于印发 2023 年国家医疗质量安全改进目标的通知》和《浙江省医疗质量"强基提质培优"行动方案（2023—2025 年）》等文件规定,要求该指标至 2025 年达到 100%。

【指标导向】

逐步提高。

【指标改善与影响因素】

（1）医务处加强培训宣传,提高临床科室医师对于四级手术必须术前多学科讨论的认知及接受度。

（2）四级手术目录符合医院实际情况。临床科室依据功能定位、医疗服务能力水平,向医院医疗技术临床应用管理委员会提交符合本科室实际水平的手术分级管理目录。

（3）术前讨论工作流程明确。医院拟定管理制度,明确时限要求、发起方式、组织形式、协调管理等一系列工作机制。

（4）医务处加强督查监管,及时反馈整改,以实现持续改进。

● **输血不良反应发生率**

【指标类别】

质量安全指标。

【指标定义】

报告期内,输血不良反应上报的例数占同期输血例数的百分比。

【计算公式】

$$输血不良反应发生率=\frac{输血不良反应上报的例数}{同期输血患者例数}\times100\%$$

【计量单位】

百分比(%)。

【指标意义】

建立实施输血不良反应上报制度,提高医务人员对输血不良反应的识别和处理能力,通过分析和反馈实现临床用血管理的持续改进。

【指标说明】

(1)分子:报告期医疗卫生机构住院期间发生各输血不良反应类型明细数据的合计汇总。

(2)分母:同期出院患者中输血的人次数。

【参考值设定】

根据各医疗机构历年数据设定。

【指标导向】

逐步降低。

【指标改善与影响因素】

(1)受血者个体差异

1)年龄:如年轻患者(尤其是新生儿和儿童)的免疫系统尚未完全成熟,对异体血液成分可能更易产生反应。

2)过敏体质:有过敏史的受血者更容易发生过敏反应,包括对某些血液成分或添加剂的过敏。

3)免疫状态:多次输血后,受血者体内可能出现白细胞抗体、血小板抗体等,增加发热反应和溶血反应的风险。

(2)供血者与受血者血型匹配度

1)ABO血型不相容性输血会导致急性溶血反应,Rh血型不合可能导致迟发性溶血病。

2)红细胞、血小板或粒细胞抗原表型的匹配程度也会影响输血安全性。

(3)输血前筛查及配型程序

1)输血前是否进行了充分的交叉配血试验和其他相关检测,如病原微生物检测、ABO和Rh血型鉴定以及抗体筛选等。

2)是否执行了严格的血液制品选择标准,比如使用滤除白细胞或洗涤红细胞以减少非溶血性发热反应的可能性。

(4)输血操作技术与管理

1)输血过程中的无菌操作技术和设备质量,防止细菌污染引起的输血反应。

2）输注速度、输血前后用药情况,例如给予适当的抗过敏药物可以预防过敏反应的发生。

（5）输血时机与适应证把握:临床医生对输血指征的判断准确与否,避免不必要的输血,特别是对于贫血治疗,过度输血反而可能引发反应。

（6）血液制品的质量

1）血液储存时间、储存条件,过期或不当储存的血液制品可能导致不良反应率上升。

2）血液制品中添加的防腐剂或其他成分可能会诱发受血者的不良反应。

（7）医疗资源及制度规范

1）医疗机构的管理水平,包括输血科的技术水平、规章制度执行情况、输血安全教育等。

2）国家和地区对血液制品采集、制备、存储和使用的监管力度和标准。

◌ 非计划重返手术室再手术率

【指标类别】

质量安全指标。

【指标定义】

因各种原因导致患者手术后须进行的计划外再次手术占同期患者手术总例数的比例。

【计算公式】

$$非计划重返手术室再手术率=\frac{患者术后非计划重返手术室再次手术例数}{同期患者手术总例数}×1\,000‰$$

【计量单位】

千分比（‰）。

【指标意义】

非计划重返手术室再手术率是医疗质量评价体系中一项重要的负性指标,也是国内外医疗机构普遍存在的问题,不仅延长患者的住院时间、增加患方的经济负担,也增加了医疗风险,是医患纠纷的高发因素,降低其发生率对提高整体医疗质量安全水平具有重要意义。其发生可能涉及术前评估不足、手术设计缺陷、手术操作失误或患者术后管理不到位等多种原因。

【指标说明】

本指标重点监控术后 48 小时内、术后 31 天内重返手术室情况。

【参考值设定】

该指标为 2022 年国家医疗质量安全改进目标之一,也是国家卫生健康委员会制订的《手术质量安全提升行动方案（2023—2025 年)》的重要指标。可根据国家或省政策文件执行设定。如《国家卫生健康委办公厅关于印发手术质量安全提升行动方案（2023—2025 年)的通知》(国卫办医政发〔2023〕10 号)中指出:到 2025 年末,非计划重返手术室再手术率不高于 1.8‰;《浙江省卫生健康委办公室关于印发"医疗质量安全改进目标"目标值及责任分工的通知》(浙卫办医政医管发函〔2022〕15 号)中指出:三级医院手术患者同一次住院期间非计划重返手术室再手术率≤1.80‰。

【指标导向】

逐步降低。

【指标改善与影响因素】

（1）加强围手术期管理

1）术前：严格执行医疗核心制度，把握手术适应证，排除手术禁忌证，加强术前风险评估，密切关注患者的生命体征及病情进展，落实术前讨论制度，制订手术方案及应急预案，做好术前准备；重视患者宣教，在术前向患者详细介绍手术过程、手术风险、术后护理等，提高患者的自我保护意识和参与意识，减少手术风险。

2）术中：术者应在术中将精细和精准落到实处，耐心、细致解剖，减少损伤，止血要彻底，缝合切口前仔细检查手术部位，清点核对手术器械；加强术者无菌观念，强调手卫生、植入物的消毒管理，防范医源性感染；重视手术技巧的提高，力求缩短手术时间，深化手术人员培训及考核；鼓励微创化、腔镜等手术技术的开展；严格遵守安全核查，责任到人，避免低级错误的发生；使用先进、安全的医疗设备，减少手术操作中的技术问题和设备故障，提高手术成功率。

3）术后：实时关注患者的病情变化，遵守三级医师查房制度，术者术后及时查看患者，管床医师密切监测患者术后各项指标和生命体征变化，有特殊情况立即汇报上级医师，做到勤观察、早处理。

（2）严格落实人员资质的授权

1）医疗技术管理：限制性医疗技术开展前须经卫生行政部门备案授权，方能依法开展；严格把控新技术、新项目的准入，准备充分、逐步施行，审核人员资质，达到从源头上把关，坚决杜绝违规及无正当理由越级开展手术。

2）手术操作分级管理：严格执行手术分级管理制度，对开展手术的各级、各类医师进行手术考评，采用现场观摩或手术视频演示两种考评形式，包括术前病史汇报、术中手术演示，从流程规范、技术水平、应急处理三个方面进行严格评分。考评合格后方可开展相关手术，考评不合格者不予授权。

（3）加强信息化建设：非计划重返手术室再手术率作为一项负性指标，临床科室上报缺乏积极性，而临床医师业务繁忙，其上报也常常存在滞后性，因此，医院须构建监管系统主动预警、动态实时监管，避免漏报、缓报。

（4）加强院级监管：定期召开医疗技术临床应用管理委员会，组织专家对近期非计划重返手术室再手术进行分析，总结经验教训，降低非计划重返手术室再手术率。医务处常规开展手术考评工作，医源性非计划重返手术室再手术是手术考评的一项重要指标，与手术医师的授权与再授权密切相关。必要时约谈相关人员，要求其加强业务学习，并参加手术考评，考评不合格者暂停手术权限。

（5）加强科级监管：科室质量与安全管理小组应充分履行职责，每月召开小组会议，对每例非计划重返手术室再手术展开反思及总结,从医疗到护理,从术前到术后,各个环节逐一排查问题及缺陷,分析发生原因,提出整改意见,并监督实施。下次会议再进行"回头看",严格把关落实情况。

【相关指标】

非计划重返手术室再手术不良事件漏报率。

● 非计划重返手术室再手术不良事件漏报率

【指标类别】

质量安全指标。

【指标定义】

非计划重返手术室再手术事件漏报不良事件的例数占同期非计划重返手术室再手术总例数的比例。

【计算公式】

$$非计划重返手术室再手术不良事件漏报率 = \frac{非计划重返手术室再手术事件漏报不良事件的例数}{同期非计划重返手术室再手术总例数} \times 100\%$$

【计量单位】

百分比(%)。

【指标意义】

非计划重返手术室再手术事件是医疗质量管理重点关注的医疗负性事件,与非计划再次入院、手术并发症、医院感染等医疗负性事件均具有关联性,统一上报不良事件后,可以统筹分析,归纳、总结出共性问题并加以改进,对保障患者安全、减少可避免伤害具有重要意义。

【指标说明】

非计划重返手术室再手术事件属于手术事件,根据事件后果分级属于Ⅱ级事件(不良后果事件),属于强制性报告事项。

【参考值设定】

强制性报告事件,可制订目标值为0%。

【指标导向】

逐步降低。

【指标改善与影响因素】

(1)提高上报不良事件的意识:强化各层面宣传培训,将相关知识融入新员工岗前培训、医护人员日常培训等,深化手术科室医师对不良事件上报制度、流程和患者安全文化的全方位认识,增强其对于不良事件报告的认同感。

(2)提高上报不良事件的积极性:完善不良事件奖惩措施,明确不良事件上报的非惩罚性,并对于主动上报不良事件者,给予经济奖励,而对于造成了医疗纠纷并主动上报的,在医疗纠纷处理结果以及医疗质量安全会议处罚决定的基础上减轻处罚。

（3）优化上报途径:加强不良事件系统建设,优化不良事件上报流程,关注上报者用户体验与易操作性。

（4）加强院级监管:医院管理部门构建非计划重返手术室再手术监管系统,动态实时监管非计划重返手术室再手术事件,在事件发生时立即关注是否上报不良事件,及时提醒上报,避免医师因工作繁忙而忽视或忘记上报。

【相关指标】

非计划重返手术室再手术率。

每百出院人次报告不良事件例数

【指标类别】

质量安全指标。

【指标定义】

不良事件案例上报数量占同期出院患者总数的比例。

【计算公式】

$$每百出院人次报告不良事件例数 = \frac{不良事件案例上报数量}{同期出院患者总数} \times 100$$

【计量单位】

例次。

【指标意义】

不良事件是指在临床诊疗活动中以及行政后勤运行过程中,任何可能影响患者诊疗结果、增加患者痛苦或经济负担(包括诊疗失误及相关设施、设备引起的损害等)并可能引发医疗纠纷,以及影响医疗工作正常运行和医务人员人身安全的事件。医疗机构须进一步提升医务人员患者安全意识和对医疗质量(安全)不良事件的识别能力,强化医疗质量(安全)不良事件的主动报告,定期对患者医疗质量(安全)不良事件发生情况进行分析,查找存在的共性问题和薄弱环节,开展系统性改进工作。

【指标说明】

本指标反映医院工作人员对不良事件的识别和报告情况。

【参考值设定】

2021年国家卫生健康委员会首次印发《2021年国家医疗质量安全改进目标》(国卫办医函〔2021〕76号),将"提高医疗质量安全不良事件报告率"纳入2021年十大医疗质量安全改进目标之一。2023年国家卫生健康委员会制订的《关于开展全面提升医疗质量行动(2023—2025年)的通知》(国卫办医政发〔2023〕12号)文件中指出:到2025年末,每百出院人次主动报告不良事件年均大于2.5例次。

【指标导向】

逐步提高。

【指标改善与影响因素】

（1）完善不良事件管理办法：制订并完善医院《医疗安全（不良）事件管理办法》，明确不良事件的定义、分级、分类、上报时限、处理时限等，规范各相关职能部门职责，确定不良事件上报奖惩方法。

（2）使用全院统一不良事件管理系统：使用全院统一不良事件管理系统，统一上报流程，根据不良事件类型特点不同设置相应事件上报表单及审批流程，通过权限分配实现全院全员均可系统上报，同时实现电脑端和手机端多途径实时上报及审批，不良事件自动流转至相关科室或部门进行审核、处理，质控办监管，最终实现不良事件的事件上报—自动分流—跟进处理—督办提醒这一整体闭环管理。

（3）开展多元化、多途径培训

1）多元化培训：院级培训、科技培训、质控专员培训、一对一培训等；

2）多途径培训：发放学习资料、开展专题讲座、网络课堂、科室质控会议等；

3）在培训的基础上，通过现场提问和笔试答题的方式对受训人员进行考核。

（4）加强监管：每日对不良事件进行监管，每月将问题反馈至科室，每月督查科室医疗质量安全小组会议，定期进科进点反馈交流，完成不良事件报告，定期呈报医院质量与安全管理委员会。通过对不良事件的及时反馈和分析，提前采取相应措施避免医疗差错与纠纷的发生，有效避免医疗差错与纠纷，发现医院安全系统存在的不足，提高医院系统安全水平，不良事件报告后信息共享，使相关人员从中吸取经验教训，从而保障医疗质量，实现患者安全。

【相关指标】

不良事件上报及时率。

不良事件 3 个工作日内处理率。

不良事件 5 个工作日结案率。

不良事件上报及时率

【指标类别】

质量安全指标。

【指标定义】

不良事件上报及时数量占同期所有上报不良事件的比例。

【计算公式】

$$不良事件上报及时率 = \frac{上报的不良事件中上报及时例数}{同期所有上报不良事件的总数} \times 100\%$$

【计量单位】

百分比（%）。

【指标意义】

事件发生或发现人员需要准确地收集与事件相关的资料进行上报，从而使发生或发现的不良事件得到及时处理,有利于发现医院安全系统存在的不足,提高医院系统安全水平,促进医院及时发现事故隐患,不断提高对差错的识别能力。

【指标说明】

本指标反映医院工作人员对不良事件的识别和报告的及时情况。

【参考值设定】

可以统计本院或同行现状进行设定,也可参考相关文献报道,如目标值设定为≥90%。

【指标导向】

逐步提高。

【指标改善与影响因素】

(1)完善不良事件管理办法:制订并完善医院《医疗安全(不良)事件管理办法》,明确不良事件的定义、分级、分类、上报时限、处理时限等。明确报告权限及各级人员工作职责,事件发生或发现人员须准确收集与事件相关的资料,及时处理并完成报告。完善不良事件奖惩措施,明确不良事件上报的非惩罚性,并对于主动上报不良事件者,给予经济奖励,而对于造成了医疗纠纷并主动上报的,在医疗纠纷处理结果以及医疗质量安全会议处罚决定的基础上减轻处罚。

(2)优化上报途径:使用全院统一不良事件管理系统,根据不良事件类型特点不同设置相应事件上报表单及审批流程,优化上报途径,通过权限分配实现全院全员均可系统上报,实现电脑端和手机端多途径实时上报,同时关注上报者用户体验与易操作性。

(3)提高不良事件上报意识:强化各层面宣传培训,将相关知识融入新员工岗前培训、医护人员日常培训、行政部门例行会议等,深化全院员工对不良事件上报制度、流程和患者安全文化的全方位认识,强化其对于不良事件报告及时性的重视度。

(4)加强监管:每日对不良事件进行监管,及时对问题进行反馈和分析,提前采取相应措施避免医疗差错与纠纷的发生。

【相关指标】

每百出院人次报告不良事件例数。

不良事件3个工作日内处理率。

不良事件5个工作日结案率。

◉ 不良事件3个工作日内处理率

【指标类别】

质量安全指标。

【指标定义】

不良事件3个工作日内处理及时数量占同期所有上报不良事件处理总数的比例。

【计算公式】

$$不良事件3个工作日内处理率 = \frac{上报的不良事件中3个工作日处理及时例数}{同期所有上报不良事件中处理的总数} \times 100\%$$

【计量单位】

百分比（%）。

【指标意义】

科室/部门负责人需要对重点环节及关键问题分析整改，从而使发生或发现的不良事件得到及时处理，有利于发现医院安全系统存在的不足，提高医院系统安全水平，促进医院及时发现事故隐患，不断提高对差错的识别能力。

【指标说明】

本指标反映科室/部门负责人对不良事件的处理及时情况。

【参考值设定】

可以统计本院或同行现状进行设定，也可参考相关文献报道，如目标值设定为≥90%。

【指标导向】

逐步提高。

【指标改善与影响因素】

（1）完善不良事件管理办法：制订并完善医院《医疗安全（不良）事件管理办法》，明确不良事件的定义、分级、分类、上报时限、处理时限等。明确报告权限及各级人员工作职责，事件发生的科室/部门负责人须督导不良事件上报，组织讨论分析并在3个工作日内及时处理，制订初步改进措施并反馈管理部门。每月汇总、分析本科室/部门不良事件，提交科室医疗质量管理小组会议讨论。

（2）优化审批途径：使用全院统一不良事件管理系统，系统权限分配，优化审批途径，实现电脑端和手机端多途径实时查阅审核，同时关注使用者用户体验与易操作性。

（3）提高不良事件及时处理意识：强化科室/部门负责人不良事件管理及系统培训，深化负责人对不良事件管理制度、流程和患者安全文化的全方位认识，强化其对于不良事件处理审批及时性的重视度。

（4）加强监管：每日对不良事件进行监管，督促不良事件处理、审批，每月将问题反馈至科室，每月督查科室医疗质量安全小组会议，定期进科进点反馈交流，完成不良事件报告，定期呈报医院质量与安全管理委员会。

【相关指标】

每百出院人次报告不良事件例数。

不良事件上报及时率。

不良事件5个工作日结案率。

不良事件5个工作日结案率

【指标类别】

质量安全指标。

【指标定义】

不良事件5个工作日结案及时数量占同期所有上报不良事件总数的比例。

【计算公式】

$$不良事件5个工作日结案率 = \frac{上报的不良事件中5个工作日结案及时例数}{同期所有上报不良事件总数} \times 100\%$$

【计量单位】

百分比（%）。

【指标意义】

职能部门需要督导不良事件及时处理,审核科室对点环节及关键问题分析整改,从而使发生或发现的不良事件得到及时处理,有利于发现医院安全系统存在的不足,提高医院系统安全水平,促进医院及时发现事故隐患,不断提高对差错的识别能力。

【指标说明】

本指标反映不良事件上报、审核、调研、改进的及时情况。

【参考值设定】

可以统计本院或同行现状进行设定,也可参考相关文献报道,如目标值设定为≥90%。

【指标导向】

逐步提高。

【指标改善与影响因素】

（1）完善不良事件管理办法:制订并完善医院《医疗安全（不良）事件管理办法》,明确不良事件的定义、分级、分类、上报时限、处理时限等。明确报告权限及各级人员工作职责,事件发生的科室/部门负责人须督导不良事件上报,组织讨论分析并在3个工作日内及时处理,制订初步改进措施并反馈管理部门;各相关事件主管部门接到不良事件报告后积极采取有效措施,及时进行事件的调研、审核。

（2）优化审批途径:使用全院统一不良事件管理系统,系统权限分配,优化审批途径,实现电脑端和手机端多途径实时查阅审核,同时关注使用者用户体验与易操作性。

（3）提高不良事件及时处理意识:强化各相关事件主管部门负责人不良事件管理及系统培训,深化负责人对不良事件管理制度、流程和患者安全文化的全方位认识,强化其对于不良事件处理审批及时性的重视度。

（4）加强监管:每日对不良事件进行监管,督促不良事件处理、审批,及时与科室/部门负责人沟通,了解事件经过,并于5个工作日内对科室的改进措施进行审核、反馈,完成不良事件报告,定期呈报医院质量与安全管理委员会。

【相关指标】

每百出院人次报告不良事件例数。

不良事件上报及时率。

不良事件3个工作日内处理率。

四、病案管理指标

⦿ 出院患者病历 2 日归档率。

【指标类别】

病案管理指标。

【指标定义】

单位时间内,2 个工作日内完成归档的出院患者病历数占同期出院患者病历总数的比例。

【计算公式】

$$出院患者病历\ 2\ 日归档率=\frac{2\ 个工作日内完成归档的出院患者病历数}{同期出院患者病历总数}\times100\%$$

【计量单位】

百分比(%)。

【指标意义】

该指标反映病历记录完成的及时性和病案管理的规范性,保证病案的可获得性,是评价医疗机构管理部门对病历质量的重视程度,部门间协作、共同提高病案管理质量的重要指标。

【指标说明】

按时完成各项病历记录内容,并在患者出院 2 个工作日内将住院病历回收至病案室归档,包括电子病历归档。

【参考值设定】

可以统计本院或同行现状进行设定,也可参考近期相关文献报道的值。按照本院目前归档率可定参考值为 90%。

【指标导向】

逐步提高。

【指标改善与影响因素】

该指标的改善可以通过以下途径实现。

(1)加强病案管理知识培训,提高临床科室对于病案管理的认识和重视程度。

(2)定期发布归档率数据及督查通报。通过对归档率低的原因进行分析,除了发布相关数据外,定期对各个科室、临床医生归档情况、病案质控情况等进行重新梳理,形成《病案质控报告》进行院级通报。

(3)与落实不力的科室负责人或医生沟通,寻找实际工作中未达成目标值的原因及解决办法。

(4)制订奖惩制度,逐步落实。制订并落实奖惩制度,能够在一定程度上提高出院病历归档率,除此之外,还需要向临床明确归档天数计算方法。

当该指标明显低于目标值时,需要回顾误差较大的原因,制订提高指标的专项工作计划。

◉ 出院患者病历归档完整率

【指标类别】

病案管理指标。

【指标定义】

单位时间内,归档病历内容完整的出院患者病历数占同期出院患者病历总数的比例。

【计算公式】

$$出院患者病历归档完整率 = \frac{归档病历内容完整的出院患者病历数}{同期出院患者病历总数} \times 100\%$$

【计量单位】

百分比(%)。

【指标意义】

该指标反映了医疗机构归档病历内容的完整性和排列的有序性,保证患者病历复印及病历调阅的可获得性,是评价病案管理质量的重要指标。

【指标说明】

病历内容完整是指归档病历内容符合《病历书写基本规范》(卫医政发〔2010〕11号)要求。

【参考值设定】

参考《重庆市全面提升医疗质量行动实施方案(2023—2025年)》出院患者病历归档完整率不低于98%。

【指标导向】

逐步提高。

【指标改善与影响因素】

(1)进行全员病历质量教育,各管理职能部门及临床科室负责人对病案内容的重视程度及管理水平,是保证病历完整性的关键因素。

(2)建立出院病历归档完整率指标体系和评估系统。

(3)对实施过程中的成绩和问题进行总结、反馈,定期评价工作结果。通过对比分析,找出差距,嘉奖鼓励先进。对存在的问题进行客观分析,总结提高。

◉ 病案首页主要诊断编码正确率

【指标类别】

病案管理指标。

【指标定义】

单位时间内,病案首页中主要诊断编码正确的出院患者病历数占同期出院患者病历总数的比例。

【计算公式】

$$主要诊断编码正确率 = \frac{病案首页中主要诊断编码正确的出院患者病历数}{同期出院患者病历总数} \times 100\%$$

【计量单位】

百分比(%)。

【指标意义】

该指标反映了医疗机构病案管理及编码人员的能力水平及其对主要诊断填报原则的掌握情况,是统计医院及地区疾病谱、医保 DRG 付费、医疗质量管理等大数据应用的数据基础,是综合反映病案管理能力、评价首页数据质量的重要指标。

【指标说明】

主要诊断编码正确是指主要诊断编码符合国家统一发布的最新的《疾病分类与代码国家临床版》要求。

【参考值设定】

根据《全面提升医疗质量行动计划(2023—2025 年)》文件规定,要求到 2025 年末实现病案首页主要诊断编码正确率不低于 90%。

【指标导向】

逐步提高。

【指标改善与影响因素】

(1)各级领导要高度重视,充分认识到主要诊断编码信息在医疗质量管理工作中的重要作用。

(2)加强宣传培训,提高临床医师首页填写水平,避免出现未填写住院期间已确定或治疗过的疾病导致漏诊或是填写主要诊断时使用笼统或不规范缩写。

(3)根据国家病案管理质量控制中心 2021 年"提高主要诊断编码正确率"改进目标任务清单,学习掌握主要诊断编码正确率检查方法和判断标准。按季度、分科室进行主要诊断及编码信息的检查、数据分析、反馈。

门诊病历书写合格率

【指标类别】

病案管理指标。

【指标定义】

考核医师门诊病历书写合格量占同期总病历书写量的比例。

【计算公式】

$$门诊病历书写合格率 = \frac{门诊病历书写合格量}{总病历书写量} \times 100\%$$

【计量单位】

百分比(%)。

【指标意义】

2022年《浙江省卫生健康委员会关于印发浙江省医院门诊管理办法的通知》中要求，建立门诊质量管理的检查通报、建议整改及效果评价制度，考核结果与奖惩挂钩。其中门诊质量包括了门诊病历书写质量的管理。

【指标说明】

（1）分子：周期内门诊病历质控抽查书写合格的量。

（2）分母：周期内门诊病历质控抽查总量。

【参考值设定】

可以统计本院或同行现状进行设定，也可参考近期相关文献报道的值。

【指标导向】

逐步提高。

【指标改善与影响因素】

（1）医务人员培训：医院通过提供专业的培训课程，帮助医务人员提高病历书写的规范性和准确性，以及对相关标准和规范的理解。

（2）信息化系统支持：推广使用电子病历系统提高病历书写的质量和准确性，减少因为手写不清或错误造成的问题。

（3）规范标准：建立和完善病历书写的规范标准，明确书写要求和格式，对医务人员进行规范引导，提高病历书写的准确性和规范性。

（4）质控体系：建立医疗质量管理和评估体系，对病历书写进行定期检查和评估，及时发现问题并进行纠正，提高病历书写合格率。

（5）信息交流和沟通：加强医务人员之间的信息交流和沟通，促进对病历书写规范的共识和理解，提高病历书写的准确性和一致性。

（6）医疗设备和环境：提供良好的医疗设备和环境，减少因为环境因素造成的病历书写错误，提高病历书写合格率。

住院甲级病历率

【指标类别】

病案管理指标。

【指标定义】

单位时间内，甲级出院患者病历数占同期出院患者病历总数的比例。

【计算公式】

$$甲级病历率 = \frac{甲级出院患者病历数}{同期出院患者病历总数} \times 100\%$$

【计量单位】

百分比（％）。

【指标意义】

病历是记录医疗行为的载体,是医疗机构医疗质量安全管理水平、技术能力、规章制度落实情况的具体体现,是医疗质量管理数据信息的主要来源,是各临床专业开展质控工作的基础,也是医疗纠纷、保险理赔、伤残鉴定的法律依据,关系着患者和医务人员的切身利益,因此,医院需要严格把控病历质量,甲级病历率能很直观地体现住院病历的质量。

【指标说明】

若医院抽样检查住院病历,则甲级病历率的计算公式改为

$$甲级病历率 = \frac{抽样检查中的甲级病历数}{同期抽样住院病历总数} \times 100\%$$

【参考值设定】

可以统计本院或同行现状进行设定,也可参考相关文献报道,如目标设定为≥95%。

【指标导向】

逐步提高。

【指标改善与影响因素】

(1)加强病历书写培训:医院管理部门应根据病历质控中发现的问题有的放矢,开展形式多样的病历书写规范化培训,使临床医师能够认识到自身的问题并及时改正,规避病历书写中常见的缺陷点,也便于其掌握病历书写与病案管理的最新要求与规定。对于新入职的医师,应开展专门的岗前病历书写规范培训并考核;对于轮转的医师,除了安排病历书写方面的带教以外,也要有相应的出科考核,从而不断提升病历书写水平,进而提高病历质量。

(2)注重病历环节质控:将病历质控工作前移,科室层面重点做好病案形成过程中的质量管控。科室主任在日常查房、指导下级医师诊疗活动时,注意审核查房记录,发现问题及时纠正修改,确认无疏漏和错误后再签字。严谨科室管理,合理安排临床医师工作量,确保其有足够的时间书写病历,同时指定责任心强且经验丰富的医师担任科内质控员,使得病历质控工作有序开展,从源头上改善出科病案的基础质量与内涵质量。

(3)发挥病案质控体系的作用:医院医疗质量与安全管理委员会、病案管理委员会、医务部门、质管部门、病案管理科应分工明确、各司其职,同时还要增进沟通交流与联合管理,共同关注病案质量的最新动态与改进成果,实现病案质量全方位、多部门协作监管。病案管理委员会从宏观上把控、制订病案管理方案,并定期召开委员会议进行专题研讨;医务部门则侧重于从十八项核心制度的执行情况上开展督查;质管部门定期抽查病案内涵质量,发现问题及时反馈给相关科室和个人,督查整改并核查,形成闭环管理,同时,将病历书写质量与年终考核、职称评定和绩效相挂钩,增强医师的重视程度;病案管理科定期举办优秀与缺陷病案展览、梳理细化奖惩标准,充分调动医务人员的积极性。

(4)提升信息化质控力度:信息部门给予技术支持,扩大质控覆盖面,完善线上实时监测质控功能,强化逻辑校验、预警提示和数据统计分析模块,尤其是加强住院病案首页数据质量控制功能,增加关联项目之间的校验审核、设定值域限制等,及时解决临床与职能部门

提出的问题,提升服务意识,助推运行病历质控与终末病案质控工作的智能化、高效化。

【相关指标】

病历记录及时性、知情同意书规范签署率、不合理复制病历发生率。

◉ 病历记录及时性

【指标类别】

病案管理指标。

【指标定义】

(1)入院记录24小时内完成率:单位时间内,入院记录在患者入院24小时内完成的住院患者病历数占同期住院患者病历总数的比例。

(2)手术记录24小时内完成率:单位时间内,手术记录在术后24小时内完成的住院患者病历数占同期住院手术患者病历总数的比例。

(3)出院记录24小时内完成率:单位时间内,出院记录在患者出院后24小时内完成的病历数占同期出院患者病历总数的比例。

(4)病案首页24小时内完成率:单位时间内,病案首页在患者出院后24小时内完成的病历数占同期出院患者病历总数的比例。

【计算公式】

$$入院记录24小时内完成率 = \frac{入院记录在入院24小时内完成的住院患者病历数}{同期住院患者病历总数} \times 100\%$$

$$手术记录24小时内完成率 = \frac{手术记录在术后24小时内完成的住院患者病历数}{同期住院患者病历总数} \times 100\%$$

$$出院记录24小时内完成率 = \frac{出院记录在出院后24小时内完成的病历数}{同期出院患者病历总数} \times 100\%$$

$$病案首页24小时内完成率 = \frac{病案首页在出院后24小时内完成的病历数}{同期出院患者病历总数} \times 100\%$$

【计量单位】

百分比(%)。

【指标意义】

病历未在规定时间完成会导致病历不完整,一旦发生医疗纠纷,患方要求封存病历,缺少整个诊疗过程中重要记录将直接影响医疗鉴定结果,医方将承担不利后果。

【指标说明】

入院记录应当于患者入院后24小时内完成,手术记录应当在术后24小时内完成,出院记录应当在患者出院后24小时内完成,病案首页应当在患者出院后24小时内完成。

【参考值设定】

可以统计本院或同行现状进行设定,也可参考相关文献报道,如目标设定为≥95%。

【指标导向】

逐步提高。

【指标改善与影响因素】

（1）专项培训：使医师充分认识到及时书写病历的重要性，认识到病案记录在医疗纠纷、保险理赔和伤残鉴定中所起到的凭证作用，增强其自我保护意识、法律观念及责任心，从而提高其及时书写病历的积极性。

（2）院级管理：每月抽查运行病历，将病历书写超时情况进行全院公示、多途径反馈，同时，将病历书写质量与年终考核、职称评定和绩效相挂钩，通过领导效应增强医师的重视程度，同时一对一精准反馈至科室，督促其在每月的科室医疗质量与安全管理小组会议上讨论整改措施及责任人，避免病历书写超时的再次发生。

（3）信息化建设：借助智慧信息建设平台，严控病历书写时限，实现病历书写超时质控和提醒，提高病历记录及时率。

【相关指标】

住院甲级病历率。

知情同意书规范签署率

【指标类别】

病案管理指标。

【指标定义】

单位时间内，规范签署知情同意书的出院患者病历数占同期存在知情同意书签署的出院患者病历总数的比例。

【计算公式】

$$知情同意书规范签署率 = \frac{规范签署知情同意书的出院患者病历数}{同期存在知情同意书签署的出院患者病历总数} \times 100\%$$

【计量单位】

百分比（%）。

【指标意义】

医疗机构及其医务人员开展诊疗活动，应当遵循患者知情同意原则，尊重患者的自主选择权。知情同意书作为维护医患双方权益的法律凭证，弥补了双方在专业知识方面的不对称，被广泛应用于临床诊疗过程的各个环节。现阶段医疗纠纷中出现越来越多以患者知情同意权受侵犯为由引起的案件。因此，规范签署知情同意书不仅保护了患者的知情同意权，也能在发生医疗纠纷时对医师起到保护作用。

【指标说明】

规范签署知情同意书是指病历中各类知情同意书签署符合《病历书写基本规范》（卫医政发〔2010〕11号）、《医疗纠纷预防和处置条例》（中华人民共和国国务院令第701号）有关规定。

【参考值设定】

可以统计本院或同行现状进行设定,也可参考相关文献报道,如目标设定为≥95%。

【指标导向】

逐步提高。

【指标改善与影响因素】

(1)医务人员专项培训:医院要贴近临床工作实际,定期举办多形式的知情告知专项讲座活动,结合典型案例开展精准培训工作。要强化主治医师、低年资住院医师等医疗活动中负责签署知情同意书的主体人群的培训,重点强调病案中各类知情同意书签署的客观性、真实性、完整性。

(2)多维体系监管

1)科级监管:科室一级质控能有效减少因病案缺陷导致的医疗纠纷。科室质控护士、质控医师应提高环节监管力度,将知情同意专项监管纳入科室日常质控内容。随机动态检查知情同意书签署情况,及时查漏补缺、防微杜渐,尽可能让缺陷在科室内迅速解决;科主任应积极承担监督、表率责任,可利用晨会、月度会议等将质控中发现的问题深入剖析,责任到个人,总结经验教训,提高对患者知情同意权的重视程度;科室须定期审核更新电子病历特殊检查、特殊治疗知情同意书模版,重视手术替代方案、手术潜在风险的告知,认真规范书写。

2)院级监管:职能主管部门可将院级质控发现的知情同意督查结果进行分析、评价、汇总,反馈至各临床科室,督促科室及时整改,并进行成效追踪,形成闭环管理。同时,将病历书写质量与年终考核、职称评定和绩效相挂钩,增强医师的重视程度。

(3)信息化建设:借助智慧信息建设平台,实现知情同意书缺陷质控和提醒,减轻医务人员负担,提高规范签署率。

【相关指标】

住院甲级病历率。

不合理复制病历发生率

【指标类别】

病案管理指标。

【指标定义】

单位时间内,出现不合理复制病历内容的出院患者病历数占同期出院患者病历总数的比例。

【计算公式】

$$不合理复制病历发生率 = \frac{出现不合理复制病历内容的出院患者病历数}{同期出院患者病历总数} \times 100\%$$

【计量单位】

百分比(%)。

【指标意义】

随着电子病历的广泛应用,病历内容不合理复制的现象日益严重,导致病历内涵质量普遍偏低,有时甚至出现病历信息与事实严重不相符的情况,从而影响了病历的真实性和可靠性。

【指标说明】

不合理复制病历内容是指首次病程记录病例特点与入院记录、现病史完全相同;拟诊讨论部分重复病例特点;2次以上病程记录完全相同;同科同种疾病拟诊讨论内容完全相同。

【参考值设定】

可以统计本院或同行现状进行设定,也可参考相关文献报道,如目标设定为≤5%。

【指标导向】

逐步降低。

【指标改善与影响因素】

(1)医务人员专项培训:医院管理部门应开展形式多样的病历书写规范化培训,强调重视病历内涵质量,避免出现不合理复制的情况,进而提高病历质量;同时加强病案书写质量重要性的宣教工作,唤起医护人员的质量意识,从思想上提高重视程度。

(2)多维体系监管

1)科级监管:科室质控医师应提高环节监管力度,将不合理复制专项监管纳入科室日常质控内容。随机动态检查病历书写情况,及时查漏补缺、防微杜渐,尽可能让缺陷在科室内迅速解决;科主任应积极承担监督、表率责任,可利用晨会、月度会议等将质控中发现的问题深入剖析,责任到个人,总结经验教训,提高对病历书写的重视程度;科室须定期审核更新电子病历模版,认真规范书写。

2)院级监管:职能主管部门可将院级质控发现的不合理复制督查结果进行分析、评价、汇总,反馈至各临床科室,督促科室及时整改,并进行成效追踪,形成闭环管理。同时,将病历书写质量与年终考核、职称评定和绩效相挂钩,增强医师的重视程度。

(3)信息化建设:借助智慧信息建设平台,实现不合理复制缺陷质控和提醒,提高病历书写规范率。

【相关指标】

住院甲级病历率。

五、满意度指标

● 门诊患者满意度

【指标类别】

满意度指标。

【指标定义】

患者在门诊就诊期间对医疗服务怀有的期望与其对医疗服务的实际感知的一致性程度。

【计算公式】

门诊患者满意度调查得分。

【计量单位】

分。

【指标意义】

根据《关于印发进一步改善医疗服务行动计划的通知》(国卫医发〔2015〕2号)、《关于印发进一步改善医疗服务行动计划(2018—2020年)》(国卫医发〔2017〕73号)及《国家卫生计生委办公厅关于开展医院满意度调查试点工作的通知》(国卫办医函〔2017〕849号)要求,医院应当制订满意度监测指标并不断完善,将患者满意度作为加强内部运行机制改革、促进自身健康发展的有效抓手,有针对性地改进服务,着力构建患者满意度调查长效工作机制,为患者提供人性化服务和人文关怀。

【指标说明】

调查问题维度包括挂号体验、医患沟通、医务人员回应性隐私保护、环境与标识等,该考核指标作为医院绩效考核的组成部分,仅考察医院可控的部分(医院本身的绩效),故不包括患者就医体验的所有方面比如服务价格。

【参考值设定】

门诊患者满意度得分≥90分。

【指标导向】

逐步提高。

【指标改善与影响因素】

(1)挂号体验:挂号作为就医的第一步,对患者满意度有重要影响。增加号源,满足患者挂号需求可提高患者满意度。

(2)医疗质量:医院的医疗技术水平、诊疗效果、治疗方案的科学性等对患者满意度有重要影响。提高医疗质量和治疗效果是提高患者满意度的关键。

(3)医护人员沟通:医护人员的专业素质、服务态度、沟通能力等都会影响患者的满意度。医院通过培训和管理来提高医护人员的服务水平,从而提高患者满意度。

(4)环境与标识:医院的就诊环境和标识都会直接影响患者的满意度。通过改善就诊环境、增加指路标识可以提高患者的满意度。

(5)隐私保护:医院通过一人一诊、安装医用隔帘等措施保护患者隐私,从而提高患者满意度。

六、其他指标

全院优先监测指标达标率

【指标类别】

其他指标。

【指标定义】

全院优先监测指标达标率是指全院在监测各项关键指标时达到标准要求的比例。

【计算公式】

$$全院优先监测指标达标率 = \frac{优先监测指标达标项目数}{总优先监测指标项目数} \times 100\%$$

【计量单位】

百分比（%）。

【指标意义】

（1）质量管理：达标率可以反映医疗机构在医疗质量、安全、环境卫生等方面的管理水平，有助于发现和解决潜在的质量问题。

（2）绩效评估：达标率可以作为医疗机构绩效评估的重要依据，有助于评估医疗机构的整体运营状况和管理效率。

（3）决策参考：达标率的数据可以为医疗机构的决策提供依据，帮助机构领导和管理人员确定改进方向和优先事项。

（4）持续改进：通过监测和追踪达标率，医疗机构可以发现问题并采取相应的改进措施，持续提高医疗质量和管理水平。

因此，全院优先监测指标达标率对于医疗机构的运营和管理具有重要的意义，有助于提高医疗服务质量和患者满意度。

【指标说明】

关键指标应包括医疗质量、安全、医学教育、效率和资源使用等领域，尤其是高风险、高频率、易出问题的领域。达标率的高低可以反映全院在关键指标监测和管理方面的绩效水平。

【参考值设定】

可以统计本院或同行现状进行设定，也可参考近期相关文献报道的值。例如根据文献报道可将目标设定于95%。

【指标导向】

逐步提高。

【指标改善与影响因素】

（1）管理制度和政策：医疗机构的管理制度和政策对于指标达标率有重要影响，包括内部管理规范、流程设计、责任分工等方面。

（2）人员素质和培训：医疗机构的医护人员素质和培训水平直接影响着医疗服务的质量，从而影响指标达标率。

（3）设备和资源：医疗机构的设备设施、医疗资源配置等直接关系医疗服务的质量，从而影响指标达标率。

（4）患者需求和满意度：患者的需求和满意度也会影响医疗机构的服务质量和指标达标率。

（5）外部环境:外部环境因素,如政策法规、市场竞争等也会对医疗机构的指标达标率产生影响。

● 质量与安全管理委员会提案落实率

【指标类别】

其他指标。

【指标定义】

质量与安全管理委员会提案落实率是指在医疗机构的质量与安全管理委员会提出的相关改进建议、计划或措施中,实际被落实并执行的比例。

【计算公式】

$$质量与安全管理委员会提案落实率 = \frac{实际落实的提案数}{通过的提案总数} \times 100\%$$

【计量单位】

百分比(%)。

【指标意义】

质量与安全管理委员会提案落实率是衡量组织在质量和安全管理方面执行提案的效率和成效的指标。它反映了组织对质量和安全管理问题的重视程度,以及在提案制订后,实际落实情况的好坏。

该指标帮助医院评估自身在质量和安全管理方面的执行能力,及时发现并解决存在的问题,提高质量和安全管理的水平。通过监控和提高质量与安全管理委员会提案落实率,可提升工作效率,减少质量和安全事故的发生,保障员工和患者的安全,提升医院竞争力。

【指标说明】

（1）提案内容:需要对提案的具体内容进行说明,包括提案涉及的质量和安全管理领域、提案的具体要求和目标等。

（2）落实情况:需要对提案的落实情况进行详细描述,包括提案的执行进度、执行结果以及执行过程中出现的问题和障碍等。

（3）影响效果:需要评估提案的落实对质量和安全管理工作的影响效果,包括提案执行后质量和安全管理水平的改善情况,以及提案执行对员工和客户的安全保障效果等。

（4）持续改进:需要说明针对提案执行过程中出现的问题和不足,组织采取了哪些改进措施和行动计划,以及改进措施的实施效果。

【参考值设定】

可以统计本院现状进行设定,落实率应达到100%。

【指标导向】

监测比较。

【指标改善与影响因素】

（1）领导支持:院领导对质量与安全管理的重视程度和支持力度,直接影响着提案的执行情况和落实率。

（2）资源投入：人力、物力、财力等资源的投入程度，与提案执行的效率和成效相关。

（3）组织文化：组织对质量和安全管理的文化氛围和价值观念，对员工对提案的接受程度和执行积极性有着重要影响。

（4）沟通与协调：良好的沟通和协调机制可以促进提案的顺利执行，而信息不畅通或者部门间协调不顺会影响提案的执行效率。

（5）监督与考核：对提案执行情况的监督和考核制度，可以激励员工积极落实提案。

（6）培训与教育：员工对质量与安全管理的认知和技能水平，对提案的执行影响重大。

（7）外部环境：政策法规、市场竞争、行业标准等外部环境因素也会对提案的执行产生一定影响。

● 品管项目立项率

【指标类别】

其他指标。

【指标定义】

品质管理项目立项数量占同期申报品质管理项目总数的比例。

【计算公式】

$$品管项目立项率 = \frac{品质管理项目立项数量}{同期申报品质管理项目总数} \times 100\%$$

【计量单位】

百分比（％）。

【指标意义】

运用质量管理工具是持续改进医疗质量的重要手段，《医疗质量管理办法》将医疗质量管理工具定义为"为实现医疗质量管理目标和持续改进所采用的措施、方法和手段"，医疗机构应当熟练运用医疗质量管理工具开展医疗质量管理与自我评价。科学的质量管理离不开质量管理工具的运用，适宜的质量管理工具是医疗质量与安全持续改进的助推器，确定品质管理项目立项，应用合适的质量管理工具解决实际问题，注重工具的适用性和规范性，聚焦关键对象和核心理念，充分调动全院职工的积极性和创造性，不断提高团队合作精神和质量管理意识，提高医院质量管理水平和经济效益。

【指标说明】

本指标反映医院质量管理工具解决实际问题的适用性和规范性情况。

【参考值设定】

可以统计本院或同行现状进行设定，也可参考相关文献报道，如目标值设定为≥90％。

【指标导向】

逐步提高。

【指标改善与影响因素】

（1）完善品质管理实施办法：制订并完善医院《品质管理实施办法》，明确品质管理的定义、职责分工、实施步骤等，规范各相关职能部门职责，广泛、深入、扎实、有效地开展医院品质管理工作，更好发挥医院精细化管理的作用。

（2）有效组织培训：质量管理工具导入阶段，以邀请专家来院和专职人员送出去培训相结合，逐步打造院内培训师资队伍。其次，注重培训的多样性、全程化，可通过院内外专家培训、案例点评、编制优秀案例集、组建微信交流群等多种方式开展指导。在开展改进项目的过程中，要灵活地选择合适的质量管理工具解决实际问题，不生搬硬套；同时注重工具的适用条件和场景，避免出现一味追求运用复杂和新型管理工具，而忽视了实际临床改进效能，改进成果无法为临床服务。

（3）构建科学化工作机制：健全医院、科室、个人三级质控网络，由医院质量管理领导小组、质量管理办公室、关联职能部门、科室质量管理小组等共同构成医院质量管理组织体系。医院质量管理领导小组是医院质量管理的最高决策组织；质量管理办公室和各关联职能部门为医院质量管理组织体系的中间层与控制层，在医院质量管理领导小组统一指导下，分领域开展年度品质项目立项及质量管理活动；科室质量管理小组定期开展质量自评，做好质量持续改进工作。

【相关指标】

品管项目按时结题率。

品管项目按时结题率

【指标类别】

其他指标。

【指标定义】

品质管理项目按时结题数量占同期立项品质管理项目总数的比例。

【计算公式】

$$品管项目按时结题率 = \frac{品质管理项目按时结题数量}{同期立项品质管理项目总数} \times 100\%$$

【计量单位】

百分比（%）。

【指标意义】

运用质量管理工具是持续改进医疗质量的重要手段，《医疗质量管理办法》将医疗质量管理工具定义为"为实现医疗质量管理目标和持续改进所采用的措施、方法和手段"，医疗机构应当熟练运用医疗质量管理工具开展医疗质量管理与自我评价。质量管理工具被广泛应用，医院在医疗安全、质量、服务等方面有明显改善，开展品管活动对推动医院高质量发展、拓展质量管理的思维边界、运用品管工具解决临床实际问题，发挥了积极作用。

【指标说明】

本指标反映医院质量管理工具解决实际问题的规范性和及时性情况。

【参考值设定】

可以统计本院或同行现状进行设定,也可参考相关文献报道,如目标值设定为≥90%。

【指标导向】

逐步提高。

【指标改善与影响因素】

(1)完善品质管理实施办法:制订并完善医院《品质管理实施办法》,明确品质管理的定义、职责分工、实施步骤等,规范各相关职能部门职责,广泛、深入、扎实、有效地开展医院品质管理工作,更好发挥医院精细化管理的作用。

(2)构建科学化工作机制:由医院质量管理领导小组、质量管理办公室、关联职能部门、科室质量管理小组等共同构成医院质量管理组织体系,医院质量管理领导小组是医院质量管理的最高决策组织;质量管理办公室和各关联职能部门为医院质量管理组织体系的中间层与控制层,在医院质量管理领导小组的统一指导下,分领域开展年度品质项目的检查、监督、跟踪,开展科学管理工具的具体培训推行,对品质管理项目结题成果资料进行严格审核等。

(3)有效组织培训:注重培训的多样性、全程化,通过院内外专家培训、案例点评、编制优秀案例集、组建微信交流群等多种方式开展指导。有针对性地制订和更新培训内容,有利于管理工具应用能力的提升。

(4)完善激励机制:以正激励为主、负激励为辅,构建质量管理工具应用长效机制。设置品质管理活动专项奖励经费。鼓励各部门积极申报质量改进项目,每年年底组织质量管理工具活动成果汇报比赛,对取得较好成效的项目在年终总结大会上予以表彰,并发放奖励。同时,将科室有无质量管理工具应用案例及是否获奖与科室年终考评及绩效相挂钩。

(5)建立品管信息交流平台:构建标准化的品质管理项目管理系统,包含戴明循环(PDCA循环)、品管圈(quality control circle,QCC)、根本原因分析(root cause analysis,RCA)、质量功能展开(quality function deployment,QFD)、灾害脆弱性分析(hazard vulnerability analysis,HVA)、失效模式与影响分析(failure mode and effects analysis,FMEA)等管理工具和绘图功能,可在线实时监控品质管理项目活动开展情况,按照品质管理活动各环节需要配置相关审批、指导工作流,对品管活动实施信息化管理,确保活动按照既定要求规范开展。

【相关指标】

品管项目立项率。

【参考文献】

[1] 医政司.国家卫生健康委办公厅关于印发国家三级公立医院绩效考核操作手册(2023版)的通知[EB/

OL].（2023-02-27）［2024-03-10］.http://www.nhc.gov.cn/yzygj/s3594q/202302/66bc281991da43c4a0e85eb a4829530a.shtml.

［2］ 杨诚,徐厚丽,张萍萍,等.某院住院患者死亡率偏高原因分析及建议［J］.中国卫生质量管理,2014,21 （06）:27-29.

［3］ 医政司.国家卫生健康委办公厅关于印发 2023 年国家医疗质量安全改进目标的通知［EB/OL］.（2023- 02-28）［2024-01-24］.http://www.nhc.gov.cn/yzygj/s7657/202302/a61fc382f3b64c7e99dafbf8cf4da8a1.shtml.

［4］ 浙江省卫生健康委员会.省卫生健康委办公室关于印发浙江省医疗质量"强基提质培优"行动方案 （2023—2025 年）的通知［EB/OL］.（2023-09-25）［2024-03-20］.https://wsjkw.zj.gov.cn/art/2023/10/8/ art_1229560650_2492421.html.

［5］ 医政医管局.国务院办公厅关于印发 2011 年公立医院改革试点工作安排的通知［EB/OL］.（2011-03- 07）［2024-02-25］.http://www.nhc.gov.cn/yzygj/s10005/201103/8b7b1107bf314c7f93aa20dcdf40e03c.shtml.

［6］ 医政司.关于印发进一步改善医疗服务行动计划的通知［EB/OL］.（2015-01-28）［2024-02-20］.http:// www.nhc.gov.cn/yzygj/s3593g/201501/5584853cfa254d1aa4e38de0700891fa.shtml.

［7］ 医政司.关于印发进一步改善医疗服务行动计划（2018—2020 年）的通知［EB/OL］.（2018-01-04） ［2024-02-26］.http://www.nhc.gov.cn/yzygj/s3594q/201801/9df87fced4da47b0a9f8e1ce9fbc7520.shtml.

［8］ 医政司.关于印发 2019 年深入落实进一步改善医疗服务行动计划重点工作方案的通知［EB/OL］. （2019-03-18）［2023-12-08］.http://www.nhc.gov.cn/yzygj/s3593g/201903/b9dc4d2c8d2044e585fb4f93ee4b cd60.shtml.

［9］ 浙江省卫生健康委员会.浙江省卫生健康委办公室关于印发"医疗质量安全改进目标"目标值 及 责 任 分 工 的 通 知［EB/OL］.（2023-01-09）［2024-01-09］.https://wsjkw.zj.gov.cn/art/2023/1/9/ art_1229560650_2454384.html.

［10］ 医政司.国家卫生健康委办公厅关于印发手术质量安全提升行动方案（2023—2025 年）的通知［EB/ OL］.2023-08-28［2023-12-22］.http://www.nhc.gov.cn/yzygj/s7657/202308/e2c43dee9d474a058ec42f366a 48542a.shtml.

［11］ 施水娟,蔡浩雷,楼正渊,等.日间手术患者非计划重返住院的影响因素分析［J］.华西医学,2022,37 （02）:199-203.

［12］ 张曼莉,周立涛.某三级综合医院非计划再次手术情况回顾性分析［J］.中国卫生标准管理,2023,14 （12）:39-43.

［13］ 杨春白雪,朱玲凤,陈文强,等.RCA~2 在改善强制报告不良事件漏报中的应用与探讨［J］.医院管理论 坛,2019,36（04）:11-14.

［14］ 医政司.国家卫生健康委办公厅关于印发 2021 年国家医疗质量安全改进目标的通知［EB/OL］.（2021- 02-20）［2023-12-09］.http://www.nhc.gov.cn/yzygj/s7657/202102/8c53313663284a7ba146648509538ee2. shtml.

［15］ 医政司.关于开展全面提升医疗质量行动（2023—2025 年）的通知［EB/OL］.（2023-05-29）［2024-04- 01］.http://www.nhc.gov.cn/yzygj/s3585/202305/cfe6b26bce624b9f894cef021a363f3e.shtml.

［16］ 范慧芳,郭艳.提高医院可预防不良事件上报率的品管圈实践［J］.中国药物与临床,2019,19（15）: 2639-2642.

［17］黄伊玮,庞娟,衡反修.基于全院统一的不良事件管理系统建设与应用［J］.中国卫生信息管理杂志, 2020,17（01）:97-101.

［18］吴琳娜,陈冬梅,梅彤林.提高医院护理不良事件上报率方式的研究进展［J］.实用临床护理学电子杂 志,2019,4（17）:154-155.

［19］卫生部.卫生部关于印发《病历书写基本规范》的通知［EB/OL］.（2010-02-04）［2023-11-22］.http://www.nhc.gov.cn/wjw/gfxwj/201304/1917f257cd774afa835cff168dc4ea41.shtml.

［20］医政医管局.关于印发《医疗机构病历管理规定（2013年版）》的通知［EB/OL］.（2013-12-03）［2023-11-20］.http://www.nhc.gov.cn/yzygj/s6706/201312/61870d89f32d497793047f9da0e4a3c3.shtml.

［21］医政医管局.国家卫生健康委办公厅关于印发病案管理质量控制指标（2021年版）的通知［EB/OL］.（2021-01-21）［2024-05-04］.http://www.nhc.gov.cn/yzygj/s7653/202101/ef6f9cc636344cb282038b42c5848615.shtml.

［22］浙江省卫生健康委员会.浙江省卫生健康委员会关于印发浙江省医院门诊管理办法的通知［EB/OL］.（2022-01-14）［2024-01-10］.https://wsjkw.zj.gov.cn/art/2022/1/14/art_1229123408_2389609.html.

［23］医政医管局.国家卫生健康委办公厅关于印发病案管理质量控制指标（2021年版）的通知［EB/OL］.（2021-01-21）［2023-12-15］.http://www.nhc.gov.cn/yzygj/s7653/202101/ef6f9cc636344cb282038b42c5848615.shtml.

［24］韩丽珍,张京华.26 519份终末质控病案缺陷分析及对策［J］.中国病案,2023,24（10）:13-14.

［25］韩敏,陈志红,刘双梅,等.PDCA在运行病历书写时限管理的应用［J］.中国病案,2024,25（01）:7-9.

［26］冯园园,王祥楠,来庆玲,等.智能化电子病历质控体系构建与应用［J］.中国病案,2023,24（12）:15-18.

［27］吴海燕,朱慧,金燕,等.全过程质控对提升某院住院手术病历质量的效果及影响因素探讨［J］.中国医疗管理科学,2023,13（06）:98-101.

［28］刘璐,刘锐.某院三级与四级手术病案中知情同意书执行现状分析［J］.中国病案,2023,24（03）:17-19.

［29］法规司.医疗质量管理办法［EB/OL］.（2016-10-14）［2024-03-25］.http://www.nhc.gov.cn/fzs/s3576/201610/ae125f28eef24ca7aac57c8ec530c6d2.shtml.

［30］江鑫柱,唐卓悦,应方晨,等.基于品管活动推动医院持续改进医疗质量的实践与思考［J］.现代医院,2023,23（01）:50-52.

［31］陈园园,孙蓉蓉,孟繁荣.某院医师质量管理工具培训效果分析［J］.中国卫生质量管理,2016,23（06）:21-23.

［32］黄俏,洪宝珊,罗利霞,等.品管圈活动在降低肠内营养相关性腹泻发生率中的应用［J］.广州医药,2021,52（3）:71-73.

［33］吕小翠,马子君.依托PDCA管理推进全科品管圈活动的开展［J］.中国医药科学,2021,11（8）:234-238.

［34］王椒,余波,曾艺鹏,等.全国医院品管圈大赛"主题选定"评析［J］.中国卫生质量管理,2019,26（02）:89-91.

［35］冯丹,何史林,高岩.信息化助力品管圈活动开展［J］.中国卫生质量管理,2017,24（04）:11-12.

［36］沈明,崔晓艳,王鹤.慢性病患者的30天再住院率与再住院费用相关性研究［J］.中华医院管理杂志,2015,35（9）:746-749.

［37］黄婷,李玉璋,邓云.住院患者30天再住院情况分析［J］.中国卫生质量管理,2016,23（1）:56-58.

［38］袁振辉,高盛,周志权,等.三甲医院30天内非计划再住院患者分析［J］.中国医院统计,2017,24（3）:232-234.

［39］浙江省人民政府.浙江省保障"最多跑一次"改革规定［EB/OL］.（2018-11-30）［2024-03-12］.https://www.zj.gov.cn/art/2022/10/13/art_1229610718_2436599.html.

［40］医政司.国家卫生计生委办公厅关于开展医院满意度调查试点工作的通知［EB/OL］.（2017-09-04）

[2024-03-25]. http://www.nhc.gov.cn/yzygj/s3593g/201709/0bdf4161d0454bea9c5310aa71e0764f.shtml.

[41] 规划发展与信息化司. 国家卫生健康委办公厅关于印发全国医院上报数据统计分析指标集（试行）的通知[EB/OL].（2019-05-07）[2024-04-02]. http://www.nhc.gov.cn/guihuaxxs/gongwen12/201905/20b748ccaa0443039ede499a0a7dab09.shtml.

[42] 医政. 国家卫生健康委办公厅关于进一步加强单病种质量管理与控制工作的通知[EB/OL].（2020-07-30）[2023-07-23]. http://www.nhc.gov.cn/yzygj/s7657/202007/b31755433b8e4a50b23906b9f1a07393.shtml.

第二节 日间手术管理指标

日间手术管理指标思维导图如图 2-2-1 所示。

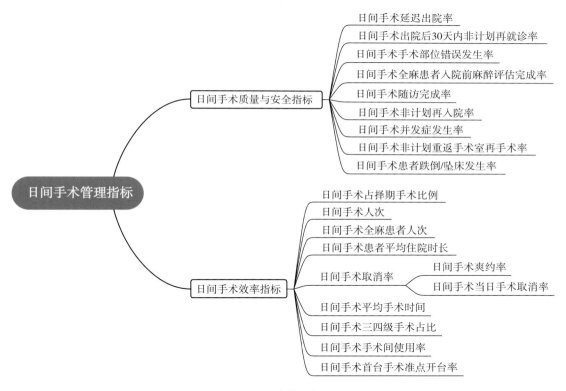

图 2-2-1 日间手术管理指标思维导图

一、日间手术质量与安全指标

◎ **日间手术延迟出院率**

【指标类别】

质量与安全指标、效率指标。

【指标定义】

日间手术后因各种原因未能按预期时间出院的患者比例。

【计算公式】

$$日间手术延迟出院率 = \frac{日间手术后延迟出院的人次}{同期日间手术的人次} \times 100\%$$

【计量单位】

百分比（%）。

【指标意义】

该指标反映了日间手术的管理效率、手术质量以及术后护理的效果。较低的延迟出院率意味着日间手术流程顺畅，医疗服务质量高。

【指标说明】

（1）延迟出院是指患者未能在预定的出院时间内出院。

（2）统计时应明确延迟出院的原因，如手术并发症、术后恢复不佳、需要额外观察、术后医疗流程不畅等。

（3）建议排除因非医疗原因（如患者个人原因、社会因素等）导致的延迟出院病例。

【参考值设定】

可以参考国内外同行或相关机构的数据进行设定。例如，通常是术后 24 小时内，但眼科日间手术"短、平、快"，多为当天出院，需要设定短的时间来体现日间效率。医院可结合不同手术术后观察时间，个性化设置某项手术的出院标准时间，如白内障手术后 1 小时、玻璃体腔注药术后 0.5 小时、玻璃体腔硅油取出术后 24 小时。

【指标导向】

逐步降低。

【指标改善与影响因素】

（1）提高手术团队的技术水平，减少手术并发症的发生。

（2）加强术后护理和观察，及时发现和处理可能影响患者出院的问题。

（3）优化日间手术流程，确保患者从入院到出院的整个过程顺畅无阻。

（4）加强医患沟通，确保患者对手术和术后恢复有充分的了解和准备。

当该指标明显高于目标值时，需要分析原因并采取改进措施。可能的影响因素包括：手术团队的技术水平不足、术后护理不到位、患者术前评估不准确、日间手术流程存在瓶颈等。针对这些原因采取相应的改进措施，有望降低日间手术延迟出院率。

【相关指标】

日间手术并发症发生率、日间手术患者满意度等，这些指标与日间手术延迟出院率共同反映了日间手术的整体质量和效率水平。

◌ 日间手术出院后 30 天内非计划再就诊率

【指标类别】

质量与安全指标。

【指标定义】

日间手术出院后 30 天内因各种原因非计划再次就诊的患者比例。

【计算公式】

$$\begin{matrix} \text{日间手术出院后 30 天内} \\ \text{非计划再就诊率} \end{matrix} = \frac{\text{日间手术出院后 30 天内非计划再就诊的患者人次}}{\text{同期日间手术出院患者总人次}} \times 100\%$$

【计量单位】

百分比（%）。

【指标意义】

该指标反映了日间手术后的医疗质量、患者恢复情况以及术后管理的效果。较低的非计划再就诊率意味着日间手术的质量高，术后管理有效。

【指标说明】

（1）非计划再就诊是指患者在出院后 30 天内在一次医疗服务（如门诊、急诊或住院）结束后，由于病情未得到完全控制、出现新的症状（并发症）或原有症状加重等原因，而需要再次非预期地寻求医疗服务。

（2）分子：可统计日间手术患者手术出院后 30 天内非正常随访的门诊就诊、急诊就医、再次入院治疗的人次。

（3）统计时应明确非计划再就诊的原因，如手术并发症、术后感染、疼痛控制不佳等。

（4）建议排除因非医疗原因（如患者个人原因、社会因素等）导致的再就诊病例。

【参考值设定】

可以参考国内外同行或相关机构的数据进行设定。例如，根据国内外相关文献报道或行业标准，设定日间手术出院后 30 天内非计划再就诊率的目标值为 X%（X 根据实际情况和行业标准设定）。

【指标导向】

逐步降低。

【指标改善与影响因素】

（1）提高手术团队的技术水平，减少手术并发症的发生。

（2）加强术后护理和随访，及时发现和处理可能影响患者恢复的问题。

（3）优化术后管理流程，确保患者从出院到康复的整个过程得到有效的指导和支持。

（4）加强医患沟通，确保患者对术后恢复有充分的了解和准备，提高患者的自我管理能力。

当该指标明显高于目标值时，需要分析原因并采取改进措施。可能的影响因素包括：手术团队的技术水平不足、术后护理不到位、患者术后管理不善、手术并发症发生率高等。针对这些原因采取相应的改进措施，有望降低日间手术出院后 30 天内非计划再就诊率。

【相关指标】

手术患者并发症发生率、日间手术患者满意度、非计划重返手术室再手术率、非计划再入院率等。

◉ 日间手术手术部位错误发生率

【指标类别】

质量与安全指标。

【指标定义】

在日间手术中,发生手术部位错误的病例数与同期日间手术总病例数的比例。

【计算公式】

$$日间手术手术部位错误发生率=\frac{日间手术手术部位错误发生病例数}{同期日间手术总病例数}\times100\%$$

【计量单位】

百分比(%)。

【指标意义】

该指标反映了日间手术的安全性和准确性,特别是手术团队在患者身份和手术部位确认方面的严谨性。较低的手术部位错误发生率意味着手术前的核对和确认流程得到了有效执行。

【指标说明】

(1)手术部位错误指的是手术实施的位置与预期或计划的位置不符,可能导致患者受到不必要的伤害或手术效果不佳。

(2)统计时应明确手术部位错误的判断标准,如手术记录等。

(3)建议排除因患者自身原因(如患者自身选择手术眼别错误等)导致的手术部位错误病例。但在分析中仍应关注这些案例,以评估是否可以通过改进术前教育和标识流程来进一步降低错误发生率。

【参考值设定】

该指标的目标值应尽可能接近0%,因为任何手术部位错误都可能导致严重的医疗后果。

【指标导向】

保持在零值。

【指标改善与影响因素】

(1)严格执行手术前的患者身份和手术部位核对流程,包括使用患者身份识别腕带、进行手术部位标记等。

(2)加强手术团队之间的沟通与协作,确保在手术前对手术部位达成一致理解。

(3)采用标准化和清晰的手术记录表格,以减少信息传递中的误差。

(4)鼓励患者和家属在手术前积极参与核对过程,提高其对手术安全的认识和参与度。

(5)定期对手术团队进行培训和模拟演练,提高其在应对突发情况时的应变能力和准确性。

当该指标高于目标值时,需要立即进行调查并采取改进措施。可能的影响因素包括:核对流程执行不严格、患者身份和手术部位标识不清、手术团队之间的沟通不畅等。

【相关指标】

手术患者满意度。

日间手术全麻患者入院前麻醉评估完成率

【指标类别】

质量与安全指标。

【指标定义】

在日间手术全麻患者中,入院前完成麻醉评估的患者比例。

【计算公式】

$$日间手术全麻患者\atop入院前麻醉评估完成率 = \frac{入院前完成麻醉评估的日间手术全麻患者人次}{同期日间手术全麻患者总人次} \times 100\%$$

【计量单位】

百分比(%)。

【指标意义】

该指标反映了日间手术全麻患者入院前麻醉评估工作的完善程度。较高的完成率意味着更多的患者在手术前得到了必要的麻醉评估,从而有助于确保手术的安全性和顺利进行。同时,入院前完成麻醉评估也有利于加快日间手术入院后的流程。

【指标说明】

(1)全身麻醉方式包括:吸入全身麻醉和静脉全身麻醉。

(2)麻醉评估通常包括患者的病史采集、体格检查、相关实验室检查、气道评估以及麻醉风险评估等内容,旨在评估患者对麻醉和手术的耐受能力。

(3)统计时应明确麻醉评估的完成标准和时间节点,如是否在入院前由专业麻醉医师完成评估并记录在案。

(4)建议排除因紧急情况或特殊原因无法在入院前完成麻醉评估的患者,但应对此类情况进行单独记录和分析。

【参考值设定】

该指标的目标值应尽可能接近100%,以确保所有日间手术全麻患者在入院前都能得到必要的麻醉评估。

【指标导向】

逐步提高至接近100%。

【指标改善与影响因素】

该指标的改善可以通过以下途径实现。

(1)制订并执行严格的麻醉评估制度和流程,包括明确评估内容、时间节点和责任人等。

(2)加强麻醉医师的培训和管理,提高其专业技能和责任意识,确保麻醉评估的准确性和完整性。

（3）加强麻醉科与日间手术科室之间的沟通与协作,确保麻醉评估流程顺畅进行。

（4）提高患者对麻醉评估的认识和配合度,如通过术前教育等方式告知患者麻醉评估的重要性和必要性。

当该指标低于目标值时,需要分析原因并采取改进措施。可能的影响因素包括:麻醉评估流程执行不严格、麻醉科与日间手术科室之间沟通不畅、患者配合度低、麻醉医师人力资源不足等。

【相关指标】

择期手术麻醉前访视率、日间手术患者入院前平均等待时长、日间手术患者平均住院时长。

◉ 日间手术随访完成率

【指标类别】

质量与安全指标。

【指标定义】

在规定的随访时间内,完成随访的日间手术患者数与应随访的日间手术患者总数的比例。

【计算公式】

$$日间手术随访完成率=\frac{完成随访的日间手术患者人次}{应随访的日间手术患者总人次}\times100\%$$

【计量单位】

百分比（%）。

【指标意义】

该指标反映了日间手术患者随访工作的完成情况,是评估手术后患者管理和服务质量的重要指标。较高的随访完成率意味着更多的患者在手术后得到了必要的关注和照顾,有助于及时发现并处理术后问题,提高患者的满意度和手术效果。

【指标说明】

（1）术后随访:是指医护人员与住院或者门诊就诊的患者在离开医院后的沟通和交流行动。随访的内容通常包括患者的病情变化、后续治疗,以及患者对医护、对医院管理的意见和建议。

（2）随访时间应根据手术类型和患者情况而定,一般建议在手术后的一定时间内(如24小时、1周、1个月等)进行随访。

（3）分子:完成随访的患者数是指在规定时间内成功联系到患者并获取了必要随访信息的人次。

（4）分母:应随访的患者总数是指在规定时间内需要进行随访的所有日间手术患者人次。

（5）对于因各种原因无法联系到的患者,应有详细记录,并在计算随访完成率时进行排除或单独分析。

【参考值设定】

可以参考国内外同行或相关机构的数据进行设定,但应强调追求高完成率的目标。术后近期(如1周)完成随访目标值应尽可能接近100%,以确保所有应随访的日间手术患者都能得到必要的关注和照顾。根据国家卫生健康委员会《手术质量安全提升行动方案(2023—2025年)》的要求,按病种特点和相关诊疗规范要求,确定随访时间、频次、内容和形式等。对日间手术患者,应当在出院后24小时内完成首次随访。

【指标导向】

逐步提高。

【指标改善与影响因素】

该指标的改善可以通过以下途径实现。

(1)加强随访工作的组织和管理,确保有足够的人力资源和时间来开展随访工作。

(2)制订并执行严格的随访制度和流程,包括明确随访时间、方式、内容和责任人等。

(3)提高患者对随访的认识和配合度,如通过术前教育等方式告知患者随访的重要性和必要性。

(4)采用多种随访方式,如电话、短信、邮件等,以适应不同患者的需求和偏好。可以采取医生护士配合的方式进行随访,如医生负责门诊的随访,护士负责电话等方式的随访,两者对各自发现的特殊患者(如有并发症、对疗效不满意等)进行沟通,以保证此类患者保持密切的随访,直至特殊情况解除。

(5)对于无法联系到的患者,应积极寻找其他联系方式或途径,如通过家属、社区医生等协助联系。

当该指标低于目标值时,需要分析原因并采取改进措施。可能的影响因素包括:随访工作流程不畅、患者联系方式不准确或失效、患者对随访的抵触心理、随访工作人员不足或培训不足等。针对这些原因采取相应的改进措施,有望提高日间手术随访完成率。

【相关指标】

日间手术并发症发生率、日间手术患者满意度、日间手术非计划再入院率等。

◉ **日间手术非计划再入院率**

参考本章第一节 31天内非计划再入院率。

◉ **日间手术并发症发生率**

参考本章第一节 手术患者并发症发生率。

◉ **日间手术非计划重返手术室再手术率**

参考本章第一节 非计划重返手术室再手术率。

◉ **日间手术患者跌倒/坠床发生率**

参考本章第三节 患者跌倒/坠床发生率。

二、日间手术效率指标

● 日间手术占择期手术比例

【指标类别】

效率指标。

【指标定义】

在眼科手术中,采用日间手术模式完成的手术量占总眼科手术量的比例。

【计算公式】

$$日间手术占择期手术比例 = \frac{日间手术例数}{同期择期手术总例数} \times 100\%$$

【计量单位】

百分比(%)。

【指标意义】

该指标反映了医院手术的效率和管理水平,日间手术占比越高,说明医院手术流程越优化,患者康复速度越快,医疗资源利用效率越高。

【指标说明】

(1)日间手术是指患者在入院当天完成手术,并在 24 小时内出院的手术模式。

(2)分子为统计期间内采用日间手术模式完成的眼科手术例数。

(3)分母为同期内完成的择期手术总例数,包括日间手术和非日间手术。

(4)建议排除因特殊原因(如复杂病情、严重并发症、全身麻醉等)需要延长住院时间的病例。

【参考值设定】

根据《“十四五”全国眼健康规划(2021—2025 年)》,三级眼科专科医院日间手术占择期手术的比例达到 60%。

【指标导向】

逐步提高(或保持稳定在较高水平)。

【指标改善与影响因素】

该指标的改善可以通过以下途径实现。

(1)确保日间手术的质量和安全:医院应建立标准化的日间诊疗规范和完善的质量监控体系,包括手术医生的资质审核、手术过程的监控、术后效果的评估等。同时,医院应定期对日间手术的数据进行分析和总结,及时发现问题并采取措施进行改进。

(2)完善和优化日间手术流程:完善和优化日间手术的术前检查、术前评估、手术实施、麻醉镇痛、术后观察和随访等流程,确保患者在短时间内完成手术并顺利出院。提高手术团队的协作效率,减少手术过程中不必要的耗时,缩短术前等待时间和术后康复时间。同时,医院应加强与社区医疗机构的协作,做好患者的术后康复和随访工作。

（3）加强日间手术的宣传和教育：针对患者和家属对日间手术认知度不高的问题，医院应积极开展宣传和教育活动，提高他们对日间手术的了解和接受度。这可以通过举办健康讲座、发放宣传资料、利用社交媒体等多种方式进行。

（4）获得医保支付政策支持：患者选择日间手术的重要因素是费用是否纳入医保。医院应与所在地医保部门积极沟通，将日间手术的相关诊疗费用纳入医保覆盖范围。

当该指标明显低于目标值时，需要分析原因，可能的影响因素包括以下几方面。

（1）日间手术质量管理体系不健全：日间手术完成之后，还会涉及后续的康复、护理、随访服务。影响日间手术质量安全的最大问题是缺乏完整的体系建设，包括规范和技术标准体系，以及团队服务流程、标准、病历管理和书写相关的一些规章制度。

（2）医疗服务能力不足：日间手术主要取决于医生的服务能力，如果医生的水平参差不齐，同质化程度低，日间手术服务能力就会面临挑战。同时，手术流程不合理、团队协作不畅、患者选择和评估不当、麻醉和镇痛技术落后以及术后随访和护理不到位等，也会影响日间手术的效能。

（3）医保支付政策影响：如果日间手术无法纳入医保报销，大部分患者会选择住院治疗。

（4）患者的接受程度不高：日间手术的宣传度不够，患者对日间手术缺乏了解，仍倾向于选择传统的住院治疗。

【相关指标】

单位时间日间手术术前评估数、单位时间日间手术例数、单位时间医生平均手术例数、入院前平均等待时长、日间手术取消率、手术满意度等。

◉ 日间手术人次

【指标类别】

效率指标。

【指标定义】

在一定时间段内，医疗机构完成的日间手术的总人次。

【计算公式】

统计一定时间段内（如 1 个月、1 个季度、1 年等）医疗机构完成的日间手术总人次。

【计量单位】

人次。

【指标意义】

该指标反映了医疗机构日间手术的总量和活跃度，是评估日间手术服务规模、手术效率以及资源利用情况的重要指标。较高的日间手术人次意味着医疗机构在提供高效、便捷的手术服务方面表现良好。

【指标说明】

（1）日间手术人次应按实际完成的手术台数进行统计，不包括计划但未实施的手术。

（2）同一患者在同一时间段内多次接受日间手术,应分别计入人次。

（3）该指标的计算应涵盖所有类型的日间手术,但可以根据需要进行分类统计,如按手术科室、手术方式等分类。

【参考值设定】

该指标的参考值应根据医疗机构的规模、专业特点、患者需求等因素进行设定。可以通过与同行比较、历史数据对比等方式来设定合理的参考值。一般来说,随着医疗技术的进步和日间手术模式的推广,该指标应呈现逐渐上升的趋势。

【指标导向】

逐步提高,但应考虑医疗机构的实际情况和承载能力。

【指标改善与影响因素】

该指标的改善可以通过以下途径实现。

（1）加强日间手术的宣传和推广,提高患者和医务人员对日间手术的认识和接受度。

（2）优化手术流程和管理,提高日间手术的效率和安全性,缩短患者等待时间和术后恢复时间。

（3）扩大日间手术的适用范围和病种,满足更多患者的需求。

（4）加强多学科协作和团队建设,提高手术团队的专业能力和协作效率。

当该指标低于目标值时,需要分析原因并采取改进措施。可能的影响因素包括:日间手术模式推广不足、手术资源受限、手术团队专业能力不足或协作不畅、患者对日间手术的接受度不高等。

【相关指标】

日间手术占择期手术比例、日间手术患者入院前平均等待时长、日间手术患者平均住院时长、日间手术爽约率、日间手术当日手术取消率。

● 日间手术全麻患者人次

【指标类别】

效率指标。

【指标定义】

在一定时间段内,医疗机构完成的日间手术中接受全身麻醉的患者总人次。

【计算公式】

统计一定时间段内(如1个月、1个季度、1年等)医疗机构完成的日间手术中,接受全身麻醉的患者总人次数。

【计量单位】

人次。

【指标意义】

该指标反映了医疗机构在日间手术模式下,采用全身麻醉方式的手术服务规模和活跃度。全麻患者人次数的多少,可以体现医疗机构在全麻手术方面的技术能力和管理效率。

同时,它也是评估日间手术服务范围、手术难度以及患者需求的重要指标。

【指标说明】

（1）该指标仅计算接受全身麻醉的日间手术患者人次数,不包括局部麻醉或其他麻醉方式的患者。

（2）同一患者在同一时间段内多次接受日间全麻手术,应分别计入人次数。

（3）可以根据需要对不同科室、不同手术类型的全麻患者人次数进行分类统计。

【参考值设定】

该指标的参考值应根据医疗机构的规模、专业特点、患者需求以及同行水平等因素进行设定。可以通过与同行比较、历史数据对比等方式来设定合理的参考值。一般来说,随着医疗技术的进步和日间手术模式的推广,该指标应呈现逐渐上升的趋势。

【指标导向】

逐步提高,但应考虑医疗机构的实际情况和承载能力。

【指标改善与影响因素】

该指标的改善可以通过以下途径实现。

（1）加强全身麻醉技术的培训和管理,提高医务人员在全麻手术方面的技术能力和安全意识。

（2）优化全麻手术流程和管理,缩短术前准备时间和术后恢复时间,提高手术效率。

（3）扩大日间全麻手术的适用范围和病种,满足更多患者的需求。

（4）加强与患者的沟通和教育,提高患者对全麻手术的认识和接受度。

当该指标低于目标值时,需要分析原因并采取改进措施。可能的影响因素包括:全麻手术技术能力不足、手术资源有限、患者对全麻手术的接受度不高等。针对这些原因采取相应的改进措施,有望提高日间手术全麻患者人次数。

【相关指标】

日间手术人次、日间手术全麻患者入院前麻醉评估完成率。

日间手术患者平均住院时长

【指标类别】

效率指标。

【指标定义】

一定时期内,所有日间手术患者从入院到出院所需时长的平均值。

【计算公式】

$$日间手术患者平均住院时长 = \frac{所有日间手术患者的住院时长总和}{日间手术患者总人次}$$

【计量单位】

小时（h）或分钟（min）。

【指标意义】

该指标用于衡量医疗机构日间手术的整体效率。平均在院时长越短,说明医疗机构的手术流程、术前评估、手术执行和术后恢复等环节越高效,有助于提升医疗资源的利用率和患者的就医体验。

【指标说明】

（1）住院时长:从日间患者正式办理入院手续到完成所有治疗并获得医生出院许可的时间段。

（2）建议在统计时,排除因非医疗因素（如患者个人原因、行政手续等）导致的在院时间延长情况。

（3）若存在多次入院或转科情况,应分别计算每次在院时长并累加。

【参考值设定】

根据医疗机构的实际情况、行业标准或同行水平设定参考值。在理想情况下,日间手术患者在院时长应尽可能缩短,以提高医疗效率和患者满意度。可进一步设定不同病种对应的在院时长。

【指标导向】

逐渐缩短（在保证医疗质量和安全的前提下）。

【指标改善与影响因素】

（1）优化手术流程:完善院前准备（术前评估、麻醉评估）、通过改进手术安排、优化手术执行流程等方式,减少不必要的等待和转运时间。

（2）强化多学科协作:加强手术团队、麻醉团队、护理团队等多学科之间的沟通和协作,确保手术过程的顺畅进行。

（3）引入快速康复理念:采用先进的术后康复技术和理念,促进患者快速恢复,缩短术后观察时间。

（4）提高患者教育和配合度:加强对患者的术前教育和术后指导,提高患者对手术流程和术后康复的认知和配合度,有助于减少在院时间。

当在院时长高于目标值时,需要分析原因并采取改进措施。可能的影响因素包括院前准备不充分、围手术期流程烦琐未优化、多学科协作不畅、术后康复技术落后等。

【相关指标】

日间手术平均手术时间、日间手术人次、手术患者并发症发生率、日间手术患者满意度等。

日间手术取消率

（1）日间手术爽约率

【指标类别】

效率指标。

【指标定义】

在预约进行日间手术的患者中,未能按约定时间到达医院并完成手术的患者比例。

【计算公式】

$$日间手术爽约率 = \frac{爽约的患者人次}{预约进行日间手术的患者总人次} \times 100\%$$

【计量单位】

百分比（%）。

【指标意义】

该指标反映了医疗机构日间手术预约管理的效率以及患者的履约情况。手术爽约可能导致医院资源的浪费,如手术室空置、医护人员等待等。同时,也可能影响其他患者的手术安排和治疗进程。爽约率越低,说明医疗机构的预约管理越有效,患者的履约情况越好,有助于优化医疗资源配置和提高手术室的利用效率。

【指标说明】

1）手术爽约:指患者在手术安排后,未按照约定时间到达医院接受手术,或未事先向院方告知,擅自决定不按预定时间来院接受手术的情形。多为患者或家属的疏忽、误解、突发情况或其他非医疗原因。

2）爽约的患者人数:是指在统计期内（如1个月、1个季度等）预约手术日期未能到达医院并完成手术的患者数量。

3）预约进行日间手术的患者总人次:是指同期内预约进行日间手术的所有患者人次。

4）记录时建议记录爽约原因,以发现医患沟通环节的问题所引起的爽约。

5）在计算爽约率时,应排除医疗机构原因取消手术、患者事先告知取消手术或更改手术日期等特殊情形。

【参考值设定】

根据医疗机构的实际情况和同行水平设定参考值。在通常情况下,爽约率应控制在较低水平,以确保手术室的正常运转和医疗资源的有效利用。

【指标导向】

逐步降低。

【指标改善与影响因素】

1）加强预约管理:建立完善的预约制度,明确预约流程和责任,确保患者能够准确了解手术时间和地点等信息。

2）提高患者沟通效果:在预约时向患者详细说明手术流程、注意事项和可能的风险,增强患者对手术的认知和信任度。

3）优化服务流程:简化术前检查和准备流程,减少患者等待时间,提高患者满意度和履约意愿。

4）加强患者教育:通过开展健康讲座、提供术前指导等方式,提高患者对日间手术的认识和配合度。

5）建立奖惩机制:对爽约率较高的患者进行适当的提醒或惩罚措施,以强化履约意识。

当爽约率高于目标值时,需要分析原因并采取改进措施。可能的影响因素包括:预约制度不完善、奖惩制度未建立、医患沟通不足、服务流程烦琐、患者教育不到位等。

【相关指标】

日间手术人次、日间手术患者入院前平均等待时长。

（2）日间手术当日手术取消率

【指标类别】

效率指标。

【指标定义】

在计划进行日间手术的当日,因各种原因导致手术被取消的比例。

【计算公式】

$$日间手术当日手术取消率 = \frac{当日取消日间手术的台数}{当日计划进行日间手术的总台数} \times 100\%$$

【计量单位】

百分比（%）。

【指标意义】

该指标反映了医疗机构日间手术管理的效率和手术准备工作的质量。当日手术取消率越低,说明医疗机构的手术安排和术前准备工作越到位,能够减少患者的等待时间和医疗资源的浪费。

【指标说明】

1）手术取消:是指医院或医生因某种原因决定不再进行原计划的手术,可能是由于患者的病情或心理变化（经医生判断不适合手术）、手术风险增加、设备故障或其他医疗原因。

2）当日取消日间手术的台数:是指在统计期内（如1个月、1个季度等）,手术当日被取消日间手术的台数。

3）当日计划进行日间手术的总台数:是指在同期计划进行日间手术的总台数,可以手术当日的手术通知单作为统计依据。

4）取消时建议记录取消原因,以便进一步分析与改进。

【参考值设定】

根据医疗机构的实际情况和同行水平设定参考值。在通常情况下,当日手术取消率应控制在较低水平,以确保手术室的正常运转和患者的及时治疗。

【指标导向】

逐步降低。

【指标改善与影响因素】

1）加强患者术前评估:在术前对患者进行全面的身体检查和病情评估,确保患者的手术适应性和手术安全性。

2）提高手术准备工作质量:加强手术器械和设备的维护和保养,确保手术过程中的正常运行;同时,优化手术室的安排和调度,避免手术之间的冲突。

3)加强与患者沟通:在术前向患者详细说明手术流程、注意事项和可能的风险,增强患者对手术的认知和准备度,减少因患者原因导致的手术取消。

4)建立应急预案:针对可能出现的突发情况(如患者病情突然变化、手术器械故障等),建立相应的应急预案和快速响应机制,确保手术的顺利进行。

当取消率高于目标值时,需要分析原因并采取改进措施。可能的影响因素包括:术前评估不足、手术准备工作不到位、器械和设备失保养、应急预案不完善等。针对这些原因采取相应的改进措施,有望降低日间手术当日手术取消率。

【相关指标】

日间手术人次。

◉ 日间手术平均手术时间

【指标类别】

效率指标。

【指标定义】

在一定时间段内,所有日间手术从手术开始到手术结束所需时间的平均值。

【计算公式】

$$日间手术平均手术时间 = \frac{所有日间手术的总时间}{日间手术的总台数}$$

【计量单位】

分钟(min)。

【指标意义】

该指标反映了医疗机构日间手术的效率以及手术流程的顺畅程度。平均手术时间越短,说明手术效率越高,患者在手术室的停留时间越短,有助于优化医疗资源配置和提高手术室的利用效率。

【指标说明】

(1)所有日间手术的总手术时间:指在统计期内(如1个月、1个季度等)所有日间手术从手术开始到手术结束所需时间的总和。

(2)日间手术的总台数:指在同期完成的日间手术的总台数。

(3)在计算平均手术时间时,应排除因不可抗力因素(如自然灾害、突发设备故障等)导致手术时间异常延长的特殊情况。

(4)建议按照专科或手术类型来分别计算平均手术时间。

【参考值设定】

根据医疗机构的实际情况和同行水平设定参考值。可进一步对不同专科或不同类型的手术设定不同的参考值。在通常情况下,平均手术时间应控制在合理范围内,以确保手术的安全性和效率。

【指标导向】

逐步降低（在保证手术质量和安全的前提下）。

【指标改善与影响因素】

（1）优化手术流程：通过改进手术流程、减少不必要的手术步骤和等待时间，提高手术效率。

（2）提升手术团队配合度：加强手术团队之间的沟通与协作，确保手术过程中各个环节的顺畅进行。

（3）引入先进手术技术和设备：采用先进的手术技术和设备，如微创手术、机器人辅助手术等，可以缩短手术时间并提高手术精度。

（4）加强患者术前准备和术后管理：确保患者在术前得到充分的准备和评估，减少因患者原因导致的手术延误；同时，加强术后管理和护理，确保患者快速康复并减少并发症的发生。

当平均手术时间高于目标值时，需要分析原因并采取改进措施。可能的影响因素包括：手术流程不畅、手术团队配合度不足、手术技术和设备落后、患者术前准备不足等。针对这些原因采取相应的改进措施，有望降低日间手术平均手术时间。

【相关指标】

日间手术患者平均住院时长、日间手术人次、手术患者并发症发生率、日间手术患者满意度。

◉ **日间手术三四级手术占比**

参考本章第一节 出院患者三四级手术占比。

◉ **日间手术手术间使用率**

参考本章第三节 手术间使用率。

◉ **日间手术首台手术准点开台率**

参考本章第三节 首台手术准点开台率。

【参考文献】

［1］ 蒋丽莎,孙佳璐,杨建超,等.基于结构-过程-结果理论的日间手术质量与安全评价指标体系方法研究［J］.华西医学,2022,37（4）:581-585.

［2］ 医政医管局.国家卫生健康委关于印发"十四五"全国眼健康规划（2021—2025年）的通知［EB/OL］.（2022-01-11）［2024-01-21］.http://www.nhc.gov.cn/yzygj/s7653/202201/d607d24b6b1c4bd9b827eedf41eff820.shtml.

［3］ 办公厅.国务院办公厅关于推动公立医院高质量发展的意见［EB/OL］.（2021-06-04）［2023-10-14］.http://www.nhc.gov.cn/bgt/gwywj2/202106/034d0ba894fa4acfb9ed19692514c1b5.shtml.

第三节　护理管理指标

护理管理指标思维导图如图 2-3-1 所示。

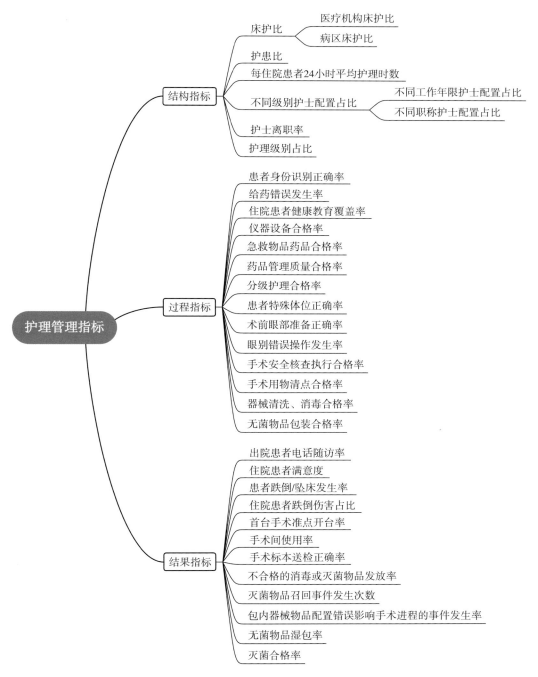

图 2-3-1　护理管理指标思维导图

一、结构指标

● 床护比

（1）医疗机构床护比

【指标类别】

结构指标。

【指标定义】

单位时间内,医疗机构实际开放床位与医疗机构执业护士人数的比。

【计算公式】

$$医疗机构床护比(1:X)=1:\frac{医疗机构执业护士人数}{同期实际开放床位数}$$

【计量单位】

$1:X$。

【指标意义】

反映医院实际开放床位和护理人力的匹配关系。了解当前开放床位的护理人力配备状况,评估医院或病区基本护理人力配备情况,可进行同级医院横向比较。

【指标说明】

1）可以应用于护理人力配置的预判和护理质量与护理人力配置关联推断。

2）监测结果低于或高于被公开的阈值(国家相关规范要求或区域阈值)上下限,考虑专科特点和收治住院患者情况等因素。

【参考值设定】

参照等级医院及国家标准。

【指标导向】

逐步提高。

【指标改善与影响因素】

1）合理利用床位,尽量缩小实际开放床位数与编制床位数之间的差距,减少加床。

2）控制非护理岗位人员数,保证护理岗位执业护士数占比不低于95%。

【相关指标】

病区床护比。

（2）病区床护比

【指标类别】

结构指标。

【指标定义】

单位时间内,医疗机构实际开放床位与医疗机构病区执业护士人数的比。

【计算公式】

$$病区床护比(1:X)=1:\frac{医疗机构病区执业护士人数}{同期实际开放床位数}$$

【计量单位】

1：X。

【指标意义】

反映医院实际开放床位和护理人力的匹配关系。了解当前开放床位的护理人力配备状况,评估医院或病区基本护理人力配备情况,可进行同级医院横向比较。

【指标说明】

1）可以应用于护理人力配置的预判和护理质量与护理人力配置关联推断。

2）管理者定期分析各个病区床护比,识别护理人力的配置是否合理,提前做好风险预判,做好应对预案,确保患者安全和护理质量。

【参考值设定】

参照等级医院及国家标准。

【指标导向】

逐步提高。

【指标改善与影响因素】

1）合理利用床位,尽量缩小实际开放床位数与编制床位数之间的差距,减少加床。

2）控制非护理岗位人员数,保证护理岗位执业护士数占比不低于95%。

3）根据临床实际情况,合理配置护理人力。

【相关指标】

医疗机构床护比。

◉ **护患比**

【指标类别】

结构指标。

【指标定义】

（1）白班平均护患比:单位时间内,每天白班责任护士数之和与其负责照护的住院患者数之和的比。

（2）夜班平均护患比:单位时间内,每天夜班责任护士数之和与其负责照护的住院患者数之和的比。

【计算公式】

$$白班平均护患比(1:X)=1:\frac{每天白班护理患者数之和}{同期每天白班责任护士数之和}$$

$$夜班平均护患比(1:X)=1:\frac{每天夜班护理患者数之和}{同期每天夜班责任护士数之和}$$

【计量单位】

1 ：X。

【指标意义】

反映住院患者数量和护理人力的匹配关系,评价医院及住院病区有效护士人力配备,进而建立一种以患者需求为导向的科学调配护理人力的管理模式,保障患者的安全和护理质量。

【指标说明】

(1)可以应用于护理人力配置的预判和护理质量与护理人力配置关联推断。

(2)管理者定期分析各个病区护患比,并关联护理质量结果进行综合分析,识别护理人力的配置是否合理,提前做好风险预判,做好应对预案,确保患者安全和护理质量。

【参考值设定】

参照等级医院及国家标准。

【指标导向】

逐步提高。

【指标改善与影响因素】

(1)合理利用床位,尽量缩小实际开放床位数与编制床位数之间的差距,减少加床。

(2)控制非护理岗位人员数,保证护理岗位执业护士数占比不低于95%。

(3)根据临床实际情况,合理配置护理人力。

每住院患者 24 小时平均护理时数

【指标类别】

结构指标。

【指标定义】

单位时间内,医疗机构病区执业护士实际上班小时数与住院患者实际占用床日数的比。

【计算公式】

$$每住院患者 24 小时平均护理时数 = \frac{医疗机构病区执业护士实际上班小时数}{同期住院患者实际占用床日数}$$

【计量单位】

小时(h)。

【指标意义】

反映每住院患者平均每天实际得到的护理时间,包括直接护理时数、间接护理时数、相关护理时数。监测每住院患者 24 小时平均护理时数可以帮助管理者了解患者所得到的护理服务时长,进而推算护理工作负荷及患者所需的护理服务时数,指导管理者合理地调配护理人员,帮助促进护理工作效率提升,将更多护士工作时间用于照护患者。

【指标说明】

(1)实际护理时数可作为动态测量的护理敏感指标之一,与护理结构、护理过程、护理结果质量指标关联,观察影响,并能保证护理结果的合适护理时数值,根据患者情况、执业环境和护理能力等因素,动态调整护理人力配置。

（2）可以应用于护理人力配置的预判和护理质量与护理人力配置关联推断。

（3）管理者定期分析每住院患者24小时平均护理时数,并关联护理质量结果进行综合分析,识别护理人力的配置是否合理,提前做好风险预判,做好应对预案,确保患者安全和护理质量。

【参考值设定】

参照等级医院及国家标准。

【指标导向】

逐步提高。

【指标改善与影响因素】

（1）合理利用床位,尽量缩小实际开放床位数与编制床位数之间的差距,减少加床。

（2）控制非护理岗位人员数,保证护理岗位执业护士数占比不低于95%。

（3）根据临床患者数及病情情况,合理动态调整护理人力。

【相关指标】

白班平均护患比、夜班平均护患比。

不同级别护士配置占比

【指标类别】

结构指标。

【指标定义】

在医院或其部门中,不同能力级别的护士在本机构或部门所有注册护士中所占比例。

【计算公式】

$$某级别护士的比率 = \frac{同期某级别护士的人数}{统计周期内执业护士总数} \times 100\%$$

【计量单位】

百分比(%)。

【指标意义】

分析不同级别护士的配置,旨在让护理管理者不但要关注护理团队的数量和规模,还要关注护理团队的能力结构,因为护士的能力与患者健康结局密切相关。

【指标说明】

（1）"能力"需要用具体的维度来测量,常用的维度有工作年限、学历(学位)和专业技术职称等。

1）工作年限:护士注册后从事护理工作的年限,推荐划分五个级别,<1年、1年≤y<2年、2年≤y<5年、5年≤y<10年、≥10年。

2）学历(学位):指个体在教育机构的学习经历,通常指最后也是最高层次的学习经历,以教育部门批准实施学历(学位)教育、具有国家认可文凭颁发权力的学校及其他教育机构所颁发的学历(学位)证书为凭证。学历(学位)可分为五个级别,分别是中专、大专、本科、硕士、博士。

3)专业技术职称:指经国务院人事主管部门授权的相关机构组织评审的卫生系列专业技术职务级别。护士的专业技术职称可划分为五个级别,分别是初级护士、初级护师、主管护师、副主任护师、主任护师。

(2)此指标监测结果明显偏离目标地域同类机构阈值的上、下限时,须在确保数据准确的基础上,探讨医院的护士人力结构配置是否合适。

(3)此指标同住院患者院内压力性损伤发生率、非计划拔管率等结果指标进行关联分析,研究护士的结构配置与相关指标间的关系,指导管理者合理配置护理人力资源,保证护理质量。

【参考值设定】

参照目标地域同类机构。

【指标导向】

逐步提高。

【指标改善与影响因素】

鼓励学历和职称的提升,有利于护理梯队的建设,使得不同级别护士配置占比更合理。

【相关指标】

不同职称护士配置占比、不同学历护士配置、不同工作年限护士配置占比。

(1)不同工作年限护士配置占比

【指标类别】

结构指标。

【指标定义】

1)病区5年以下护士占比:单位时间内,在病区工作、工作年限<5年的护士在病区执业护士中所占的比例。

2)病区20年及以上护士占比:单位时间内,在病区工作、工作年限≥20年的护士在病区执业护士中所占的比例。

【计算公式】

$$病区5年以下护士占比 = \frac{病区工作年限<5年的护士总数}{同期病区执业护士总人数} \times 100\%$$

$$病区20年及以上护士占比 = \frac{病区工作年限 \geq 20年的护士总数}{同期病区执业护士总人数} \times 100\%$$

【计量单位】

百分比(%)。

【指标意义】

工作年限可以在一定程度上反映护理人员能力水平。分析不同级别护士的配置,旨在让护理管理者关注护理团队的数量和规模的同时,还要关注护理团队的能力结构。

【指标说明】

1）此指标监测结果明显偏离目标地域同类机构阈值的上、下限时,须在确保数据准确的基础上,探讨医院的护士人力结构配置是否合适。

2）此指标同住院患者院内压力性损伤发生率、非计划拔管率等结果指标进行关联分析,研究护士的结构配置与相关指标间的关系,指导管理者合理配置护理人力资源,保证护理质量。

【参考值设定】

参照目标地域同类机构。

【指标导向】

逐步提高。

【指标改善与影响因素】

1）根据临床需求,每年入职新护士,确保护理队伍梯队稳定。

2）根据患者数量及病情合理排班,确保病区护士梯队的稳定。

【相关指标】

不同职称护士配置占比、不同学历护士配置。

（2）不同职称护士配置占比

【指标类别】

结构指标。

【指标定义】

在医院或其部门中,不同职称的护士在本机构或部门所有注册护士中所占比例。

【计算公式】

$$某职称护士比率 = \frac{同期某职称护士的人数}{统计周期内执业护士总数} \times 100\%$$

【计量单位】

百分比（%）。

【指标意义】

职称可以在一定程度上反映护理人员能力水平。分析不同级别护士的配置,旨在让护理管理者关注护理团队的数量和规模的同时,还要关注护理团队的能力结构。

【指标说明】

1）专业技术职称:指经国务院人事主管部门授权的相关机构组织评审的卫生系列专业技术职务级别。护士的专业技术职称可划分为五个级别,分别是初级护士、初级护师、主管护师、副主任护师、主任护师。

2）此指标监测结果明显偏离目标地域同类机构阈值的上、下限时，须在确保数据准确的基础上，探讨医院的护士人力结构配置是否合适。

3）此指标同住院患者院内压力性损伤发生率、非计划拔管率等结果指标进行关联分析，研究护士的结构配置与相关指标间的关系，指导管理者合理配置护理人力资源，保证护理质量。

【参考值设定】

参照目标地域同类机构。

【指标导向】

逐步提高。

【指标改善与影响因素】

鼓励护士积极参与职称晋升，中高级职称队伍不断扩大，利于护理质量的提升。

【相关指标】

不同工作年限护士配置占比、不同学历护士配置。

● 护士离职率

【指标类别】

结构指标。

【指标定义】

单位时间内，某医疗机构护士离职人数与执业护士总人数的比例。

【计算公式】

$$护士离职率=\frac{护士离职人数}{(期初医疗机构执业护士总人数+期末医疗机构执业护士总人数)/2}\times100\%$$

【计量单位】

百分比（%）。

【指标意义】

是反映医疗机构组织与护理队伍是否稳定的重要指标。衡量护士人力资源流动状况，了解护士离职的现状，分析离职原因及对组织结构和护理质量造成的影响，为管理者制订人员招聘和培训计划、改善管理策略等方面提供依据。

【指标说明】

（1）可备注离职护士所属病区，采集不同病区类型中离职和员工数量衡量数据，以便医院内部分析和质量改进。

（2）建议此指标同护士执业环境以及住院患者院内压力性损伤发生率等结果指标进行关联分析，研究护士离职率的变化与相关指标间的关系，指导管理者采取合理措施稳定护理队伍，提高团队竞争力。

【参考值设定】

参照目标地域同类机构。

【指标导向】

逐步降低。

【指标改善与影响因素】

（1）做好系统性的培养,使得护士个人能胜任工作。

（2）科室人员配置合理,不让护士长时间疲劳工作。

（3）提供良好的工作氛围及职业规划平台,让护士有归属感和自我成就感。

护理级别占比

【指标类别】

结构指标。

【指标定义】

单位时间内,医疗机构某级别护理患者占用床日数与住院患者实际占用床日数的百分比。

【计算公式】

$$特级护理占比=\frac{特级护理患者占用床日数}{住院患者实际占用床日数}\times100\%$$

$$一级护理占比=\frac{一级护理患者占用床日数}{住院患者实际占用床日数}\times100\%$$

$$二级护理占比=\frac{二级护理患者占用床日数}{住院患者实际占用床日数}\times100\%$$

$$三级护理占比=\frac{三级护理患者占用床日数}{住院患者实际占用床日数}\times100\%$$

【计量单位】

百分比（%）。

【指标意义】

反映患者病情的轻重缓急及护理需求和护理工作量,可以帮助管理者推算护理工作负荷,是合理安排护理人力资源的重要依据,对临床护理管理和人力调配起着指导作用。

【指标说明】

（1）患者的护理级别是由医生和护士共同确定的。

（2）某级别护理患者占用床日数指单位时间内执行该级别护理的患者占用的床日数之和,即单位时间内每天0点统计各级别护理患者数,分别累计求和。同一患者一天内护理级别有变化时,只能计算一次,以统计时点的护理级别为准。

【参考值设定】

参照目标地域同类机构。

【指标导向】

通过规范治疗和护理,特级护理及一级护理占比降低。

【指标改善与影响因素】

（1）将护理级别与病情的相符情况作为考核指标来提高护理级别占比的准确性。

（2）通过规范的治疗和护理,降低特级和一级护理的占比。

二、过程指标

◉ 患者身份识别正确率

【指标类别】

过程指标。

【指标定义】

医务人员在诊疗活动中将正确的治疗、检查用于正确患者的比例。

【计算公式】

$$患者身份识别正确率=\frac{身份识别正确患者例次数}{抽样调查患者总例次数}\times100\%$$

【计量单位】

百分比（%）。

【指标意义】

该指标反映了患者身份识别的正确性,正确率越高,患者识别能力越高。

【指标说明】

（1）患者身份识别贯穿其整个诊疗周期,患者有唯一身份识别号。

（2）分子:单位时间内身份识别正确患者数。分母:单位时间内抽样调查身份数。

（3）患者身份识别正确是指按照医疗机构相关制度的身份识别方法及查对规范正确落实,一项不符合要求即为"患者身份识别不正确"。

（4）识别错误包括患者识别不准确、身体部位识别不准确、使用错误的生物材料。

【参考值设定】

参考地域或国家标准。

【指标改善与影响因素】

（1）至少使用2种患者身份识别方法,进行开放式提问,并核实腕带。

（2）加强对重点部门(急诊、手术室)患者的身份信息化管理。

（3）当该指标明显低于目标值时,须进行风险评估,包括身份识别制度与流程是否合理、对特殊患者是否重点关注、身份识别工具的有效性、医务人员培训与教育不足等。

【相关指标】

给药错误发生率、手术眼别错误率、侵入性操作和手术错误率、影像诊断错误率。

◉ 给药错误发生率

【指标类别】

过程指标。

【指标定义】

在处方正确的情况下,给药环节发生的偏离医嘱或处方内容而造成的给药错误例次数占同期给药总例次数的比例。

【计算公式】

$$给药错误发生率 = \frac{给药错误例次数}{同期给药总例次数} \times 1\,000‰$$

【计量单位】

千分比(‰)。

【指标意义】

该指标反映了临床用药的安全性,给药错误次数越少,给药错误发生率越低,安全性越高。

【指标说明】

(1)给药错误,即给药环节错误,是用药错误的一种常见类型。

(2)常见的给药错误主要有"5R"类错误,包括患者错误、药物错误、剂量错误、途径错误和时间错误。

(3)漏给药、多给药、速度错误、频率错误、未皮试给药、给予不合格药物、药物外渗、提前停止给药、未授权给药、给药顺序错误也是临床常见的给药类型。

【参考值设定】

可以统计本院或同行现状进行设定,也可参考近期相关文献报道的值。

【指标导向】

逐步降低。

【指标改善与影响因素】

(1)遵循"5R原则":正确的患者、正确的药物、正确的剂量、正确的路径、正确的时间。

(2)在给药前应对医嘱、药物和剂量进行核对,并检查患者的过敏情况,高警示药品应由双人核对。

(3)在向患者施用药物之前,应验证患者的2个标识符,并告知患者药物的适应证,确保患者了解其所用药物的时间和潜在的不良反应,帮助患者预防用药错误。

(4)通过条形码辅助给药和智能静脉泵给药,可有效减少相关用药错误。

(5)定期进行医护人员的安全用药教育,包括静脉用药配伍禁忌、溶媒选择、稀释比例和不可研碎的药品等。

【相关指标】

患者身份识别正确率、用药依从性。

住院患者健康教育覆盖率

【指标类别】

过程指标。

【指标定义】

各科室住院患者接受健康教育人次数占科室住院患者总人次数的比例。

【计算公式】

$$住院患者健康教育覆盖率=\frac{接受健康教育的住院患者人次数}{同期科室收治住院患者总人次数}\times100\%$$

【计量单位】

百分比（%）。

【指标意义】

该指标反映了各科室住院患者接受健康教育的比例。

【指标说明】

（1）健康教育是有计划地应用循证的教学原理与技术，为住院患者提供获取科学的健康知识、树立健康观念、掌握健康技能的机会，帮助他们作出有益健康的决定和有效且成功地执行有益健康的生活行为方式的过程。

（2）健康教育主要为告知患者在入院时、住院中和出院前三个阶段参与医疗服务过程并作出医疗服务决策时所须知晓的全部信息，如疾病的治疗方案、各项治疗方案的优缺点等。

【参考值设定】

可以统计本院或同行现状进行设定，也可参考近期相关文献报道的值。

【指标导向】

逐步提高。

【指标改善与影响因素】

（1）应有实施健康教育质量控制的年度方案，负责指导、督促、检查、持续改进等质控告知，并有相关记录。

（2）编制规范化的健康教育管理手册，并根据指南和专家共识及时更新。

（3）建立健康教育突发事件应急机制，对于不科学、不准确的健康教育相关信息，做好系统内组织沟通协调。

（4）对护士做好健康教育相关培训，提高健康教育质量。

【相关指标】

住院患者健康教育普及率、住院患者健康教育满意度、住院患者健康教育知道率。

仪器设备合格率

【指标类别】

过程指标。

【指标定义】

在仪器设备检测中，仪器合格数占仪器总数的比例。

【计算公式】

$$仪器设备合格率 = \frac{仪器设备合格数量}{仪器设备总数量} \times 100\%$$

【计量单位】

百分比（%）。

【指标意义】

该指标反映了医疗机构医疗设备的备用状态和运转状态，它反映了医疗设备的完好程度和管理水平。

【指标说明】

（1）统计仪器设备的完好状态。

（2）建议先剔除不在临床使用的设备仪器影响的偏差。

（3）根据三甲评审标准制订仪器合格的标准。

（4）建议将检查重点放在手术室常规设备仪器及抢救设备仪器、病区、门诊等抢救设备仪器上。

【参考值设定】

可以参考三级甲等综合医院等级评审核心条款设备仪器完好率的参考指标。

【指标导向】

逐步提高。

【指标改善与影响因素】

（1）仪器设备合格率的提升指标来作为医疗质量的提升参考数据。

（2）安全管理是一种以提高护士主动思考、风险预防能力为基础，使其主动避免风险发生的细节操作，从而达到降低不良事件发生率、为患者提供安全有序服务的目的。

（3）根据三甲评审核心条款的要求，结合本院专家意见，制订针对仪器设备状态督查的表格。

（4）根据要求，明确科室相关责任人。

（5）医护人员能力的提升：包括仪器设备的检测、维护等能力的提升。

【相关指标】

仪器设备的完好率、仪器设备的质检、仪器设备的使用。

⦿ 急救物品药品合格率

【指标类别】

过程指标。

【指标定义】

急救物品药品符合项次占急救物品药品评核总项次的比例。

【计算公式】

$$急救物品药品合格率 = \frac{急救物品药品符合项次}{急救物品药品评核总项次} \times 100\%$$

【计量单位】

百分比(%)。

【指标意义】

该指标反映了物品、药品管理制度是否正确执行和有效落实,保证各类急救物品、药品供应及时、齐全,为治疗、抢救患者提供物质保证。

【指标说明】

(1)急救物品药品为抢救患者使用,不得随意取用。

(2)急救物品药品齐全、性能良好、处于备用状态,完好率达100%。

(3)急救物品药品设专人管理、定期保养、每周清洁、每日检查并记录。

(4)急救物品药品处于备用状态,标签清晰、无过期等。

【参考值设定】

急救物品药品合格率达100%。

【指标导向】

杜绝发生急救物品药品不合格情况。

【指标改善与影响因素】

(1)完善急救物品药品管理制度,确定急救物品操作流程与保养规定,对急救车、急救物品药品位置进行统一规定。

(2)强化护士急救物品药品的管理意识及责任意识。

(3)实施针对性有效的急救物品药品的质控管理,护理部、药房、物资处、科室等层层质控及督查。

【相关指标】

查对制度落实合格率、药品管理质量合格率、给药错误发生率。

药品管理质量合格率

【指标类别】

过程指标。

【指标定义】

药品管理质量符合项次占药品管理质量评核总项次的比例。

【计算公式】

$$药品管理质量合格率 = \frac{药品管理质量符合项次}{药品管理质量评核总项次} \times 100\%$$

【计量单位】

百分比(%)。

【指标意义】

该指标反映了护理单元药品管理制度是否正确执行和有效落实,同时为患者安全用药提供有效保障,确保患者用药安全。

【指标说明】

（1）临床备药基数账物相符，规范清点、检查、交接，防止积压、变质，如发现有沉淀、变色、过期、标签模糊时，立即停止使用并退药房处理。

（2）药品储存的温度、湿度符合要求，每日做好温度、湿度登记。

（3）药品根据种类及性质分类定位放置，标志明显。

（4）高警示药品按国家药品法规定放置及用特殊标签区别。

（5）多规药品、听似药品、看似药品按医院相关规定执行。

（6）建议检查时了解护士对药品储存的条件及规定等是否掌握。

【参考值设定】

可以统计本院或同行现状进行设定，也可结合本院前1年的基数作为设定依据。

【指标导向】

逐步提高。

【指标改善与影响因素】

（1）完善药品管理制度，如高警示药品、多规、看似、听似易混淆药品管理制度。

（2）按照"先进先出"的原则，合理摆放，确保药品不过期。

（3）加强医务人员的培训，提高医务人员药品质量管理的意识。

（4）指定专人管理，每班清点、检查、交接等。

（5）加强监管，护理部、药剂科、科室、药品管理员逐级层层督查。

【相关指标】

给药错误发生率、急救物品药品完好率。

分级护理合格率

【指标类别】

过程指标。

【指标定义】

分级护理符合项次占分级护理评核总项次的比例。

【计算公式】

$$分级护理合格率 = \frac{分级护理符合项次}{分级护理评核总项次} \times 100\%$$

【计量单位】

百分比（%）。

【指标意义】

该指标反映了分级护理制度是否正确执行和有效落实，护理级别真实反映患者的病情和护理的要求，分级护理制度落实的好坏对护理质量是直接、直观的反映。

【指标说明】

（1）查看分级护理巡视记录数据及现场查看分级护理措施落实情况。

（2）建议先排查护士对患者日常生活活动（activities of daily living,ADL）评估与医生对患者病情等级定性是否存在偏差。

（3）如使用互联网＋大数据查询,建议先排除系统存在漏洞的问题。

（4）建议将检查重点放在护士能否及时、准确地观察病情,护理措施是否科学、合理、正确、具有针对性,护理效果评估是否客观等质量内涵上。

【参考值设定】

可以统计本院或同行现状进行设定,也可结合本院前1年的基数作为设定依据。

【指标导向】

逐步提高。

【指标改善与影响因素】

（1）将护理级别与病情的相符情况作为考核指标来提高分级护理的准确性。

（2）制订符合本医院与专科实际的护理分级制度,制订个性化护理分级措施及符合患者实际自理能力的护理计划。

（3）实施责任制整体护理工作模式,床护比符合要求,保障护士数量符合要求。

（4）根据患者病情变化及时更改护理级别,为护理措施的实施提供有力的依据。

（5）医护人员能力的提升:包括分级护理认知、专业性及其职业素质等。

【相关指标】

基础护理合格率、专科护理合格率、危重患者护理措施落实率。

◉ 患者特殊体位正确率

【指标类别】

过程指标。

【指标定义】

特殊体位患者正确人数占抽查的特殊体位患者总人数的比例。

【计算公式】

$$患者特殊体位正确率 = \frac{特殊体位正确人数}{抽查的特殊体位患者总人数} \times 100\%$$

【计量单位】

百分比（%）。

【指标意义】

该指标反映了患者特殊体位执行是否正确。玻璃体切除加惰性气体或硅油充填时,由于气体和硅油比水轻,具有上浮力和表面张力,可利用气体和硅油这种特性顶压和封闭黄斑裂孔,因此,术后裂孔应持续处于最高位,并根据患者视网膜脱离裂孔位置的不同,采取不同的卧位。术后视力提高的程度与术后是否坚持医嘱要求的体位有很大的关系。正确执行特殊体位可以减少患者术后并发症,提高手术成功率,促进患者康复。

【指标说明】

（1）现场查看患者头高位、俯卧位、左侧右侧卧位等特殊体位执行情况。

（2）建议抽查术后有特殊体位要求的患者。

（3）抽查前建议先排查术后特殊体位的医嘱是否及时正确。

（4）建议抽查局部麻醉术后、全身麻醉术后≥2小时、靶控联合麻醉术后≥2小时的患者。

【参考值设定】

可以统计本院或同行现状进行设定，也可结合本院前1年的基数作为设定依据。

【指标导向】

逐步提高。

【指标改善与影响因素】

该指标的改善可以通过以下途径实现。

（1）健康教育的实施、正确的体位摆放方法及注意事项逐一讲解并演示。

（2）向患者讲解术后特殊体位的目的及意义，提高患者特殊体位的依从性。

（3）根据患者术后所要采取的体位在术前进行相关训练。

（4）指导患者进行特殊体位的摆放与交替方法，降低不舒适感。

（5）通过巡视督促患者，提高特殊体位正确率。

（6）临床上提供辅助设备：如玻切体位桌、趴枕、U形枕、俯卧位腰垫、气垫床等。

当该指标明显低于目标值时，需要排除以下情况。

（1）患者合并呼吸道或神经系统等其他全身疾病。

（2）皮肤已存在压伤等损害的患者。

（3）年老体弱且耐受性差的患者。

（4）意识障碍或者严重精神疾病的患者。

【相关指标】

住院患者健康教育覆盖率、眼科护理措施落实率。

术前眼部准备正确率

【指标类别】

过程指标。

【指标定义】

术前眼部准备符合项次占术前眼部准备评核总项次的比例。

【计算公式】

$$术前眼部准备正确率 = \frac{术前眼部准备符合项次}{术前眼部准备评核总项次} \times 100\%$$

【计量单位】

百分比（%）。

【指标意义】

该指标反映了护理查对制度、护理操作规程是否正确执行和有效落实,术前眼部准备可以提高患者对手术的耐受力,防止感染、预防并发症、促进康复等。

【指标说明】

(1)现场查看护士执行术前眼部准备操作的核对流程。

(2)通过回顾不良事件,了解术前眼部准备合格情况。

(3)建议督查时核查护士执行术前眼部准备操作流程、操作规范,与医师下达的医嘱,如术前眼科眼部准备的项目、时间等是否存在偏差。

【参考值设定】

术前眼部准备正确率达 100%。

【指标导向】

杜绝发生术前眼部准备不正确的情况。

【指标改善与影响因素】

(1)完善的查对制度、身份识别制度及标准作业流程,确保护士操作的连贯性,提高护士工作效率。

(2)个性化的专科术前眼部准备健康宣教内容,使患者更好地配合护士完成眼部术前准备工作。

(3)鼓励患者及家属参与核对。

(4)借助信息化手段参与核对,确保正确率。

【相关指标】

患者身份识别正确率、查对制度落实合格率。

眼别错误操作发生率

【指标类别】

过程指标。

【指标定义】

在眼科护理操作过程中,眼别操作错误例数占眼别操作总数的比例。

【计算公式】

$$眼别错误操作发生率 = \frac{眼别操作错误例数}{眼别操作总数} \times 100\%$$

【计量单位】

百分比(%)。

【指标意义】

该指标反映了医疗机构眼部操作的准确性。

【指标说明】

(1)统计眼别错误操作发生率的情况。

（2）建议先剔除医生医嘱错误对眼别错误操作发生存在的偏差。

（3）如使用互联网 + 大数据查询,建议先排除系统存在漏洞的问题。

（4）建议将检查重点放在医生、麻醉师、护士等相关人员能否正确执行查对制度。

【参考值设定】

可以统计本院或同行现状进行设定,也可结合本院前 1 年的基数作为设定依据。

【指标导向】

逐步降低。

【指标降低与影响因素】

（1）眼别错误操作发生率的降低指标来作为医疗质量的提升参考数据。

（2）对全院医护人员进行规范化培训,并进行考核,有效地提高相关制度的掌握程度。

（3）规范手术标识流程、麻醉开始前安全核查流程、手术开始前暂停一切操作（time out）流程。

（4）根据查对制度进行标准化操作。

（5）医护人员能力的提升:包括专业的操作能力、慎独性及其职业素养等。

【相关指标】

患者身份识别正确率、手术安全核查执行合格率、门诊护理操作正确性。

手术安全核查执行合格率

【指标类别】

过程指标。

【指标定义】

眼科手术实施手术安全核查符合要求的例数占同期眼科手术总数的比例。

【计算公式】

$$手术安全核查执行合格率 = \frac{手术安全核查合格例数}{同期手术总例数} \times 100\%$$

【计量单位】

百分比（%）。

【指标意义】

该指标反映了眼科手术中手术安全核查制度执行质量和手术安全性。手术安全核查执行合格率越高,表示眼科手术中的身份确认、部位标记、风险评估等关键环节得到有效落实,可以最大限度降低手术风险,提高眼科手术安全性。

【指标说明】

（1）手术安全核查:是手术患者在麻醉开始前、手术开始（划皮）前、患者离室前由手术医生或麻醉医生主持,手术室护士共同参与对患者身份、手术部位等内容进行核查的工作。世界卫生组织在患者安全行动中提出了"安全手术,拯救生命",并推出手术安全核查制度。

（2）眼科手术安全核查的主要环节

1）术前评估与准备：对患者情况评估确认无误，手术器械、设备、药品、耗材等准备就绪。

2）手术部位标记：正确标记手术部位，避免手术部位错误。

3）手术安全核查：麻醉实施前、手术开始前和离开手术室前按流程逐项核对确认。

4）围手术期抗菌预防用药：选择合适的抗菌药物，关注过敏史、皮试结果等。

5）手术物品清点：在关键时间点清点确认无误。

6）操作前后采用双人核查：如监测器械灭菌效果、高值耗材植入前核对等。

（3）手术安全核查执行合格指所有上述核查环节均得到有效完成，各项指标达到规定标准，无核查遗漏的情况。

（4）同期手术总例数指在同一统计周期内（如1个月）进行手术的总例数，包括白内障手术、角膜移植手术、青光眼手术、视网膜脱离手术等所有手术类型。

【参考值设定】

可以统计本院或同行现状进行设定，也可结合本院前1年的基数作为设定依据。

【指标导向】

逐步提高。

【指标改善与影响因素】

该指标的改善可以通过以下途径实现。

（1）完善手术安全核查制度，细化操作规范，强化责任落实。

（2）加强医务人员培训，提高核查技能。

（3）选用信息化核查系统，使全过程可追溯。

（4）设置专人负责监督核查执行。

（5）建立考核奖惩机制，督促各方配合做好核查工作。

当指标低于目标值时，应检查核查环节的漏项情况，分析影响因素，采取针对措施进行改进。

【相关指标】

患者身份识别正确率、手术部位标记核对率、手术标本送检正确率、手术用物清点合格率、手术患者切口感染率。

手术用物清点合格率

【指标类别】

过程指标。

【指标定义】

手术物品清点合格例数占同期手术总例数的比例。

【计算公式】

$$手术用物清点合格率 = \frac{手术物品清点合格例数}{同期手术总例数} \times 100\%$$

【计量单位】

百分比(%)。

【指标意义】

该指标反映了眼科手术中手术用物清点是否正确执行和有效落实,规范科学的手术用物清点方法和制度能有效避免异物遗留在患者体内,防止术中出现差错事故,保障眼科患者手术安全。

【指标说明】

(1)手术用物清点是手术开始前、关闭体腔前、关闭体腔后三次洗手护士和巡回护士共同对手术台上缝针、器械、敷料及杂项物品进行数量及完整性检查,确保患者体内不遗留异物,保证患者手术安全的管理方法。

(2)眼科手术用物清点的主要环节

1)第一次清点,即手术开始前:①手术开始前保证有充足的时间进行物品的检查和清点;②清点时,洗手护士和巡回护士双人共同清点手术物品的数目及完整性,巡回护士进行记录并复述,洗手护士确认;③在没有洗手护士的情况下,手术医生参与清点。

2)第二次清点,即关闭体腔前:①关闭体腔前,手术医生应先取出体腔内所有手术物品再进行清点;②清点前洗手护士提前整理好所有的物品,并进行分类定位放置;③洗手护士和巡回护士按清点原则清点所有物品,清点正确无误后告知主刀医生,方可关闭体腔。

3)第三次清点,即关闭体腔后:①体腔完全关闭后,洗手护士和巡回护士确认物品型号、数目和完整性与关闭体腔前一致;②清点完毕,巡回护士出示手术物品清点单,洗手护士确认清点准确无误,双方及时签名。

4)特殊手术清点:①术中添加的物品,巡回护士负责记录,洗手护士负责核对;②如术中需要交接班、手术切口涉及两个及以上部位或腔隙,关闭每个部位或腔隙时均应清点;③多切口手术,当一个部位手术结束后常规清点该部位所有器械,另一切口手术时,重新清点该切口所需的器械;④手术时,所有器械和物品均不可拿离手术间。

(3)手术物品清点合格指所有上述清点环节均得到有效完成,各项指标达到规定标准,无核查遗漏的情况。

(4)同期眼科手术总例数指在同一统计周期内(如1个月)进行各类眼科手术的总例数,包括白内障手术、角膜移植手术、青光眼手术、视网膜脱离手术等所有眼科手术类型。

【参考值设定】

眼科手术用物清点合格率设定为100%。

【指标导向】

逐步提高。

【指标改善与影响因素】

(1)完善手术用物清点制度,制订符合本医院与专科实际工作情况的清点制度。

(2)规范清点工作的流程,细化操作规范,强化责任落实。

（3）选用信息化核查系统,使全过程可追溯。

（4）设置专人负责监督核查执行。

（5）建立考核奖惩机制,督促各方配合好清点工作。

（6）医护人员能力的提升:包括提高对手术用物清点重要性的认知、提高对手术用物清点制度的遵从性、提升自身专业性及其职业素质等。

【相关指标】

手术患者并发症发生率、手术相关感染发生率、手术安全核查执行合格率。

● 器械清洗、消毒合格率

【指标类别】

过程指标。

【指标定义】

单位时间内,清洗消毒后器械监测和抽查合格数占同期清洗消毒后器械监测和抽查总数的比例。

【计算公式】

分为日常监测和定期抽查两种。

$$日常监测的器械清洗消毒合格率 = \frac{清洗消毒后器械监测合格数}{清洗消毒后器械监测总数} \times 100\%$$

$$定期抽查的器械清洗合格率 = \frac{定期抽查清洗消毒后器械监测合格数}{定期抽查清洗消毒后器械监测总数} \times 100\%$$

【计量单位】

百分比(%)。

【指标意义】

此指标反映了消毒供应中心(central sterile supply department,CSSD)医疗器械清洗消毒质量的重要指标。

【指标说明】

（1）器械清洗消毒合格是指经清洗消毒流程处理后的器械物品,清洗消毒质量符合标准要求。

（2）严格遵循各种清洗流程,选择合适的清洗方法及程序。抽检器械类型包含常规带有齿牙的止血钳类、管腔器械(超声乳化手柄)、硬式内镜、带有轴节的器械、动力器械、眼科精细器械、外来医疗器械、软式内镜等。在清洗消毒合格的界定上,常规器械采取目测方法;精密器械须借助带光源放大镜检查。

（3）每年有计划完成各类灭菌器械包的抽检工作。

（4）填报数值分为日常监测数值和定期抽查数值。

【参考值设定】

清洗消毒合格率达到100%。

【指标导向】

逐步提高。

【指标改善与影响因素】

（1）日常监测在检查包装时进行,应目测和/或借助带光源放大镜检查。清洗后的器械表面及其关节、齿牙应光洁,无血渍、污渍、水垢等残留物质和锈斑。

（2）定期抽查,每月应至少随机抽查 3~5 个待灭菌包内全部物品的清洗质量,检查的内容同日常监测,并记录监测结果。

（3）清洗效果评价可定期采用定量检测的方法,对诊疗器械、器具和物品的清洗效果进行评价。

（4）首选湿热消毒,也可采用 75% 乙醇、酸性氧化电位水或其他消毒剂进行消毒。消毒效果评价可定期对消毒后的器械物品进行微生物检测,观察结果。

【相关指标】

灭菌合格率。

无菌物品包装合格率

【指标类别】

过程指标。

【指标定义】

单位时间内,检查的无菌物品包装合格包数与同期检查的无菌物品包装总包数的比例。

【计算公式】

$$无菌物品包装合格率 = \frac{检查的无菌物品包装合格包数}{本月检查的无菌物品包装总包数} \times 100\%$$

【计量单位】

百分比（%）。

【指标意义】

该指标是反映 CSSD 工作质量的重要指标。

【指标说明】

采用抽检的方式在包装后进行检查。首先,评价标准包括医用包装材料选择合格、包装方法合规,确保包装完好性和闭合完好性;包内化学指示物放置正确;包外标识合格(注明物品名称、检查包装者姓名或代码、灭菌日期、失效期等);包内须使用功能完好的复用医疗器械、器具和物品;器械型号、数量、规格与标准配置相符,标识信息正确,确保清晰、完整、无涂改,并具有可追溯性。另外,检查还应包括对盛装器械的用具、器械的摆放、包裹的重量和包裹的信息准确性等内容。最后,抽检包装时须关注:器械应拆卸到最小单位或遵循厂家说明书进行装载,空腔及阀门应打开;软质管腔类物品应盘绕放置,保持管腔通畅;电源或光源导线的盘绕直径应大于 10cm,无锐角;若精细和锐利器械加用保护帽时,须选用灭菌介质可穿透型号;内镜宜放置在专用带盖、带卡槽的器械盒内进行单独包装;按照器械使用顺序摆放器械,或根据器械篮筐的图示将器械分别放入固定位置;器械篮筐底部垫吸水纸,包内物品摆放整齐有序;包内化学指示物放置正确等。

【参考值设定】

CSSD 无菌物品包装合格率达到 100%。

【指标导向】

逐步提高。

【指标改善与影响因素】

(1)每日和定期的督查,对无菌物品包装不合格的原因进行分析和整改。

(2)对操作人员进行理论和操作考核。

(3)对复杂器械和新器械进行图解和学习。

【相关指标】

灭菌合格率。

三、结果指标

出院患者电话随访率

【指标类别】

结果指标。

【指标定义】

统计周期内出院电话随访人次占出院总人次的比例。

【计算公式】

$$出院患者电话随访率 = \frac{出院电话随访人次}{出院总人次} \times 100\%$$

【计量单位】

百分比(%)。

【指标意义】

该指标直观地反映了出院患者随访是否及时有效,客观真实地反映了医疗护理服务质量。出院患者电话随访是医疗服务中的一项重要内容,通过对出院患者实施电话随访,不仅能够搜集患者的相关信息,同时也能够为医患关系的构建架起一座桥梁,对于提高医院管理质量、提高患者的满意度,具有重要的意义。

【指标说明】

(1)出院电话随访是指医院以电话方式,定期了解曾就诊者出院后的病情变化和指导其康复的一种观察方法。

(2)查看医院出院随访系统的记录。

(3)国家卫生健康委员会规定,日间手术患者应当在出院后 24 小时内完成首次随访。

【参考值设定】

根据国家卫生健康委员会规定,须设定日间患者出院后24小时内随访率100%;结合本院前1年的基数作为普通病房出院患者电话随访率的设定依据。

【指标导向】

逐步提高。

【指标改善与影响因素】

该指标的改善可以通过以下途径实现。

（1）医务人员要与患者和家属多沟通,使其知晓留存联系电话号码能让医务人员掌握患者出院情况,使患者得到合理持续的治疗及关怀。

（2）为保证随访电话畅通,办理入院时及时更新出院随访电话号码,保证号码准确;也可留存多个备用电话号码,除患者自身的电话号码,还留存直系亲属的电话号码。

（3）建立信息化随访系统,能一键拨号,同时能将患者详细信息导入随访系统中,减少一线医务人员随访工作量,以及能及时了解患者的诊疗过程,提高效率,减少差错。

（4）定期监控和分析随访情况（随访率、失访原因等）。

（5）随访时间选择恰当,健康宣教时可以告知医院的随访电话和时间,提高随访率。

（6）医护人员能力的提升:有扎实的专业护理和医疗知识,并有独立思考、应变的能力和良好的交流沟通技巧,随访前须熟悉患者住院诊疗过程。

当该指标明显低于目标值时,需要排除标准:电话号码预留是否正确,是否存在语言沟通障碍的患者。

【相关指标】

住院患者健康教育覆盖率、住院患者满意度、患者特殊体位正确率。

住院患者满意度

【指标类别】

结果指标。

【指标定义】

单位时间内,满意次数占回答问卷总题数的比例。

【计算公式】

$$住院患者满意度 = \frac{问卷调查满意次数}{回答问卷总题数} \times 100\%$$

【计量单位】

百分比（%）。

【指标意义】

该指标直接反映患者住院期间对医院提供服务的评价。住院患者满意度评价是住院患者对医院完整的服务流程、服务质量的真实评价,是对整个医护治疗水平和治疗效果的直接反映,可以很好地反映患者对现有医疗环节和医院服务的真实反馈;可以更全面地了解患者的就医需求,完善医院服务。

【指标说明】

（1）每月向患者发放满意度调查表。

（2）调查前排除急诊患者、精神障碍患者、语言沟通障碍患者、听力障碍患者、病情不稳定患者,儿科患者由监护人代答。

【参考值设定】

在符合等级医院评审标准要求的基础上结合本院前 1 年的基数作为设定依据。

【指标导向】

逐步提高。

【指标改善与影响因素】

（1）医院信息化建设以及医护人员的技术成熟程度满足患者的就医需求。

（2）医院的整体环境布局合理、就诊流程清晰简便、便民服务到位、"最多跑一次"改革推进。

（3）改善医院膳食水平和后勤管理能力,提高患者整体满意度水平。

（4）定期监控和分析患者满意度情况（不满意条目、不满意原因、建议意见等）。

（5）医护人员能力的提升:护理操作技能水平、心理疏导能力、专业知识、服务理念、沟通技巧、情绪管理能力等。

【相关指标】

住院患者健康教育覆盖率、基础护理合格率、专科护理合格率、患者特殊体位正确率、术前眼部准备正确率、眼别错误操作发生率、给药错误发生率、患者身份识别正确率。

◉ 患者跌倒/坠床发生率

【指标类别】

结果指标。

【指标定义】

单位时间内,住院患者发生跌倒/坠床例次数（包括造成或未造成伤害）与住院患者实际占用床日数的千分比。

【计算公式】

$$住院患者跌倒/坠床发生率 = \frac{住院患者跌倒/坠床例次数}{同期住院患者实际占用床日数} \times 1\,000‰$$

【计量单位】

千分比（‰）。

【指标意义】

患者发生跌倒/坠床可能造成伤害,导致严重甚至危及生命的后果。通过对住院患者跌倒/坠床发生指标的监测,了解医疗机构或部门的跌倒/坠床发生率和伤害占比。通过根本原因分析和有效的对策实施,可以降低患者跌倒/坠床的风险及跌倒发生率,保障患者安全。

【指标说明】

（1）指标监测高于被公开的阈值上限，应建议院级或科室专业小组人员进行分析、持续质量改进。

（2）建议医院关注二级及以上跌倒伤害率，跟踪分析原因。

【参考值设定】

公开的阈值或目标地域同类机构。

【指标导向】

逐步降低。

【指标改善与影响因素】

（1）硬件防跌设施配置到位。

（2）加强防跌倒/坠床宣教，有效落实防跌倒/坠床措施，确保患者安全，降低跌倒/坠床发生率。

【相关指标】

住院患者跌倒伤害占比。

◉ 住院患者跌倒伤害占比

【指标类别】

结果指标。

【指标定义】

单位时间内，住院患者跌倒伤害例次数占住院患者发生的跌倒例次数的比例。

【计算公式】

$$住院患者跌倒伤害占比 = \frac{住院患者跌倒伤害总例次数}{同期住院患者跌倒例次数} \times 100\%$$

【计量单位】

百分比（%）。

【指标意义】

患者发生跌倒可能造成伤害，导致严重甚至危及生命的后果。通过对住院患者跌倒发生指标的监测，了解医疗机构或部门的跌倒发生率和伤害占比。通过根本原因分析和有效的对策实施，可以降低导致患者跌倒的风险及跌倒发生率，保障患者安全。

【指标说明】

（1）跌倒伤害指住院患者跌倒后造成不同程度的伤害甚至死亡。

（2）跌倒伤害总例次数为轻度、中度、重度例次数和跌倒死亡例数4项之和，应小于或等于跌倒发生总例次数。

1）轻度（严重程度1级）指住院患者跌倒导致青肿、擦伤、疼痛，需要冰敷、包扎、伤口清洁、肢体抬高、局部用药等。

2）中度（严重程度2级）指住院患者跌倒导致肌肉或关节损伤，需要缝合、使用皮肤胶、夹板固定等。

3）重度（严重程度3级）指住院患者跌倒导致骨折、神经或内部损伤,需要手术、石膏、牵引等。

4）死亡指住院患者因跌倒受伤而死亡,而不是由于引起跌倒的生理事件本身而致死。

5）排除:无伤害的跌倒。

【参考值设定】

公开的阈值或目标地域同类机构。

【指标导向】

逐步降低。

【指标改善与影响因素】

（1）硬件防跌设施配置到位。

（2）加强防跌倒宣教,有效落实防跌倒措施,确保患者安全,降低跌倒伤害率。

【相关指标】

患者跌倒/坠床发生率。

◉ 首台手术准点开台率

【指标类别】

结果指标。

【指标定义】

单位时间内,准点开台的首台手术台数占总调查首台手术台数的比例。

【计算公式】

$$首台手术准点开台率 = \frac{准点开台的首台手术台数}{总调查首台手术台数} \times 100\%$$

说明:以"刀碰皮"即划皮为手术准点开始的标准。

【计量单位】

百分比（%）。

【指标意义】

该指标是手术室管理水平的重要体现,是手术室效率管理的重要评价指标,更是提高手术间利用率和手术室工作效率的重要保证,能进一步带动医疗资源的高效利用实现良性循环,保障患者安全,减轻患者经济负担,有利于推动医疗服务的高质量发展。

【指标说明】

（1）首台手术准点开台是了解每日手术间首台手术是否准点开台的指标,一般指手术间每日上午第一台手术9点开台,以刀碰皮时间为标准。

（2）该指标采集建议通过信息化实现数据采集对比、自动分析、结果判断等功能,从而实现全员监督,强化问题导向,提高首台手术准点开台率。

【参考值设定】

可以统计本院或同行现状进行设定,也可结合本院前1年的基数作为设定依据。

【指标导向】

逐步提高。

【指标改善与影响因素】

该指标的改善可以通过以下途径实现。

（1）在院内建立规范,统一管理择期手术的划刀时间,取得医务处的支持并形成相应制度,使手术医生能够合理安排工作,并能准点到达手术室开始手术。

（2）建立一套完善的手术室管理系统,实现信息的互联互通,规避影响手术间使用效率的阻碍因素,提高医护人员工作效率。

（3）对手术室工作进行梳理、细分,进一步优化手术过程,和手术主刀医生做好术前充分的准备沟通,以及做好仪器、器械、耗材等的准备,避免在手术中出现意外情况。

（4）医护人员能力的提升:包括手术医生、麻醉师、手术室护士等全体医护人员的专业性及其职业素质的提升等。

首台手术准点开台率受到较多因素影响,如手术医生查房、病例讨论、麻醉难度大、耗费时间长、患者病情变化,以及手术室未及时接患者等,在实施过程中须进一步分析,进行流程优化和统筹安排,从而提高首台手术准点开台率。同时建议考虑多因素分析,对于手术分级大、非微创手术和疑难重症患者首台手术开台时间容易出现不按时开台的情况,应进行综合分析。

【相关指标】

手术间使用率、手术接台超时时间、手术周转时间。

● **手术间使用率**

【指标类别】

结果指标。

【指标定义】

单位时间内,实际使用的手术间时数占标准使用时间的比例。

【计算公式】

$$手术间使用率=\frac{实际使用手术间时数（手术结束时间-手术开始时间）}{标准使用时间（可手术天数×8小时×手术间数）}×100\%$$

【计量单位】

百分比（%）。

【指标意义】

该指标反映了手术室有效运转的能力和运作效率,为建立科学的手术室护理管理机制提供循证依据,可缩短接台时间,弹性运用手术间,科学整合人力资源,有效提高手术室及医院的整体运营效率。手术间满负荷使用说明手术间使用率高,意味着手术间本身、外科医生、麻醉医生、手术室护士等都在满负荷运转,这可能会增加外科手术的感染风险,同时也降低了手术的安全性,为手术室管理者提供预警,需要进一步考虑预防质量管理中的各种风险因素,通过建立新的手术间管理流程、弹性排班、整合人力资源、调节绩效激励等方法来促进手术室的工作质量和手术安全。

【指标说明】

该指标采集建议通过信息化实现数据采集对比、自动分析、结果判断等功能,从而实现全员监督,强化问题导向,提高手术间使用率。

【参考值设定】

可以统计本院或同行现状进行设定,也可结合本院前1年的基数作为设定依据。

【指标导向】

逐步提高。

【指标改善与影响因素】

该指标的改善可以通过以下途径实现。

(1)在院内建立规范,统一管理择期手术的划刀时间,取得医务处的支持并形成相应制度,使外科医生能够合理安排工作,并能准点到达手术室开始手术。

(2)开发手术排程系统,从而提升手术调度效率来缩短手术接台时间。

(3)建立一套完善的卫生清洁工作质量管理体系,使手术室的环境清洁工作能够有标准(标准的清洁时间、标准的清洁质量等)可循,合理管理手术室清洁人员,在保证手术室环境清洁的前提下,有效降低感染风险,缩短手术间的空置等待时间,提高手术间使用率。

(4)建立一套完善的手术室管理系统,实现信息的互联互通,规避影响手术间使用效率的阻碍因素,提高医护人员工作效率,提高手术间使用率。

(5)医护人员能力的提升:包括手术医生、麻醉师、手术室护士等全体医护人员的专业性及其职业素质的提升等。

手术间使用率受到较多因素影响,如首台手术准点开台率、手术接台时间、手术延迟、总手术量等,须综合考虑各环节因素。

【相关指标】

首台手术准点开台率、连台手术准点开台率。

◯ 手术标本送检正确率

【指标类别】

结果指标。

【指标定义】

单位时间内,送检手术标本正确的例数占同期送检手术标本总例数的比例。

【计算公式】

$$手术标本送检正确率 = \frac{单位时间内送检手术标本正确的例数}{单位时间内送检手术标本总数} \times 100\%$$

【计量单位】

百分比(%)。

【指标意义】

手术标本送检正确率反映了医疗机构的护理管理质量,通过指标监测,可使护理管理者了解手术标本送检情况,通过分析手术标本送检缺陷,实施有效的护理干预,减少实施标本送检缺陷,确保手术标本正确合格,保证患者安全。

【指标说明】

(1)手术标本:是指凡在手术室内实施手术所取下的组织、器官或与患者疾病有关的物体、异物等,是医生对患者疾病下一步诊断治疗或判断病情预后的重要依据。

(2)该指标采集建议通过信息化实现数据采集对比、自动分析、结果判断等功能,从而实现全员监督,强化问题导向,提高手术标本送检正确率。

(3)建议查看手术标本送检记录数据及现场落实情况,关注病理标本离体时间是否在半小时内完成固定,以及标本名称填写是否正确等情况。

【参考值设定】

可以统计本院或同行现状进行设定,也可结合本院前1年的基数作为设定依据。

【指标导向】

逐步提高。

【指标改善与影响因素】

(1)建立一套完善的手术室管理系统,实现信息的互联互通,使手术标本送检形成闭环管理,提高医护人员工作效率,提高手术标本送检正确率。

(2)对手术标本送检流程进行优化改进,从标本采集、标本运输储存、标本送检签收等全过程环节开展质量改进,最大限度确保病理标本送检的及时性和准确性。

(3)标本送检环节是团队合作环节,建议提高医疗团队的合作意识,进行专人负责、管理,对参与的人员进行全方位培训,确保标本送检的速度与质量,对各环节进行系统化的分析、规划,从而提高手术标本送检正确率。

(4)医护人员能力的提升:包括手术医生、麻醉师、手术室护士等全体医护人员的专业性及其职业素质的提升等。

【相关指标】

病理接收和处理合格率、标本固定规范合格率、标本信息正确率等。

● **不合格的消毒或灭菌物品发放率**

【指标类别】

结果指标。

【指标定义】

将不合格的消毒或灭菌物品发放至临床科室的数量与CSSD发放物品总量的比例。

【计算公式】

$$\text{不合格的消毒或}\atop\text{灭菌物品发放率} = \frac{\text{将不合格的消毒或灭菌物品发放至临床科室的数量}}{\text{同期 CSSD 发放物品的总量}} \times 100\%$$

【计量单位】

百分比(%)。

【指标意义】

该指标是反映 CSSD 工作质量的重要指标。

【指标说明】

(1)不合格的消毒或灭菌物品指消毒灭菌不合格、指示卡漏放、包装破损、包内物品的种类或数量配置错误、标签信息错误的物品。

(2)数据主要由临床科室反馈,上级科室检查获得。

【参考值设定】

不合格的消毒或灭菌物品发放率为 0。

【指标导向】

逐步降低。

【指标改善与影响因素】

(1)严格消毒和灭菌的各项监测,比如微生物检测,灭菌器的工艺监测、化学监测和生物监测。

(2)发放前严格检查物品器械的包装质量。

(3)对无菌室发放人员做好培训。

【相关指标】

清洗消毒合格率、灭菌合格率。

● **灭菌物品召回事件发生次数**

【指标类别】

结果指标。

【指标定义】

是指在单位时间内,由于灭菌监测不合格而发生的召回事件次数。

【计算公式】

发生 1 次事件记为 1。

【计量单位】

次。

【指标意义】

此指标是反映 CSSD 工作安全和质量的重要指标。

【指标说明】

(1)出锅时发现工艺监测、化学监测和生物监测任何一项不合格,立即启动灭菌物品召回流程,并积极排查原因,及时维修灭菌器,3次生物监测合格后才能继续使用。

（2）发生一次召回事件要进行根因分析和持续质量改进,避免事件再次发生。

【参考值设定】

灭菌物品召回事件发生次数为0。

【指标导向】

杜绝发生灭菌物品召回事件。

【指标改善与影响因素】

（1）严格灭菌器的维护保养工作,做好工艺监测、化学监测和生物监测,并每年做好第三方工艺监测,每季度进行微生物检测。

（2）做好生物阅读器的维保和生物指示剂的管理,防止生物监测假阳性的发生。

【相关指标】

灭菌合格率。

包内器械物品配置错误影响手术进程的事件发生率

【指标类别】

结果指标。

【指标定义】

在使用无菌包时发现包内的器械物品配置错误,从而影响了手术进程的事件次数与使用的总无菌包数量的比例。

【计算公式】

$$\text{包内器械物品配置错误影响手术进程的事件发生率} = \frac{\text{发生使用无菌包时发现包内的器械物品配置错误,从而影响了手术进程的事件次数}}{\text{同期使用的总无菌包数量}} \times 100\%$$

【计量单位】

百分比（%）。

【指标意义】

该指标是反映CSSD工作质量的重要指标。

【指标说明】

（1）该数据由临床科室反馈获得。

（2）发生该类事件对患者损害较大,降低医生满意度,一旦发生该类事件要积极查找原因和整改。

【参考值设定】

包内器械物品配置错误影响手术进程的事件发生率为0。

【指标导向】

逐步降低。

【指标改善与影响因素】

（1）在检查包装阶段严格器械物品数量和种类的查检,实行双人核对。

（2）制作详细的器械图谱,定期培训和考核;如有新器械,及时对工作人员进行培训。

【相关指标】

不合格的消毒或灭菌物品发放率。

● 无菌物品湿包率

【指标类别】

结果指标。

【指标定义】

在无菌物品卸载后发放前发生湿包,以及临床科室使用时发现湿包的灭菌包数的总和与同期处理灭菌包总数之比。

【计算公式】

$$无菌物品湿包率 = \frac{发生湿包的灭菌包数}{同期处理灭菌包总数} \times 100\%$$

【计量单位】

百分比（%）。

【指标意义】

该指标是反映 CSSD 压力蒸汽灭菌质量的重要指标。

【指标说明】

湿包是指经灭菌和冷却后,肉眼可见包内或包外存在潮湿、水珠等现象的灭菌包。无菌物品卸载时,应检查有无湿包,湿包不应储存与发放,应分析原因并改进。

【参考值设定】

CSSD 压力蒸汽灭菌质量要达到 100%,所以湿包率要求为 0。

【指标导向】

逐步降低。

【指标改善与影响因素】

（1）灭菌物品装载应使用专用灭菌架或篮筐,灭菌包之间应留间隙。

（2）宜将同类材质的器械、器具和物品,置于同一批次灭菌,材质不同时,纺织类物品应放置于上层,竖放,金属器械类放置于下层。

（3）手术器械包、硬质容器应平放;盆、盘、碗类物品应斜放,玻璃瓶等底部无孔的器皿类物品应倒立或侧放;纸袋、纸塑包装物品应侧放,利于蒸汽进入和冷空气排出。

（4）从灭菌器卸载取出的物品,冷却时间 >30 分钟。

【相关指标】

灭菌合格率。

● 灭菌合格率

【指标类别】

结果指标。

【指标定义】

单位时间内,灭菌后器械物品微生物检测合格数占同期灭菌器械物品总数的比例。

【计算公式】

$$灭菌合格率 = \frac{器械物品灭菌合格数}{器械物品灭菌总数} \times 100\%$$

【计量单位】

百分比(%)。

【指标意义】

此指标是反映 CSSD 医疗器械灭菌质量的重要指标。

【指标说明】

灭菌合格是指经高温或低温灭菌器灭菌后的器械物品表面没有微生物及其芽孢残留。可通过器械表面的微生物检测查检,如出锅物品湿包,或者工艺监测、化学监测和生物监测任何一项监测不合格,都视为灭菌不合格。

【参考值设定】

灭菌合格率达到 100%。

【指标导向】

逐步提高。

【指标改善与影响因素】

(1)定期维护保养灭菌器,确保工艺监测、化学监测和生物监测合格,每年度做第三方监测。

(2)灭菌前物品的清洗、消毒和包装符合规范要求。

(3)物品装载规范,灭菌器使用规范。

【相关指标】

清洗消毒合格率。

━ 【参考文献】

[1] 医政司. 国家卫生健康委办公厅关于印发药事管理和护理专业医疗质量控制指标(2020 年版)的通知 [EB/OL].(2020-08-05)[2023-11-04]. http://www.nhc.gov.cn/yzygj/s7657/202008/c39639a79f7d4a6b935f33f87c57e2dc.shtml.

[2] 医政医管局. 国家卫生计生委关于印发全国护理事业发展规划(2016—2020 年)的通知[EB/OL].(2016-11-24)[2023-11-18]. http://www.nhc.gov.cn/yzygj/s3593/201611/92b2e8f8cc644a899e9d0fd572aefef3.shtml.

［3］ 医政医管局.国家卫生计生委办公厅关于开展优质护理服务评价工作的通知［EB/OL］.（2014-07-10）
　　　［2024-03-16］.http://www.nhc.gov.cn/yzygj/s3593/201407/8c99ec14e65f4289894a66c279edd08b.shtml.

［4］ 国家卫生计生委医院管理研究所护理中心护理质量指标研发小组.护理敏感质量指标实用手册（2016
　　　版）［M］.北京：人民卫生出版社，2016.

［5］ 徐蓉,汪晖,杨伟梅,等.患者身份识别最佳证据总结［J］.中华护理杂志，2021，56（06）：921-928.

［6］ LIPPI G,MATTIUZZI C,BOVO C,et al. Managing the patient identification crisis in healthcare and laboratory
　　　medicine［J］.Clin Biochem，2017，50（10-11）：562-567.

［7］ 吴婧,许芳秀,王春燕.预防院内用药错误：美国医院药师协会指南的解读［J］.实用药物与临床，2021，
　　　24（10）：865-870.

［8］ 谭然,曾宪涛,曹英娟,等.用药错误预防及管理临床实践指南的质量评价与内容分析［J］.中华护理杂
　　　志，2019，54（6）：867-872.

［9］ 中国医院协会.中国医院质量安全管理：T/CHAS 10-4-13-2020［S］.（2020-10-23）［2024-03-16］.
　　　https://www.renrendoc.com/paper/215060545.html.

［10］ 马敬华,崔玉庆,王晶晶.护理安全管理降低静脉输液风险的效果观察［J］.护理管理杂志，2014，14
　　　（4）：286-287.

［11］ 詹爱丁,朱社宁,肖雪,等.PDCA循环在急救仪器设备管理中的应用［J］.当代护士，2021，28（12）：161-
　　　163.

［12］ 胡琴,刘韶,黄品芳,等.药品质量管理及控制标准制订与解析［J］.中国医药导报，2023，10（42）：1469-
　　　2023.

［13］ 高鲁楠,刘聿秀.分级护理理论依据研究进展及启示［J］.全科护理，2022，20（23）：3232-3236.

［14］ 柏亚妹,钟琴,宋玉磊,等.我国公立医院分级护理实施影响因素的系统评价［J］.中国医院管理，2019，
　　　39（04）：61-64.

［15］ 李红岩.专科护理质量指标在玻璃体腔硅油填充术后患者体位管理中的应用［J］.当代护士（下旬刊），
　　　2020，27（03）：92-94.

［16］ 曹倩,杨皓珺.玻璃体腔硅油填充术患者体位依从性的护理干预分析［J］.外科研究与新技术，2020，9
　　　（01）：67-69.

［17］ 王红霞,段佳良,袁淑晴,等.综合性体位干预在眼内硅油填充患者中的效果评价［J］.河北医药，2020，
　　　42（23）：3664-3666.

［18］ 黄卓君.护理专案在提高护士眼部术前准备工作效率中的应用［J］.当代护士，2020，27（14）：177-178.

［19］ 吴梅坚,黄丽萍.内眼手术前眼部准备的研究进展［J］.右江民族医学院学报，2013，35（3）：379-380.

［20］ 秦德华,赵素华,马淑雅,等.失效模式与效应分析在预防眼科手术病人眼别错误中的应用［J］.护理研
　　　究，2019，33（16）：2878-2880.

［21］ 刘葵葵,符庆庆.基于第五版JCI评审标准国际患者安目标的解读［J］.现代实用医学，2016，28（6）：
　　　822-824.

［22］ 医政医管局.卫生部办公厅关于印发《手术安全核查制度》的通知［EB/OL］.（2010-03-26）［2023-11-
　　　18］.http://www.nhc.gov.cn/yzygj/s3585u/201212/5311a27e3211429ea040202758a5e2ba.shtml.

［23］ 中华护理学会手术室护理专业委员会.手术室护理实践指南（2023年版）［M］.北京：人民卫生出版社，
　　　2023.

［24］ 许素惠,蔡海燕,张佩,等.基于眼科特点再造手术安全核查流程的应用效果分析［J］.中国护理管理，
　　　2023，23（02）：246-249.

［25］ 刘光英,安晓华,徐雯,等.手术物品清点接近失误事件相关系统风险分析及对策［J］.中国实用护理杂

志,2023,39(20):1535-1542.

[26] 韩小云,倪静玉.手术室非责任性手术物品清点不清事件的原因分析及对策[J].中国实用护理杂志,2017,33(29):2305-2307.

[27] 胡美华,陈群燕.影响手术器械清点准确性的安全隐患与护理对策[J].医院管理论坛,2015,32(1):19-21.

[28] 医政司.国家卫生健康委办公厅关于印发医疗机构日间医疗质量管理暂行规定的通知[EB/OL].(2022-11-23)[2023-11-20].http://www.nhc.gov.cn/yzygj/pqt/202211/8c13f9111fde4c94bcc5542cf83fd7c1.shtml.

[29] 田春华.在医院管理中开展出院患者电话随访的作用研究[J].中国医药指南,2020,18(05):293.

[30] 韩书环,王辉.电话随访出院患者在医院管理中的应用[J].中国卫生标准管理,2021,12(14):28-31.

[31] 胡蓉,王晓燕,陈春花,等.出院患者随访率低的调查研究及对策[J].中国现代医生,2021,59(04):146-149.

[32] 杨玥,蔡卫新,张永勤.北京某三级甲等医院住院患者满意度调查及其影响因素分析[J].医学教育管理,2020,6(03):290-296.

[33] 刘诗洋,陈吟,孙静,等.不同类型医院住院患者满意度影响因素分析[J].中华医院管理杂志,2018,34(2):99-103.

[34] 秦琛丽,何涛,沈君华,等.江苏省某医院2021年住院患者满意度研究分析[J].江苏卫生事业管理,2023,34(02):175-178.

[35] 孙璐,姚希,袁建峰,等.精细化管理在提高首台手术准时开台率中的应用[J].中国医院管理,2016,36(06):30-31.

[36] 王清亮,潘贵辰,韩辉.影响首台手术准时开台的因素分析与改进效果评价[J].医院管理论坛,2023,40(02):23-27.

[37] 林秀敏,黄雪莲,吴碧瑜.精细化管理在提高首台手术开台准点率中的应用效果[J].解放军护理杂志,2019,36(05):81-83.

[38] 张明霞,周宁宁,何敏芝,等.流程管理对手术室运营效率的影响分析[J].医院管理论坛,2020,37(06):35-37.

[39] 刘玉英,杨明莹,林珂,等.医院手术间使用率现状及其影响因素研究[J].中国护理管理,2014,14(10):1051-1054.

[40] 方芳,杨伟英,张宏,等.手术信息展示系统实施及临床效果分析[J].医院管理论坛,2021,38(06):83-85.

[41] 钱慧玲,李丽,马育璇.手术室专科护理质量评价指标体系的研制[J].护理研究,2017,31(04):430-433.

[42] 黄婷婷,李艳双,焦明丽,等.采用根因分析法降低手术患者病理标本送检差错率的实践[J].中国护理管理,2015,15(04):471-474.

[43] 饶智明,毕磊,孙海春.手术室病理标本信息化流程改造中应用闭环管理的研究[J].中国卫生标准管理,2022,13(13):116-119.

[44] 陈红,张春瑾,吴波,等.医疗失效模式与效应分析在手术室常规病理标本管理中的应用研究[J].中国护理管理,2022,22(01):9-13.

[45] 徐昌霞,朱新宇,孙志岭,等.危害分析关键控制点体系在手术标本管理中的实证研究[J].护理学报,2021,28(03):1-6.

[46] 法规司.关于发布《医院消毒供应中心第1部分:管理规范》等10项卫生行业标准的通告[EB/OL].(2017-01-05)[2024-02-27].http://www.nhc.gov.cn/fzs/s7852d/201701/b11cdd47e5624d698f0d1f3e25e0c9b8.shtml.

第四节   院感管理指标

院感管理指标思维导图如图 2-4-1 所示。

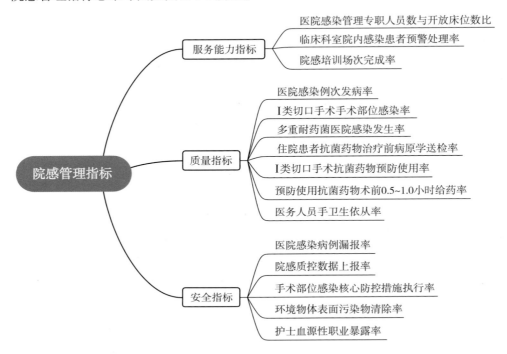

图 2-4-1   院感管理指标思维导图

一、服务能力指标

◉ 医院感染管理专职人员数与开放床位数比

【指标类别】

服务能力指标。

【指标定义】

医院感染管理专职人员数与同期全院实际开放床数之比。

【计算公式】

$$医院感染管理专职人员数与开放床位数比 = \frac{医院感染管理专职人员数}{同期全院实际开放床位数} \times 100\%$$

【计量单位】

百分比（%）。

【指标意义】

为保障医院内感染预防与控制相关工作有序有力开展,监督指导各项感控措施落实到位。

【参考值设定】

（1）非定点医院：100 张以下实际使用病床配备 2 名专职感控人员；100~500 张实际使用病床配备不少于 4 名专职感控人员；500 张以上实际使用病床，根据医院按照每增加150~200 张实际使用病床增配 1 名专职感控人员。

（2）定点医院：感控人员配备数量应当保持在非定点医院的 1.5~2 倍。

【指标导向】

检测达标。

◉ 临床科室院内感染患者预警处理率

【指标类别】

服务能力指标。

【指标定义】

临床科室在同一时间实际处理院内感染患者预警人数与应处理预警人数之比。

【计算公式】

$$临床科室院内感染预警处理率 = \frac{同一时间临床科室实际处理院内感染患者预警人数}{同一时间临床科室应处理院内感染患者预警人数} \times 100\%$$

【计量单位】

百分比（%）。

【指标意义】

对各科室患者进行及时分析，生成各科室医院感染的暴发流行情况，提供给医院感染专职人员及时干预。

【参考值设定】

可以统计本院或同行现状进行设定，也可参考近期相关文献报道的值。

【指标导向】

逐步提高。

【指标改善与影响因素】

（1）院感处定期对临床医护人员进行医院感染病例预警处理流程培训。

（2）院感处专职人员每日常规监管感染患者预警，临床科室监控医生参与并负责本科室的预警排查。

（3）临床科室医生电子病历系统关联自动提醒预警处理功能。

（4）每季度院感处统计临床科室预警处理率，全院通报，对处理率低于 50% 的，分析、整改。

◉ 院感培训场次完成率

【指标类别】

服务能力指标。

【指标定义】

在指定时间范围内实际培训场次与应培训场次的比例。

【计算公式】

$$院感培训场次完成率 = \frac{指定时间全院实际培训场次}{指定时间全院应培训场次} \times 100\%$$

【计量单位】

百分比（%）。

【指标意义】

为有效控制医院感染,规范医院感染管理相关知识培训。

【参考值设定】

可以统计本院或同行现状进行设定,也可参考近期相关文献报道的值。

【指标导向】

逐步提高。

【指标改善与影响因素】

（1）建立医院感染管理培训制度。

（2）根据卫生部《医院感染管理办法》的要求,对全院工作人员建立医院感染相关法律法规、医院感染管理相关工作规范和标准、专业知识的培训及考核的制度。

（3）为有效控制医院感染,感染管理处制订全院控制医院感染全年的培训、考核计划,并按计划定期开展医院感染管理相关知识培训。

二、质量指标

医院感染例次发病率

【指标类别】

质量指标。

【指标定义】

住院患者中新发生医院感染例次的频率。

【计算公式】

$$医院感染例次发病率 = \frac{新发生医院感染例次数}{同期住院患者人数} \times 100\%$$

【计量单位】

百分比（%）。

【指标意义】

该指标反映了医院感染发病的总体情况。

【指标说明】

（1）建议此指标按照月、季度和年进行统计。若统计时段间隔较短,可能会因为分子数量少而分母中住院人数相对固定导致该指标的数值接近0。

（2）此指标全年的值不能通过各个月的值的算术平均数或者各个月的值的分子、分母的累加获得,而应直接利用公式获得。

（3）若医院此指标的监测结果低于被公开的值域下限,在考虑监测方法"敏感度"的同时,也需要考虑医院专科特点和收治住院患者情况等因素。同区域或同类型医疗机构的指标可能更有参考性。

（4）若医院此指标的监测结果高于被公开的值域下限,应注意在考虑医院专科特点和收治住院患者的情况并排除误诊因素后再进行分析。这样监测结果更符合医院的真实情况。

【参考值设定】

可以统计本院或同行现状进行设定,也可参考近期相关文献报道的值。例如根据国家标准 10%。

【指标导向】

逐步降低。

【指标改善与影响因素】

（1）建立预防和控制医院感染管理规章制度,加强全院医务人员相关知识培训、考核。

（2）对医院感染及其相关危险因素进行监测、分析和反馈,针对问题提出控制措施并指导实施。

（3）对医院的清洁、消毒灭菌与隔离、无菌操作技术、医疗废物等工作提供指导及监管。

（4）对医务人员提供有关预防医院感染的职业防护工作指导。

（5）建立全院感染病例监测制度,逐步开展基于信息化的具有风险识别、判断与预警功能的医院感染病例监测工作,通过医院信息系统生成医院感染结果判读类数据,提出改进措施并落实整改。

【相关指标】

医院感染发病率。

I类切口手术手术部位感染率

【指标类别】

质量指标。

【指标定义】

I类切口手术中发生手术部位感染的频率。

【计算公式】

$$I类切口手术手术部位感染率 = \frac{I类切口手术发生手术部位感染的手术例次数}{同期I类切口手术例次数} \times 100\%$$

【计量单位】

百分比（%）。

【指标意义】

反映医疗机构对特定I类切口手术的感染防控和管理的情况。

【指标说明】

若医院此指标的监测结果低于目标区域同类医院的值域下限,需要考虑监测方法"敏感度",也需要加强感控人员、实验室人员及临床医务人员之间的有效信息沟通,提高该指标与实际情况的符合程度。

【参考值设定】

Ⅰ类切口手术手术部位感染率≤1.5%。

【指标导向】

逐步降低。

【指标改善与影响因素】

(1)建立手术部位感染预防与控制相关规章制度和工作规范,并严格落实。

(2)加强对医护人员、院感专业人员的培训。

(3)需要建立医院的手术目标性监测,采取有效措施逐步降低感染率。

(4)严格按照抗菌药物合理使用有关规定,正确、合理地使用抗菌药物。

(5)评估患者发生手术部位感染的危险因素,做好各项防控工作。如患者术前住院时间、控制血糖、正确备皮、手术部位彻底消毒、术前正确预防应用抗菌药物、严格手术消毒、术中保温、术后护理及宣教等。

(6)通过医院信息系统获得通用类、诊疗(手术)相关风险类数据,提出改进措施并落实整改。

【相关指标】

手术患者手术部位感染率。

多重耐药菌医院感染发生率

【指标类别】

质量指标。

【指标定义】

住院患者发生多重耐药菌医院感染的发病频率,每种多重耐药菌分别计算。

【计算公式】

$$多重耐药菌医疗机构感染发生率 = \frac{住院患者中检出导致医院感染的特定多重耐药菌的人数}{同期住院患者人数} \times 100\%$$

【计量单位】

百分比(%)。

【指标意义】

反映医疗机构内多重耐药菌感染情况。

【指标说明】

(1)多重耐药菌定义来自"DEHAI-56 医疗机构感染重点多重耐药菌"。

（2）若医院此指标的监测结果低于目标区域同类医院的值域下限,需要考虑监测方法"敏感度",也需要加强感控人员、实验室人员及临床医务人员之间的有效信息沟通,提高该指标与实际情况的符合程度。

【参考值设定】

可以统计本院或同行现状进行设定,也可参考近期相关文献报道的值。

【指标导向】

逐步降低。

【指标改善与影响因素】

（1）成立抗菌药物管理小组,定期召开会议,针对多重耐药菌发生率、检出率、隔离措施落实率等进行讨论分析,提出改进措施。

（2）加强多重耐药菌医院感染控制措施的落实,包括手卫生、接触隔离、环境物表的消毒、器械清洗消毒、合理使用抗菌药物等。

（3）对医务人员进行多重耐药菌防控制度的培训与考核,做好保洁和陪护人员的培训和管理。

（4）医院临床微生物实验室开展多重耐药菌检测及抗菌药物耐药性分析。通过医院感染实时监测系统获得通用类、实验室检测（病原学）相关风险类数据,对细菌耐药监测及抗菌药物临床应用预警。对每一例多重耐药菌病例进行个案登记,并且现场进行隔离措施的落实核查及后续追踪。

（5）检验科实验室对每例多重耐药菌及时短信提醒院感处及责任医师,HIS、电子病历系统有变色提示。

【相关指标】

多重耐药菌医院感染例次发生率。

◉ 住院患者抗菌药物治疗前病原学送检率

【指标类别】

质量指标。

【指标定义】

抗菌药物治疗的住院患者中治疗前病原学送检的人数所占的比例。

【计算公式】

$$住院患者抗菌药物治疗前病原学送检率 = \frac{治疗性应用抗菌药物前病原学送检人数}{同时期住院患者中治疗性应用抗菌药物的人数} \times 100\%$$

【计量单位】

百分比（%）。

【指标意义】

反映医疗机构住院患者抗菌药物治疗、送检及管理的情况。

【指标说明】

（1）若医院此指标的监测结果低于被公开的值域下限，在考虑监测方法"敏感度"的同时，也需要考虑医院专科特点和收治住院患者情况等因素。同区域或同类型医疗机构的指标可能更有参考性。

（2）若医院此指标的监测结果高于被公开的值域上限，应注意在考虑医院专科特点和收治住院患者的情况并排除误诊因素后再进行分析，这样的监测结果常常更符合医疗机构的真实情况。

【参考值设定】

住院患者抗菌药物治疗前病原学送检率住院患者抗菌药物治疗前病原学送检率不低于 50%。

【指标导向】

逐步提高。

【指标改善与影响因素】

（1）需要建立医院的抗菌药物治疗性用药前病原学送检制度，定期进行培训及考核。

（2）建立抗菌药物治疗性用药前病原学送检情况监测。

（3）通过医院信息系统获得住院信息识别、诊疗（用药）、实验室检测（病原学）识别类数据，提出改进措施并落实整改。

【相关指标】

医院感染诊断相关病原学送检率。

Ⅰ类切口手术抗菌药物预防使用率

【指标类别】

质量指标。

【指标定义】

Ⅰ类切口手术中预防使用抗菌药物的手术所占的比例。

【计算公式】

$$
\text{Ⅰ类切口手术抗菌药物预防使用率} = \frac{\text{住院患者中Ⅰ类切口手术中预防性应用抗菌药物的手术例数}}{\text{同时期住院患者中Ⅰ类切口手术例次数}} \times 100\%
$$

【计量单位】

百分比（%）。

【指标意义】

反映医疗机构住院患者Ⅰ类切口手术中预防使用抗菌药物的情况。

【指标说明】

（1）若医院此指标的监测结果低于被公开的值域下限，在考虑监测方法"敏感度"的同时，也需要考虑医院专科特点和收治住院患者情况等因素。同区域或同类型医疗机构的指标可能更有参考性。

（2）若医院此指标的监测结果高于被公开的值域上限,应注意在考虑医院专科特点和收治住院患者的情况并排除误诊因素后再进行分析,这样的监测结果常常更符合医疗机构的真实情况。

【参考值设定】

Ⅰ类切口手术抗菌药物预防使用率≤30%。

【指标导向】

逐步降低。

【指标改善与影响因素】

（1）建立医院的抗菌药物管理制度,定期对医护人员培训、考核。

（2）通过医院信息系统获得通用类、诊疗相关识别类数据,并开展抗菌药物使用监测。

（3）临床科室每月开展手术预防抗菌药物使用情况自查自纠。

（4）药学部每月对手术预防抗菌药物使用情况点评,在院内网公示,并下病区现场反馈重点突出问题。

（5）抗菌药物管理小组定期讨论手术预防抗菌药物使用不合理病例。

【相关指标】

Ⅰ类切口手术预防使用抗菌药物平均天数。

● 预防使用抗菌药物术前 0.5~1.0 小时给药率

【指标类别】

质量指标。

【指标定义】

在预防使用抗菌药物的手术中手术当天首次给药时间在术前 0.5~1.0 小时的手术例次所占的比例。

【计算公式】

$$预防使用抗菌药物术前 0.5\sim1.0 小时给药率 = \frac{住院患者中手术当天首次预防性应用抗菌药物的给药时间在术前 0.5\sim1.0 小时手术例次数}{同时期住院患者中手术当天预防性应用抗菌药物的手术例次数} \times 100\%$$

【计量单位】

百分比（%）。

【指标意义】

反映医疗机构手术前抗菌药物预防使用及管理的情况。

【指标说明】

（1）静脉滴注应在皮肤、黏膜切开前 0.5~1.0 小时内或麻醉开始时给药,在滴注完毕后开始手术。万古霉素或氟喹诺酮类等由于需要滴注较长时间,应在手术前 1~2 小时开始给药。

（2）若医疗机构此指标的监测结果低于被公开的值域下限，在考虑监测方法"敏感度"的同时，也需要考虑医疗机构专科特点和收治住院患者情况等因素。同区域或同类型医疗机构的指标可能更有参考性。

（3）若医疗机构此指标的监测结果高于被公开的值域上限，应注意在考虑医疗机构专科特点和收治住院患者的情况并排除误诊因素后再进行分析，这样的监测结果常常更符合医疗机构的真实情况。

【参考值设定】

100%。

【指标导向】

逐步升高。

【指标改善与影响因素】

（1）建立医院的抗菌药物管理制度，定期对医护人员培训、考核。

（2）通过医院信息系统获得通用类、诊疗相关识别类数据，并开展抗菌药物使用监测。

（3）临床科室每月开展手术预防抗菌药物使用情况自查自纠。

（4）药学部每月对手术预防抗菌药物使用情况点评，在院内网公示，并下病区现场反馈重点突出问题。

（5）抗菌药物管理小组定期讨论手术预防抗菌药物使用不合理病例。

【相关指标】

Ⅰ类切口手术预防使用抗菌药物术前 0.5~1.0 小时给药率。

医务人员手卫生依从率

【指标类别】

质量指标。

【指标定义】

医务人员在规定手卫生时期实际实施手卫生次数占应实施手卫生次数的比例。

【计算公式】

$$医务人员手卫生依从率 = \frac{医务人员采取手卫生措施次数}{同时期机会总数} \times 100\%$$

【计量单位】

百分比（%）。

【指标意义】

描述医务人员手卫生实际执行依从程度，反映医务人员手卫生意识和执行情况。

【指标说明】

若医院此指标的监测结果低于被公开的值域下限，在考虑监测方法的同时，也需要考虑医务人员依从性等因素。同区域或同类型医院的指标可能更有参考性。

若医院此指标的监测结果高于被公开的值域上限，应注意在考虑临床医务人员依从性等情况并排除错误因素后再进行分析,这样的监测结果常常更符合医院的真实情况。

【参考值设定】

可以统计本院或同行现状进行设定,也可参考近期相关文献报道的值。

【指标导向】

逐步提高。

【指标改善与影响因素】

（1）需要建立医院的手卫生管理制度。

（2）开展全院手卫生相关知识培训及考核。

（3）定期对手卫生设备情况进行检查。

（4）开展日常医院手卫生现场检查及手卫生卫生学监测,存在问题及时反馈、整改。

【相关指标】

医务人员洗手方法正确率。

三、安全指标

◉ 医院感染病例漏报率

【指标类别】

安全指标。

【指标定义】

应当报告而未报告的医院感染病例数占应报告医院感染病例数的比例。

【计算公式】

$$医院感染病例漏报率 = \frac{应报告而未报告的医疗机构感染病例数}{同期应报告医疗机构感染病例数} \times 100\%$$

【计量单位】

百分比（%）。

【指标意义】

反映医疗机构对医疗机构感染病例诊断、报告的情况及医疗机构感染监测、管理工作的能力。

【指标说明】

（1）若医院所有医院感染病例的发现均依赖临床医师报告,则利用以上计算方法统计得出的漏报率可能为0或很低,但与实际情况或许存在很大偏差。

（2）若医院此指标的监测结果远低于目标区域同类机构的值域下限,需要从监测方法上探讨当前医院感染病例监测方法的"敏感度"是否能够保证。感染控制人员、实验室人员和临床医务人员持续有效的合作可促进信息交流,提高该指标与实际情况的符合程度。

（3）若医院此指标的监测结果低于被公开的值域下限,在考虑监测方法"敏感度"的同时,也需要考虑临床医务人员依从性等因素。同区域或同类型医疗机构的指标可能更有参考性。

（4）若医院此指标的监测结果高于被公开的值域上限,应注意在考虑临床医务人员依从性等情况并排除误诊因素后再进行分析,这样的监测结果常常更符合医院的真实情况。

【参考值设定】

医院感染病例漏报率≤10%。

【指标导向】

逐步降低。

【指标改善与影响因素】

（1）需要建立全院范围的医院感染病例监测制度,逐步开展基于信息化的具有风险识别、判断与预警功能的医疗机构感染病例监测工作。

（2）开展日常医院感染病例的信息化监测,生成医院感染结果判读类数据。

（3）加强对医师感染病例上报流程培训,临床医师通过主动报送或确认等规定方式,按规定的途径和程序应向医院感染预防与控制管理处告知住院患者发生医院感染的相关信息。

【相关指标】

医院疑似感染病例漏报率。

● 院感质控数据上报率

【指标类别】

安全指标。

【指标定义】

医院上报院感质控数据的累计月数占应上报累计月数的比例。

【计算公式】

$$院感质控数据上报率 = \frac{医院上报院感质控数据累计月数}{医院应上报院感质控数据累计月数} \times 100\%$$

【计量单位】

百分比（%）。

【指标意义】

上报院感质控数据有利于省、市医院感染质量控制中心对本地区医院感染监测信息进行分析、比较,提出改进建议,寻找原因,落实整改。

【指标说明】

无。

【参考值设定】

可以统计本院或同行现状进行设定,也可参考近期相关文献报道的值。

【指标导向】

逐步提高。

【指标改善与影响因素】

（1）需要建立全院范围的医院感染实时监测系统，通过实时抓取医院已有系统（HIS系统、LIS系统、电子病历等）的院感数据，生成院感数据库。

（2）生成的过程数据自动上传省、市医院感染质量控制中心。

手术部位感染核心防控措施执行率

【指标类别】

安全指标。

【指标定义】

有效执行手术部位感染核心防控措施的手术例次数占同期手术例次数的比例。

【计算公式】

$$\text{手术部位感染核心防控措施执行率} = \frac{\text{有效执行手术部位感染核心防控措施的手术例次数}}{\text{同期手术例次数}} \times 100\%$$

【计量单位】

百分比（%）。

【指标意义】

反映手术患者医疗机构感染防控管理情况。

【指标说明】

（1）若医院此指标的监测结果低于被公开的值域下限，在考虑监测方法"敏感度"的同时，也需要考虑医院专科特点和收治住院患者情况等因素。同区域或同类型医院的指标可能更有参考性。

（2）若医院此指标的监测结果高于被公开的值域上限，应注意在考虑医院专科特点和收治住院患者的情况并排除误诊因素后再进行分析，这样的监测结果常常更符合医疗机构的真实情况。

【参考值设定】

可以统计本院或同行现状进行设定，也可参考近期相关文献报道的值。

【指标导向】

逐步提高。

【指标改善与影响因素】

（1）医院应建立手术部位感染核心防控制度。

（2）医院感染监测专业人员应根据手术部位感染核心防控制度要求设计检查量表，用以收集相应数据，如患者术前住院时间、控制血糖、正确备皮、手术部位彻底消毒、术前正确预防应用抗菌药物、严格手术消毒、术中保温等。

（3）需要建立全院范围的医疗机构感染病例监测制度，逐步开展基于信息化的具有风险识别、判断与预警功能的医院感染病例监测工作。

（4）开展日常医院感染病例的监测，生成医院感染结果判读类数据。

环境物体表面污染物清除率

【指标类别】

安全指标。

【指标定义】

医院内部环境与物体表面污染物清除例次数占应清除例次数的比例。

【计算公式】

$$环境物体表面污染物清除率 = \frac{环境与物体表面污染物清除例次数}{同期环境与物体表面污染物应清除例次数} \times 100\%$$

【计量单位】

百分比（%）。

【指标意义】

描述环境与物体表面污染物清除制度实际执行与相关管理的情况。

【指标说明】

（1）应清除例次数为实际检查所有点位的全部次数之和。一个点位如检查 N 次，其对应的应清除例次数为 N。

（2）若医院此指标的监测结果低于被公开的值域下限，在考虑监测方法"敏感度"的同时，也需要考虑医院专科特点和收治住院患者情况等因素。同区域或同类型医院的指标可能更有参考性。

（3）若医院此指标的监测结果高于被公开的值域上限，应注意在考虑医院专科特点和收治住院患者的情况并排除误诊因素后再进行分析，这样的监测结果常常更符合医疗机构的真实情况。

【参考值设定】

可以统计本院或同行现状进行设定，也可参考近期相关文献报道的值。

【指标导向】

逐步提高。

【指标改善与影响因素】

（1）需要建立医院的环境卫生学监测制度。

（2）加强保洁人员清洗、消毒等相关知识培训及考核。

（3）开展日常医院环境卫生学监测，生成环境卫生学判读类数据。

（4）院感处定期现场检查，及时反馈问题，落实整改。

护士血源性职业暴露率

【指标类别】

安全指标。

【指标定义】

发生血源性职业暴露护士人数占同期护士总人数的比例。

【计算公式】

$$护士血源性职业暴露率 = \frac{发生血源性职业暴露的护士人数}{同期护士人数} \times 100\%$$

【计量单位】

百分比（％）。

【指标意义】

血源性职业暴露是医院中最常见的也是后果最严重的职业暴露类型，降低其发生是质量管理的重点。

【参考值设定】

可以统计本院或同行现状进行设定，也可参考近期相关文献报道的值。

【指标导向】

逐步降低。

【指标改善与影响因素】

（1）应遵循标准预防的原则，在工作中执行标准预防的具体措施。

（2）遵守无菌技术操作规则。

（3）规范使用一次性物品。

（4）复用物品严格执行"一人一用一消毒/灭菌"。

（5）安全注射。

（6）规范及时处理医疗废物。

【参考文献】

［1］国家卫生健康委员会.关于进一步加强医疗机构感控人员配备管理相关工作的通知［EB/OL］.（2021-08-23）［2024-03-20］.http://www.nhc.gov.cn/xcs/zhengcwj/202108/bfd52f600b4d414991f617a027ffd034.shtml.

［2］法规司.中华人民共和国卫生部令（第48号）——医院感染管理办法［EB/OL］.（2006-07-06）［2024-03-20］.http://www.nhc.gov.cn/fzs/s3576/200804/29720ef16e5542d4883feffabb89c5b5.shtml.

［3］国家卫生健康委员会.医院感染监测标准：WS/T 312—2023［S/OL］.（2023-09-05）［2023-12-20］.http://www.nhc.gov.cn/wjw/s9496/202309/432d0f9af63443e890019af57afaf853.shtml.

［4］国家卫生健康委员会.卫生部办公厅关于印发《三级综合医院医疗质量管理与控制指标（2011年版）》的通知［EB/OL］.（2011-01-26）［2024-01-14］.http://www.nhc.gov.cn/wjw/gfxwj/201304/218ca4b1086949ae9261e487e572b299.shtml.

［5］医政司.国家卫生计生委办公厅关于印发麻醉等6个专业质控指标（2015年版）的通知［EB/OL］.（2015-04-10）［2024-03-20］.http://www.nhc.gov.cn/yzygj/s3585/201504/5fa7461c3d044cb6a93eb6cc6ece087.shtml.

［6］医政医管局.卫生部办公厅关于印发全国医疗卫生系统"三好一满意"活动督导检查工作方案的通知［EB/OL］.（2012-05-11）［2024-04-04］.http://www.nhc.gov.cn/yzygj/s3590/201205/55a7ca22c86f48c68172

f79fc85a8705.shtml.

［7］医政司.国家卫生健康委办公厅关于印发2021年国家医疗质量安全改进目标的通知［EB/OL］.(2021-02-20)［2024-02-09］.http://www.nhc.gov.cn/yzygj/s7657/202102/8c53313663284a7ba146648509538ee2.shtml.

［8］医政医管局.关于印发抗菌药物临床应用指导原则(2015年版)的通知［EB/OL］.(2015-08-27)［2023-12-24］.http://www.nhc.gov.cn/yzygj/s3593/201508/c18e1014de6c45ed9f6f9d592b43db42.shtml.

［9］医政医管局.关于进一步加强抗菌药物临床应用管理工作的通知［EB/OL］.(2015-08-27)［2023-12-24］.http://www.nhc.gov.cn/yzygj/s3593/201508/f0fdf1f52df14b87aa97be53819f1036.shtml.

［10］KOTHARI S S,REDDY J C. Recent developments in the intraocular lens formulae:An update［J］.Semin Ophthalmol,2023,38(2):143-150.

［11］付强,刘运喜,霍瑞,等.医疗机构住院患者感染监测基本数据集及质量控制指标集实施指南［M］.北京:人民卫生出版社,2021.

［12］医政司.国家卫生计生委办公厅关于印发三级综合医院医疗服务能力指南(2016年版)的通知［EB/OL］.(2016-10-18)［2023-12-29］.http://www.nhc.gov.cn/yzygj/s3594q/201610/6e6780e8b7c24c57bf386d35e9f952df.shtml.

［13］医政司.国家卫生健康委办公厅关于印发感染性疾病等4个专业医疗质量控制指标(2023年版)的通知［EB/OL］.(2023-11-13)［2024-02-08］.http://www.nhc.gov.cn/yzygj/s7657/202311/09e5978ff7df407d90cd3e8437dcb217.shtml.

第五节　运营管理指标

运营管理指标思维导图如图2-5-1所示。

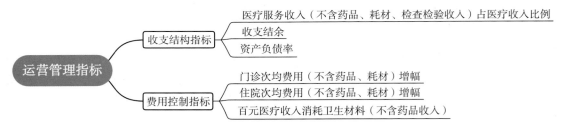

图 2-5-1　运营管理指标思维导图

一、收支结构指标

医疗服务收入(不含药品、耗材、检查检验收入)占医疗收入比例

【指标类别】

收支结构指标。

【指标定义】

医疗服务收入(不包含药品、耗材、检查检验收入)占医疗收入的比例。

【计算公式】

$$医疗服务收入占医疗收入比例 = \frac{医疗服务收入}{医疗收入} \times 100\%$$

【计量单位】

百分比(%)。

【指标意义】

该指标用于反映医院收入结构。医疗服务收入占比逐年提高,有助于引导医疗机构强化内部管理,规范诊疗行为,控制药品和耗材不合理使用,逐步优化收入结构。

【指标说明】

(1)医疗服务收入包括挂号收入、床位收入、诊查收入、治疗收入、手术收入、护理收入等,不包括药品、耗材(即卫生材料)、检查检验收入。

(2)医疗收入是指医院开展医疗服务活动取得的收入,包括门急诊收入、住院收入和结算差额。

【参考值设定】

可以统计本院或参考同行现状进行设定。

【指标导向】

逐步提高。

【指标改善与影响因素】

(1)加强重点药品和高值耗材的采购和使用的监控管理,降低药品、医用耗材费用采购成本。

(2)加强医疗服务、药品、检查检验等费用增长监测,控制药品和耗材不合理使用。

(3)加强医疗行为督查,规范医疗服务行为。

(4)加强医护人员临床技能培训,纠正医生的检查依赖。

(5)以成本和收入结构变动为基础,积极探索医疗服务价格动态调整机制。

【相关指标】

药品收入占医疗收入比例(不含中药饮片)、药品收入占医疗收入比例、卫生材料收入占医疗收入比例、检查检验收入占医疗收入比例。

收支结余

【指标类别】

收支结构指标。

【指标定义】

医院医疗盈余占医疗活动收入的比例。

【计算公式】

$$收支结余 = \frac{医疗盈余}{医疗活动收入} \times 100\%$$

【计量单位】

百分比(%)。

【指标意义】

通过监测医院收支结余,了解医院运营状况,引导医院坚持公益性,提高医院可持续发展能力。

【指标说明】

(1)医疗盈余反映医院医疗活动相关收入扣除医疗活动相关费用后的净额,不包括具有限定用途的项目资金盈余。

(2)医疗活动收入包括"财政拨款收入"下"财政基本拨款收入"、"事业收入"下的"医疗收入""上级补助收入""附属单位上缴收入""经营收入""非同级财政拨款收入""投资收益""捐赠收入""利息收入""租金收入"和"其他收入"。

【参考值设定】

可以统计本院或参考同行现状进行设定。

【指标导向】

实现收支平衡,略有结余。

【指标改善与影响因素】

(1)建立科学的医疗质量管理体系,提高医疗技术水平和服务态度,增强患者的满意度。

(2)结合医院自身特点进行运营管理,拓宽医疗服务范围。

(3)控制医院规模,合理举债,防止医院过度扩张。

(4)不断加强医院成本费用的过程管理与控制,提高成本管理质量,提供多元化的成本核算对象。

【相关指标】

医疗成本费用率、财政项目盈余、科教盈余。

● 资产负债率

【指标类别】

收支结构指标。

【指标定义】

医院负债合计与资产合计的比值。

【计算公式】

$$资产负债率 = \frac{负债合计}{资产合计} \times 100\%$$

【计量单位】

百分比(%)。

【指标意义】

反映负债合理性,引导医院避免盲目负债扩张或经营,降低医院运行潜在风险。

【指标说明】

（1）负债合计包括流动负债、非流动负债和受托代理负债。

（2）资产合计包括流动资产、非流动资产和受托代理资产。

【参考值设定】

可以统计本院或参考同行现状进行设定。

【指标导向】

监测比较。

【指标改善与影响因素】

（1）严格控制新增债务的发生，强化问责管理和监督管理，合理配置医疗资源，加强医院在建项目管理，避免盲目扩张。

（2）加强应付账款管理，保持适当的应付账款，有效缓解公立医院发展中遭遇的资金短缺危机，同时警惕负债风险。

（3）加强业财融合和全面预算管理，优化医院资源配置，实现医院收入和支出相平衡。

（4）综合运用经济管理工具手段，提高医院运营管理精细化水平，增收节支，合理控制运行成本，促使医院降本增效。

【相关指标】

流动比率、速动比率。

二、费用控制指标

◉ 门诊次均费用（不含药品、耗材）增幅

【指标类别】

费用控制指标。

【指标定义】

本期门诊患者次均医药费用（不含药品、耗材）与上年同期门诊患者次均医药费用（不含药品、耗材）之差与上年同期门诊患者次均医药费用（不含药品、耗材）的比值。

【计算公式】

$$门诊次均费用（不含药品、耗材）增幅 = \frac{本期门诊患者次均医药费用（不含药品、耗材）-上年同期门诊患者次均医药费用（不含药品、耗材）}{上年同期门诊患者次均医药费用（不含药品、耗材）} \times 100\%$$

其中，

$$门诊患者次均医药费用（不含药品、耗材） = \frac{门诊收入（不含药品、耗材收入）}{门诊人次数}$$

【计量单位】

百分比（%）。

【指标意义】

门诊次均费用(不含药品、耗材)增幅是衡量门诊患者费用负担水平及其增长情况的重要指标。

【指标说明】

(1)门诊收入(不含药品、耗材收入)是指医院开展门急诊医疗服务活动取得的收入,包括门诊、急诊、健康体检收入等,不包括门诊药品、门诊耗材(即卫生材料)收入。

(2)门诊人次数是指门急诊总诊疗人次数,包括门诊、急诊、健康体检人次数等。

【参考值设定】

可以统计本院或参考同行现状进行设定。

【指标导向】

年度同比增长≤5%。

【指标改善与影响因素】

(1)基于临床路径导向,通过标准化、规范化的诊疗模式,有效规范疾病的整个诊疗流程,控制过度检查检验,避免出现门诊费用由药耗收入向化验检查收入转移的现象。

(2)重点关注化验类医疗服务项目收入,合理提高诊查费、治疗费、手术费等体现医务人员技术劳务价值的项目价格,不断促进医疗费用结构的调整和优化。

(3)推动公立医院薪酬制度改革,充分体现医务人员技术劳务价值,切实提高医务人员工作积极性,不断夯实医疗服务质量,更好满足人民群众的就医需求。

【相关指标】

门诊患者次均医药费用、门诊次均药品费用增幅、门诊患者次均药品费用。

住院次均费用(不含药品、耗材)增幅

【指标类别】

费用控制指标。

【指标定义】

本期出院患者次均医药费用(不含药品、耗材)与上年同期出院患者次均医药费用(不含药品、耗材)之差与上年同期出院患者次均医药费用(不含药品、耗材)的比值。

【计算公式】

$$\text{住院次均费用}\text{(不含药品、耗材)增幅} = \frac{\text{本期出院患者次均医药费用(不含药品、耗材)} - \text{上年同期出院患者次均医药费用(不含药品、耗材)}}{\text{上年同期出院患者次均医药费用(不含药品、耗材)}} \times 100\%$$

其中,

$$\text{出院患者次均医药费用(不含药品、耗材)} = \frac{\text{出院患者住院费用(不含药品、耗材费用)}}{\text{出院人次数}}$$

【计量单位】

百分比(%)。

【指标意义】

住院次均费用(不含药品、耗材)增幅是衡量出院患者费用负担水平及其增长情况的重要指标。

【指标说明】

（1）出院患者住院费用(不含药品、耗材费用)即住院收入,是指医院开展住院医疗服务活动取得的收入,不包括住院药品、住院耗材(即卫生材料)收入。

（2）出院人次数指出院人数。

（3）出院患者次均医药费用(不含药品、耗材)是指出院患者平均每次住院的医药费用(不含药品、耗材),简称住院次均费用(不含药品、耗材)。

【参考值设定】

可以统计本院或参考同行现状进行设定。

【指标导向】

年度同比增长≤5%。

【指标改善与影响因素】

（1）通过优化院内医技科室人力资源配置、有效提升仪器设备运行效率、强化住院患者检查化验错峰预约机制、日间病房管理等管理措施,有效减少患者在院等待时间,合理压缩住院日,减少不合理医疗资源的消耗。

（2）建立医疗服务价格动态调整机制,逐步提高医务人员劳动、技术和价值指标的比重,避免医院或医务人员通过过度检查与化验等收费项目来弥补医疗服务性收费不足。

（3）构建适合本医院的眼科多学科诊疗模式,以患者为中心,整合医院多学科团队优势,为患者设计规范可连续的治疗方案,减少不必要的转科治疗。

【相关指标】

出院患者次均医药费用、住院次均药品费用增幅、出院患者次均药品费用。

百元医疗收入消耗卫生材料(不含药品收入)

【指标类别】

费用控制指标。

【指标定义】

医院为获得百元的医疗收入(不含药品收入)所消耗的卫生材料费用。

【计算公式】

$$百元医疗收入消耗卫生材料(不含药品收入)=\frac{卫生材料费}{医疗收入-药品收入}\times100$$

【计量单位】

元。

【指标意义】

反映医院卫生材料消耗程度和管理水平。

【指标说明】

（1）卫生材料费反映医院卫生材料的支出（不含科教经费费用和财政项目拨款经费费用）。

（2）医疗收入是指医院开展医疗服务活动取得的收入，包括门急诊收入、住院收入和结算差额。

（3）药品收入包括门急诊、住院药品收入。

【参考值设定】

可以统计本院或参考同行现状进行设定。

【指标导向】

逐步降低。

【指标改善与影响因素】

（1）规范临床路径，合理选用医用耗材。

（2）降低医用耗材采购成本，优化品种结构。

（3）加强卫生材料管理相关人员培训。

（4）建立监督考核机制，加强对临床科室医用耗材应用的监管力度。

【相关指标】

百元医疗收入的医疗费用（不含药品收入）。

【参考文献】

［1］郑洁楠,张慧.广东省公立医院收入结构变动分析［J］.卫生经济研究,2023,40（2）:61-65.

［2］王道刚,刘健,崔伟萍,等.医疗服务价格改革对公立医院经济运行的影响分析［J］.卫生经济研究,2023,40（2）:74-75.

［3］林凯,王振宇,戴笑韫,等.医疗服务价格调整对公立医院收入结构的影响研究——基于成分数据分析方法［J］.中国医院管理,2021,41（4）:47-51.

［4］李双双,姜小明,唐月红.基于结构变动度的乌鲁木齐市某三甲医院住院科室医疗服务项目收入分析［J］.医学与社会,2016,29（4）:67-69.

［5］医政司.国家卫生健康委办公厅关于印发国家三级公立医院绩效考核操作手册（2023版）的通知［EB/OL］.（2023-02-27）［2024-03-12］.http://www.nhc.gov.cn/yzygj/s3594q/202302/66bc281991da43c4a0e85eba4829530a.shtml.

［6］文芳清.广西妇幼保健机构医疗盈余影响因素敏感性分析［J］.中国卫生经济,2022,41（8）:80-82.

［7］潘佳佳,王长青,朱岷.江苏省公立中医类医院经济运行现状分析［J］.中国卫生经济,2021,40（11）:73-76.

［8］范鹏举,李岩,郭锋,等.河北省公立医院负债状况、成因及对策分析［J］.卫生软科学,2023,37（12）:49-52.

［9］纪门,凌薇.黑龙江省大型公立医院资产负债状况及影响因素分析［J］.医学与社会,2019,32（3）:99-102.

［10］张冰心,宋沈超.贵州省公立医院负债状况及成因分析［J］.卫生软科学,2020,34（6）:37-40,55.

[11] 贾本源,韩辉,黄奕祥.江苏、浙江公立医院医疗费用结构变动比较分析[J].卫生经济研究,2022,39
(5):33-36.

[12] 戴涛明,宋奎勋,甄天民.基于灰色关联和结构变动度的山东省公立医院门诊费用分析[J].卫生软科
学,2020,34(9):56-61.

[13] 刘沛,李阳,郭威,等.基于时间序列分析的次均门诊费用及药占比预测分析[J].中国卫生统计,2017,
34(6):904-906.

[14] 陈美婷,叶仲书,梅文华.某市公立医院门诊和住院收入影响因素的动态分析[J].中国病案,2016,17
(4):60-63.

[15] 葛龙,张南,王月.DRG支付方式改革对高血压患者住院次均费用的影响研究[J].中国医院管理,
2023,43(12):25-28.

[16] 孟宏伟,薛中豪,刘俊峰,等.我国三级医院患者医药费用构成分析[J].中国医院,2021,25(4):42-44.

[17] 周传坤,刘晓华,吴昕霞,等.我院实施医用耗材精细化管控实践[J].中华医院管理杂志,2019,35(1):
73-76.

[18] 张静,卜庆云,郭庆凤.目标管理法管控综合医院护理低值耗材占比项目[J].中国护理管理,2019,19
(z1):139-140.

[19] 梁宇晖.新医改形势下公立医院医用高值耗材管理模式的建立研究[J].经济研究参考,2015(70):83-
84.

第六节　临床教学管理指标

临床教学管理指标思维导图如图 2-6-1 所示。

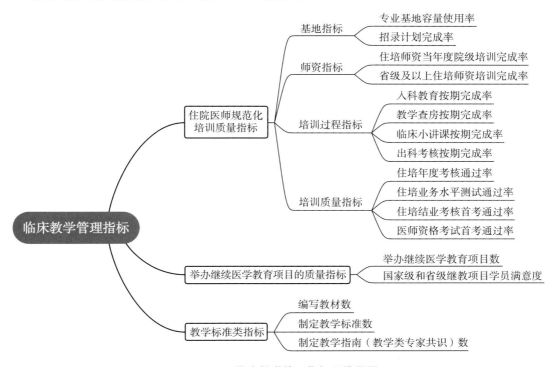

图 2-6-1　临床教学管理指标思维导图

一、住院医师规范化培训质量指标

（一）基地指标

● 专业基地容量使用率

【指标类别】

住院医师规范化培训质量指标。

【指标定义】

当年度基地所有在培学员数量占基地容量的比例。

【计算公式】

$$专业基地容量使用率 = \frac{基地所有在培学员人数}{基地容量人数} \times 100\%$$

【计量单位】

百分比（%）。

【指标意义】

该指标反映了基地的招收情况及临床教学资源的使用情况。

【指标说明】

培训容量测算参考方法详见《住院医师规范化培训基地标准（2022年版）》。

【参考值设定】

建议在培学员人数连续3年≥最小培训容量10名，且容量使用率≤100%。

【指标导向】

逐步提高，但不能>100%。

【指标改善与影响因素】

（1）提高本基地住院医师规范化培训（简称"住培"）学员培养质量。

（2）加强招录宣传。

● 招录计划完成率

【指标类别】

住院医师规范化培训质量指标。

【指标定义】

当年度基地实际招录学员人数占计划招录人数的比例。

【计算公式】

$$招录计划完成率 = \frac{基地实际招录学员人数}{基地计划招录学员人数} \times 100\%$$

【计量单位】

百分比（%）。

【指标意义】

该指标反映了基地招收指标的完成情况。

【指标说明】

每年浙江省卫生健康委员会办公室关于开展住院医师规范化培训报名招收工作的通知中公布的基地招收计划。

【参考值设定】

建议在 80% 以上,且每年招录学员人数不低于 0,三年不少于 10 人。

【指标导向】

逐步提高。

【指标改善与影响因素】

(1)提高培养质量,扩大基地影响力。

(2)加强招录宣传。

(二)师资指标

◉ 住培师资当年度院级培训完成率

【指标类别】

住院医师规范化培训质量指标。

【指标定义】

当年度参加院级住培师资培训的师资数量占总住培带教师资数量的比例。

【指标意义】

该指标反映了住培师资带教能力提升情况。

【计量单位】

百分比(%)。

【计算公式】

$$住培师资当年度院级培训完成率 = \frac{当年度参加院级住培师资培训的师资数量}{总住培带教师资数} \times 100\%$$

【指标说明】

以该院科教管理部门发布的名单为准。

【参考值设定】

建议在 70% 以上。

【指标导向】

80%> 住培师资当年度院级培训完成率≥70%(合格)。

90%> 住培师资当年度院级培训完成率≥80%(良好)。

住培师资当年度院级培训完成率≥90%(优秀)。

【指标改善与影响因素】

(1)规范开展院级住培师资培训活动。

（2）提升住培带教老师参与师资培训的意识。

● 省级及以上住培师资培训完成率

【指标类别】

住院医师规范化培训质量指标。

【指标定义】

参加省级以上住培师资培训的师资数量占总住培师资数量的比例。

【指标意义】

该指标反映了师资带教能力提升情况。

【计量单位】

百分比（%）。

【计算公式】

$$省级及以上住培师资培训完成率 = \frac{参加省级以上住培师资培训的师资数量}{总住培师资数} \times 100\%$$

【指标说明】

以省级卫生健康委员会科教处发布的名单为准。

【参考值设定】

建议在 20% 以上。

【指标导向】

40%> 省级及以上住培师资培训完成率≥20%（合格）。

70%> 省级及以上住培师资培训完成率≥40%（良好）。

省级及以上住培师资培训完成率≥70%（优秀）。

【指标改善与影响因素】

（1）规范开展省级及以上住培师资培训活动。

（2）提升住培带教老师参与师资培训的意识。

（三）培训过程指标

● 入科教育按期完成率

【指标类别】

住院医师规范化培训质量指标。

【指标定义】

每一轮转周期,学员入科后完成入科教育的次数占应当完成的入科教育次数的比例。

【计算公式】

$$入科教育按期完成率 = \frac{完成入科教育的次数}{应当完成的入科教育的次数} \times 100\%$$

【计量单位】

百分比（%）。

【指标意义】

该指标反映了科室的培训质量。

【指标说明】

《住院医师规范化培训基地评估指标（2023年版）——眼科专业基地》眼科专业基地细则中教学活动要求：规范开展入轮转科室教育，包括科室情况、科室纪律、培养计划与要求、医德医风、医患沟通等内容的入科教育。

【参考值设定】

100%。

【指标导向】

逐步提高。

【指标改善与影响因素】

（1）临床科室拟定入科教育的计划，并严格执行。

（2）教学管理部门对临床科室督导、反馈、核查整改情况。

教学查房按期完成率

【指标类别】

住院医师规范化培训质量指标。

【指标定义】

每一轮转周期，实际开展的教学查房的次数占应当完成的教学查房次数的比例。

【计算公式】

$$教学查房按期完成率 = \frac{教学查房实际开展次数}{应当完成的教学查房的次数} \times 100\%$$

【计量单位】

百分比（%）。

【指标意义】

该指标反映了科室的培训质量。

【指标说明】

《住院医师规范化培训基地标准（2022年版）》中要求专业基地按要求积极开展各类教学活动，教学查房至少每两周1次。

【参考值设定】

100%。

【指标导向】

逐步提高。

【指标改善与影响因素】

（1）临床科室拟定教学查房的计划，并严格执行。

（2）教学管理部门对临床科室督导、反馈、核查整改情况。

临床小讲课按期完成率

【指标类别】

住院医师规范化培训质量指标。

【指标定义】

每一轮转周期,实际开展的临床小讲课的次数占应当完成的小讲课次数的比例。

【计算公式】

$$临床小讲课按期完成率 = \frac{临床小讲课实际开展次数}{应当完成的临床小讲课的次数} \times 100\%$$

【计量单位】

百分比(%)。

【指标意义】

该指标反映了科室的培训质量。

【指标说明】

《住院医师规范化培训基地标准(2022年版)》中要求专业基地按要求积极开展各类教学活动,临床小讲课至少每周1次。

【参考值设定】

100%。

【指标导向】

逐步提高。

【指标改善与影响因素】

(1)临床科室拟定临床小讲课的计划,并严格执行。

(2)教学管理部门对临床科室督导、反馈、核查整改情况。

出科考核按期完成率

【指标类别】

住院医师规范化培训质量指标。

【指标定义】

每一轮转周期,实际完成出科考核的学员人数占应当完成出科考核学员人数的比例。

【计算公式】

$$出科考核按期完成率 = \frac{实际完成出科考核学员人数}{应当完成出科考核学员人数} \times 100\%$$

【计量单位】

百分比(%)。

【指标意义】

该指标反映了科室的培训质量。

【指标说明】

《住院医师规范化培训基地标准(2022年版)》中要求专业基地及轮转科室应制订过程考核的原则、方案和计划,依据基地的实际情况,对住院医师进行日常评价、出科考核,可使用各种评价工具进行评价并适时反馈,持续改进,切实提高住院医师的核心胜任力。

【参考值设定】

100%。

【指标导向】

逐步提高。

【指标改善与影响因素】

(1)临床科室拟定出科考核的计划,并严格执行。

(2)教学管理部门对临床科室督导、反馈、核查整改情况。

(四)培训质量指标

住培年度考核通过率

【指标类别】

住院医师规范化培训质量指标。

【指标定义】

当年度参加住培年度考核的住培生,考试合格的比例。

【计算公式】

$$总通过率 = \frac{通过年度考核住培生人数}{参加年度考核住培生人数} \times 100\%$$

$$理论考核通过率 = \frac{通过年度理论考核住培生人数}{参加年度理论考核住培生人数} \times 100\%$$

$$年度实践考核通过率 = \frac{通过年度实践考核住培生人数}{参加年度实践考核住培生人数} \times 100\%$$

【计量单位】

百分比(%)。

【指标意义】

该指标反映了住培生培养质量。

【指标说明】

住培年度考核包含专业理论考核和临床实践能力考核。临床实践能力考核采用模拟操作和临床技能操作等相结合的方式进行。考核内容参照国家发布的《住院医师规范化培训标准细则》和《住院医师规范化培训专业理论考核与临床实践能力考核指导标准》。

【参考值设定】

建议在85%以上。

【指标导向】

逐步提高。

【指标改善与影响因素】

（1）加强日常考核、出科考核的管理。

（2）加强学生考前准备。

◉ 住培业务水平测试通过率

【指标类别】

住院医师规范化培训质量指标。

【指标定义】

当年度参加全国住培业务水平测试的住培生，考试合格的比例。

【计算公式】

$$住培业务水平测试通过率 = \frac{通过住培业务水平测试住培生人数}{参加住培业务水平测试住培生人数} \times 100\%$$

【计量单位】

百分比（%）。

【指标意义】

该指标反映了住培生培养质量。

【指标说明】

住培业务水平测试是由中国医师协会根据国家卫生健康委员会科教司的工作部署，面向全国住培基地组织的年度业务水平测试工作，参加对象为拟参加次年全国住院医师规范化培训结业考核的住院医师。

【参考值设定】

建议在80%以上。

【指标导向】

逐步提高。

【指标改善与影响因素】

（1）加强住培培养阶段的培训质量。

（2）加强学生考前指导。

◉ 住培结业考核首考通过率

【指标类别】

住院医师规范化培训质量指标。

【指标定义】

当年度报考且为首次报考住培结业考核的住培生，考试合格的比例。

【计算公式】

$$首考总通过率=\frac{首次报考并通过住培结业考核的住培生人数}{首次报考并参加住培结业考核的住培生人数}\times100\%$$

$$首考理论考核通过率=\frac{首次报考并通过住培结业理论考核的住培生人数}{首次报考并参加住培结业理论考核的住培生人数}\times100\%$$

$$首考实践考核通过率=\frac{首次报考并通过住培结业实践考核的住培生人数}{首次报考并参加住培结业实践考核的住培生人数}\times100\%$$

【计量单位】

百分比（%）。

【指标意义】

该指标反映了住培生培养质量。

【指标说明】

住培结业考核是衡量培训整体效果的结果性综合评价,由省级卫生健康委员会行政部门组织实施,分为临床实践能力考核和专业理论考核两部分。根据《住院医师规范化培训考核实施办法(试行)》文件中要求,取得医师资格证书且培训过程考核合格者,可根据省级卫生健康委员会行政部门公布的结业考核有关安排,申请参加结业考核。

【参考值设定】

建议在85%以上。

【指标导向】

逐步提高。

【指标改善与影响因素】

（1）加强住培培养阶段的培训质量。

（2）加强学生考前指导。

● **医师资格考试首考通过率**

【指标类别】

住院医师规范化培训质量指标。

【指标定义】

当年度报考且为首次报考医师资格考试的住培生,考试合格的比例。

【计算公式】

$$首考总通过率=\frac{首次报考并通过医师资格考试的住培生人数}{首次报考并完成医师资格考试报名的住培生人数}\times100\%$$

$$首考理论考核通过率=\frac{首次报考并通过医师资格考试之理论考试的住培生人数}{首次报考并完成医师资格考试之理论考试的住培生人数}\times100\%$$

$$首考实践考核通过率=\frac{首次报考并通过医师资格考试之实践考试的住培生人数}{首次报考并完成医师资格考试之实践考试的住培生人数}\times100\%$$

【计量单位】

百分比(%)。

【指标意义】

该指标反映了住培生培养质量。

【指标说明】

以国家医师资格考试委员会发布的名单为准。

【参考值设定】

建议在 85% 以上。

【指标导向】

逐步提高。

【指标改善与影响因素】

(1)加强本科阶段医学主干课程的课堂教学及见实习教学质量。

(2)加强学生考前指导。

二、举办继续医学教育项目的质量指标

举办继续医学教育项目数

【指标类别】

举办继续医学教育项目的质量指标。

【指标定义】

当年度完成的国家级、省级继续医学教育项目数量。

【计算公式】

当年度完成的国家级、省级继续医学教育项目数量的总和。

【计量单位】

项。

【指标意义】

该指标反映了该学科在国内及区域学术影响力。

【指标说明】

以全国或者省级继续医学教育委员会办公室发布的项目清单为准。

【参考值设定】

参照浙江省眼科专科医院三甲评估指标,建议高校附属省级医院近三年承担国家级继续教育项目数≥40 项;其他省级医院近三年承担国家级继续教育项目数≥25 项;其他医院近三年承担省级以上继续教育项目数≥12 项。

【指标导向】

逐步提高。

【指标改善与影响因素】

（1）加强本学科人才、师资队伍建设。

（2）引进并开展该学科或亚专业国际、国内先进诊疗技术及规范。

国家级和省级继教项目学员满意度

【指标类别】

举办继续医学教育项目的质量指标。

【指标定义】

举办的国家级和省级继续教育项目学员满意度。

【计算公式】

$$项目内容满意度 = \frac{\begin{array}{c}授分学员中认为本项目讲授主要内容是或基本是本学科\\最新发展、最新成果或亟待解决的问题的学员数\end{array}}{所有授分学员} \times 100\%$$

$$项目内容知晓度 = \frac{\begin{array}{c}授分学员中认为本项目基本内容以前\\了解情况为知道和基本知道的学员数\end{array}}{所有授分学员} \times 100\%$$

$$学员收获满意度 = \frac{授分学员中认为通过本项目学习收获很大和大的学员数}{所有授分学员} \times 100\%$$

$$授课教师满意度 = \frac{授分学员中对该项目授课教师感到很满意和满意的学员数}{所有授分学员} \times 100\%$$

$$课程设置满意度 = \frac{授分学员中对该项目教学计划安排感到很满意和满意的学员数}{所有授分学员} \times 100\%$$

$$教材满意度 = \frac{授分学员中对该项目教材感到很满意和满意的学员数}{所有授分学员} \times 100\%$$

【计量单位】

百分比（%）。

【指标意义】

该指标反映了继续教育项目培训质量。

【指标说明】

以国家级和省级继续教育管理平台数据导出为准。

【参考值设定】

建议在 95% 以上。

【指标导向】

逐步提高。

【指标改善与影响因素】

（1）提升项目课程安排和设置管理。

（2）提升课程授课老师的师资配备。

（3）提升课程教材的选用或编写质量。

三、教学标准类指标

◉ 编写教材数

【指标类别】

教学标准类指标。

【指标定义】

当年度出版的,由本院员工担任规划教材的主编、副主编、编委的教材数。

【计算公式】

当年度出版的,由本院员工担任规划教材的主编、副主编、编委的教材数的总和。

【计量单位】

部。

【指标意义】

该指标反映了教材建设成效和师资队伍水平。

【指标说明】

（1）以出版社公布的名单为准。

（2）教材认定以各高校相关规定为准。

【参考值设定】

可以统计本院或同行现状进行设定。

【指标导向】

逐步提高。

【指标改善与影响因素】

全方位加强教材建设和高水平师资队伍建设。

◉ 制定教学标准数

【指标类别】

教学标准类指标。

【指标定义】

受上级政府主管部门委托,由本院员工参与编写、并于当年度公开发表的教学标准数。

【计算公式】

受上级政府主管部门委托,由本院员工担任负责编写或参与编写、并于当年度公开出版的各层次教学标准数的总和。

【计量单位】

项。

【指标意义】

该指标反映了全院在医学教学领域的影响力。

【指标说明】

以政府或上级主管部门公布或认定的名单为准。

【参考值设定】

可以统计本院或同行现状进行设定。

【指标导向】

逐步提高。

【指标改善与影响因素】

（1）全方位加强教学建设和师资建设。

（2）加强医院在医学教学领域的学术影响力。

制定教学指南（教学类专家共识）数

【指标类别】

教学标准类指标。

【指标定义】

由本院员工主持或参与编写、并于当年度公开发表的教学指南或教学类专家共识数。

【计算公式】

由本院员工主持或参与编写、并于当年度公开发表的教学指南或教学类专家共识数的总和。

【计量单位】

项。

【指标意义】

该指标反映了全院在医学教学领域的影响力。

【指标说明】

以在学术杂志上公开发表或由学术组织公开发布的教学指南和教学类专家共识为准。

【参考值设定】

可以统计本院或同行现状进行设定。

【指标导向】

逐步提高。

【指标改善与影响因素】

（1）全方位加强教学建设和师资建设。

（2）加强医院在医学教学领域的学术影响力。

【参考文献】

[1]　中国医师协会.中国医师协会关于印发住培内容与标准、基地标准（2022年版）的通知［EB/OL］.

（2022-08-05）［2023-12-09］. https://www.ccgme-cmda.cn/news/15117/article.

［2］　中国医师协会. 中国医师协会关于发布住院医师规范化培训基地评估指标（2023 年版）的通知［EB/OL］.（2023-09-21）［2024-03-20］. https://www.ccgme-cmda.cn/news/17637/1/article.

［3］　科技教育司. 国家卫生计生委办公厅关于印发住院医师规范化培训招收实施办法（试行）和住院医师规范化培训考核实施办法（试行）的通知［EB/OL］.（2015-10-09）［2023-12-14］. http://www.nhc.gov.cn/qjjys/s3593/201510/e9edb9ed82224b28bc935188f9f1ff38.shtml.

第七节　科研管理指标

科研管理指标思维导图如图 2-7-1 所示。

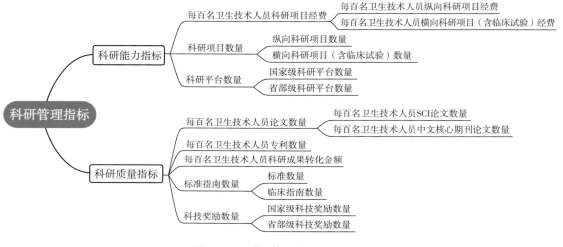

图 2-7-1　科研管理指标思维导图

一、科研能力指标

◉ 每百名卫生技术人员科研项目经费

（1）每百名卫生技术人员纵向科研项目经费

【指标类别】

科研能力指标。

【指标定义】

年度每百名卫生技术人员立项的纵向科研项目经费总金额。

【计算公式】

$$每百名卫生技术人员纵向科研项目经费 = \frac{本年度纵向科研项目立项经费总金额}{同期卫生技术人员总数} \times 100$$

【计量单位】

元。

【指标意义】

该指标反映医院科研创新能力以及承接国家和地方政府重大战略任务的能力。《国务院办公厅关于推动公立医院高质量发展的意见》(国办发〔2021〕18号)要求推进医学技术创新,面向生命科学、生物医药科技前沿,面向国家战略需求和医药卫生领域重大科学问题,加强基础和临床研究,推动原创性疾病预防诊断治疗新技术、新产品、新方案和新策略等的产出,强化科研攻关对重大疫情和突发公共卫生事件应对的支撑作用。争取医院科研项目经费,有助于完善研究基地与平台建设,促进科技创新人才培养,提升医院科研创新能力和综合实力。

【指标说明】

1)纵向科研项目经费以当年作为牵头承担单位立项批复或签订合同的纵向科研项目(国家、部/委、省、辖市等各级地方政府机构或者上级主管部门下达)金额为准,不含院内课题和院内匹配经费,不含适宜技术推广、新技术引进、学科建设、平台建设、工作室建设、科普宣传、科研相关奖励等经费。

2)卫生技术人员包括医、药、护、技四类在岗人员,包含在行政职能科室工作的四类人员。

【参考值设定】

该指标为国家三级公立医院绩效考核指标之一,可根据国家和地方政府相关政策文件设定,或根据同行现状及医院实际设定。例如在国家三级公立医院绩效考核中,每百名卫生技术人员科研项目经费≥7 000 000元(包括纵向和横向)则该指标满分;根据《浙江省眼科专科医院等级评审标准(2022版)》,该指标为二类指标(准入指标)之一,查看评审前3年情况,三级甲等高校附属省级医院每百名卫生技术人员科研项目纵向经费≥2 500 000元,三级甲等其他省级医院每百名卫生技术人员科研项目纵向经费≥1 000 000元,三级甲等其他医院每百名卫生技术人员科研项目纵向经费≥500 000元。

【指标导向】

逐步提高。

【指标改善与影响因素】

1)根据国家和地方政府科研工作方针、政策,结合医院实际,制订和实施医院科研发展规划、计划,合理协调科研资源,凝练研究方向,组织科研协作攻关,抓好人才队伍建设和管理工作,充分调动卫生技术人员参与科研工作的积极性。

2)设立专门的科研管理部门和工作岗位,对纵向科研项目的申报推荐、评审立项、合同签订、过程管理和结题验收等工作进行管理;持续加强科研管理人才队伍建设,优化院内协同机制,提升科研管理水平。

3)建立健全纵向科研项目相关管理制度和办法,提出鼓励卫生技术人员申报、开展纵向科研项目的具体举措。

4)提供适当的经费支持,包括但不限于设立院内课题、重点学科、高层次人才启动课题等科研支持基金,提供院内配套经费等鼓励性科研经费,以及发放科研业绩奖励等。

5)提供相应的科研条件与设施支持,包括但不限于开展基础与临床研究的空间、设备、人员支持等。

6)活跃学术氛围,创造良好的科研环境,组织各类学术会议、交流、培训等;例如在纵向科研项目申报前组织专家进行评审与咨询,提出改进意见或建议等。

7)在纵向科研项目开展过程中实行全程质量管理,对科研工作进行监管、追踪、评估和持续改进。

【相关指标】

纵向科研项目数量、每百名卫生技术人员横向科研项目(含临床试验)经费、横向科研项目(含临床试验)数量。

(2)每百名卫生技术人员横向科研项目(含临床试验)经费

【指标类别】

科研能力指标。

【指标定义】

年度每百名卫生技术人员立项的横向科研项目(含临床试验)经费总金额。

【计算公式】

$$\text{每百名卫生技术人员横向科研项目(含临床试验)经费} = \frac{\text{本年度横向科研项目(含临床试验)立项经费总金额}}{\text{同期卫生技术人员总数}} \times 100$$

【计量单位】

元。

【指标意义】

该指标反映医院科研创新能力和承接社会技术服务的能力。《国务院办公厅关于推动公立医院高质量发展的意见》(国办发〔2021〕18 号)要求推进医学技术创新,面向生命科学、生物医药科技前沿,面向国家战略需求和医药卫生领域重大科学问题,加强基础和临床研究,推动原创性疾病预防诊断治疗新技术、新产品、新方案和新策略等的产出,强化科研攻关对重大疫情和突发公共卫生事件应对的支撑作用。争取医院科研项目经费,有助于完善研究基地与平台建设,促进科技创新人才培养,提升医院科研创新能力和综合实力。

【指标说明】

1)横向科研项目经费以当年作为牵头承担单位立项批复或签订合同的横向科研项目(非政府机构或者上级主管部门下达,含 GCP 临床试验)金额为准,不含院内课题和院内匹配经费,不含适宜技术推广、新技术引进、学科建设、平台建设、工作室建设、科普宣传、科研相关奖励等经费。

2)卫生技术人员包括医、药、护、技四类在岗人员,包含在行政职能科室工作的四类人员。

【参考值设定】

该指标为国家三级公立医院绩效考核指标之一,可根据国家和地方政府相关政策文件设定,或根据同行现状及医院实际设定。例如在国家三级公立医院绩效考核中,每百名卫生技术人员科研项目经费≥7 000 000元(包括纵向和横向)则该指标满分;根据《浙江省眼科专科医院等级评审标准(2022版)》,该指标为二类指标(准入指标)之一,查看评审前5年情况,三级甲等高校附属省级医院每百名卫生技术人员横向课题和技术服务经费(含临床试验)≥5 000 000元,三级甲等其他省级医院每百名卫生技术人员横向课题和技术服务经费(含临床试验)≥2 500 000元,三级甲等其他医院每百名卫生技术人员横向课题和技术服务经费(含临床试验)≥250 000元。

【指标导向】

逐步提高。

【指标改善与影响因素】

1)根据国家和地方政府科研工作方针、政策,结合医院实际,制订和实施医院科研发展规划、计划,合理协调科研资源,凝练研究方向,组织科研协作攻关,抓好人才队伍建设和管理工作,充分调动卫生技术人员参与科研工作的积极性。

2)设立专门的科研管理部门和工作岗位,对横向科研项目(含临床试验)的评审立项、合同签订、过程管理和结题验收等工作进行管理;持续加强科研管理人才队伍建设,优化院内协同机制,提升科研管理水平。

3)建立健全横向科研项目(含临床试验)相关管理制度和办法,提出鼓励卫生技术人员承接、开展横向科研项目的具体举措。

4)提供适当的经费支持,包括但不限于设立院内课题、重点学科、高层次人才启动课题等科研支持基金,提供院内配套经费等鼓励性科研经费,以及发放科研业绩奖励等。

5)提供相应的科研条件与设施支持,包括但不限于开展基础与临床研究的空间、设备、人员支持等。

6)活跃学术氛围,创造良好的科研环境,组织各类学术会议、交流、培训等;例如在横向科研项目(含临床试验)立项前组织专家进行评审与咨询,提出改进意见或建议等。

7)在横向科研项目(含临床试验)开展过程中实行全程质量管理,对科研工作进行监管、追踪、评估和持续改进。

8)鼓励与行政机关、事业单位、社会组织(社会团体、基金会、社会服务机构等)、企业及个人等对接承担横向科研项目(含临床试验),提升科研社会服务水平。

9)开展临床试验应取得法律法规规定的相关资质,具备相应的能力并按相关要求开展临床试验;临床科研项目中使用医疗技术者应有相应的管理制度与审批程序。

【相关指标】

横向科研项目(含临床试验)数量、每百名卫生技术人员纵向科研项目经费、纵向科研项目数量。

● 科研项目数量

（1）纵向科研项目数量

【指标类别】

科研能力指标。

【指标定义】

年度立项的纵向科研项目总数。

【计算公式】

纵向科研项目数量＝年度立项的纵向科研项目总数。

【计量单位】

项。

【指标意义】

该指标反映医院科研创新能力以及承接国家和地方政府重大战略任务的能力。《国务院办公厅关于推动公立医院高质量发展的意见》（国办发〔2021〕18号）要求推进医学技术创新，面向生命科学、生物医药科技前沿，面向国家战略需求和医药卫生领域重大科学问题，加强基础和临床研究，推动原创性疾病预防诊断治疗新技术、新产品、新方案和新策略等的产出，强化科研攻关对重大疫情和突发公共卫生事件应对的支撑作用。科研项目是学科建设和学术水平的量化体现，是连接基础研究与临床转化的桥梁，是科技创新和人才培养的重要载体。

【指标说明】

纵向科研项目数量以当年作为牵头承担单位立项批复或签订合同的纵向科研项目（国家、部/委、省、辖市等各级地方政府机构或者上级主管部门下达）总数为准。

【参考值设定】

可根据国家和地方政府相关政策文件设定，或根据同行现状及医院实际设定。例如根据《浙江省眼科专科医院等级评审标准（2022版）》，该指标为二类指标（准入指标）之一，查看评审前3年情况，三级甲等高校附属省级医院承担国家级项目（自然基金除外）≥8项，三级甲等其他省级医院国家级项目（自然基金除外）≥3项，三级甲等其他医院承担国家级和省部级项目≥5项。

【指标导向】

逐步提高。

【指标改善与影响因素】

1）根据国家和地方政府科研工作方针、政策，结合医院实际，制订和实施医院科研发展规划、计划，合理协调科研资源，凝练研究方向，组织科研协作攻关，抓好人才队伍建设和管理工作，充分调动卫生技术人员参与科研工作的积极性。

2）设立专门的科研管理部门和工作岗位，对纵向科研项目的申报推荐、评审立项、合同签订、过程管理和结题验收等工作进行管理；持续加强科研管理人才队伍建设，优化院内协同机制,提升科研管理水平。

3）建立健全纵向科研项目相关管理制度和办法,提出鼓励卫生技术人员申报、开展纵向科研项目的具体举措。

4）提供适当的经费支持,包括但不限于设立院内课题、重点学科、高层次人才启动课题等科研支持基金,提供院内配套经费等鼓励性科研经费,以及发放科研业绩奖励等。

5）提供相应的科研条件与设施支持,包括但不限于开展基础与临床研究的空间、设备、人员支持等。

6）活跃学术氛围,创造良好的科研环境,组织各类学术会议、交流、培训等;例如在纵向科研项目申报前组织专家进行评审与咨询,提出改进意见或建议等。

7）在纵向科研项目开展过程中实行全程质量管理,对科研工作进行监管、追踪、评估和持续改进。

【相关指标】

每百名卫生技术人员纵向科研项目经费、横向科研项目(含临床试验)数量、每百名卫生技术人员横向科研项目(含临床试验)经费。

（2）横向科研项目(含临床试验)数量

【指标类别】

科研能力指标。

【指标定义】

年度立项的横向科研项目(含临床试验)总数。

【计算公式】

横向科研项目(含临床试验)数量 = 年度立项的横向科研项目(含临床试验)总数。

【计量单位】

项。

【指标意义】

该指标反映医院科研创新能力和承接社会技术服务的能力。《国务院办公厅关于推动公立医院高质量发展的意见》(国办发〔2021〕18 号)要求推进医学技术创新,面向生命科学、生物医药科技前沿,面向国家战略需求和医药卫生领域重大科学问题,加强基础和临床研究,推动原创性疾病预防诊断治疗新技术、新产品、新方案和新策略等的产出,强化科研攻关对重大疫情和突发公共卫生事件应对的支撑作用。科研项目是学科建设和学术水平的量化体现,是连接基础研究与临床转化的桥梁,是科技创新和人才培养的重要载体。

【指标说明】

横向科研项目数量以当年作为牵头承担单位立项批复或签订合同的横向科研项目(非政府机构或者上级主管部门下达,含 GCP 临床试验)总数为准。

【参考值设定】

可根据国家和地方政府相关政策文件设定,或根据同行现状及医院实际设定。

【指标导向】

逐步提高。

【指标改善与影响因素】

1）根据国家和地方政府科研工作方针、政策,结合医院实际,制订和实施医院科研发展规划、计划,合理协调科研资源,凝练研究方向,组织科研协作攻关,抓好人才队伍建设和管理工作,充分调动卫生技术人员参与科研工作的积极性。

2）设立专门的科研管理部门和工作岗位,对横向科研项目(含临床试验)的评审立项、合同签订、过程管理和结题验收等工作进行管理;持续加强科研管理人才队伍建设,优化院内协同机制,提升科研管理水平。

3）建立健全横向科研项目(含临床试验)相关管理制度和办法,提出鼓励卫生技术人员承接、开展横向科研项目的具体举措。

4）提供适当的经费支持,包括但不限于设立院内课题、重点学科、高层次人才启动课题等科研支持基金,提供院内配套经费等鼓励性科研经费,以及发放科研业绩奖励等。

5）提供相应的科研条件与设施支持,包括但不限于开展基础与临床研究的空间、设备、人员支持等。

6）活跃学术氛围,创造良好的科研环境,组织各类学术会议、交流、培训等;例如在横向科研项目(含临床试验)立项前组织专家进行评审与咨询,提出改进意见或建议等。

7）在横向科研项目(含临床试验)开展过程中实行全程质量管理,对科研工作进行监管、追踪、评估和持续改进。

8）鼓励与行政机关、事业单位、社会组织(社会团体、基金会、社会服务机构等)、企业及个人等对接承担横向科研项目(含临床试验),提升科研社会服务水平。

9）开展临床试验应取得法律法规规定的相关资质,具备相应的能力并按相关要求开展临床试验;临床科研项目中使用医疗技术者应有相应的管理制度与审批程序。

【相关指标】

每百名卫生技术人员纵向科研项目经费、每百名卫生技术人员横向科研项目(含临床试验)经费、纵向科研项目数量。

科研平台数量

（1）国家级科研平台数量

【指标类别】

科研能力指标。

【指标定义】

累计获批的国家级科研平台总数。

【计算公式】

国家级科研平台数量 = 获批的国家级科研平台总数。

【计量单位】

个。

【指标意义】

该指标反映医院科研创新能力和支撑能力。高能级科研平台是围绕国家和地方政府重大战略目标,根据科学前沿发展、战略需求及产业创新发展需要,开展基础研究、应用基础研究、关键核心技术攻关、科技成果转化及产业化等科技创新活动的重要载体。

【指标说明】

国家级科研平台数量以作为牵头承担单位累计获批的国家级科研平台总数为准。国家级科研平台包括国家重大科技基础设施、国家研究中心、前沿科学中心、集成攻关大平台、国家重点实验室、2011 协同创新中心(不含省部共建协同创新中心)、国防科技重点实验室;国家技术创新中心、省部共建国家重点实验室、国家工程技术研究中心、国家工程研究中心、国家工程实验室、国家地方联合工程研究中心(实验室)、国家国际科技合作基地、国家科技资源共享服务平台、国家医学中心、国家临床医学研究中心、国家中医临床研究基地等国家各类科研平台体系。

【参考值设定】

可根据国家和地方政府相关政策文件设定,或根据同行现状及医院实际设定。

【指标导向】

逐步提高。

【指标改善与影响因素】

1)聚焦国家和地方政府战略需求,围绕生命健康等前沿领域和关键核心技术,结合医院实际,统筹制订科研平台规划,集聚优势科研资源布局谋划科研平台建设。

2)设立专门的科研管理部门和工作岗位,对科研平台的规划、申报、建设、评估及验收等工作进行管理;持续加强科研管理人才队伍建设,优化院内协同机制,提升科研管理水平。

3)提供科研平台建设发展所需的资金、空间、设备、人力资源等支撑保障条件。

4)成立专门的科研平台理事会或管理委员会,负责对重大事项进行决策;成立科研平台学术委员会,负责学术咨询与指导等工作,着重发挥学术委员会在把握研究方向、开展平台建设等重大问题上的指导作用。

5)建立健全科研平台各项规章制度和管理办法,重点加强科研诚信与学术道德、经费、知识产权、实验室安全、医学伦理、实验动物福利和人类遗传资源等方面的管理。

6)加强对科研平台在高层次人才引进、培养等方面的倾斜支持,加快提升科研平台的科技创新能力。

7)加强顶层设计,整合现有科研平台,构建多层次、网络化的多平台科研资源要素内在驱动与合作共享机制,促进科研资源集聚;鼓励面向社会开放实验室及大型科研仪器设备,提高资源利用效率,加强公共科研服务功能。

8)鼓励医院自主设立或联合建设科研平台或研究机构,承接国家、地方重大战略需求任务或医院重点研究任务,提升医院科研综合实力和创新能力,并以此为基础谋划更高级别的科研平台。

【相关指标】

省部级科研平台数量。

(2)省部级科研平台数量

【指标类别】

科研能力指标。

【指标定义】

累计获批的省部级科研平台总数。

【计算公式】

省部级科研平台数量 = 获批的省部级科研平台总数。

【计量单位】

个。

【指标意义】

该指标反映医院科研创新能力和支撑能力。高能级科研平台是围绕国家和地方政府重大战略目标,根据科学前沿发展、战略需求及产业创新发展需要,开展基础研究、应用基础研究、关键核心技术攻关、科技成果转化及产业化等科技创新活动的重要载体。

【指标说明】

省部级科研平台数量以作为牵头承担单位累计获批的省部级科研平台总数为准。省部级科研平台是指除国家级科研平台以外,由部/委、省认定的实验室、技术创新中心、临床医学中心、企业研究院、高新技术企业研发中心等各类科研平台体系。

【参考值设定】

可根据国家和地方政府相关政策文件设定,或根据同行现状及医院实际设定。

【指标导向】

逐步提高。

【指标改善与影响因素】

1)聚焦国家和地方政府战略需求,围绕生命健康等前沿领域和关键核心技术,结合医院实际,统筹制订科研平台规划,集聚优势科研资源布局谋划科研平台建设。

2)设立专门的科研管理部门和工作岗位,对科研平台的规划、申报、建设、评估及验收等工作进行管理;持续加强科研管理人才队伍建设,优化院内协同机制,提升科研管理水平。

3)提供科研平台建设发展所需的资金、空间、设备、人力资源等支撑保障条件。

4)成立专门的科研平台理事会或管理委员会,负责对重大事项进行决策;成立科研平台学术委员会,负责学术咨询与指导等工作,着重发挥学术委员会在把握研究方向、开展平台建设等重大问题上的指导作用。

5)建立健全科研平台各项规章制度和管理办法,重点加强科研诚信与学术道德、经费、知识产权、实验室安全、医学伦理、实验动物福利和人类遗传资源等方面的管理。

6）加强对科研平台在高层次人才引进、培养等方面的倾斜支持，加快提升科研平台的科技创新能力。

7）加强顶层设计，整合现有科研平台，构建多层次、网络化的多平台科研资源要素内在驱动与合作共享机制，促进科研资源集聚；鼓励面向社会开放实验室及大型科研仪器设备，提高资源利用效率，加强公共科研服务功能。

8）鼓励医院自主设立或联合建设科研平台或研究机构，承接国家、地方重大战略需求任务或医院重点研究任务，提升医院科研综合实力和创新能力，并以此为基础谋划更高级别的科研平台。

【相关指标】

国家级科研平台数量。

二、科研质量指标

◉ **每百名卫生技术人员论文数量**

（1）每百名卫生技术人员 SCI 论文数量

【指标类别】

科研质量指标。

【指标定义】

年度每百名卫生技术人员发表的 SCI 论文总数。

【计算公式】

$$每百名卫生技术人员 SCI 论文数量 = \frac{本年度发表 SCI 论文总数}{同期卫生技术人员总数} \times 100$$

【计量单位】

篇。

【指标意义】

该指标反映医院科研创新能力和科技创新成果质量。论文是科技创新成果的重要表现形式和学术交流的重要载体，高质量论文是衡量国家以及机构科技创新的重要指标，已成为学术评价以及职称评定、绩效考核、人才评价、学科评估、资源配置、机构排名等方面的核心指标之一。

【指标说明】

1）SCI 论文数量以当年作为第一作者单位或通讯作者单位发表在 SCI 收录期刊上的论文总数为准，文献类型限 Article 和 Review 两种，不包括 Letter 等。

2）卫生技术人员包括医、药、护、技四类在岗人员，包含在行政职能科室工作的四类人员。

【参考值设定】

可根据国家和地方政府相关政策文件设定，或根据同行现状及医院实际设定。例如根据《浙江省眼科专科医院等级评审标准（2022版）》，该指标为二类指标（准入指标）之一，查看评审前3年情况，三级甲等高校附属省级医院每百名卫生技术人员发表5分以上SCI论文数≥2篇，三级甲等其他省级医院每百名卫生技术人员发表5分以上SCI论文数≥1篇，三级甲等其他医院每百名卫生技术人员发表5分以上SCI论文数≥4篇。

【指标导向】

逐步提高。

【指标改善与影响因素】

1）根据国家和地方政府科研工作方针、政策，结合医院实际，制订和实施医院科研发展规划、计划，合理协调科研资源，凝练研究方向，组织科研协作攻关，抓好人才队伍建设和管理工作，充分调动卫生技术人员参与科研工作的积极性。

2）设立专门的科研管理部门和工作岗位，对论文的投稿、原始数据和记录备案、科研诚信承诺等工作进行管理；持续加强科研管理人才队伍建设，优化院内协同机制，提升科研管理水平。

3）建立健全论文相关管理制度和办法，提出鼓励卫生技术人员发表高质量论文的具体举措。

4）提供适当的经费支持，包括但不限于设立院内课题、重点学科、高层次人才启动课题等科研支持基金，提供院内配套经费等鼓励性科研经费，以及发放科研业绩奖励等。

5）提供相应的科研条件与设施支持，包括但不限于开展基础与临床研究的空间、设备、人员支持等。

6）活跃学术氛围，创造良好的科研环境，组织各类学术会议、交流、培训等；例如开展高质量论文分享，以及提供文献传递、文献导读等科技情报服务等。

7）鼓励发表高质量论文，结合医院实际，参考业界公认的国际顶级或重要科技期刊，选定国际高质量共识期刊目录，并根据实际情况适时进行动态调整。

8）完善学术期刊预警机制，定期发布国际学术期刊的预警名单，并实行动态跟踪、及时调整。

9）明确论文署名单位管理规范，提高医院学术影响力，保护医院知识产权，利于科研论文检索、成果鉴定等。

【相关指标】

每百名卫生技术人员中文核心期刊论文数量。

（2）每百名卫生技术人员中文核心期刊论文数量

【指标类别】

科研质量指标。

【指标定义】

年度每百名卫生技术人员发表的中文核心期刊论文总数。

【计算公式】

$$每百名卫生技术人员中文核心期刊论文数量 = \frac{本年度发表中文核心期刊论文总数}{同期卫生技术人员总数} \times 100$$

【计量单位】

篇。

【指标意义】

该指标反映医院科研创新能力和科技创新成果质量。论文是科技创新成果的重要表现形式和学术交流的重要载体,高质量论文是衡量国家以及机构科技创新的重要指标,已成为学术评价以及职称评定、绩效考核、人才评价、学科评估、资源配置、机构排名等方面的核心指标之一。

【指标说明】

1)中文核心期刊论文数量以当年作为第一作者单位或通讯作者单位发表在中文核心期刊上的论文总数为准,文献类型限 Article 和 Review 两种,不包括 Letter 等。

2)卫生技术人员包括医、药、护、技四类在岗人员,包含在行政职能科室工作的四类人员。

【参考值设定】

可根据国家和地方政府相关政策文件设定,或根据同行现状及医院实际设定。

【指标导向】

逐步提高。

【指标改善与影响因素】

1)根据国家和地方政府科研工作方针、政策,结合医院实际,制订和实施医院科研发展规划、计划,合理协调科研资源,凝练研究方向,组织科研协作攻关,抓好人才队伍建设和管理工作,充分调动卫生技术人员参与科研工作的积极性。

2)设立专门的科研管理部门和工作岗位,对论文的投稿、原始数据和记录备案、科研诚信承诺等工作进行管理;持续加强科研管理人才队伍建设,优化院内协同机制,提升科研管理水平。

3)建立健全论文相关管理制度和办法,提出鼓励卫生技术人员发表高质量论文的具体举措。

4)提供适当的经费支持,包括但不限于设立院内课题、重点学科、高层次人才启动课题等科研支持基金,提供院内配套经费等鼓励性科研经费,以及发放科研业绩奖励等。

5)提供相应的科研条件与设施支持,包括但不限于开展基础与临床研究的空间、设备、人员支持等。

6)活跃学术氛围,创造良好的科研环境,组织各类学术会议、交流、培训等;例如开展高质量论文分享,以及提供文献传递、文献导读等科技情报服务等。

7)鼓励在高质量国内科技期刊发表论文,结合医院实际,参照中国科技期刊卓越行动计划入选期刊目录,选定国内高质量共识期刊目录,并根据实际情况适时进行动态调整。

8)完善学术期刊预警机制,定期发布国内学术期刊的预警名单,并实行动态跟踪、及时调整。

9)明确论文署名单位管理规范,提高医院学术影响力,保护医院知识产权,利于科研论文检索、成果鉴定等。

【相关指标】

每百名卫生技术人员 SCI 论文数量。

每百名卫生技术人员专利数量

【指标类别】

科研质量指标。

【指标定义】

年度每百名卫生技术人员授权的专利总数。

【计算公式】

$$每百名卫生技术人员专利数量 = \frac{本年度授权专利总数}{同期卫生技术人员总数} \times 100$$

【计量单位】

项。

【指标意义】

该指标反映医院创新成果应用能力。专利是知识产权的重要组成部分,其中发明专利和实用新型专利的授权量是技术创新能力和水平的重要体现,具有可比性。

【指标说明】

(1)专利数量以当年作为第一专利权人获得授权的专利总数为准,包括发明专利、实用新型专利(含已解密国防专利,不含保密专利),不包括外观设计专利。

(2)卫生技术人员包括医、药、护、技四类在岗人员,包含在行政职能科室工作的四类人员。

【参考值设定】

可根据国家和地方政府相关政策文件设定,或根据同行现状及医院实际设定。例如根据《浙江省眼科专科医院等级评审标准(2022 版)》,该指标为二类指标(准入指标)之一,查看评审前 3 年情况,三级甲等高校附属省级医院每百名卫生技术人员获科研项目(专利)数≥25 项,三级甲等其他省级医院每百名卫生技术人员获科研项目(专利)数≥15 项,三级甲等其他医院每百名卫生技术人员获科研项目(专利)数≥8 项。

【指标导向】

逐步提高。

【指标改善与影响因素】

(1)鼓励结合医院优势特色专科,聚焦国家和地方政府战略需求,围绕生命健康等前沿领域和关键核心技术,强化知识产权布局。

（2）完善知识产权管理体系,健全知识产权统筹协调机制,成立知识产权管理与运营领导小组等,统筹科研、知识产权、人事、成果转化等有关部门,形成科技创新和知识产权管理、科技成果转化相融合的统筹协调机制。

（3）加强知识产权运营机构建设,在人员、场地、经费等方面予以保障,促进知识产权管理运营体系建设,提升知识产权运营能力;鼓励探索市场化运营机制,充分调动机构和人才的积极性。

（4）加快专业化人才队伍建设,学习知识产权运营相关课程,引育结合打造知识产权管理专业人才队伍;引入技术经理人全程参与发明披露、价值评估、专利申请与维护、技术推广、对接谈判等全过程,促进专利转化运用。

（5）开展专利申请前评估,建立专利申请前评估制度,明确评估机构与流程、费用分担与奖励等事项,对拟申请专利的技术进行评估,切实提升专利申请质量。

（6）鼓励与第三方知识产权运营服务平台或机构合作,为医院提供知识产权、法律咨询、成果评价、项目融资等专业服务。

（7）优化专利资助奖励政策,以提升专利质量和促进科技成果转移转化为导向,提高转化收益比例等"后补助"方式对发明人或团队予以奖励。

（8）开展职务发明所有权改革探索,按照权利义务对等的原则,充分发挥产权奖励、费用分担等方式的作用,促进专利质量提升。

【相关指标】

每百名卫生技术人员科技成果转化金额。

◉ **每百名卫生技术人员科技成果转化金额**

【指标类别】

科研质量指标。

【指标定义】

年度每百名卫生技术人员科技成果转化的总金额。

【计算公式】

$$每百名卫生技术人员科技成果转化金额 = \frac{本年度科技成果转化总金额}{同期卫生技术人员总数} \times 100$$

【计量单位】

元。

【指标意义】

该指标反映医院去规模化和创新成果应用能力。《关于加强卫生与健康科技成果转移转化工作的指导意见》(国卫科教发〔2016〕51号)指出,科技成果转移转化是卫生与健康科技创新的重要内容,是加强科技创新和卫生与健康事业发展紧密结合的关键环节,对推进"健康中国"建设具有重要意义。

【指标说明】

（1）科技成果转化金额是指当年科技成果转化合同、协议成交金额总数（以实际到账金额统计）。

（2）卫生技术人员包括医、药、护、技四类在岗人员，包含在行政职能科室工作的四类人员。

【参考值设定】

该指标为国家三级公立医院绩效考核指标之一，可根据国家和地方政府相关政策文件设定，或根据同行现状及医院实际设定。例如根据《浙江省眼科专科医院等级评审标准（2022版）》，该指标为二类指标（准入指标）之一，查看评审前5年情况，三级甲等高校附属省级医院每百名卫生技术人员科研成果转化金额≥750 000元，三级甲等其他省级医院每百名卫生技术人员科研成果转化金额≥500 000元，三级甲等其他医院每百名卫生技术人员科研成果转化金额≥250 000元。

【指标导向】

逐步提高。

【指标改善与影响因素】

（1）建设专业化的科技成果转化队伍，设立专门的科技成果转化机构和工作岗位，负责落实科技成果转化的流程管理、知识产权管理、资产经营管理、合同管理和法律事务等工作，鼓励与企业对接加速推进成果转化。

（2）建立健全以增加知识价值为导向的收益分配等政策，包括提高科研人员成果转化收益比例，研究制订科技成果转化奖励和收益分配办法，完善职务发明制度；支持卫生技术人员面向社会提供科技服务等。

（3）建立健全有利于科技成果转化的人事管理制度，包括建立促进科技成果转化绩效考核评价制度，将科技成果转化情况作为卫生技术人员职称评定、岗位和薪酬管理、考核评价的重要内容和依据之一；支持卫生技术人员以多种形式创业等。

（4）建立健全知识产权保护和成果转化程序规则，包括健全医药卫生领域知识产权保护制度；明确科技成果转化程序与规则；采取多种形式合理形成科技成果转化价格；优化并公示科技成果转化工作流程等。

（5）建立健全科技成果评价制度，建设卫生技术评估和科技成果评价专家库，积极推行科技成果第三方评价。

（6）梳理科技成果资源，形成科技成果目录，推动科技成果与产业、企业需求有效对接，通过研发合作、技术转让、技术许可、作价投资等多种形式，实现科技成果市场价值。

（7）与医疗卫生机构、高等院校、科研院所、食品药品检验检测机构、骨干医药企业、生物医药高新技术产业园区等联合建立研发机构和科技成果转化中心，构建协同研究网络和产业技术联盟，建设卫生与健康科技成果转化示范基地。

【相关指标】

每百名卫生技术人员专利数量。

◉ 标准指南数量

（1）标准数量

【指标类别】

科研质量指标。

【指标定义】

累计制定的国家标准和卫生行业标准总数。

【计算公式】

标准数量 = 制定的国家标准和卫生行业标准总数。

【计量单位】

项。

【指标意义】

该指标反映医院在领域内的学科地位和技术影响。标准是指由标准化主管机构批准发布，对技术发展有重大意义，且须在一定范围内统一的技术性准则。牵头制定国家标准或卫生行业标准，在一定程度上体现医院在领域内的学科地位和技术影响。

【指标说明】

标准数量以累计牵头制定且发布的现行有效的国家标准和卫生行业标准总数为准，单位顺序或参与人顺序应相对靠前，即在所有单位或全体参与人中发挥主要作用的。

【参考值设定】

可根据国家和地方政府相关政策文件设定，或根据同行现状及医院实际设定。例如根据《浙江省眼科专科医院等级评审标准（2022 版）》，该指标为二类指标（准入指标）之一，查看评审前 5 年情况，三级甲等高校附属省级医院牵头制定国家级标准指南、研发国内领先新技术≥10 项，三级甲等其他省级医院牵头制定国家级标准指南、研发国内领先新技术≥5 项，三级甲等其他医院牵头制定国家级标准指南、研发国内领先新技术≥3 项。

【指标导向】

逐步提高。

【指标改善与影响因素】

1）结合医院实际，聚焦国家和地方政府战略需求，以业务工作和基层实际需求为导向，科学规划标准制订布局，合理确定重点领域。

2）建立健全标准制订工作机制和程序，加强标准制订全流程管理，夯实标准前期研究基础，优先安排科研成果转化为标准。

3）加强标准管理、研制、应用以及国际化人才队伍建设，加大标准起草人员培训力度，提高标准技术骨干人员水平；将标准研制工作纳入职称评定和人才奖励政策，调动卫生技术人员参与标准化工作的积极性。

4）建立持续稳定的标准经费保障机制,重点支持开展国家规划确定的重要标准制订工作;严格标准经费管理,提高经费使用效益。

5）积极参与国家标准和行业标准的意见征集、信息反馈、实施评估等工作。

6）鼓励联合学会、协会等社会组织制定团体标准,发挥引领创新和行业自律作用,带动医疗卫生服务高质量发展;力争将全国适用、具有推广价值的团体标准转化为国家标准或行业标准。

7）鼓励承担地方标准制定工作,制定具有区域特色的地方标准,促进本区域卫生健康工作标准化、均质化;力争将全国适用、具有推广价值的地方标准转化为国家标准或行业标准。

【相关指标】

临床指南数量。

（2）临床指南数量

【指标类别】

科研质量指标。

【指标定义】

累计牵头制定的国家级临床指南总数。

【计算公式】

临床指南数量 = 牵头制定的国家级临床指南总数。

【计量单位】

项。

【指标意义】

该指标反映医院在领域内的学科地位和技术影响。临床指南是针对临床问题,基于系统评价的证据,在比较不同干预措施利弊的基础上,形成的旨在为患者提供最佳医疗服务的推荐意见。目前越来越多的国家和机构花费大量人力、物力、财力制定了一系列指南,以此来提高医疗服务质量、优化医疗资源配置、保障卫生服务公平性,从而缩短研究证据与临床实践的差距,最终促进科学研究向临床实践有效转化。

【指标说明】

临床指南数量以累计牵头编写的发表于中文期刊的中国临床诊疗指南总数为准,限中华医学会、中华中医药学会、中华护理学会、中华预防医学会及其下属二级学会或学组的临床诊疗指南;作者类型包括但不限于通讯作者、主要撰稿人、执笔、主要起草人等,即在全体作者中发挥主要作用的。

【参考值设定】

可根据国家和地方政府相关政策文件设定,或根据同行现状及医院实际设定。例如根据《浙江省眼科专科医院等级评审标准（2022版）》,该指标为二类指标(准入指标)之一,查看评审前5年情况,三级甲等高校附属省级医院牵头制定国家级标准指南、研发国内领先新技术≥10项,三级甲等其他省级医院牵头制定国家级标准指南、研发国内领先新技术≥5项,三级甲等其他医院牵头制定国家级标准指南、研发国内领先新技术≥3项。

【指标导向】

逐步提高。

【指标改善与影响因素】

1)充分了解同领域是否已有相应指南,以及指南制定的证据基础,明确指南制定的目的、使用者、目标人群、时间安排及资金来源等问题。

2)根据指南的具体内容和特点成立工作组,包括但不限于指导委员会、秘书组、证据评价组、推荐意见共识组和外审组等;参与制定指南的人员除了临床专科医师之外,还应纳入与指南相关的其他学科的人员,包括循证医学专家、卫生经济学专家、患者代表等。

3)建立独立的指南利益冲突管理委员会,制定相应的管理办法。

4)对一线临床医务人员等指南使用者进行调研,或从相关指南、系统评价或临床研究等当前的文献中获得临床问题,并对原始问题进行去重、合并、排序、解构等;利用已有的系统评价,或重新制作系统评价对证据进行检索和评价,并对证据体的质量和推荐意见的强度进行分级。

5)推荐通过多版本(包括基层版和患者版)、多语种、多渠道(图像、音视频等)发表指南,并尽可能提供可免费获取的方法和路径。

6)提供适当的经费支持,包括但不限于设立院内课题、重点学科、高层次人才启动课题等科研支持基金,提供院内配套经费等鼓励性科研经费,以及发放科研业绩奖励等。

7)提供相应的科研条件与设施支持,包括但不限于开展指南研制的空间、设备、人员支持等。

【相关指标】

标准数量。

◉ 科技奖励数量

(1)国家级科技奖励数量

【指标类别】

科研质量指标。

【指标定义】

累计获得的国家级科技奖励总数。

【计算公式】

国家级科技奖励数量 = 获得的国家级科技奖励总数。

【计量单位】

项。

【指标意义】

该指标反映医院科研成果质量。国家科学技术奖是国务院为了奖励在科学技术进步活动中作出突出贡献的个人、组织,调动科学技术工作者的积极性和创造性,建设创新型国家和世界科技强国而设立的一系列奖项。全国创新争先奖由中国科学技术协会、科技部、人力资源和社会保障部、国务院国有资产监督管理委员会共同主办,表彰在基础研究和前沿探索、重大装备和工程攻关、成果转化和创新创业、社会服务等方面作出突出贡献的集体和个人,是国家科技奖励体系的重要组成部分和补充。科技奖励是国家、地方政府以及同行对科研成果的高度认可,是科研成果具有较高质量的直接体现。

【指标说明】

国家级科技奖励数量以作为第一完成单位累计获得的国家科学技术奖(含国家最高科学技术奖、国家自然科学奖、国家技术发明奖、国家科学技术进步奖、中华人民共和国国际科学技术合作奖)、全国创新争先奖等国家级科技奖励总数为准。

【参考值设定】

可根据国家和地方政府相关政策文件设定,或根据同行现状及医院实际设定。例如根据《浙江省眼科专科医院等级评审标准(2022版)》,该指标为二类指标(准入指标)之一,查看评审前5年情况,三级甲等高校附属省级医院获国家级奖励(或省部级一等奖)≥2项,三级甲等其他省级医院获省部级二等奖以上奖励≥5项,三级甲等其他医院获省部级及以上(或厅级一等奖)奖励≥1项。

【指标导向】

逐步提高。

【指标改善与影响因素】

1)根据国家和地方政府科研工作方针、政策,结合医院实际,制订和实施医院科研发展规划、计划,合理协调科研资源,凝练研究方向,组织科研协作攻关,抓好人才队伍建设和管理工作,充分调动卫生技术人员参与科研工作的积极性。

2)设立专门的科研管理部门和工作岗位,对科技奖励的申报推荐等工作进行管理;持续加强科研管理人才队伍建设,优化院内协同机制,提升科研管理水平。

3)建立健全科技奖励相关管理制度和办法,提出鼓励卫生技术人员申报科技奖励的具体举措。

4)提供适当的经费支持,包括但不限于设立院内课题、重点学科、高层次人才启动课题等科研支持基金,提供院内配套经费等鼓励性科研经费,以及发放科研业绩奖励等。

5)提供相应的科研条件与设施支持,包括但不限于开展基础与临床研究的空间、设备、人员支持等。

6)活跃学术氛围,创造良好的科研环境,组织各类学术会议、交流、培训等;例如对科技奖励申报的相关规则进行解读和培训,组织专家对科技成果进行评估和鉴定等。

7)建立规范的遴选机制,注重科研成果质量,好中选优,组织真正作出创造性贡献的有竞争力的卫生技术人员和团队积极申报科技奖励;同时对有潜力获得科技奖励的成果、人员、团队进行培育。

8）鼓励申报社会力量设立的科技奖励，对科研成果进行评估和验证；同时激发卫生技术人员创新活力，力争申报更高级别的科技奖励。

【相关指标】

省部级科技奖励数量。

（2）省部级科技奖励数量

【指标类别】

科研质量指标。

【指标定义】

累计获得的省部级科技奖励总数。

【计算公式】

省部级科技奖励数量＝获得的省部级科技奖励总数。

【计量单位】

项。

【指标意义】

该指标反映医院科研成果质量。中华医学科技奖是中华医学会设立的全国医药卫生行业科学技术奖，旨在奖励在医学科学技术进步活动中作出突出贡献的单位和个人，充分调动广大医学科学技术工作者的积极性和创造性，促进我国医学科学技术的发展，提高人民健康水平。省级科学技术奖是为奖励在本省科学技术创新和成果推广应用中作出突出贡献的单位和个人，鼓励自主创新，推动科学技术进步而设立的一系列奖项。科技奖励是国家、地方政府以及同行对科研成果的高度认可，是科研成果具有较高质量的直接体现。

【指标说明】

省部级科技奖励数量以作为第一完成单位累计获得的中华医学科技奖、省级科学技术奖或其他同级别代表性科技奖励总数为准。

【参考值设定】

可根据国家和地方政府相关政策文件设定，或根据同行现状及医院实际设定。例如根据《浙江省眼科专科医院等级评审标准（2022版）》，该指标为二类指标（准入指标）之一，查看评审前5年情况，三级甲等高校附属省级医院获国家级奖励（或省部级一等奖）≥2项，三级甲等其他省级医院获省部级二等奖以上奖励≥5项，三级甲等其他医院获省部级及以上（或厅级一等奖）奖励≥1项。

【指标导向】

逐步提高。

【指标改善与影响因素】

1）根据国家和地方政府科研工作方针、政策，结合医院实际，制订和实施医院科研发展规划、计划，合理协调科研资源，凝练研究方向，组织科研协作攻关，抓好人才队伍建设和管理工作，充分调动卫生技术人员参与科研工作的积极性。

2）设立专门的科研管理部门和工作岗位，对科技奖励的申报推荐等工作进行管理；持续加强科研管理人才队伍建设，优化院内协同机制，提升科研管理水平。

3）建立健全科技奖励相关管理制度和办法，提出鼓励卫生技术人员申报科技奖励的具体举措。

4）提供适当的经费支持，包括但不限于设立院内课题、重点学科、高层次人才启动课题等科研支持基金，提供院内配套经费等鼓励性科研经费，以及发放科研业绩奖励等。

5）提供相应的科研条件与设施支持，包括但不限于开展基础与临床研究的空间、设备、人员支持等。

6）活跃学术氛围，创造良好的科研环境，组织各类学术会议、交流、培训等；例如对科技奖励申报的相关规则进行解读和培训，组织专家对科技成果进行评估和鉴定等。

7）建立规范的遴选机制，注重科研成果质量，好中选优，组织真正作出创造性贡献的有竞争力的卫生技术人员和团队积极申报科技奖励；同时对有潜力获得科技奖励的成果、人员、团队进行培育。

8）鼓励申报社会力量设立的科技奖励，对科研成果进行评估和验证；同时激发卫生技术人员创新活力，力争申报更高级别的科技奖励。

【相关指标】
国家级科技奖励数量。

【参考文献】

［1］中华人民共和国中央人民政府. 国务院办公厅关于推动公立医院高质量发展的意见［EB/OL］.（2021-06-04）［2023-12-23］. https://www.gov.cn/zhengce/content/2021-06/04/content_5615473.htm.

［2］中华人民共和国中央人民政府. 国家卫生健康委办公厅关于印发公立医院高质量发展评价指标（试行）操作手册（2022 版）的通知［EB/OL］.（2022-09-29）［2023-12-23］. https://www.gov.cn/zhengce/zhengceku/2022-12/23/content_5733223.htm.

［3］医政医管局. 公立医院高质量发展评价指标（试行）政策解读及专家解读［EB/OL］.（2022-07-31）［2023-12-23］. http://www.nhc.gov.cn/yzygj/s3594r/202207/bc9106a8d8fb4556b736ec4eec596219.shtml.

［4］中华人民共和国中央人民政府. 国家卫生健康委办公厅关于印发国家三级公立医院绩效考核操作手册（2023 版）的通知［EB/OL］.（2023-02-27）［2023-12-23］. https://www.gov.cn/zhengce/zhengceku/2023-03/02/content_5744105.htm.

［5］广东省卫生健康委员会. 广东省卫生健康委关于印发《三级医院评审标准（2022 年版）广东省综合和专科医院实施细则》的通知［EB/OL］.（2024-01-22）［2024-03-23］. https://wsjkw.gd.gov.cn/gkmlpt/content/4/4338/post_4338032.html.

［6］湖南省卫生健康委员会. 湖南省卫生健康委关于印发《三级儿童专科医院评审标准（2022 年版）湖南省实施细则》等 8 项专科医院评审实施细则的通知［EB/OL］.（2023-11-07）［2023-03-21］. https://wjw.hunan.gov.cn/xxgk/tzgg/202311/t20231107_31817142.html.

［7］钟华,胥美美,倪萍,等. 医学科研项目实施绩效评价框架设计研究［J］. 医学信息学杂志,2022,43（1）:2-8.

［8］ 申红艳,张士运. 打造四大科创平台,助力科技成果转移转化［N/OL］.（2021-08-23）［2023-12-20］. http://digitalpaper.stdaily.com/http_www.kjrb.com/kjrb/html/2021/08/23/content_519679.htm.

［9］ 中华人民共和国科学技术部. 科技部印发《关于破除科技评价中"唯论文"不良导向的若干措施(试行)》的通知［EB/OL］.（2020-02-23）［2024-01-23］. https://www.most.gov.cn/xxgk/xinxifenlei/fdzdgknr/fgzc/gfxwj/gfxwj2020/202002/t20200223_151781.html.

［10］ 中华人民共和国中央人民政府. 教育部 国家知识产权局 科技部关于提升高等学校专利质量促进转化运用的若干意见［EB/OL］.（2020-02-03）［2023-12-26］. https://www.gov.cn/zhengce/content/202310/content_6910281.htm.

［11］ 中华人民共和国中央人民政府. 关于加强卫生与健康科技成果转移转化工作的指导意见［EB/OL］.（2016-10-12）［2023-12-26］. https://www.gov.cn/xinwen/2016-10/12/content_5117948.htm.

［12］ 中华人民共和国中央人民政府. 国家卫生健康委关于印发"十四五"卫生健康标准化工作规划的通知［EB/OL］.（2022-01-11）［2023-12-26］. https://www.gov.cn/zhengce/zhengceku/2022-01/27/content_5670684.htm.

［13］ 陈耀龙,杨克虎,王小钦,等. 中国制订/修订临床诊疗指南的指导原则（2022 版）［J］. 中华医学杂志,2022,102（10）:697-703.

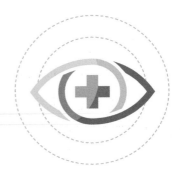

第三章

眼科疾病相关专科医疗指标

第一节　白内障专科医疗指标

白内障专科医疗指标思维导图如图 3-1-1 所示。

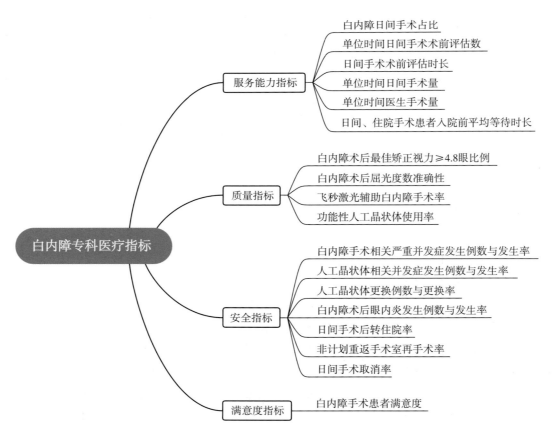

图 3-1-1　白内障专科医疗指标思维导图

一、服务能力指标

◉ 白内障日间手术占比

【指标类别】

服务能力指标。

【指标定义】

在白内障手术中,采用日间手术模式完成的手术量占总白内障手术量的比例。

【计算公式】

$$白内障日间手术占比 = \frac{白内障日间手术例数}{同期白内障总手术例数} \times 100\%$$

【计量单位】

百分比(%)。

【指标意义】

该指标反映了医院白内障手术的效率和管理水平,日间手术占比越高,说明医院手术流程越优化,患者康复速度越快,医疗资源利用效率越高。

【指标说明】

(1)白内障日间手术是指患者在入院当天完成手术,并在24小时内出院的手术模式。

(2)分子为统计期间内采用日间手术模式完成的白内障手术例数。

(3)分母为同期内完成的总白内障手术例数,包括日间手术和非日间手术。

(4)建议排除因特殊原因(如复杂病情、严重并发症、全身麻醉等)需要延长住院时间的病例。

【参考值设定】

根据《"十四五"全国眼健康规划(2021—2025年)》三级眼科专科医院日间手术占择期手术的比例达到60%。根据部分医院的报道,有条件的医院,可将白内障日间手术占比定至90%以上。

【指标导向】

逐步提高(或保持稳定在较高水平)。

【指标改善与影响因素】

该指标的改善可以通过以下途径实现:提升白内障的日间手术占比,主要是在保证医疗安全与质量的前提下,尽可能优化流程和提高效率,并加强日间手术的宣传。

(1)确保白内障日间手术的质量和安全:医院应建立标准化的日间诊疗规范和完善的质量监控体系,包括手术医生的资质审核、手术过程的监控、术后效果的评估等。同时,医院应定期对白内障日间手术的数据进行分析和总结,及时发现问题并采取措施进行改进。

(2)完善和优化白内障日间手术流程:完善和优化白内障日间手术的术前检查、术前评估、手术实施、麻醉镇痛、术后观察和随访等流程,确保患者在短时间内完成手术并顺利出院。提高手术团队的协作效率,减少手术过程中不必要的耗时,缩短术前等待时间和术后康复时间。同时,医院应加强与社区医疗机构的协作,做好患者的术后康复和随访工作。

(3)加强白内障日间手术的宣传和教育:针对白内障患者和家属对日间手术认知度不高的问题,医院应积极开展宣传和教育活动,提高他们对白内障日间手术的了解和接受度。这可以通过举办健康讲座、发放宣传资料、利用社交媒体等多种方式进行。

(4)获得医保支付政策支持:患者选择日间的重要因素是费用是否纳入医保,医院应与所在地医保部门积极沟通,将日间手术的相关诊疗费用纳入医保覆盖范围。

当该指标明显低于目标值时,需要分析原因,可能的影响因素包括以下几种情况。

(1)日间手术质量管理体系不健全:日间手术完成之后,还会涉及后续的康复、护理、随访服务。影响日间手术质量安全的最大问题是缺乏完整的体系建设,包括规范和技术标准体系,以及团队服务流程、标准、病历管理和书写相关的一些规章制度。

(2)医疗服务能力不足:日间手术主要取决于医生的服务能力,如果医生的水平参差不齐,同质化程度低,日间手术服务能力就会面临挑战。同时,手术流程不合理、团队协作不畅、患者选择和评估不当、麻醉和镇痛技术落后以及术后随访和护理不到位等,也会影响日间手术的效能。

(3)医保支付政策影响:如果日间手术无法纳入医保报销,大部分患者会选择住院治疗。

(4)患者的接受程度不高:日间手术的宣传度不够,患者对日间手术缺乏了解,仍倾向于选择传统的住院治疗。

【相关指标】

单位时间日间手术术前评估数、单位时间日间手术量、单位时间医生手术量、入院前平均等待时长、日间手术取消率、手术满意度等。

单位时间日间手术术前评估数

【指标类别】

服务能力指标。

【指标定义】

在单位时间内(如每日、每周等)完成的白内障日间手术患者术前评估的数量。

【计算公式】

$$单位时间日间手术术前评估数 = \frac{白内障日间手术术前患者评估总数}{统计期时间长度}$$

如:每日日间手术术前评估量 = 统计期内完成的白内障日间手术术前患者评估总数/统计期开展评估天数。

【计量单位】

人次/单位时间(如人次/时、人次/日、人次/周等)。

【指标意义】

该指标反映了医院在白内障日间手术术前评估流程的效率,评估数量越多,说明医院的日间术前流程越完善、评估效率越高,能够更快地为患者安排手术,缩短等待时间。

【指标说明】

(1)建议设置一段较长的统计期来计算平均单位时间的评估数量,如计算平均日评估量或周评估量,统计期可以采用1个月、1个季度或1年。

(2)分子为统计期内完成的白内障日间手术术前患者评估总数,建议排除因特殊原因(如患者自身原因中途退出流程等)未完成评估的病例。

(3)分母为统计期内开展评估的单位时间,建议排除休假时间,如实际开展评估的天数、周数等。

【参考值设定】

可以统计本院历史数据或同行现状进行设定,也可根据医院实际情况和手术需求制订目标值。例如,设定每日完成白内障日间手术术前患者评估数量≥平均每日白内障日间手术量。若评估时一次同时完成双眼的评估,继而进行双眼分别手术,可以设置术前评估量≥(平均每日白内障日间手术量−平均每日第二眼白内障日间手术量)。

【指标导向】

逐步提高(或保持稳定在较高水平)。

【指标改善与影响因素】

在保证规范且完整评估的前提下,该指标的改善可以通过以下途径实现。

(1)优化术前评估流程:通过简化流程,减少不必要的环节和等待时间。在瓶颈环节适当增加医疗资源配置,如专业人员、设备等,以缩短该环节的等待时间。统筹规划群体的最优路径,优化患者分流,提高术前评估的效率。

(2)加强医疗团队协作:提升不同医疗团队(如专科医生团队与特检、检验、护理等团队)之间的沟通和协作能力,确保术前评估各项工作的顺畅进行。

(3)引入信息化管理系统:采用电子病历、术前评估软件等信息化工具,提高数据处理和信息传递的效率。有条件者可以引入"智能导检系统",自动且实时优化和分流患者的评估路径。

(4)患者教育与指导:加强对患者术前准备工作的指导和教育,提高患者配合度,减少因患者原因导致的评估延误。

当该指标明显低于目标值时,需要分析原因,可能的影响因素包括:评估流程不合理、团队协作不畅、患者配合度低、信息化手段不足等。针对这些原因采取相应的改进措施,有望提高单位时间日间手术术前患者评估数量。

【相关指标】

白内障日间手术占比、白内障日间手术术前评估时长、白内障手术患者满意度等。

日间手术术前评估时长

【指标类别】

服务能力指标。

【指标定义】

白内障日间手术患者从开始进入术前评估环节到完成术前评估所需的平均时间。包括术前的检查、检验、宣教、眼部评估及手术方案制订等环节。

【计算公式】

$$日间手术术前评估时长 = \frac{\Sigma(每位患者白内障日间手术术前评估时长)}{同期术前评估数}$$

【计量单位】

小时（h）或分钟（min）。

【指标意义】

该指标反映了医疗机构在白内障日间手术术前评估流程的效率。术前评估时长越短，说明术前流程越高效，有助于缩短患者等待时间，并提升患者满意度。本指标与单位时间日间手术术前评估数的意义接近，但能反映患者术前评估环节的在院时长。

【指标说明】

（1）分子为统计期内每位患者术前评估时长的总和。

（2）分母为统计期内完成术前评估的患者数。

（3）评估时长为每位患者从进入术前评估环节开始（如评估当天在院签到时间），完成所有必要的术前检查、检验、宣教、眼部评估、全身评估、麻醉术前访视及手术方案制订等环节，至最终确认手术的总时长。

（4）在计算平均时长时，应排除因患者自身原因（如未按时到达、未完成必要准备等）导致的异常延长时间。再者，须排除因各种原因中途退出评估环节的患者，但不包括完成了术前评估的各个环节而最终确认不符合日间手术标准的患者。

【参考值设定】

根据医疗机构的实际情况、行业标准或同行水平设定参考值。在理想情况下，术前评估时长应尽可能缩短，同时确保评估的全面性和准确性。

【指标导向】

逐渐缩短（在保证评估质量的前提下）。

【指标改善与影响因素】

（1）优化术前评估流程：通过简化流程，减少不必要的环节和等待时间。在瓶颈环节适当增加医疗资源配置，如专业人员、设备等，以缩短该环节的等待时间。统筹规划群体的最优路径，优化患者分流，提高术前评估的效率。

（2）加强医疗团队协作：提升不同医疗团队（如专科医生团队与特检、检验、护理等团队）之间的沟通和协作能力，确保术前评估各项工作的顺畅进行。

（3）引入信息化管理系统：采用电子病历、术前评估软件等信息化工具，提高数据处理和信息传递的效率。有条件者可以引入"智能导检系统"，自动且实时优化和分流患者的评估路径。

（4）患者教育与指导：加强对患者术前准备工作的指导和教育，提高患者配合度，减少因患者原因导致的评估延误。

当术前评估时长高于目标值时，需要分析原因并采取改进措施。可能的影响因素包括：术前评估流程烦琐、存在瓶颈环节、医疗团队协作不畅、信息化管理系统不足等。针对这些原因采取相应的改进措施，有望缩短术前评估时长。

【相关指标】

白内障日间手术占比、单位时间日间手术术前评估数、单位时间日间手术量、入院前平均等待时长等。

单位时间日间手术量

【指标类别】

服务能力指标。

【指标定义】

在单位时间内（如每日、每周等）完成的白内障日间手术的数量。

【计算公式】

$$单位时间日间手术量 = \frac{同期完成的白内障日间手术总数}{单位时间长度}$$

【计量单位】

台次/单位时间（如台次/周、台次/月等）。

【指标意义】

该指标反映了医院在白内障日间手术方面的效率和产能，手术量越高，说明医院的手术效率越高，能够服务更多的患者。

【指标说明】

（1）日间手术是指患者在入院当天完成手术，并在 24 小时内出院的手术。

（2）分子为统计期间内完成的白内障日间手术总数。

（3）分母为单位时间长度，多以月为统计时长。

（4）建议排除因各种原因未完成或退出手术的患者。

【参考值设定】

可以统计本院历史数据或同行现状进行设定，也可根据医院实际情况和手术需求制订目标值。

【指标导向】

逐步提高（或保持稳定在较高水平）。

【指标改善与影响因素】

该指标的改善可以通过以下途径实现。

（1）优化手术流程，减少术前准备时间和术后恢复时间。

（2）提高手术团队的协作效率，确保手术顺利进行。

（3）加强手术室的调度管理,合理分配手术资源。

（4）采用先进的手术技术和设备,提高手术效率和质量。

当该指标明显低于目标值时,需要分析原因,可能的影响因素包括:手术流程不合理、团队协作不畅、手术室资源不足、手术设备故障等。针对这些原因采取相应的改进措施,有望提高单位时间日间手术量。

【相关指标】

白内障日间手术占比、白内障日间手术术前等待时间、单位时间医生手术量。

单位时间医生手术量

【指标类别】

服务能力指标。

【指标定义】

在单位时间内(如每日、每周等),平均每位白内障手术医生完成白内障手术的数量。

【计算公式】

$$单位时间医生手术量 = \frac{同期完成的白内障手术总数}{医生人数×单位时间长度}$$

【计量单位】

台/(医生·单位时间)〔如台/(医生·日)、台/医生·周等〕。

【指标意义】

该指标反映了医生在白内障手术方面的工作效率,手术量越高,说明医生的工作效率越高,能够服务更多的患者。同时,这也是评估医生工作负荷和合理分配医疗资源的重要依据。

【指标说明】

（1）分子为统计期间内完成的白内障手术总数。

（2）分母中的医生人数是指在统计期间内手术医生数量;单位时间长度与指标的计量单位相对应,如日、周、月、年等。

（3）建议统计期内排除因特殊原因(如医生休假、进修等)未参与手术的医生。

【参考值设定】

可以统计本院历史数据或同行现状进行设定,也可根据医院实际情况和医生工作负荷设定制订目标值。

【指标导向】

逐步提高(或保持稳定在较高水平)。

【指标改善与影响因素】

该指标的改善可以通过以下途径实现。

（1）提高医生的手术技能和熟练程度,减少手术时间和并发症发生率。

（2）优化手术流程,减少术前准备时间和术后恢复时间,提高手术室利用率。

（3）加强团队协作,提高手术团队的整体效率。

（4）合理分配医生资源,确保每位医生的工作负荷适中。

当该指标明显低于目标值时,需要分析原因,可能的影响因素包括:医生手术技能不足、手术流程不合理、团队协作不畅、医生资源不足等。针对这些原因采取相应的改进措施,有望提高单位时间每位医生手术量。

【相关指标】

单位时间日间手术量、日间手术患者入院前平均等待时长。

日间、住院手术患者入院前平均等待时长

【指标类别】

服务能力指标。

【指标定义】

从日间、住院手术患者决定入院到实际办理入院手续之间的平均等待时间。

【计算公式】

$$日间、住院手术患者入院前平均等待时长 = \frac{\sum（每位日间、住院手术患者入院等待时间）}{入院患者总数}$$

【计量单位】

天。

【指标意义】

该指标反映了医院在患者入院前流程上的效率,以及患者对入院服务的满意度。等待时间越短,说明医院的入院流程越高效,患者的满意度也可能越高。

【指标说明】

（1）每位日间、择期手术患者术前等待时间是指从患者决定入院到实际办理入院手续之间的时间差,决定入院可以采用登记住院时间。

（2）分子为统计期间每位实际办理入院手续的患者术前等待时间的总和。

（3）分母为统计期间内决定入院并实际办理入院手续的患者数量。

（4）若存在特殊情况（如紧急入院、更改住院时间、住院前退出、手术爽约等）,可根据实际情况进行适当调整或排除在计算之外。

【参考值设定】

可以统计本院历史数据或同行现状进行设定,也可参考患者满意度调查的结果。例如,设定入院前患者等待时长不超过 X 小时或 X 天（X 根据医院实际情况和患者需求设定）。

【指标导向】

逐渐缩短。

【指标改善与影响因素】

（1）优化医疗资源分配:医院应根据手术类型和难度,合理分配手术室、手术医生和护士等资源。确保手术能按计划进行,避免因资源不足导致的手术延误。

（2）提高床位预约率，优化手术安排：建立多种预约途径，通过电话、网络或移动应用等方式，让患者能提前预约手术时间和床位。医院可根据预约情况合理安排手术和入院时间，避免患者长时间等待。

（3）术前评估流程化：制订标准化的术前评估流程，包括必要的检查和评估项目。在入院前完成患者评估，提前了解患者的病情和手术风险，减少入院后的重复检查和等待时间。

（4）加强医患沟通：医生在术前与患者充分沟通，解释手术方案、风险和预期效果，同时了解患者的需求和疑虑。这有助于建立信任，减少患者的焦虑情绪，也能让患者在入院前对手术有更充分的准备。

（5）提供便捷的入院服务：医院可提供便捷的入院服务，如在线办理入院手续、提供入院指南等。这可以让患者在入院前完成相关准备工作，减少入院当天的等待时间。

当该指标明显长于目标值时，需要分析原因，可能的影响因素包括：医疗资源及床位安排未优化、入院前流程复杂、患者院前准备不全等。针对这些原因采取相应的改进措施，有望缩短入院前患者等待时长。

【相关指标】

白内障手术患者满意度、单位时间日间手术量、单位时间日间手术术前评估数、白内障日间手术占比。

二、质量指标

◉ 白内障术后最佳矫正视力≥4.8 眼比例

【指标类别】

质量指标。

【指标定义】

白内障手术后，患者最佳矫正视力≥4.8（5分记录法，等同于小数视力0.6）眼数占总手术眼数的比值。

注：各医疗机构可以根据自身的手术技术条件、手术患者群体等情况来设定最佳矫正视力值，如 WHO 建议白内障术后视力达 6/18（约等于 5 分记录法的 4.5，小数视力的 0.3）为效果（cataract surgery outcome）好（good）。也可以分别计算不同视力结果的比例，如≥4.5、≥4.8、≥4.9、≥5.0 等。

【计算公式】

$$白内障术后最佳矫正视力≥4.8 \text{ 眼比例} = \frac{术后最佳矫正视力≥4.8 \text{ 的眼数}}{同期白内障手术总眼数} \times 100\%$$

【计量单位】

百分比（%）。

【指标意义】

该指标是评估白内障手术效果的关键指标之一。术后最佳矫正视力达到 4.8 或以上意味着手术成功恢复了患者的视力功能,对于患者的生活质量有显著提升。因此,该比例越高,说明手术效果越好,医疗质量越高。

【指标说明】

(1)术后最佳矫正视力:指白内障手术后,通过验光配镜矫正后的最佳视力。如果裸眼视力或针孔视力已达 4.8 或以上,但无术后验光结果,也可以认为最佳矫正视力在 4.8 或以上。

(2)可采用白内障术后 2 周及以上视力数值,推荐采用术后 1~3 个月的数值。

(3)建议排除:因非手术因素(如角膜混浊、眼底病变、青光眼等)导致的视力无法提高的病例;因年龄幼小或认知不佳所导致的视力无法准确评估的病例。

(4)分子、分母为眼数,双眼分别计数。

【参考值设定】

根据文献报道、医疗机构自身的历史数据、同行水平来设定参考值。例如根据文献,比例目标值可以设定在 50%~55%。

【指标导向】

逐步提高。

【指标改善与影响因素】

该指标的改善可以通过以下途径实现。

(1)提高手术技巧:包括更精确的手术操作、减少手术并发症等,有助于提高术后视力恢复效果。

(2)优化术前检查和评估:通过更全面的术前检查,准确评估患者的眼部情况,有助于制订更合适的手术方案。

(3)术后护理和康复:提供有效的术后护理和康复指导,帮助患者更快地恢复视力功能。

(4)患者教育和配合:加强患者教育,提高患者对手术和术后康复的认知和配合度,有助于提升手术效果。

当该指标明显低于目标值时,需要分析原因,可能的影响因素包括:手术技巧不足、术前检查不全面、术后护理不到位等。针对这些原因采取相应的改进措施,提高比例。

【相关指标】

白内障手术相关严重并发症发生例数与发生率、人工晶状体相关并发症发生例数与发生率、白内障术后眼内炎发生例数与发生率、白内障手术患者满意度。

◌ 白内障术后屈光度数准确性

【指标类别】

质量指标。

【指标定义】

白内障手术屈光度数误差在指定范围的眼数的比例。

【计算公式】

$$白内障术后屈光度数准确性 = \frac{屈光误差在指定范围内的例数}{同期白内障手术总例数} \times 100\%$$

【计量单位】

百分比（%）。

【指标意义】

该指标反映了白内障手术准确性，误差小的比例越高，准确性越佳。

【指标说明】

（1）屈光误差 = 单例白内障术后验光的等效球镜度数−术前设定目标值。

（2）指定范围常用的度数有 ±0.25D、±0.50D、±1.00D，范围包含该数值。

（3）建议采用术后 2 周以上的验光数值，推荐术后 1~3 个月验光数值；即使是裸眼视力 5.0（小数视力 1.0），也建议验光。

（4）建议分子与分母排除复杂手术、存在严重影响手术并发症及非常规白内障手术等对术后视力或人工晶状体位置影响大的病例。

（5）建议术前采用准确性高的人工晶状体计算公式来计算目标值。

（6）分子、分母为眼数，双眼分别计数。

【参考值设定】

可以统计本院或同行现状进行设定，也可参考近期相关文献报道的值。例如根据文献报道 ±0.25D、±0.50D、±1.00D 的比例分别设定在 40%、70%、95%。

【指标导向】

逐步提高。

【指标改善与影响因素】

该指标的改善可以通过以下途径实现。

（1）提高眼球生物参数测量的准确性，如选取准确性高的测量仪器。

（2）选取准确性好的人工晶状体计算公式，如新一代的计算公式，或是根据眼球生物参数选择适合的公式。

（3）人工晶状体常数的优化。

（4）手术技术的提升：包括采用飞秒激光技术辅助、微切口等。

当该指标明显低于目标值时，需要回顾误差较大的病例的误差原因，是否来源于眼生物参数测量误差、人工晶状体度数计算公式的误差、手术并发症的发生情况、验光误差等。

【相关指标】

白内障手术相关严重并发症发生例数与发生率、人工晶状体相关并发症发生例数与发生率、人工晶状体更换例数与更换率。

● 飞秒激光辅助白内障手术率

【指标类别】

质量指标。

【指标定义】

采用飞秒激光技术辅助完成的白内障手术例数（眼数）占同期白内障手术总例数（眼数）的比值。

【计算公式】

$$飞秒激光辅助白内障手术率 = \frac{飞秒激光技术辅助完成的白内障手术例数}{同期白内障手术总例数} \times 100\%$$

【计量单位】

百分比（%）。

【指标意义】

该指标反映了医院在白内障手术中采用先进技术的程度。

【指标说明】

（1）分子是指在统计期间内采用飞秒激光技术辅助完成的白内障手术眼数。

（2）分母是指在同一统计期间内进行的白内障手术总眼数，包括采用传统白内障超声乳化术和飞秒激光技术辅助白内障超声乳化术的所有手术。

（3）分子、分母均为眼数，双眼分别计算。

【参考值设定】

可以根据本院历史数据、同行现状或相关文献报道来设定参考值。例如，根据同行现状，飞秒激光白内障手术占白内障手术的比例约 10%~20%。

【指标导向】

逐步提高并保持在合理水平。

注：由于飞秒激光白内障手术费用不同地区的医保政策不同，而且也受到医疗控费政策和患者经济的影响，建议控制在一个合理的水平。

【指标改善与影响因素】

该指标的改善可以通过以下途径实现。

（1）加大飞秒激光设备的投入，提高设备使用率和维护水平，确保设备处于良好工作状态。

（2）加强医护人员对飞秒激光技术的培训和学习，提高手术团队的技术水平和操作能力。

（3）加强患者教育和宣传，提高患者对飞秒激光技术的认知度和接受度。

（4）优化飞秒激光辅助手术流程，减少手术时间和并发症风险，提高手术效率和安全性。

当该指标明显低于目标值时，需要分析原因，可能的影响因素包括：设备投入不足、医护人员技术水平不高、患者接受度低等。针对这些原因采取相应的改进措施，有望提高飞秒激光辅助白内障手术率。

【相关指标】

白内障手术相关严重并发症发生例数与发生率、白内障术后屈光度数准确性、白内障手术患者满意度等。

功能性人工晶状体使用率

【指标类别】

质量指标。

【指标定义】

在白内障手术中，使用功能性人工晶状体（intraocular lens，IOL），如多焦点、散光矫正等特性的人工晶状体的例数（眼数）占同期白内障手术总例数（眼数）的比值。

【计算公式】

$$功能性人工晶状体使用率 = \frac{使用功能性 IOL 的例数}{同期白内障手术总例数} \times 100\%$$

【计量单位】

百分比（%）。

【指标意义】

该指标反映了医院在白内障手术中采用功能性 IOL 的程度，比例越高，说明医院在提供高级视觉功能和满足患者个性化需求方面的能力越强。

【指标说明】

（1）功能性 IOL：建议纳入多焦点（双焦点、三焦点等）、景深延长型、散光矫正型、拟调节型 IOL；建议不纳入蓝光滤过型和非球面 IOL，因该两种 IOL 的应用过于普遍。

（2）分子是指在统计期间内白内障手术中完成功能性 IOL（上述类型）植入的眼数，需要除去未植入 IOL 或植入非上述类型 IOL 的病例。

（3）分母是指在同一统计期间内完成 IOL 植入的白内障手术总眼数，包括上述功能性 IOL 及其他白内障术中植入的 IOL，需要除去未植入 IOL 的病例。

（4）分子、分母为眼数，双眼分别计数。

【参考值设定】

可以根据本院历史数据、同行现状或相关文献报道来设定参考值。

【指标导向】

逐步提高并保持在合理水平。

注：由于不同地区对功能性 IOL 的医保政策不同，而且也受到医疗控费政策和患者经济的影响，建议控制在一个合理的水平。

【指标改善与影响因素】

该指标的改善可以通过以下途径实现。

（1）加强医护人员对功能性人工晶状体的培训和学习，提高手术团队对功能性人工晶状体适应证和选择原则的认识。

（2）提升白内障手术技术，确保功能性人工晶状体的正确植入和患者视力的良好恢复。

（3）加强患者教育和术前评估，充分了解患者的视觉需求和期望，为患者提供个性化的手术方案。

（4）引进更多种类和更高质量的功能性人工晶状体，以满足不同患者的需求。

当该指标明显低于目标值时，需要分析原因，可能的影响因素包括：医护人员对功能性人工晶状体的认识不足、手术团队技术水平不高、患者经济承受能力有限等。针对这些原因采取相应的改进措施，有望提高功能性人工晶状体使用率。

【相关指标】

白内障手术患者满意度、白内障术后最佳矫正视力≥4.8眼比例、人工晶状体相关并发症例数与发生率、人工晶状体更换例数与更换率等。

三、安全指标

白内障手术相关严重并发症发生例数与发生率

【指标类别】

安全指标。

【指标定义】

（1）白内障手术相关严重并发症发生例数：在白内障手术过程中或术后出现严重并发症的病例数。

（2）白内障手术相关严重并发症发生率：在白内障手术中出现严重并发症的病例数占同期白内障手术总数的比值。

【计算公式】

白内障手术相关严重并发症发生例数：直接统计白内障手术中或术后出现严重并发症的病例数。

$$白内障手术相关严重并发症发生率 = \frac{白内障手术中出现严重并发症的病例数}{同期白内障总手术例数} \times 100\%$$

【计量单位】

例数和百分比（%）。

【指标意义】

该指标反映了白内障手术的安全性和手术质量。严重并发症的发生例数和发生率越低，说明手术过程越安全，手术质量越高。

【指标说明】

（1）严重并发症的定义应根据专业标准和医院实际情况来确定，可包括但不限于：眼内炎、视网膜脱离、脉络膜脱离、驱逐性脉络膜上腔出血等。

（2）统计时应包括白内障手术过程中和术后一定时间内（如术后1个月或3个月）发生

的严重并发症。

（3）建议排除因患者自身疾病、非手术因素或不可抗力导致的严重并发症病例。

【参考值设定】

可以根据本院历史数据、同行现状或相关文献报道来设定参考值。

注：可以针对总体严重并发症或各项严重并发症设置发生率指标，如根据文献报道，驱逐性脉络膜上腔出血发生率0.15%~0.19%、视网膜脱离0.26%~0.4%、术源性后囊破裂2.0%（低风险患者）~9.0%（高风险患者）、眼内炎0.02%~1.16%等。

【指标导向】

逐步降低（或保持稳定在低值）。

【指标改善与影响因素】

（1）加强手术团队的培训和学习，提高手术技能和操作规范水平。

（2）优化手术流程和围手术期管理，减少手术过程中的风险因素。

（3）加强患者术前评估和术后随访护理，及时发现和处理潜在的并发症风险。对于患者术前存在全身疾病，如糖尿病等，须在术前将相关指标控制在一个稳定、安全范围。

（4）引进先进的手术设备、器械、材料，提高手术的精确度和安全性。

当该指标明显高于目标值时，需要分析原因并采取改进措施，可能的影响因素包括：手术团队技能水平不足或不规范、手术设备条件差、患者术前评估不准确、术后护理不到位等。针对这些原因采取相应的改进措施有望降低白内障手术相关严重并发症发生率。

【相关指标】

人工晶状体相关并发症发生例数与发生率、人工晶状体更换例数与更换率、非计划重返手术室再手术率等。

⦿ 人工晶状体相关并发症发生例数与发生率

【指标类别】

安全指标。

【指标定义】

（1）人工晶状体（intraocular lens，IOL）相关并发症发生例数：在白内障手术植入IOL后，出现与IOL直接相关的并发症的病例数。

（2）IOL相关并发症发生率：出现与IOL直接相关的并发症的病例数占同期进行白内障手术并植入IOL总病例数的比值。

【计算公式】

IOL相关并发症发生例数：直接统计白内障手术后出现与IOL直接相关并发症的病例数。

$$IOL\ 相关并发症发生率 = \frac{IOL\ 相关并发症的病例数}{同期进行白内障手术并植入\ IOL\ 总病例数} \times 100\%$$

【计量单位】

例数和百分比（%）。

【指标意义】

该指标反映了白内障手术中 IOL 植入的安全性和手术质量。IOL 相关并发症的发生例数和发生率越低,说明手术过程越安全,IOL 的选择、植入和术后管理质量越高。

【指标说明】

(1)与 IOL 直接相关的并发症可能包括但不限于:IOL 屈光力偏差、IOL 损坏、IOL 脱位、IOL 偏心倾斜、散光矫正型 IOL 旋转、IOL 混浊、IOL 相关的视觉干扰症状、IOL 引起的炎症反应等。

(2)统计时应包括白内障手术后一定时间内(如术后 1 个月、3 个月或半年)出现的 IOL 相关并发症。

(3)建议排除因患者自身疾病、非手术因素或不可抗力导致的 IOL 相关并发症病例。

【参考值设定】

可以根据本院历史数据、同行现状或相关文献报道来设定参考值。

注:可以针对总体并发症或各项并发症设置发生率指标。

【指标导向】

逐步降低(或保持稳定在低值)。

【指标改善与影响因素】

(1)总结文献报道与医院既往经验,选择相关并发症低的 IOL 型号。

(2)加强手术团队的培训和学习,提高 IOL 植入技术的熟练度和精确性。

(3)加强患者术前评估,优化 IOL 选择。

(4)加强患者术后随访护理和管理,及时发现和处理潜在的并发症风险。

当该指标明显高于目标值时,需要分析原因并采取改进措施。可能的影响因素包括:某型号 IOL 易发生相关并发症(如旋转、混浊)、手术团队对 IOL 植入技术的掌握程度不足、术前选择的 IOL 不适合、术后护理不到位等。针对这些原因采取相应的改进措施,降低相关并发症发生率。

【相关指标】

白内障手术屈光度数准确性、白内障手术相关严重并发症发生例数与发生率、人工晶状体更换例数与更换率、非计划重返手术室再手术率。

人工晶状体更换例数与更换率

【指标类别】

安全指标。

【指标定义】

(1)IOL 更换例数:在白内障手术后,因各种原因导致原植入的 IOL 需要更换的病例数(眼数)。

(2)IOL 更换率:IOL 更换的病例数(眼数)占同期进行白内障手术并植入 IOL 总病例数(眼数)的比值。

【计算公式】

IOL 更换例数：直接统计白内障手术后因各种原因需要更换 IOL 的病例数（眼数）。

$$IOL\ 更换率 = \frac{IOL\ 更换的例数}{同期进行白内障手术并植入\ IOL\ 的总例数} \times 100\%$$

【计量单位】

例数和百分比（%）。

【指标意义】

该指标反映了白内障手术后 IOL 植入的稳定性和手术效果。IOL 更换例数和更换率越低，说明手术效果越稳定，IOL 的选择、植入和术后管理越成功。

【指标说明】

（1）更换 IOL 的原因可能包括但不限于：IOL 偏心倾斜、散光矫正型 IOL 旋转、IOL 屈光力偏差、IOL 视觉干扰症状、IOL 混浊、IOL 损坏、IOL 引起的严重并发症、患者视力需求变化等。

（2）统计时应包括白内障手术后一定时间内（如术后 3 个月、半年或更长时间）出现的 IOL 更换情况。

（3）对于因患者自身疾病、非手术因素或不可抗力导致的 IOL 更换，建议在统计时予以排除或特别标注。

（4）分子、分母均为眼数，双眼分别计算。

【参考值设定】

可以根据本院历史数据、同行现状或相关文献报道来设定参考值。

【指标导向】

逐步降低。

【指标改善与影响因素】

（1）采用精准的测量方式和精准的 IOL 计算公式，减少 IOL 屈光力偏差。

（2）完善术前评估，根据患者的眼部条件、光学特性及自身需求，优化患者的 IOL 选择。

（3）提高手术团队手术技术的精准度，减少 IOL 植入过程中的误差和并发症风险。

（4）加强术后随访和患者教育，及时发现和处理 IOL 植入后可能出现的问题。

（5）建立健全的 IOL 更换标准和流程，确保更换操作的合理性和必要性。

当该指标明显高于目标值时，需要分析原因并采取改进措施。可能的影响因素包括：IOL 屈光力计算不准确、IOL 的选择未针对患者优化、手术团队对 IOL 植入技术的掌握程度不足、某型号 IOL 易发生相关并发症、术后护理不到位等。针对这些原因采取相应的改进措施，有望降低 IOL 更换率。

【相关指标】

白内障术后屈光度数准确性、白内障手术相关严重并发症发生例数与发生率、人工晶状体相关并发症发生例数与发生率、白内障手术患者满意度、非计划重返手术室再手术率。

● 白内障术后眼内炎发生例数与发生率

【指标类别】

安全指标。

【指标定义】

（1）白内障术后眼内炎发生例数：白内障手术后出现眼内炎的病例数。

（2）白内障术后眼内炎发生率：白内障手术后出现眼内炎的病例数占同期白内障手术总病例数的比值。

【计算公式】

白内障术后眼内炎发生例数：直接统计白内障手术后出现眼内炎的病例数。

$$白内障术后眼内炎发生率 = \frac{白内障术后眼内炎发生例数}{同期白内障手术总例数} \times 100\%$$

【计量单位】

例数和百分比（％）。

【指标意义】

该指标反映了白内障手术的安全性以及术后感染控制的效果。眼内炎是白内障手术后的严重并发症之一，可能导致视力丧失甚至眼球丧失。因此，降低白内障术后眼内炎的发生率对于保障患者手术安全至关重要。

【指标说明】

（1）眼内炎的诊断应符合相关诊断标准，如术后出现眼部疼痛、视力下降、前房积脓等症状和体征。

（2）统计时应包括白内障手术后一定时间内（如术后 1 个月、3 个月）出现的眼内炎病例。

【参考值设定】

可以参考国内外相关文献报道、行业标准或本院历史数据来设定参考值。根据文献报道眼内炎的发生率从 0.02%~1.16% 不等，可以参照该范围设定目标值。

【指标导向】

逐步降低。

【指标改善与影响因素】

（1）严格执行手术无菌操作规范，确保手术器械和手术室的清洁无菌。

（2）提高手术团队的感染控制意识和技能水平，定期进行感染控制培训和考核。

（3）落实围手术期局部抗生素药物的规范使用。

（4）加强术前评估排查和预防感染性眼内炎的危险因素：如局部因素（如慢性泪囊炎、感染性结膜炎等）、全身因素（如糖尿病、非眼部的感染性疾病等）。

（5）加强术后眼部护理和清洁，避免术后感染的发生。

（6）加强患者教育，提高患者对术后眼部护理的重视程度和依从性。

当该指标明显高于目标值时,需要分析原因并采取改进措施。可能的影响因素包括:手术团队对感染控制规范的执行力度不够、手术室环境不达标、术后护理不到位或患者自身因素等。针对这些原因采取相应的改进措施,降低白内障术后眼内炎发生率。

【相关指标】

白内障手术相关严重并发症发生例数与发生率、非计划重返手术室再手术率。

● 日间手术后转住院率

【指标类别】

安全指标。

【指标定义】

日间手术后因各种原因需要转入住院治疗的患者比例。

【计算公式】

$$日间手术后转住院率=\frac{日间手术后转住院的人次}{同期日间手术人次}\times100\%$$

【计量单位】

百分比(%)。

【指标意义】

该指标反映了日间手术的质量和安全性,以及医疗机构的手术管理和术后护理水平。较低的转住院率意味着日间手术的效果较好,且医疗机构的手术管理和术后护理能力较强。

【指标说明】

(1)统计时应明确转住院的原因,如术后并发症、因病情需要留院观察、患者生命体征不稳定不适合出院等。

(2)建议排除因非医疗原因(如患者个人原因、社会因素等)导致的转住院病例。

(3)转住院的时间节点应根据医疗机构的实际情况进行定义,一般建议以术后24小时或48小时为界限。

【参考值设定】

可以统计本院历史数据或参考国内外同行或相关机构的数据进行设定。

【指标导向】

逐步降低(或保持稳定在较低水平)。

【指标改善与影响因素】

(1)严格筛选适合日间手术的患者,确保患者术前病情稳定、手术风险较低。

(2)提高手术团队的技术水平和手术操作的精准度,减少手术并发症的发生。

(3)加强术后护理和观察,及时发现和处理术后可能出现的问题。

(4)建立健全的日间手术转住院机制和流程,确保需要转住院的患者能够及时、顺利地转入住院治疗。

当该指标明显高于目标值时,需要分析原因并采取改进措施。可能的影响因素包括:手术团队的技术水平不足、术后护理不到位、患者术前评估不准确等。针对这些原因采取相应的改进措施,有望降低日间手术后转住院率。

【相关指标】

白内障手术相关严重并发症发生例数与发生率、人工晶状体相关并发症发生例数与发生率、眼内炎发生例数与发生率、非计划重返手术室再手术率、白内障手术患者满意度。

◉ **非计划重返手术室再手术率**

参考第二章第一节　非计划重返手术室再手术率。

◉ **日间手术取消率**

参考第二章第二节　日间手术取消率。

四、满意度指标

◉ **白内障手术患者满意度**

【指标类别】

满意度指标。

【指标定义】

接受白内障手术后,患者对手术效果及手术相关环节表示满意的比例。

【计算公式】

$$白内障手术患者满意度 = \frac{白内障手术满意的患者数}{同期白内障手术患者数} \times 100\%$$

【计量单位】

百分比(%)。

【指标意义】

该指标反映了白内障手术后的患者体验,满意度越高,医疗服务质量越好。

【指标说明】

(1)患者满意度通常通过问卷调查获得,问卷应包含手术效果、围手术期流程、医生态度、术后恢复、并发症等多个方面。

(2)建议在术后1个月以上的时间进行问卷调查,以确保患者有足够的时间体验手术效果。

(3)排除因特殊原因无法完成问卷或术后存在严重并发症影响判断的患者。

【参考值设定】

根据本院历史数据、同行数据或相关文献报道设定。通常,满意度应达到90%以上。

【指标导向】

逐步提高。

【指标改善与影响因素】

该指标的改善可以通过以下途径实现。

（1）优化围手术期流程，提高效率，减少等待时长。

（2）加强医患沟通，提高医生的服务态度和专业水平，让患者参与自身的医疗决策。

（3）提高手术技术和效果，减少并发症的发生。

（4）优化术后恢复和护理流程，提供个性化的关怀。

（5）定期收集和分析患者反馈，持续改进医疗服务。

当该指标明显低于目标值时，需要回顾不满意患者的反馈，分析原因，如手术效果不满意、流程效率低、服务态度不佳、术后恢复不顺利等，并针对原因采取改进措施。

【相关指标】

白内障手术屈光度数准确性、白内障手术相关严重并发症发生例数与发生率、人工晶状体相关并发症发生例数与发生率、日间、住院手术患者入院前平均等待时长。

【参考文献】

［1］ Blindnessdeafness W P F O. Informal consultation on analysis of prevention of blindness outcomes ［R/OL］. （1998-02-18）［2014-05-14］. https://iris.who.int/handle/10665/67843.

［2］ HAN X，ZHANG J，LIU Z，et al. Real-world visual outcomes of cataract surgery based on population-based studies：A systematic review ［J］. Br J Ophthalmol，2023，107（8）：1056-1065.

［3］ KOTHARI S S，REDDY J C. Recent developments in the intraocular lens formulae：An update ［J］. Semin Ophthalmol，2023，38（2）：143-150.

［4］ 中华医学会眼科学分会白内障及人工晶状体学组. 中国人工晶状体分类专家共识（2021 年）［J］. 中华眼科杂志，2021，57（7）：495-501.

［5］ MILLER K M，OETTING T A，TWEETEN J P，et al. American academy of ophthalmology preferred practice pattern cataract/anterior segment panel. Cataract in the adult eye preferred practice pattern ［J］. Ophthalmology，2022，129（1）：P1-P126.

［6］ 中华医学会眼科学分会眼底病学组，中华医学会眼科学分会白内障及屈光手术学组中华医学会眼科学分会眼外伤学组，中华医学会眼科学分会青光眼学组. 中国眼科手术后感染性眼内炎诊疗专家共识（2022 年）［J］. 中华眼科杂志，2022，58（7）：487-499.

第二节 眼底病专科医疗指标

眼底病专科医疗指标思维导图如图 3-2-1 所示。

一、服务能力指标

玻璃体视网膜手术平均手术时长

【指标类别】

服务能力指标。

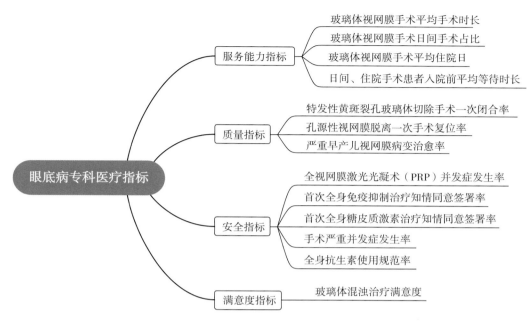

图 3-2-1　眼底病专科医疗指标思维导图

【指标定义】

平均每台玻璃体视网膜手术所用的手术时间。

【计算公式】

$$玻璃体视网膜手术平均手术时长 = \frac{所有玻璃体视网膜手术的时长总和}{玻璃体视网膜手术台数}$$

【计量单位】

分钟（min）。

【指标意义】

该指标能够评估医院玻璃体视网膜手术的效率和质量。较短的平均手术时长通常意味着手术室更高的工作效率、更好的患者体验和相对较少的并发症。

【指标说明】

（1）手术时长计算为患者进入手术间开始至患者离开手术间结束，不包括未进入手术室前的准备及离开手术室后复苏等情况。

（2）玻璃体视网膜手术包括但不限于玻璃体切除术（pars plana vitrectomy，PPV）、玻璃体切除联合白内障超声乳化术、硅油取出术、巩膜冷凝扣带术及巩膜环扎术等玻璃体视网膜手术。

（3）分子与分母排除单纯玻璃体腔注药术。

（4）建议采取 1 个月为周期来计算指标。

【参考值设定】

目前尚无相关文献报道可供参考，可以统计本院或同行现状进行设定，我院的参考值在

60~70 分钟。

【指标导向】

逐步降低。

【指标改善与影响因素】

（1）优化工作流程：分析并优化手术的工作流程，简化各个环节，提高工作效率。确保医护人员能够迅速、准确地完成每一项工作任务。

（2）提升手术团队内合作，减少术中打断。

（3）提升手术技巧及熟练度。

【相关指标】

手术严重并发症发生率、玻璃体视网膜手术日间手术占比、玻璃体视网膜手术平均住院日、入院前平均等待时长。

◉ **玻璃体视网膜手术日间手术占比**

参考第三章第一节 白内障日间手术占比。

◉ **玻璃体视网膜手术平均住院日**

参考第二章第一节 平均住院日。

◉ **日间、住院手术患者入院前平均等待时长**

参考第三章第一节 日间、住院手术患者入院前平均等待时长。

二、质量指标

◉ **特发性黄斑裂孔玻璃体切除手术一次闭合率**

【指标类别】

质量指标。

【指标定义】

因特发性黄斑裂孔行玻璃体切除手术者，只行一次手术后黄斑裂孔闭合例数占同一时间段因特发性黄斑裂孔行玻璃体切除手术者总数的比值。

【计算公式】

$$\text{特发性黄斑裂孔玻璃体切除手术一次闭合率} = \frac{\text{只行一次玻璃体切除手术后特发性黄斑裂孔闭合例数}}{\text{同一时间段因特发性黄斑裂孔行玻璃体切除手术者总数}} \times 100\%$$

【计量单位】

百分比（%）。

【指标意义】

该指标反映了特发性黄斑裂孔手术质量，黄斑裂孔闭合的患者占比越高，手术质量越高。

【指标说明】

（1）该指标中黄斑裂孔闭合指行光学相干断层扫描（OCT）检查可见黄斑区原裂孔被愈合组织封闭，愈合组织可为视网膜神经上皮、填塞的内界膜或羊膜等。

（2）特发性黄斑裂孔是指眼部无明显相关的原发病如病理性近视、眼外伤及其他玻璃体视网膜病变而自行发生的黄斑部视网膜神经上皮层的全层组织缺损。分子与分母排除继发性黄斑裂孔，因继发性黄斑裂孔眼部情况复杂，裂孔闭合率影响因素较多。

（3）因玻璃体切除术为特发性黄斑裂孔的主要手术方式，故该指标仅包括玻璃体切除手术及在玻璃体切除手术基础上的改良术式（如内界膜填塞、羊膜填塞、内界膜翻转遮盖等），排除后巩膜兜带等特殊手术方式。

（4）建议采取 1~3 个月为周期来计算指标。

【参考值设定】

可以统计本院或同行现状进行设定，也可参考近期相关文献报道的值。例如根据文献报道可将目标设定于 92%~97%。

【指标导向】

逐步提高。

【指标改善与影响因素】

该指标的改善可以通过以下方式实现。

（1）术前仔细评估，选用合适的手术方案，若黄斑裂孔较大，可采用内界膜填塞、羊膜填塞、内界膜翻转遮盖等改良手术方式。

（2）充分宣教，确保患者术后保持适当的体位。

（3）手术技术的提升。

当该指标明显低于目标值时，需要回顾黄斑裂孔未闭合的病例，是否与存在严重手术并发症、存在如特大底径特发性黄斑裂孔等复杂病例、患者术后体位保持不当等有关。

【相关指标】

手术严重并发症发生率。

孔源性视网膜脱离一次手术复位率

【指标类别】

质量指标。

【指标定义】

孔源性视网膜脱离者只行一次手术后视网膜复位成功例数占同一时间段孔源性视网膜脱离手术总数的比值。

【计算公式】

$$\text{孔源性视网膜脱离一次手术复位率} = \frac{\text{孔源性视网膜脱离者只行一次手术后复位成功例数}}{\text{同一时间段内孔源性视网膜脱离手术总数}} \times 100\%$$

【计量单位】

百分比（%）。

【指标意义】

该指标反映了孔源性视网膜脱离手术质量，视网膜复位成功的患者占比越高，手术质量越高。

【指标说明】

（1）孔源性视网膜脱离复位成功例数指在一段时间内，通过手术治疗后的孔源性视网膜脱离患者在术后明确可见视网膜解剖复位成功的患者例数。

（2）手术治疗包括但不限于玻璃体切除术（pars plana vitrectomy，PPV）、充气视网膜固定术、巩膜冷凝扣带术及巩膜环扎术等。

（3）分子与分母排除牵拉性视网膜脱离，例如糖尿病性视网膜病变引起的牵拉性视网膜脱离；也可考虑排除极端复杂病例，如孔源性视网膜脱离伴随增生性玻璃体视网膜病变（proliferative vitreoretinopathy，PVR）D 期等。

（4）建议采取 1~3 个月为周期来计算指标。

【参考值设定】

可以统计本院或同行现状进行设定，也可参考近期相关文献报道的值。例如根据文献报道可将目标设定于 90%~95%。

【指标导向】

逐步提高。

【指标改善与影响因素】

该指标的改善可以通过以下方式实现。

（1）术前仔细评估，选用合适的手术方案。

（2）充分宣教，确保患者术后保持适当的体位。

（3）手术技术的提升。

当该指标明显低于目标值时，需要回顾视网膜脱离未复位成功的原因，是否与存在严重手术并发症、存在复杂病例、患者术后体位保持不当等有关。

【相关指标】

手术严重并发症发生率。

严重早产儿视网膜病变治愈率

【指标类别】

质量指标。

【指标定义】

严重早产儿视网膜病变成功治愈例数占同一时间严重早产儿视网膜病变患儿总例数的比值。

【计算公式】

$$严重早产儿视网膜病变治愈率 = \frac{严重早产儿视网膜病变成功治愈例数}{同一时间严重早产儿视网膜病变患儿总例数} \times 100\%$$

【计量单位】

百分比（%）。

【指标意义】

该指标反映了早产儿视网膜病变整体的检查和治疗质量,严重早产儿视网膜病变治愈率占比越高,早产儿视网膜病变整体的检查和治疗质量越高。

【指标说明】

(1)早产儿视网膜病变(retinopathy of prematurity,ROP)是发生在早产儿(小于 37 周孕周出生)和低体重儿(小于 2 000g)的眼部视网膜血管增生性疾病,按 ROP 国际分类法(ICROP)记录检查结果 1、2、3 期为轻度 ROP,阈值病变、4 期和 5 期为严重 ROP,即严重早产儿视网膜病变。

(2)严重早产儿视网膜病变成功治愈例数,指在一段时间内,通过玻璃体腔注射、视网膜激光光凝或者巩膜外冷凝等手段治疗后,严重早产儿视网膜病变获得成功治愈的患儿例数,治愈的标准包括早产儿的视网膜血管跨越嵴向无血管区生长、嵴上新生血管的完全消退、新生血管膜的扁平变薄淡化、附加病变的减轻和完全改善、周边无血管区的瘢痕化等退行性改变、脱离的视网膜复位。

(3)建议分子与分母排除复杂和陈旧的严重早产儿视网膜病变患儿,例如视网膜脱离时间较长的已无光感的陈旧视网膜脱离患儿、已出现眼球痨或眼球萎缩的患儿。

(4)建议采取 3 个月为周期来计算指标。

【参考值设定】

可以统计本院或同行现状进行设定,也可参考近期相关文献报道的值。例如根据文献报道可将目标设定于 90%~95%。

【指标导向】

逐步提高。

【指标改善与影响因素】

该指标的改善可以通过以下方式实现。

(1)仔细详细地询问母亲的怀孕和分娩相关情况,患儿的出生体重、出生孕周、矫正胎龄,以及吸氧、喂养等相关详细的信息。

(2)仔细全面完整的 ROP 筛查,准确地评估患儿 ROP 的分期分型,制订合适的治疗方案。

(3)充分宣教,确保家属密切随访,按时规律复查,准确掌握患儿的病情转归,能及时接受必要的补充治疗。

(4)手术技术(包括玻璃体腔注药、视网膜激光光凝等)的提升。

当该指标明显低于目标值时,需要回顾严重早产儿视网膜病变未治愈的原因,是否与患儿及家属的随访复查不到位、患儿后续的全身喂养和疾病进展、手术和治疗操作的并发症等有关。

三、安全指标

◉ 全视网膜激光光凝术（PRP）并发症发生率

【指标类别】

安全指标。

【指标定义】

全视网膜激光光凝术（panretinal photocoagulation，PRP）治疗后 1 个月内发生并发症（包括脉络膜脱离、渗出性视网膜脱离、脉络膜新生血管、引起明显视力下降的黄斑水肿加重，不包括暂时视力下降、视野缺损、夜间视力下降）的比例。

【计算公式】

$$PRP\ 并发症发生率=\frac{PRP\ 并发症发生例数}{同一时间段内行\ PRP\ 治疗的所有病例数}×100\%$$

【计量单位】

百分比（%）。

【指标意义】

全视网膜激光光凝术（PRP）是指通过激光破坏眼底视网膜外层及视网膜色素上皮（retinal pigment epithelium，RPE）细胞，从而减少视网膜对氧气的需求及增加脉络膜供氧，达到抑制视网膜新生血管的目的。破损视网膜的过程会加重眼内的炎症反应，因此在治疗过程中及治疗后可能导致黄斑水肿、视网膜出血、脉络膜脱离等副作用，使得患者视力进一步下降。PRP 并发症发生率是评估 PRP 治疗安全性的关键指标，指导医师评估 PRP 疗效及可能的风险，优化治疗方案。

【指标说明】

（1）PRP 并发症发生例数指在一段时间内（一般为接受 PRP 治疗后 1 个月内）发生并发症的患者例数，包括脉络膜脱离、渗出性视网膜脱离、脉络膜新生血管、明显视力下降引起的黄斑水肿加重等。

（2）此指标用于监测治疗效果及安全性，指导医师评估 PRP 疗效及可能的风险，优化治疗方案。

（3）建议采取 1 个月为周期来计算指标，及时调整临床治疗策略。

【参考值设定】

可以统计本院或同行现状进行设定，也可参考近期相关文献报道的值。例如根据文献报道可将目标设定于≤2%。

【指标导向】

逐步降低。

【指标改善与影响因素】

（1）治疗前详细筛查，评估患者的眼底状况，合理选择适用 PRP 激光的病例，部分患者可考虑术前玻璃体腔注射抗血管内皮生长因子（vascular endothelial growth factor，VEGF）药物或激素药物稳定眼底情况。

（2）优化激光治疗参数，如能量、斑点大小和间隔，以减少并发症发生的风险。

（3）提高医师的操作技巧和经验，减少手术中的意外损伤。

（4）加强治疗后管理，及时识别和处理并发症，教育患者关于术后注意事项，以减少不良反应。

当PRP并发症发生率较高时，须分析影响因素，如患者基础病情的严重程度、并发症的早期识别与处理能力、激光设备的精准度及医师专业水平等。此外，还须考虑患者个体差异对治疗反应的影响，以及患者术后护理的适宜性。通过这些分析，可以找出提升治疗效果的关键点，从而降低PRP并发症的发生率。

◉ 首次全身免疫抑制治疗知情同意签署率

【指标类别】

安全指标。

【指标定义】

指在我院就诊过程中首次使用全身免疫抑制剂之前，医生或医疗保健提供者与患者或其合法代表签署了知情同意书的比例。

【计算公式】

$$\text{首次全身免疫抑制治疗知情同意签署率} = \frac{\text{首次全身使用免疫抑制剂知情签署数}}{\text{同一时间段内全部首次全身使用免疫抑制剂病例数}} \times 100\%$$

【计量单位】

百分比（%）。

【指标意义】

全身免疫抑制剂如环磷酰胺、甲氨蝶呤、咪唑硫嘌呤、环孢素等在治疗眼底疾病中常有应用，但全身使用免疫抑制剂存在骨髓抑制、不孕不育等风险，故患者在治疗前应充分了解全身免疫抑制治疗的风险、利益、可能的并发症以及替代治疗选项。该指标衡量了患者在首次进行全身免疫抑制治疗前是否充分了解全身免疫抑制治疗的风险、利益、可能的并发症以及替代治疗选项，并且自愿同意接受全身免疫抑制治疗，这在眼底病专科是重要的安全性指标。

【指标说明】

（1）全身免疫抑制治疗指除外局部用药的其他用药途径，包括但不限于口服、静脉滴注、静脉推注等；免疫抑制剂是对机体的免疫反应具有抑制作用的药物，包括但不限于环磷酰胺、甲氨蝶呤、咪唑硫嘌呤、环孢素等。

（2）此指标用于监测安全性，有助于保护患者权益、提高医疗合规性。

（3）建议采取1~3个月为周期来计算指标。

【参考值设定】

全身免疫抑制治疗知情同意签署率的参考值通常会根据国家、地区、医疗机构的法规、政策和标准来设定。虽然没有普遍适用于所有情况的固定参考值,但按照大多数国家或地区的法律和法规规定,100%的签署率可能是最理想的目标。

【指标导向】

逐步提高。

【指标改善与影响因素】

影响全身免疫抑制治疗知情同意签署率的因素包括以下方面。

(1)患者教育水平:患者的教育水平和医疗知识水平可能会影响他们理解和签署知情同意书的能力。医疗提供者需要适应不同教育水平的患者。

(2)患者文化和语言差异:患者的文化背景和语言差异可能会导致沟通障碍。提供多语言和文化敏感的信息与翻译服务可以有助于克服这些障碍。

(3)医疗提供者的沟通技巧:医疗提供者的沟通技巧和能力也是关键因素。培训医疗提供者以提高他们的沟通技巧和能力可以改善签署率。

(4)法律和道德要求:医疗机构和医疗提供者需要遵守国家和地区的法律和道德要求,确保知情同意程序的合法性和道德性。

综合考虑这些因素,可以通过有效沟通、完善书面材料、明确签署时间、完善法规等方式提高签署率。

【相关指标】

首次全身糖皮质激素治疗知情同意签署率。

◉ 首次全身糖皮质激素治疗知情同意签署率

【指标类别】

安全指标。

【指标定义】

指在我院就诊过程中首次大剂量或长期使用全身糖皮质激素之前,医生或医疗保健提供者与患者或其合法代表签署了知情同意书的比例。

【计算公式】

$$\frac{首次全身糖皮质激素}{治疗知情同意签署率} = \frac{首次全身大剂量或长期使用糖皮质激素知情签署数}{同一时间段内全部首次全身大剂量或长期使用糖皮质激素病例数} \times 100\%$$

【计量单位】

百分比(%)。

【指标意义】

糖皮质激素在眼科中广泛应用,但全身大剂量或长期使用糖皮质激素存在肥胖、高血压、多毛、糖尿病、诱发或加重感染、溃疡病,引起骨质疏松、抑制儿童生长发育等风险,故患者在治疗前应充分了解糖皮质激素治疗的风险、利益、可能的并发症以及替代治疗选项。该指标衡量了患者在首次全身大剂量或长期应用糖皮质激素前是否充分了解糖皮质激素治疗的风险、利益、可能的并发症以及替代治疗选项,并且自愿同意接受治疗,这在眼底病专科是重要的安全性指标。

【指标说明】

(1)全身治疗指除外局部用药的其他用药途径,包括但不限于口服、静脉滴注等;大剂量是指甲泼尼松龙≥500mg/d(地塞米松≥0.75mg/d;泼尼松≥5mg/d;甲泼尼龙≥4mg/d),长期是指疗程>5天的激素治疗。

(2)此指标用于监测安全性,有助于保护患者权益,提高医疗合规性。

(3)建议采取1~3个月为周期来计算指标。

【参考值设定】

全身大剂量或长期糖皮质激素治疗知情同意签署率的参考值通常会根据国家、地区、医疗机构的法规、政策和标准来设定。虽然没有普遍适用于所有情况的固定参考值,但100%的签署率可能是最理想的目标。

【指标导向】

逐步提高。

【指标改善与影响因素】

影响糖皮质激素治疗知情同意签署率的因素包括以下方面。

(1)患者教育水平:患者的教育水平和医疗知识水平可能会影响他们理解和签署知情同意书的能力。医疗提供者需要适应不同教育水平的患者。

(2)患者文化和语言差异:患者的文化背景和语言差异可能会导致沟通障碍。提供多语言和文化敏感的信息与翻译服务可以有助于克服这些障碍。

(3)医疗提供者的沟通技巧:医疗提供者的沟通技巧和能力也是关键因素。培训医疗提供者以提高他们的沟通技巧和能力可以改善签署率。

(4)法律和道德要求:医疗机构和医疗提供者需要遵守国家和地区的法律和道德要求,确保知情同意程序的合法性和道德性。

综合考虑这些因素,可以通过有效沟通、完善书面材料、明确签署时间、完善法规等方式提高签署率。

【相关指标】

首次全身免疫抑制治疗知情同意签署率。

● 手术严重并发症发生率

【指标类别】

安全指标。

【指标定义】

择期手术患者发生手术相关严重并发症例数占同期出院患者手术人数的比值。

【计算公式】

$$手术严重并发症发生率 = \frac{手术相关严重并发症发生人数}{同期出院患者手术人数} \times 100\%$$

【计量单位】

百分比(%)。

【指标意义】

预防手术后并发症发生是医疗质量管理和监控的重点,也是患者安全管理的核心内容,是衡量医疗技术能力和管理水平的重要结果指标之一。卫生部办公厅关于印发《二级综合医院评审标准(2012年版)实施细则》的通知(卫办医管发〔2012〕57号)对手术后并发症的风险评估和预防措施提出明确要求:①医务人员熟悉手术后常见并发症;②手术后并发症的预防措施落实到位。

【指标说明】

(1)该指标中手术严重并发症指经保守治疗仍不能控制或已造成患者视觉严重损害或其他器官/系统严重损害情况。眼底病手术相关的严重并发症包括但不限于:视网膜中央动脉或眼动脉阻塞致不可逆视力下降、眼内炎、爆发性脉络膜出血、玻璃体持续积血、术中损伤晶状体、出现全身并发症、不明原因术后矫正视力下降2行以上等情况。

(2)该指标中手术指择期手术,即可以选择适当的时机实施的手术,手术时机的把握不致影响治疗效果,允许术前充分准备或观察,再选择时机实施手术,建议分子及分母中均排除急诊手术。

(3)须排除由于疾病本身发展出现严重并发症的患者,或其他非手术相关的严重并发症的患者。

(4)建议采取1个月为周期来计算指标,及时调整临床治疗策略。

【参考值设定】

可以统计本院或同行现状进行设定,也可参考近期相关文献报道的值。例如根据本院情况及文献报道可将目标设定为≤0.8%。

【指标导向】

逐步降低。

【指标改善与影响因素】

(1)术前仔细评估,选用合适的诊疗方案。

(2)高风险人群科室充分讨论,避免严重并发症的发生。

(3)科室定期总结和分析发生严重并发症的病例,提高诊疗能力和手术技术。

当该指标明显高于目标值时,需要回顾发生严重并发症的原因,是否与疾病复杂程度、术前评估存在缺陷、手术技术不成熟等有关。

【相关指标】

非计划重返手术室再手术率、31天内非计划再入院率。

◉ 全身抗生素使用规范率

【指标类别】

安全指标。

【指标定义】

住院患者中规范使用全身抗生素人数占同期使用全身抗生素人数的比值。

【计算公式】

$$全身抗生素使用规范率 = \frac{规范使用全身抗生素人数}{同期使用全身抗生素人数} \times 100\%$$

【计量单位】

百分比（%）。

【指标意义】

该指标反映了住院患者抗生素合理应用的情况,临床合理使用抗生素对于预防和控制细菌感染、减少耐药性发展、提高治疗效果、避免不良反应以及节约医疗资源都具有重大的意义。

【指标说明】

（1）全身使用抗生素指除外局部使用抗生素的其他用药途径,包括但不限于口服、静脉滴注等。

（2）该指标中规范使用抗生素包含的范围较广,包括但不限于治疗性使用抗生素前应送检、根据药敏结果调整用药方案、限制级及特殊使用级抗生素审批合理、联合用药合理、Ⅰ类切口合理预防性使用抗生素、预防性用药给药时间合理、持续使用时间合理、使用围手术期预防性抗生素后定期进行监测和评估、病程中关于抗生素使用记录完整等。

（3）由于眼科医院全身使用抗生素者较少,可采取 3 个月为周期来计算指标。

【参考值设定】

由于该指标涉及范围较广,目前尚无相关文献报道可供参考,虽然 100% 可能是最理想的目标,但临床实现困难较大,可以统计本院或同行现状进行设定。例如根据本科室去年的平均值 66.7%,按照提高 13%,可将目标设定为≥75%。

【指标导向】

逐步提高。

【指标改善与影响因素】

该指标的改善可以通过以下方式实现。

（1）定期组织培训,提高医务人员对围手术期抗生素合理使用的认识。

（2）定期进行考核,确保医务人员掌握围手术期抗生素合理使用的知识和技能。

（3）加强患者教育,提高患者对围手术期抗生素合理使用的认识和配合度。

由于该指标涉及范围较广,当指标明显低于目标值时,需要回顾每一例未规范使用抗生素的患者,分析具体原因,针对具体原因再寻找改进方法。

【相关指标】

Ⅰ类切口手术抗菌药物预防使用率、Ⅰ类切口手术术前 0.5~1 小时内预防给药率、Ⅰ类切口手术术后 24 小时内抗菌药物停药率、住院患者抗菌药物治疗前病原学送检率。

四、满意度指标

玻璃体混浊治疗满意度

【指标定义】

玻璃体混浊治疗满意度是指患者对于玻璃体混浊治疗后对就诊过程和治疗效果的整体满意程度评价。

【计算公式】

$$玻璃体混浊治疗满意度 = \frac{玻璃体混浊治疗后满意的患者数}{玻璃混浊治疗患者总数} \times 100\%$$

【计量单位】

百分比（%）。

【指标意义】

玻璃体混浊可能对患者的心理产生负面影响，尤其是长期影响生活和工作的黑影飘动，患者可能会出现抑郁、焦虑等心理问题。因此玻璃体混浊的治疗不能仅从混浊物大小的变化来衡量，更应关注患者的满意度，该指标反映了患者对玻璃体混浊治疗后的体验感受。

【指标说明】

（1）玻璃体混浊治疗方法较多，包括但不限于口服药治疗（如玻璃体混浊治疗）、激光治疗、玻璃体切除手术治疗等；可按治疗方法进行细分的满意度统计，针对性地追踪各方法的满意度。

（2）该指标须设计问卷，以纸质或后台推送形式向就诊患者收集数据。

（3）可以根据本院玻璃体混浊治疗患者数量，采取 1~3 个月为周期来计算指标，及时调整临床治疗策略。

【参考值设定】

目前文献报道中并无确切的满意度指标可供参考，可以参考文献中报道的单次治疗有效率及主观治疗有效率，并结合门诊患者就诊满意度及本院情况，将目标设定于 90% 左右。

【指标导向】

逐步提高。

【指标改善与影响因素】

该指标的改善可以通过以下方式实现。

（1）优化就诊服务流程，缩短等待时间，提高服务效率。

（2）加强患者教育，使患者进一步理解治疗的原理、治疗前后注意事项等。

（3）收集与响应患者反馈，建立良好的沟通渠道，解决患者问题。

（4）确保医疗设备齐全，提高诊疗能力和手术技术，以便提供高质量的医疗服务。

如果满意度显著下降，需要注意是否与存在并发症、患者教育缺失、沟通不畅等相关。

【参考文献】

［1］　许秋霞.程序化护理缩短白内障手术时间的对比研究［J］.保健文汇,2016（6）:242.

［2］　马麦聪,李云斌,李才锐.25G玻璃体切除联合空气填充术后特发性黄斑裂孔闭合率及黄斑功能评估分析［J］.临床眼科杂志,2020,28（2）:6.

［3］　熊勇群,黄进渠,吴涵夫,等.PPV联合内界膜翻转覆盖或填塞术治疗大底径特发性黄斑裂孔［J］.国际眼科杂志,2022（003）:022.

［4］　RAHMAN R,SARFRAZ M W,EL-WARDANI M. Inverted internal limiting membrane flap vs complete internal limiting membrane peeling for large macular holes in nonposturing surgery［J］. Journal of Vitreoretinal Diseases,2022（1）:6.

［5］　周学义,李一鸣,王美菊,等.25+微创玻璃体视网膜手术治疗孔源性视网膜脱离的临床观察［J］.山东大学耳鼻喉眼学报,2017,031（005）:92-94.

［6］　樊冬生.微创巩膜外加压术治疗单纯孔源性视网膜脱离患者对视网膜复位及预后影响［J］.中国实用眼科杂志,2016,34（12）:4.

［7］　The Committee for the Classification of Retinopathy of Prematurity. An international classification of retinopathy of prematurity［J］. Arch Ophthalmol,1984,102（8）:1130-1134.

［8］　International Committee for the Classification of Retinopathy of Prematurity.The international classification of retinopathy of prematurity revisited［J］. Arch Ophthalmol,2005,123（7）:991-999.

［9］　中华医学会眼科学分会眼底病学组.中国早产儿视网膜病变筛查指南（2014年）［J］.中华眼科杂志,2014,50（12）:933-935.

［10］　Fundus Disease Group,Ophthalmology Branch of Chinese Medical Association.Guidelines for screening retinopathy of premature infants in China（2014）［J］.Chin J Ophthalmol,2014,50（12）:933-935.

［11］　黄秋婧.雷珠单抗治疗早产儿视网膜病变的转归［D］.上海:上海交通大学,2021.

［12］　杨秀梅,何涛,邱岩,等.玻璃体内注射雷珠单抗治疗早产儿视网膜病变疗效观察［J］.眼科新进展,2017,37（02）:137-140.

［13］　REDDY S V,HUSAIN D. Panretinal photocoagulation:A review of complications［J］. Seminars in Ophthalmology,2018,33（1）:83-88.

［14］　BRESSLER N M,BECK R W,FERRIS F L. Panretinal photocoagulation for proliferative diabetic retinopathy［J］. The New England Journal of Medicine,2011,365（16）:1520-1526.

［15］　王丽华.论免疫抑制剂治疗知情同意书与和谐医患关系［J］.基层医学论坛,2012,16（2）:2.

［16］　吕宇,崔洪君.影响知情同意书签署率的因素及改进对策［J］.中国社区医师,2017,33（28）:3-4.

［17］　袁江帆,陈伟,刘诗卉,等.《民法典》背景下我国医疗知情同意履行方式探究［J］.中国医院,2023,27（3）:79-82.

［18］　李正义,华峰,朱文君.23G微创玻璃体切除术治疗玻璃体视网膜的疗效分析［J］.浙江创伤外科,2022,27（2）:255-257.

［19］　BELIN P J,PARKE D W 3RD. Complications of vitreoretinal surgery［J］. Curr Opin Ophthalmol,2020,31（3）:167-173.

［20］ROMANO M R，CARETTI L，FERRARA M，et al. Twenty-three-gauge hypersonic vitrectomy：Real-world surgical evidence［J］. Retina，2021，41（12）：2523-2530.

［21］邢颖，梁健华，甄健存.983 例眼科围手术期使用抗菌药物用药途径和用药时机合理性分析［J］. 中国医院药学杂志，2010（12）：3.

［22］陈红林. 探讨眼科临床治疗中如何合理应用抗菌药物［J］. 中文科技期刊数据库（引文版）医药卫生，2022（11）：4.

［23］SHAH C P，HEIER J S. YAG laser vitreolysis vs Sham YAG vitreolysis for symptomatic vitreous floaters：A randomized clinical trial［J］. JAMA Ophthalmol，2017，135（9）：918-923.

［24］肖华，周海棠. 玻璃体消融术治疗玻璃体混浊的围手术期护理［J］. 当代护士：中旬刊，2019，26（1）：3.

［25］边红霞，王玲，刘建爽，等. 玻璃体消融术治疗玻璃体混浊临床初步观察［J］. 临床眼科杂志，2021，29（2）：153-156.

第三节　眼外伤专科医疗指标

眼外伤专科医疗指标思维导图如图 3-3-1 所示。

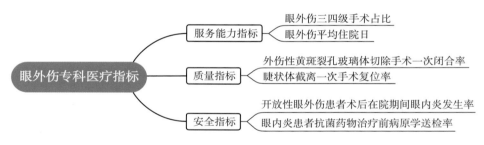

图 3-3-1　眼外伤专科医疗指标思维导图

一、服务能力指标

◉ 眼外伤三四级手术占比

【指标类别】

服务能力指标。

【指标定义】

眼外伤三级、四级手术占眼外伤手术总数的比值。

【计算公式】

$$眼外伤三四级手术占比 = \frac{眼外伤三级、四级手术例数}{同期眼外伤手术总例数} \times 100\%$$

【计量单位】

百分比（%）。

【指标意义】

该指标反映了眼外伤患者疾病复杂程度及专科医疗技术水平，比例越高，患者病情越复杂,诊疗机构处理复杂外伤的能力越强。

【指标说明】

（1）眼外伤三级、四级手术指一段时间内,眼外伤专科施行的三级及以上的复杂手术。

（2）同期眼外伤手术总例数,是在指定时间内,由于眼外伤入院手术的所有病例数。

（3）建议采取 1~3 个月为周期来计算指标。

【参考值设定】

可以统计本院或同行现状进行设定,也可参考近期相关文献报道的值。例如根据本院统计结果将目标设定于 40%~45%。

【指标导向】

逐步提高。

【指标改善与影响因素】

该指标的改善可以通过以下方式实现。

（1）术前仔细评估,选用合适的手术方案。

（2）手术技术的提升。

当该指标明显低于目标值时,需要回顾眼外伤三级以上手术减少的原因,是否由于该时间段眼外伤患者病情较轻、诊疗过程存在漏诊等有关。

【相关指标】

眼外伤评分（OTS）。

眼外伤平均住院日

【指标类别】

服务能力指标。

【指标定义】

眼外伤患者住院天数的平均值。

【计算公式】

$$眼外伤平均住院日 = \frac{眼外伤患者住院总天数}{眼外伤患者人数}$$

【计量单位】

天。

【指标意义】

这个指标的意义在于反映了眼外伤患者在住院治疗期间所需的医疗资源和时间,可以帮助评估眼外伤的严重程度和治疗效果,对医院的资源分配和管理具有指导意义。同时,该指标也可以用来比较不同医疗机构对眼外伤患者的治疗效率和质量,为患者选择合适的医疗机构提供参考。

【指标说明】

（1）眼外伤患者住院总天数,指一段时间内,由于眼外伤入院治疗的所有患者住院天数总和。

（2）眼外伤患者包括但不限于开放性眼外伤、闭合性眼外伤。

【参考值设定】

可以统计本院或同行现状进行设定，也可参考近期相关文献报道的值。例如根据文献报道可将目标设定于 7~10 天。

【指标导向】

逐步降低。

【指标降低与影响因素】

该指标的改善可以通过以下方式实现。

（1）仔细评估病情，选用合适的治疗方案。

（2）及时手术干预。

（3）治疗技术的提升。

当该指标明显高于目标值时，需要回顾住院患者病情，是否与以下影响因素有关。

（1）伤势严重程度：眼部外伤的严重程度会直接影响患者的康复情况和住院时间。比如眼球穿孔、视网膜脱离等严重伤势需要更长时间的治疗和康复。

（2）治疗方法和效果：不同的治疗方法和医疗技术对眼外伤的治疗效果不同，会影响患者的住院时间。

（3）医疗资源和技术水平：医疗机构的设备、医护人员的技术水平以及医疗资源的充足程度都会对患者的治疗和康复产生影响。

（4）患者个体因素：包括患者的年龄、身体状况、免疫力等因素都会对治疗和康复产生影响。

（5）合并症和并发症：如果患者出现合并症或者并发症，会延长住院时间。

【相关指标】

眼外伤评分（OTS）。

二、质量指标

外伤性黄斑裂孔玻璃体切除手术一次闭合率

【指标类别】

质量指标。

【指标定义】

外伤性黄斑裂孔手术成功例数占同一时间段外伤性黄斑裂孔手术总数的比值。

【计算公式】

$$外伤性黄斑裂孔一次手术闭合率 = \frac{外伤性黄斑裂孔闭合成功例数}{同一时间段外伤性黄斑裂孔手术总数} \times 100\%$$

【计量单位】

百分比（%）。

【指标意义】

该指标反映了外伤性黄斑裂孔手术质量,外伤性黄斑裂孔闭合成功的患者占比越高,手术质量越高。

【指标说明】

(1)外伤性黄斑裂孔闭合成功例数指一段时间内,通过手术治疗的外伤性黄斑裂孔患者在术后明确可见视网膜解剖复位成功的患者例数。

(2)手术治疗包括但不限于玻璃体切除术(pars plana vitrectomy,PPV)联合注气或者注油、单纯玻璃体腔注气等。

(3)建议分子与分母排除复杂手术,例如合并严重视网膜脱离、严重增殖性玻璃体视网膜病变等。

(4)建议采取 1~3 个月为周期来计算指标。

【参考值设定】

可以统计本院或同行现状进行设定,也可参考近期相关文献报道的值。例如根据文献报道可将目标设定于 80%~85%。

【指标导向】

逐步提高。

【指标改善与影响因素】

该指标的改善可以通过以下方式实现。

(1)术前仔细评估,选用合适的手术方案。

(2)术前术后充分宣教,确保患者术后保持合适的体位。

(3)手术技术的提升。

当该指标明显低于目标值时,需要回顾黄斑裂孔未闭合成功的原因,是否与以下影响因素有关。

(1)术前情况:患者的黄斑裂孔大小、形态会直接影响手术的难易程度和成功率。

(2)手术技术:外科医生的技术水平和经验对手术的成功率有重要影响。

(3)术后护理:术后的护理和康复情况对于黄斑裂孔的愈合和闭合也有很大的影响。

(4)合并症和并发症:如术后感染、出血等并发症会影响手术的成功率。

(5)患者的年龄和健康状况:年龄和患者的整体健康状况对手术的成功率也有一定的影响。

(6)术后的生活方式和行为:术后的生活方式和行为对愈合和闭合也有一定的影响。

(7)医疗设备和医疗环境:医疗设备的先进程度和医疗环境的洁净程度也会对手术的成功率产生影响。

【相关指标】

手术严重并发症发生率。

● 睫状体截离一次手术复位率

【指标类别】

质量指标。

【指标定义】

睫状体截离一次手术复位成功例数占同一时间段睫状体截离手术总数的比值。

【计算公式】

$$睫状体截离一次手术复位率 = \frac{睫状体截离患者一次手术复位成功例数}{同一时间段睫状体截离复位手术总数} \times 100\%$$

【计量单位】

百分比(%)。

【指标意义】

该指标反映了睫状体截离复位手术质量,睫状体复位成功的患者占比越高,手术质量越高。

【指标说明】

(1)睫状体截离一次手术复位成功例数指一段时间内,通过一次手术治疗的睫状体截离患者在术后明确可见睫状体解剖复位成功的患者例数。

(2)手术治疗包括但不限于玻璃体切除术(pars plana vitrectomy,PPV)、玻璃体腔注气术、内路睫状体缝合术、外路睫状体缝合术。

(3)建议分子与分母排除复杂手术,例如合并严重的睫状体缺损、严重的视网膜及脉络膜脱离等。

(4)建议采取3~6个月为周期来计算指标。

【参考值设定】

可以统计本院或同行现状进行设定,也可参考近期相关文献报道的值。例如根据文献报道可将目标设定于70%~75%。

【指标导向】

逐步提高。

【指标改善与影响因素】

该指标的改善可以通过以下方式实现。

(1)术前仔细评估,选用合适的手术方案。

(2)术前术后充分宣教,确保患者术后保持合适的体位。

(3)手术技术的提升。

当该指标明显低于目标值时,需要回顾睫状体截离未复位成功的原因,是否与存在严重手术并发症、存在复杂病例、患者术后体位保持不当等有关。

【相关指标】

手术严重并发症发生率。

三、安全指标

● 开放性眼外伤患者术后在院期间眼内炎发生率

【指标类别】

安全指标。

【指标定义】

开放性眼外伤患者术后在院期间发生眼内炎例数占同一时间段开放性眼外伤手术患者总数的比值。

【计算公式】

$$开放性眼外伤患者术后在院期间眼内炎发生率 = \frac{开放性眼外伤患者术后在院期间发生眼内炎例数}{同一时间段开放性眼外伤手术患者总数} \times 100\%$$

【计量单位】

百分比(%)。

【指标意义】

该指标反映了开放性眼外伤在院期间感染预防情况,开放性眼外伤术后在院期间发生眼内炎的患者占比越低,预防措施越有效。

【指标说明】

(1)开放性眼外伤术后在院期间眼内炎例数是指一段时间内,Ⅰ期关闭开放性伤口后在院期间发生眼内炎的患者例数。

(2)因开放性眼内伤为眼内感染的重要因素,建议该指标统计住院时间超过48小时即院内感染的例数,能更好地反映预防感染措施的有效性。

(3)建议分子与分母排除入院时已发生眼内感染的患者。

(4)建议采取1~3个月为周期来计算指标。

【参考值设定】

可以统计本院或同行现状进行设定,也可参考近期相关文献报道的值。

【指标导向】

逐步降低。

【指标降低与影响因素】

该指标的降低可以通过以下方式实现。

(1)术前仔细询问患者受伤史、受伤环境、全身情况等,明确易感因素,术前给予预防性静脉滴注抗生素,术中给予预防性玻璃体腔注射抗生素。

(2)术后密切关注患者视力、眼部体征,发现有炎症加重征象,及时给予足量、足够频率、广谱的预防性抗生素。

(3)充分眼部卫生宣教。

(4)手术中确保无菌操作。

当该指标明显高于目标值时,需要回顾发生感染的原因,是否与以下影响因素有关。

（1）术前眼部状况:患者术前眼部存在其他炎症、感染或其他病变,这些因素可能会增加术后眼内炎的发生风险。

（2）术中操作技术:手术操作的规范性、专业性和术中是否严格控制感染等因素会直接影响术后眼内炎的发生率。

（3）术后护理质量:术后的护理质量、用药管理、伤口清洁等因素会对眼内炎的发生率产生影响。

（4）患者免疫状态:患者的免疫状态对于术后感染的抵抗力会产生影响,免疫功能低下的患者更容易发生眼内炎。

（5）医院感染控制措施:医院的感染控制措施、手术室的洁净程度、医护人员的操作规范等因素也会影响术后眼内炎的发生率。

（6）术后用药管理:术后使用的抗生素、消炎药等药物管理是否合理,是否按照医嘱规范使用也会对眼内炎的发生率产生影响。

（7）患者自身因素:患者的年龄、健康状况、个人卫生习惯等因素也会对术后眼内炎的发生率产生影响。

◉ 眼内炎患者抗菌药物治疗前病原学送检率

【指标类别】

安全指标。

【指标定义】

眼内炎患者应用抗菌药物治疗前病原学送检例数占同一时间段眼内炎应用抗菌药物患者总数的比值。

【计算公式】

$$眼内炎患者抗菌药物治疗前病原学送检率 = \frac{眼内炎患者应用抗菌药物治疗前病原学送检例数}{同一时间段眼内炎应用抗菌药物患者总数} \times 100\%$$

【计量单位】

百分比(%)。

【指标意义】

该指标反映了眼内炎患者应用抗菌药物前病原学送检情况,送检率越高,对眼内炎患者治疗越规范。

【指标说明】

（1）眼内炎患者应用抗菌药物治疗前病原学送检例数是指一段时间内,眼内炎患者病原学送检例数。

（2）根据《2022年国家医疗质量安全改进目标》,病原学检测项目包括:细菌培养、真菌培养、降钙素原检测、白介素-6检测、真菌1-3-β-D葡聚糖检测（G试验）等。

（3）建议分子与分母排除入院时已在外院治疗过的眼内炎。

（4）建议采取 1~3 个月为周期来计算指标。

【参考值设定】

95%~100%。

【指标导向】

眼内炎患者应做到有样必采,应保证所有感染患者都送检。

【指标改善与影响因素】

该指标的改善可以通过以下方式实现。

（1）做好急诊医生培训,做到有样必采。

（2）针对院感科反馈的眼内炎患者抗菌药物治疗前病原学送检情况,组织科室讨论,提出整改措施并落实整改。

当该指标明显低于目标值时,需要回顾未送检的原因,是否与存在急诊医生未按标准送检等有关。

【参考文献】

［1］　毛春洁,颜华. 机械性眼外伤临床特征及眼外伤评分应用［J］. 中华眼科杂志,2012,48（5）:432-435.

［2］　高嘉悦,张弘. 睫状体截离诊断和治疗进展［J］. 中华眼视光学与视觉科学杂志,2022,24（2）:6.

［3］　FEILER D L,BROWNE A W,RACHITSKAYA A V,et al. Indirect cyclopexy for repair of cyclodialysis clefts［J］. Retina,2019,39 Suppl 1:177-181.

［4］　许迅,黎晓新,姚克,等. 中国眼科手术后感染性眼内炎诊疗专家共识（2022 年）［J］. 中华眼科杂志,2022（007）:058.

［5］　陈晓旭,李松琴,刘娟,等. 三级医院住院患者抗菌药物治疗前病原学送检率管理现状调查［J］. 中国感染控制杂志,2023,22（5）:532-538.

第四节　葡萄膜病专科医疗指标

葡萄膜病专科医疗指标思维导图如图 3-4-1 所示。

一、诊断力指标

葡萄膜炎误诊漏诊率

【指标类别】

诊断力指标。

【指标定义】

葡萄膜炎医师在 3 个月内第三次接诊患者时所作出的主诊断与最终主诊断间有差异的患者比例。

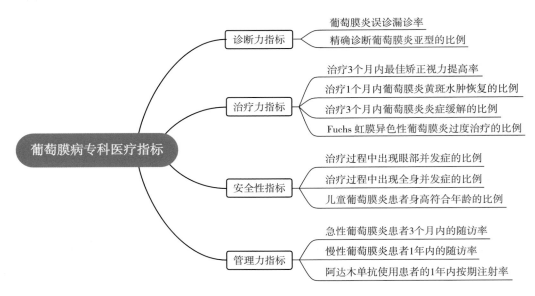

图 3-4-1 葡萄膜病专科医疗指标思维导图

【计算公式】

$$葡萄膜炎误诊漏诊率=\frac{葡萄膜炎误诊漏诊例数}{同一时间段内葡萄膜炎诊断总数}\times100\%$$

【计量单位】

百分比（％）。

【指标意义】

原则上要求在接诊 3 次内明确葡萄膜炎的病因分类和解剖分类。该指标反映了医师对葡萄膜炎的诊断能力,漏诊误诊率越低,诊断能力越强。

【指标说明】

（1）葡萄膜炎误诊漏诊指接诊 3 次内不能明确葡萄膜炎病因分类和解剖分类的。

（2）建议以 3 个月为周期来计算指标。

【参考值设定】

可以统计本院或同行现状进行设定,也可参考近期相关文献报道的值。例如根据文献报道可将目标设定为 5%~10%。

【指标导向】

逐步降低。

【指标改善与影响因素】

（1）仔细全面评估患者眼部和全身情况。

（2）积极学习,提高诊断能力。

当该指标明显高于目标值时,需要加强医师诊疗水平培训,明确是否与医师诊疗能力不足等有关。

【相关指标】

葡萄膜炎漏诊率、葡萄膜炎误诊率。

● 精确诊断葡萄膜炎亚型的比例

【指标类别】

诊断力指标。

【指标定义】

葡萄膜炎明确的亚型诊断例数占同一时间段内葡萄膜炎诊断总例数的百分比。

【计算公式】

$$葡萄膜炎精确诊断率 = \frac{葡萄膜炎明确亚型诊断例数}{同一时间段内葡萄膜炎诊断总数} \times 100\%$$

【计量单位】

百分比（%）。

【指标意义】

原则上要求在接诊 3 次内明确葡萄膜炎的精确亚型。该指标反映了医师对于葡萄膜炎的诊断能力，精确诊断率越高，诊断能力越强。

【指标说明】

（1）葡萄膜炎明确亚型分类是指在确诊葡萄膜炎的基础上进一步根据葡萄膜炎术语标准化（tandardization of uveitis nomenclature，SUN）和杨培增教授的分类标准进行亚型确诊，从而精确指导后续治疗。

（2）在临床工作中应尽量避免笼统诊断葡萄膜炎，鼓励明确的亚型诊断。

（3）建议以 1~3 个月为周期来计算指标。

【参考值设定】

可以统计本院或同行现状进行设定，也可参考近期相关文献报道的值。例如根据文献报道可将目标设定为 60%~80%。

【指标导向】

逐步提高。

【指标改善与影响因素】

该指标的改善可以通过以下方式实现。

（1）仔细全面评估患者眼部和全身情况。

（2）积极学习，提高诊断能力。

当该指标明显低于目标值时，需要加强医生诊疗水平培训，明确是否与医师诊疗能力不足等有关。

【相关指标】

葡萄膜炎分类、疾病确诊率。

二、治疗力指标

治疗 3 个月内最佳矫正视力提高率

【指标类别】

治疗力指标。

【指标定义】

治疗 3 个月内最佳矫正视力提高 2 行及以上的患者例数占同一时间段葡萄膜炎患者总数的百分比。

【计算公式】

$$\text{治疗 3 个月内最佳矫正视力提高率} = \frac{\text{3 个月内最佳矫正视力提高 2 行及以上的患者例数}}{\text{同一时间段内葡萄膜炎患者总数}} \times 100\%$$

【计量单位】

百分比（%）。

【指标意义】

该指标反映了葡萄膜炎治疗的有效性,视力提高的患者占比越高,治疗越有效。

【指标说明】

（1）最佳矫正视力提高是患者治疗葡萄膜炎的最初也是最终目标。

（2）治疗方式包括局部滴眼液治疗、局部注射治疗和全身治疗等。

（3）建议以 3 个月为周期来计算指标。

【参考值设定】

可以统计本院或同行现状进行设定,也可参考近期相关文献报道的值。例如根据文献报道可将目标设定为 80%~95%。

【指标导向】

逐步提高。

【指标改善与影响因素】

该指标的改善可以通过以下方式实现。

（1）仔细全面评估患者眼部和全身情况,为患者个性化选择最优治疗方案。

（2）定期专业培训,提高医师专业技能。

（3）充分宣教,确保患者规范遵医嘱用药。

当该指标明显低于目标值时,需要回顾患者详细病情和治疗方案,加强医师技能培训,开展疑难病例讨论,提升诊疗水平。

【相关指标】

葡萄膜炎有效治疗率。

● 治疗 1 个月内葡萄膜炎黄斑水肿恢复的比例

【指标类别】

治疗力指标。

【指标定义】

治疗 1 个月内葡萄膜炎黄斑水肿恢复的患者例数占同一时间段葡萄膜炎黄斑水肿患者总数的百分比。

【计算公式】

$$治疗 1 个月内黄斑水肿恢复比例 = \frac{治疗 1 个月内黄斑水肿恢复的患者例数}{同一时间段内葡萄膜炎黄斑水肿患者总数} \times 100\%$$

【计量单位】

百分比（%）。

【指标意义】

该指标反映了葡萄膜炎黄斑水肿治疗的有效性,治疗 1 个月内葡萄膜炎黄斑水肿恢复占比越高,治疗越有效。

【指标说明】

（1）葡萄膜炎黄斑水肿是影响葡萄膜炎预后的重要并发症。

（2）治疗方式包括局部滴眼液治疗、局部注射治疗和全身治疗等。

（3）黄斑水肿恢复定义为黄斑中心厚度小于 250μm。

（4）建议以 1~3 个月为周期来计算指标。

【参考值设定】

可以统计本院或同行现状进行设定,也可参考近期相关文献报道的值。例如根据文献报道可将目标设定为 80%~95%。

【指标导向】

逐步提高。

【指标改善与影响因素】

该指标的改善可以通过以下方式实现。

（1）仔细全面评估患者眼部和全身情况,为患者个性化选择最优治疗方案。

（2）定期专业培训,提高医师专业技能。

（3）充分宣教,确保患者规范遵医嘱用药。

当该指标明显低于目标值时,需要回顾患者详细病情和治疗方案,加强医师技能培训,开展疑难病例讨论,提升诊疗水平。

【相关指标】

葡萄膜炎有效治疗率。

治疗3个月内葡萄膜炎炎症缓解的比例

【指标类别】

治疗力指标。

【指标定义】

治疗3个月内葡萄膜炎炎症缓解的患者例数占同一时间段新发葡萄膜炎患者总数的百分比。

【计算公式】

$$治疗3个月内葡萄膜炎炎症缓解比例 = \frac{治疗3个月内葡萄膜炎炎症缓解患者例数}{同一时间段内葡萄膜炎新发的患者总数} \times 100\%$$

【计量单位】

百分比（%）。

【指标意义】

该指标反映了葡萄膜炎治疗的有效性,炎症缓解的患者占比越高,治疗越有效。

【指标说明】

（1）炎症缓解是葡萄膜炎治疗的关键和根本。

（2）炎症缓解定义为前房细胞降低2级或降为0级、玻璃体混浊减轻2级或减为0级。

（3）治疗方式包括局部滴眼液治疗、局部注射治疗、手术治疗和全身治疗等。

（4）建议以1~3个月为周期来计算指标。

【参考值设定】

可以统计本院或同行现状进行设定,也可参考近期相关文献报道的值。例如根据文献报道可将目标设定为90%~95%。

【指标导向】

逐步提高。

【指标改善与影响因素】

该指标的改善可以通过以下方式实现。

（1）仔细全面评估患者眼部和全身情况,为患者个性化选择最优治疗方案。

（2）定期专业培训,提高医师专业技能。

（3）充分宣教,确保患者规范遵医嘱用药。

当该指标明显低于目标值时,需要回顾患者详细病情和治疗方案,加强医师技能培训,开展疑难病例讨论,提升诊疗水平。

【相关指标】

葡萄膜炎有效治疗率。

Fuchs虹膜异色性葡萄膜炎过度治疗的比例

【指标类别】

治疗力指标。

【指标定义】

Fuchs 虹膜异色性葡萄膜炎使用全身治疗的患者例数占同一时间段 Fuchs 虹膜异色性葡萄膜炎患者总数的百分比。

【计算公式】

$$\text{Fuchs 虹膜异色性葡萄膜炎过度治疗比例} = \frac{\text{Fuchs 虹膜异色性葡萄膜炎使用全身治疗的患者例数}}{\text{同一时间段内 Fuchs 虹膜异色性葡萄膜炎患者总数}} \times 100\%$$

【计量单位】

百分比(%)。

【指标意义】

该指标反映了 Fuchs 虹膜异色性葡萄膜炎的规范治疗,过度治疗患者占比越高,诊疗越不规范。

【指标说明】

(1)Fuchs 虹膜异色性葡萄膜炎炎症反复,难以完全安静,但不需要全身治疗。

(2)Fuchs 虹膜异色性葡萄膜炎过度治疗定义为使用全身激素、免疫抑制剂、生物制剂、抗病毒等治疗 Fuchs 虹膜异色性葡萄膜炎。

(3)建议以 3~6 个月为周期来计算指标。

【参考值设定】

可以统计本院或同行现状进行设定,也可参考近期相关文献报道的值。例如根据文献报道可将目标设定为 5%~10%。

【指标导向】

逐步降低。

【指标改善与影响因素】

(1)仔细全面评估患者眼部和全身情况,正确诊断 Fuchs 虹膜异色性葡萄膜炎。

(2)定期专业培训,提高医师专业技能。

(3)充分宣教,确保患者规范遵医嘱用药。

当该指标明显高于目标值时,需要回顾患者详细病情和治疗方案,加强医师技能培训,开展疑难病例讨论,提升诊疗水平。

【相关指标】

葡萄膜炎误诊漏诊率。

三、安全性指标

治疗过程中出现眼部并发症的比例

【指标类别】

安全性指标。

【指标定义】

葡萄膜炎治疗过程中出现眼部并发症的患者例数占同一时间段内葡萄膜炎患者总数的百分比。

【计算公式】

$$葡萄膜炎眼部并发症比例 = \frac{葡萄膜炎治疗过程中出现眼部并发症的患者例数}{同一时间段内葡萄膜炎患者总数} \times 100\%$$

【计量单位】

百分比（％）。

【指标意义】

该指标反映了葡萄膜炎治疗的安全性,并发症占比越高,治疗风险越大。

【指标说明】

（1）眼部并发症具体包括:并发性白内障、继发性青光眼、角膜内皮失代偿等非葡萄膜炎症直接介导,但严重影响患者视功能的并发症。

（2）葡萄膜炎治疗过程中容易发生各种各样的并发症,按照发生原因分为葡萄膜炎症引起的并发症和非葡萄膜炎症直接介导（由于各种治疗手段引起）的并发症。

（3）建议纳入由于各种治疗手段引起的并发症,评估葡萄膜炎治疗的安全性。

（4）葡萄膜炎治疗复杂且病程长,建议纳入严重影响患者视力或需要手术治疗的并发症以进行更有意义的管理。

（5）建议以 3~6 个月为周期来计算指标。

【参考值设定】

可以统计本院或同行现状进行设定,也可参考近期相关文献报道的值。例如根据文献报道可将目标设定为 10%~30%。

【指标导向】

逐步降低。

【指标改善与影响因素】

（1）诊疗过程中仔细评估,选用合适的治疗方案。

（2）充分宣教,确保患者及时复诊。

（3）诊疗手段的提升。

当该指标明显高于目标值时,需要回顾患者的病情和治疗方案,明确是否与过于激进冒险的治疗方案有关。

【相关指标】

葡萄膜炎并发症发生率。

◌ **治疗过程中出现全身并发症的比例**

【指标类别】

安全性指标。

【指标定义】

葡萄膜炎治疗过程中出现全身并发症的患者例数占同一时间段内葡萄膜炎患者总数的百分比。

【计算公式】

$$葡萄膜炎全身并发症比例=\frac{葡萄膜炎治疗过程中出现全身并发症的患者例数}{葡萄膜炎患者总数}\times100\%$$

【计量单位】

百分比（%）。

【指标意义】

该指标反映了葡萄膜炎治疗的安全性，并发症占比越高，治疗风险越大。

【指标说明】

（1）全身并发症具体包括：股骨头坏死、消化道溃疡、精神病或癫痫、诱发结核、骨髓抑制、严重肝损害、严重肾损害、严重高血压、严重糖尿病、后循环脑病等严重影响患者全身健康的并发症。

（2）葡萄膜炎治疗复杂且病程长，部分患者需要长期服用全身药物控制炎症，在治疗过程中确保患者生命安全至关重要。

（3）建议纳入由于各种治疗手段引起的全身并发症，评估葡萄膜炎治疗的安全性。

（4）建议纳入严重影响患者生活质量的重大全身并发症进行更有意义的管理。

（5）建议以 3~6 个月为周期来计算指标。

【参考值设定】

可以统计本院或同行现状进行设定，也可参考近期相关文献报道的值。例如根据文献报道可将目标设定为 1%~5%。

【指标导向】

逐步降低。

【指标改善与影响因素】

（1）诊疗过程中仔细评估患者全身情况，选用合适的治疗方案。

（2）充分宣教，确保患者及时复诊。

（3）诊疗手段的提升。

当该指标明显高于目标值时，需要回顾患者的病情和治疗方案，是否与过于激进冒险的治疗方案有关。

【相关指标】

葡萄膜炎并发症发生率。

儿童葡萄膜炎患者身高符合年龄的比例

【指标类别】

安全性指标。

【指标定义】

儿童葡萄膜炎治疗过程中儿童身高符合其相应年龄性别身高生长曲线的比例。

【计算公式】

$$儿童葡萄膜炎身高符合年龄的比例 = \frac{儿童葡萄膜炎患者身高符合年龄的总数}{儿童葡萄膜炎患者总数} \times 100\%$$

【计量单位】

百分比（%）。

【指标意义】

该指标反映了儿童葡萄膜炎治疗的安全性，占比越高，治疗风险越小。

【指标说明】

（1）儿童葡萄膜炎患者长期使用激素影响儿童生长发育。

（2）参照中国 2~18 岁儿童（女童、男童）身高生长曲线，评估儿童身高是否符合其年龄和性别生长趋势，评估葡萄膜炎激素治疗对儿童生长发育的影响。

（3）建议以 6 或 12 个月为周期来计算指标。

【参考值设定】

可以统计本院或同行现状进行设定，也可参考近期相关文献报道的值。例如根据文献报道可将目标设定为 90%~100%。

【指标导向】

逐步提高。

【指标改善与影响因素】

该指标的改善可以通过以下方式实现。

（1）诊疗过程中仔细评估患者全身情况，选用合适的治疗方案。

（2）严格规范全身激素的正确使用。

（3）充分宣教，确保患儿日常补钙和维生素 D，鼓励患者户外运动。

（4）诊疗方案的优化。

当该指标明显低于目标值时，需要回顾患者的病情和治疗方案，明确是否与大量使用激素有关，是否可改进治疗方案，降低风险。

【相关指标】

葡萄膜炎并发症发生率。

四、管理力指标

急性葡萄膜炎患者 3 个月内的随访率

【指标类别】

管理力指标。

【指标定义】

患者首次葡萄膜病专科就诊后,医疗机构对其进行 3 个月内随访的比例。

【计算公式】

$$\frac{\text{急性葡萄膜炎患者}}{\text{3 个月内随访率}} = \frac{\text{3 个月内实到随访的急性葡萄膜炎患者门诊人次}}{\text{3 个月内应到随访的急性葡萄膜炎患者门诊人次}} \times 100\%$$

【计量单位】

百分比(%)。

【指标意义】

这一指标通常用于评估急性葡萄膜炎患者的护理质量和恢复情况。随访的有效性也是医学研究中的重要数据来源之一。

【指标说明】

部分患者存在异地就医就诊、经济条件有限、对疾病认知不足、时间无法安排等情况,出现随访不及时、不随访的现象。对急性葡萄膜炎患者而言,在急性期,按期随访为评估其病情变化、药物不良反应、及时调整用药的最基础的保障。

【参考值设定】

可以统计本院或同行现状进行设定,也可参考相关文献报道的值。根据眼科医院葡萄膜病专科特色,如将目标设定为≥90%。

【指标导向】

监测比较。

【指标改善与影响因素】

(1)医疗机构的管理和服务水平:医疗机构对随访工作的重视程度、随访流程的设计和执行、医护人员的专业水平和服务态度等,都会影响随访率。医疗机构需要建立科学的随访管理制度,提供高质量的随访服务,以提高随访率。

(2)患者的态度和行为:患者对随访的态度和行为也是影响随访率的重要因素。患者的医疗知识水平、对医疗机构的信任度、对随访的重视程度等都会影响他们是否愿意接受随访。

(3)医患沟通和医患关系:医生与患者之间的沟通质量和医患关系的良好程度对随访率也有影响。良好的医患沟通可以增强患者对医生的信任,提高患者对随访的接受度。

(4)社会文化因素:社会文化因素也是影响随访率的重要因素之一。不同地区、不同文化背景的患者对医疗的态度和行为可能存在差异,这也会影响随访率。

● 慢性葡萄膜炎患者 1 年内的随访率

【指标类别】

管理力指标。

【指标定义】

慢性葡萄膜炎患者首次葡萄膜病专科就诊后,医疗机构对其进行 1 年内随访的比例。

【计算公式】

$$慢性葡萄膜炎患者1年内随访率=\frac{1年内实到随访的慢性葡萄膜炎患者门诊人次}{1年内应到随访的慢性葡萄膜炎患者门诊人次}×100\%$$

【计量单位】

百分比(%)。

【指标意义】

这一指标通常用于评估慢性葡萄膜炎患者的护理质量和恢复情况。随访的有效性也是医学研究中的重要数据来源之一。

【指标说明】

部分患者存在异地就医就诊、经济条件有限、对疾病认知不足、时间无法安排等情况,出现随访不及时、不随访的现象,对于慢性葡萄膜炎患者而言,在1年内按期随访,能为评估其病情变化和药物不良反应、及时调整用药及预防疾病并发症提供保障。

【参考值设定】

可以统计本院或同行现状进行设定,也可参考相关文献报道的值。根据眼科医院葡萄膜病专科特色,如将目标设定为≥80%。

【指标导向】

监测比较。

【指标改善与影响因素】

(1)医疗机构的管理和服务水平:医疗机构对随访工作的重视程度、随访流程的设计和执行、医护人员的专业水平和服务态度等,都会影响随访率。医疗机构需要建立科学的随访管理制度,提供高质量的随访服务,以提高随访率。

(2)患者的态度和行为:患者对随访的态度和行为也是影响随访率的重要因素。患者的医疗知识水平、对医疗机构的信任度、对随访的重视程度等都会影响他们是否愿意接受随访。疾病本身的特点,如病程长、易复发、易致盲等,也是影响患者随访率非常大的因素。

(3)医患沟通和医患关系:医生与患者之间的沟通质量和医患关系的良好程度对随访率也有影响。良好的医患沟通可以增强患者对医生的信任,提高患者对随访的接受度。

(4)社会文化因素:社会文化因素也是影响随访率的重要因素之一。不同地区、不同文化背景的患者对医疗的态度和行为可能存在差异,这也会影响随访率。

◉ 阿达木单抗使用患者的1年内按期注射率

【指标类别】

管理力指标。

【指标定义】

葡萄膜炎患者启动阿达木单抗后,医疗机构对其进行1年内按期注射情况的评估。

【计算公式】

$$阿达木单抗使用患者的 = \frac{1年内阿达木单抗使用患者的按期注射人数}{1年内阿达木单抗使用总人数} \times 100\%$$

【计量单位】

百分比（%）。

【指标意义】

这一指标通常用于评估葡萄膜炎患者使用阿达木单抗的规范情况,是医疗安全质量的重要指标之一。

【指标说明】

阿达木单抗院外购买方便、使用简便、能自行操作,部分患者在院外购买,患者的规范用药意识不够,存在不及时注射、遗忘注射、未按要求按期注射等现象,医疗机构对这类人群用药管理极有难度。规范注射阿达木单抗能有效控制病情、减少疾病复发、减低药物不良反应,是用药安全的前提。

【参考值设定】

可以统计本院或同行现状进行设定,也可参考相关文献报道的值。根据眼科医院葡萄膜病专科特色,如将目标设定为≥86%。

【指标导向】

监测比较。

【指标改善与影响因素】

（1）医疗机构的管理和服务水平:医疗机构对患者院外购药的管理、对患者疾病的解释、用药目的的说明、可能存在的不良反应,以及对患者规范注射的健康教育,是影响患者规范注射的重要因素。

（2）患者的态度和行为:患者对规范用药的认知、对疾病和自身病情的了解,也是影响规范注射率的重要因素。患者的经济水平、是否有医保也是规范注射的影响因素。

（3）医患沟通和医患关系:医生与患者之间的沟通质量和医患关系的良好程度对规范注射率也有影响。良好的医患沟通可以增强患者对医生的信任,提高患者药物使用的规范度,加强遵医嘱行为。

【参考文献】

［1］ 杨培增. 葡萄膜炎诊断与质量［M］. 北京:人民卫生出版社,2009.

［2］ JABS D A,NUSSENBLATT R B,ROSENBAUM J T. Standardization of uveitis nomenclature（SUN）working group. Standardization of uveitis nomenclature for reporting clinical data. Results of the first international workshop［J］. Am J Ophthalmol,2005,140（3）:509-516.

［3］ Standardization of Uveitis Nomenclature（Sun）Working Group. Classification criteria for Vogt-Koyanagi-Harada disease［J］. Am J Ophthalmol,2021,228:205-211.

［4］ YANG P,ZHANG W,CHEN Z,et al. Development of revised diagnostic criteria for Fuchs' uveitis syndrome in a Chinese population［J］. Br J Ophthalmol,2022,106(12):1678-1683.

［5］ 中华医学会眼科学分会眼免疫学组,中国医师协会眼科医师分会葡萄膜炎与免疫学组. 中国 Fuchs 葡萄膜炎综合征临床诊疗专家共识(2022 年)［J］. 中华眼科杂志,2022,58(7):500-505.

［6］ Standardization of Uveitis Nomenclature(Sun)Working Group. Classification criteria for Fuchs uveitis syndrome［J］. Am J Ophthalmol,2021,228:262-267.

［7］ 中华医学会眼科学分会眼免疫学组. 我国急性前葡萄膜炎临床诊疗专家共识(2016 年)［J］. 中华眼科杂志,2016,52(3):164-166.

［8］ Standardization of Uveitis Nomenclature(Sun)Working Group. Classification criteria for Spondyloarthritis/HLA-B27-associated anterior uveitis［J］. Am J Ophthalmol,2021,228:117-125.

［9］ 中华医学会眼科学分会眼免疫学组,中国医师协会眼科医师分会葡萄膜炎与免疫学组. 中国白塞综合征性葡萄膜炎临床诊疗专家共识(2023 年)［J］. 中华眼科杂志,2023,59(8):611-619.

［10］ Standardization of Uveitis Nomenclature(Sun)Working Group. Classification criteria for Behçet disease uveitis［J］. Am J Ophthalmol,2021,228:80-88.

［11］ 中华医学会儿科学分会免疫学组,中国儿童风湿免疫病联盟,国家儿童健康与疾病临床研究中心风湿免疫联盟. 幼年特发性关节炎相关葡萄膜炎诊疗中国专家共识(2023)［J］. 协和医学杂志,2023,14(2):247-256.

［12］ 中华医学会眼科学分会眼免疫学组,中国医师协会眼科医师分会葡萄膜炎与免疫学组. 中国福格特-小柳-原田综合征临床诊疗专家共识(2023 年)［J］. 中华眼科杂志,2023,59(7):518-525.

［13］ YANG P,ZHONG Y,DU L,et al. Development and evaluation of diagnostic criteria for Vogt-Koyanagi-Harada disease［J］. JAMA Ophthalmol,2018,136(9):1025-1031.

第五节　角膜病专科医疗指标

角膜病专科医疗指标思维导图如图 3-5-1 所示。

一、服务能力指标

● 穿透和内皮供体从获取到移植时间

【指标类别】

服务能力指标。

【指标定义】

穿透性角膜植片和角膜内皮植片,从供体眼球/植片获取、运输、植片制备、保存到用于临床移植手术的时间。

【计算公式】

穿透和内皮供体从获取到移植时间=穿透和内皮植片移植日期-供体眼球/植片获取日期

【计量单位】

天。

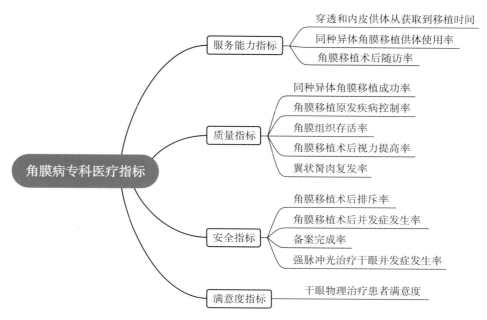

图 3-5-1　角膜病专科医疗指标思维导图

【指标意义】

该指标反映了穿透和内皮植片的利用时效,时间越短,植片细胞存活率越高。

【指标说明】

(1)角膜植片保存时间小于 4 天、植片无溃疡或斑翳、基质无水肿或轻度水肿、内皮细胞计数大于 2 500 个/mm²,植片可分类为Ⅰ类植片,可用于穿透性角膜移植、后弹力层剥离角膜内皮移植或后弹力层角膜内皮移植。

(2)角膜植片保存时间小于 7 天、植片在边缘有小于 2mm 且深度不超过浅基质层的溃疡、基质无水肿或轻度水肿、内皮细胞计数大于 2 000 个/mm²,可分类为Ⅱ类植片,可用于穿透性角膜移植(PKP)。

(3)供体眼球/植片获取时间是指从捐献者遗体上获取眼球/植片并进行湿房保存/中期保存液保存的日期。

(4)穿透和内皮植片移植日期是指将植片移植进患者眼中的日期。

【参考值设定】

根据本院及周边各省市眼库对于植片的利用率、植片中期保存后的质量复测情况,以及移植术后患者的恢复情况,将参考平均值设定为 6.5 天。

【指标导向】

逐步缩短。

【指标改善与影响因素】

(1)缩短眼球获取之后湿房保存时间,尽快处置成植片。

(2)提高角膜植片内皮细胞计数测量的准确性,如选取多个区域进行内皮细胞计数。

（3）提高患者移植术式判断的准确性，准确把握患者术前身体状况，避免因身体原因临时取消手术的情况，造成植片浪费。

当该指标明显高于目标值时，需要回顾误差较大病例产生误差的原因，是否与重度感染患者、急性角膜穿孔患者等需要紧急实施角膜移植手术的情况等有关。

【相关指标】

角膜植片保存时间、角膜植片内皮细胞计数。

同种异体角膜移植供体使用率

【指标类别】

服务能力指标。

【指标定义】

用于临床同种异体角膜移植的供体材料数占同期获取的同种异体角膜移植供体材料总数的比例。

【计算公式】

$$同种异体角膜移植供体使用率 = \frac{用于临床的同种异体角膜移植的供体材料数}{同期获取的同种异体角膜移植供体材料总数} \times 100\%$$

【计量单位】

百分比（%）。

【指标意义】

该指标反映了供体材料的质量和眼库操作技术能力的重要过程性指标，评价眼库角膜获取、运输、处理、保存及质量评估的能力。

【指标说明】

（1）用于临床的同种异体角膜移植的供体材料数，是指眼组织获取之后，经过处理、评估后可适用于临床移植，并制备成角膜植片待使用的供体材料数量。包含中期保存液保存的穿透和内皮角膜植片，也包含深低温长期保存、适用于板层移植的角膜植片。

（2）同期获取的同种异体角膜移植供体材料总数，是指眼库当期全部的眼组织获取数量，包含评估不适用于临床移植的其他眼组织，如科研和培训用眼组织。

【参考值设定】

根据本院及周边各省市眼库近 3 年的供体利用率分析，将参考平均值设定为 85%。

【指标导向】

逐步提高。

【指标改善与影响因素】

该指标的改善可以通过以下方式实现。

（1）协调员对潜在捐献者的禁忌证、术前四项和角膜感染情况进行筛查。

（2）将获取前的捐献者筛查与协调员工作绩效相关联。

（3）眼库医师和专职协调员积极、尽早跟进潜在捐献案例，包括家属的态度、捐献者病因和传染病情况等,尽早协助外部协调员确定待捐角膜供体使用计划。

（4）对角膜从获取到转运整个流程进行全面质控：查询取材耗材及器械的消毒情况；通过与取材人员不断核对,以及更换取材人员,让有经验的人员进行跟取等方法,排除原位取材手法导致内皮细胞失活问题；更换角膜保存液,监测冰箱的保存温度,排除环境造成的异常情况；对设备进行新一轮调试；在泡沫箱中放冰袋,并使用泡沫及纸张隔离保存瓶后密封泡沫箱,飞机转运放置于行李箱内。

角膜移植术后随访率

【指标类别】

服务能力指标。

【指标定义】

同种异体角膜移植术后一定时间内进行随访的例次数占同期同种异体角膜移植手术总例次数的比例。

【计算公式】

$$角膜移植术后随访率 = \frac{同种异体角膜移植术后一定时间内完成随访的例次数}{同期同种异体角膜移植手术总例次数} \times 100\%$$

【计量单位】

百分比（%）。

【指标意义】

该指标反映了同种异体角膜移植患者的远期疗效及管理水平。

【指标说明】

（1）随访的形式包括来院门诊随访、远程门诊随访、线上医疗相关软件随访、电话随访等。

（2）一定时间是指术后常用的随访时间点,包括术后 1 个月、3 个月、6 个月、1 年、3 年、5 年甚至更长,1 年是较为重要的节点。

（3）随访的内容建议根据随访的形式和手术方式、手术适应证以及当地医院能提供的相关眼科检查而定。

【参考值设定】

随访率根据不同的术式、随访方式以及不同的经济地区有较大的波动。目前本院术后1 周内电话随访率可达 90% 以上。根据文献报道,角膜内皮移植术后 1 年、3 年、5 年的随访率分别为 99.2%、88.4%、81.5%；深板层角膜移植术后 1 年、3 年、5 年的随访率分别为 100%、55.2%、15.2%；穿透性角膜移植术后 1 年、3 年、5 年的随访率目前暂无文献明确报道。

【指标导向】

逐步提高。

【指标改善与影响因素】

该指标的改善可以通过以下方式实现。

（1）对患者进行宣教,尤其是老年或者依从性较差的患者,强调角膜移植术后随访的重要性。

（2）利用现代发达的网络技术,加强线上门诊、远程门诊等随访形式,采用多样化途径对患者进行随访。

（3）加强医院个案管理工作,定期联系患者,进行电话随访或建议患者来院或至当地门诊随访。

（4）每位患者建立随访档案,给患者发放随访卡,门诊医生直接填写下次随访时间。

当该指标明显低于目标值时,需要回顾患者失访的原因,与存在术后宣教不到位、或患者依从性欠佳、或处于偏远地区无法来院就诊有关。

【相关指标】

同种异体角膜移植成功率、角膜组织存活率、角膜移植术后排斥率、角膜移植术后并发症发生率。

二、质量指标

◉ 同种异体角膜移植成功率

【指标类别】

质量指标。

【指标定义】

同种异体角膜移植成功率是指同种异体角膜移植成功的例数占同期同种异体角膜移植总例数的比例。

【计算公式】

$$同种异体角膜移植成功率 = \frac{同种异体角膜移植成功的例数}{同期同种异体角膜移植手术总例数} \times 100\%$$

【计量单位】

百分比（%）。

【指标意义】

该指标反映了医疗机构同种异体角膜移植技术的水平。

【指标说明】

同种异体角膜移植成功是指通过同种异体角膜移植手术达到预期目的,植片与植床对合良好无脱落。治疗目的主要分为以下三类。

（1）增视性:患者的角膜疾患严重影响了患者的视力,如角膜白斑、角膜营养不良、大泡性角膜病变等。通过角膜移植改善角膜的透明度,从而提高患者视力。

（2）治疗性:常用于治疗感染性角膜炎,行角膜移植以去除感染灶。

（3）美容性:对于视功能较差的患者,角膜移植无法提高其视力。但角膜移植可去除灰白色病变的组织,使角膜恢复透明,从而达到美容的效果。

【参考值设定】

根据《同种异体角膜移植技术临床应用质量控制指标(2017年版)》,同种异体角膜移植成功率为90%。

【指标导向】

逐步提高。

【指标改善与影响因素】

该指标的改善可以通过以下方式实现。

(1)进行仔细的术前评估和适应证选择,尽量准确预计患者术后疗效。

(2)术前进行充分的医患沟通,帮助患者了解病情,从而对手术效果有较为实际合理的期待。

(3)供体组织状况:保证供体的质量,对于穿透和内皮供体材料,要有足够数量的内皮细胞;板层材料要保证基质透明。

(4)提高术者的手术技巧:不断精进术者的手术技术,减少术中并发症的发生。

(5)做好术后宣教、用药随访等工作,提高患者的依从性,减少感染复发、术后排斥等术后并发症。

当该指标明显低于目标值时,应基于不同的手术目的,深入分析原因,积极整改。

【相关指标】

角膜移植术后随访率、角膜移植原发疾病控制率、角膜组织存活率、角膜移植术后视力提高率、角膜移植术后排斥率、角膜移植术后并发症发生率。

● 角膜移植原发疾病控制率

【指标类别】

质量指标。

【指标定义】

角膜移植原发疾病控制率是指同种异体角膜移植术后,角膜原发疾病基本改善或治愈的例数占同期同种异体角膜移植总例数的比例。

【计算公式】

$$角膜移植原发疾病控制率 = \frac{术后角膜原发疾病基本改善或治愈的例数}{同期同种异体角膜移植总例数} \times 100\%$$

【计量单位】

百分比(%)。

【指标意义】

这个比例反映了同种异体角膜移植术后角膜原发疾病的控制情况。

【指标说明】

(1)角膜移植原发疾病主要包括感染性角膜炎、角膜白斑、圆锥角膜、大泡性角膜病变、角膜变性与营养不良、角膜皮样瘤、角膜化学伤或热烧伤、角膜移植术后排斥等。

（2）原发疾病的改善指患者症状缓解、体征基本消失、生活质量得到提高。

（3）原发疾病的治愈是指症状和体征完全消失、疾病不再影响生活。

（4）原发疾病控制率随着不同的随访时间点以及不同的手术适应证而异。对于感染性角膜炎，是否复发是评估其控制率的主要指标，而复发往往在术后1周至数周后出现，因此须在复发易发时段后评估。对于大泡性角膜病变，由于角膜植片存在内皮细胞不断衰减的问题，随访时间越长，其控制率越差。

【参考值设定】

不同的适应证其原发疾病控制率大为不同，目前文献中尚无具体数值可参考。根据我院近年来统计的数据，原发疾病控制率可达99%以上。不同的医疗机构须结合自身医疗技术条件，设定合理的参考值，并逐年提高。

【指标导向】

逐步提高。

【指标改善与影响因素】

该指标的影响因素包括以下几种情况。

（1）术者手术技术：医生的手术技术和经验对角膜移植的疾病控制率有很大影响。

（2）患者的健康状况：患者的一般健康状况，包括年龄、身体状况、是否有其他眼部或全身疾病等，都可能影响角膜原发疾病控制率。

（3）患者的依从性：术后用药是否遵医嘱规律用药对于原发疾病的控制非常重要，不规律用药可导致感染性角膜炎复发、植片排斥引起角膜内皮再次失代偿。

（4）原发疾病的类型和严重程度：范围大、药物控制欠佳的病例，其角膜移植术后复发的概率往往较高。

【相关指标】

角膜移植术后随访率、角膜组织存活率、角膜移植术后排斥率、角膜移植术后并发症发生率。

● 角膜组织存活率

【指标类别】

质量指标。

【指标定义】

角膜组织存活率是指同种异体角膜移植术后，尚存活的角膜组织数占同期同种异体角膜移植角膜组织总数的比例。

【计算公式】

$$角膜组织存活率 = \frac{尚存活的角膜组织数}{同期同种异体角膜移植角膜组织总数} \times 100\%$$

【计量单位】

百分比（%）。

【指标意义】

该指标反映了同种异体角膜移植患者的远期疗效。

【指标说明】

（1）角膜植片透明是指同种异体角膜移植术后，植片在位，植片与植床对合良好无脱落。

（2）对于角膜内皮移植，主要指内皮植片在位，贴合良好，角膜无水肿，而不受受体角膜术前存在的瘢痕和混浊的影响。

（3）评估时间点建议为 1 年和 3 年，有条件的医疗机构可以评估 5 年、10 年或更长。

【参考值设定】

植片存活率根据不同的术式、不同的手术适应证、不同的地区和评估时间点有较大的波动。并且随着随访时间的延长，植片的存活率逐渐降低。一项针对亚洲的 20 年穿透性角膜移植存活率的研究显示，术后第 1 年的存活率为 91%，而 20 年的存活率仅为 44%。另一项研究则显示，术后 5 年和 10 年的存活率分别为 90% 和 82%。而对于再次移植的患者，其 5 年和 10 年存活率仅为 53% 和 41%。角膜内皮移植的植片 3 年、5 年和 7 年存活率分别为 94%、88% 以及 58%。深板层角膜移植的植片存活率较高，一项 meta 分析显示，其 1 年、3 年和 5 年植片存活率分别为 100%、92.9% 和 90.4%。

【指标导向】

逐步提高。

【指标改善与影响因素】

该指标的影响因素包括以下几种情况。

（1）原发病：不同的原发病，如圆锥角膜、角膜基质营养不良、外伤、感染等，可能导致角膜组织存活率的差异。例如，圆锥角膜手术效果最佳，而感染性角膜炎的存活率往往较低。

（2）受体角膜新生血管范围：角膜新生血管的范围对角膜植片的存活率有明显影响。血管范围超过 2 个象限者的角膜植片更易出现排斥。

（3）供体角膜质量：对于穿透性角膜移植和角膜内皮移植，供体内皮细胞密度越高、年龄越年轻，其远期植片存活率越高。

（4）依从性：患者术后随访及用药的依从性越好，术后排斥、感染复发以及角膜内皮失代偿等并发症发生率越低，植片存活率越高。

（5）免疫排斥及角膜植片内皮功能失代偿：这是导致角膜移植失败的主要原因。

【相关指标】

角膜移植术后随访率、同种异体角膜移植成功率、角膜移植原发疾病控制率、角膜移植术后排斥率、角膜移植术后并发症发生率。

◉ 角膜移植术后视力提高率

【指标类别】

质量指标。

【指标定义】

角膜移植术后视力提高率是指角膜移植术后视力提高的例数占同期同种异体角膜移植总例数的比例。

【计算公式】

$$术后视力提高率 = \frac{角膜移植术后视力提高的例数}{同期同种异体角膜移植手术总例数} \times 100\%$$

【计量单位】

百分比（%）。

【指标意义】

该指标反映了同种异体角膜移植术后视力改善情况。

【指标说明】

（1）术后视力提高是指同种异体角膜移植术后，视力提高2行及以上。

（2）视力应为最佳矫正视力，应评估术后的最佳矫正视力较术前矫正视力有无提高。矫正方式可包括框架镜矫正或接触镜矫正等。

（3）对于以美容为目的和针对严重感染以保眼球为目的的病例，以及眼底功能较差的病例，不建议计入本指标的计算。

（4）对于深板层角膜移植，由于部分板层供体组织存在一定的水肿，术后早期的视力不应作为视力提高率的指标。

（5）内皮植片植入受体角膜后，受体角膜的水肿需要一定时间消退，术后早期的视力不应作为视力提高率的指标。

（6）受体角膜的上皮一般在术后7天内长入植片，当上皮长到瞳孔区时会造成一定程度的视力下降，此时不应作为视力评估的时机。

【参考值设定】

对于角膜内皮失代偿的病例，角膜内皮移植术后1年的视力提高率接近70%；深板层角膜移植治疗圆锥角膜术后1年视力提高率可达91%；穿透性角膜移植用于复明性治疗时其视力提高可达67%，但是用于控制感染时仅为23%。

【指标导向】

逐步提高。

【指标改善与影响因素】

该指标的影响因素包括以下几种情况。

（1）原发病：不同的原发病，如感染性角膜炎、圆锥角膜、角膜基质营养不良、外伤等，可能导致角膜移植术后视力提高率的差异。

（2）是否联合手术：对于存在白内障的患者，联合白内障手术可提高术后视力。

（3）手术技术：对于深板层角膜移植，充分暴露后弹力层前膜可获得良好的术后视力。对于角膜内皮移植，内皮植片越薄，术后视力越好。另外，良好的手术缝合技术可减少术后不规则散光的发生,提高术后视力。

（4）供体角膜:供体角膜的透明度直接影响术后视力,另外,有研究表明,对于深板层角膜移植,较大的供体直径可提高术后视力。

（5）术后并发症:术后并发症,如移植片排斥和感染,可能影响术后视力的提高。

（6）合并症:若患者存在青光眼、黄斑病变等其他影响视力的非角膜病变,将影响术后视力的提高。

（7）个体差异:患者的年龄、健康状况、恢复能力等个体差异也可能影响术后视力的提高。

【相关指标】

角膜移植术后随访率、同种异体角膜移植成功率、角膜移植原发疾病控制率、角膜组织存活率、角膜移植术后排斥率、角膜移植术后并发症发生率。

翼状胬肉复发率

【指标类别】

质量指标。

【指标定义】

翼状胬肉切除术后一定时间内发生复发的例数占同期翼状胬肉手术总例数的比例。

【计算公式】

$$翼状胬肉复发率=\frac{翼状胬肉术后一定时间内复发的例数}{同期翼状胬肉手术总例数}\times100\%$$

【计量单位】

百分比（%）。

【指标意义】

该指标反映了翼状胬肉切除手术的医疗技术水平。

【指标说明】

（1）翼状胬肉复发是指在进行了翼状胬肉切除手术治疗后,眼表再次出现翼状胬肉的情况。

（2）对于眼表烧伤、角膜边缘变性、蚕食性角膜溃疡、角膜缘功能失代偿等造成的假性胬肉,不属于本次评估范畴。

（3）大部分翼状胬肉的复发往往发生在术后2年内,因此可以将术后1年及2年作为评估节点。

【参考值设定】

根据文献报道,翼状胬肉复发率为1.9%~8%。

【指标导向】

逐步降低。

【指标改善与影响因素】

该指标的影响因素包括以下几种情况。

（1）手术方式：单纯翼状胬肉切除的复发率最高，可以高达24%~89%。然而，联合各种组织移植能明显降低复发率，降至大约10%。这些组织移植包括结膜瓣的移植、羊膜移植、角膜缘的移植等。另外，翼状胬肉切除联合带自体角膜缘干细胞的结膜瓣移植术是目前临床上常用的手术方式，其复发率为3%~6%。

（2）手术技术：角巩膜残留病变组织，术后角膜创面愈合时间延长可导致复发率增加。

（3）患者因素：活动期、范围较大的胬肉，年龄越轻、复发次数越多的患者术后复发率越高。吸烟也是复发的重要影响因素。

（4）环境因素：风沙、尘土、冷、热刺激及日光照射易引起复发。紫外线照射为目前普遍公认的诱发病因，工作过度劳累、睡眠不足和结膜的慢性炎症也是诱发和复发因素。

三、安全指标

● 角膜移植术后排斥率

【指标类别】

安全指标。

【指标定义】

同种异体角膜移植术后一定时间内发生排斥的例次数占同期同种异体角膜移植手术总例次数的比例。

【计算公式】

$$角膜移植术后排斥率 = \frac{同种异体角膜移植术后一定时间内发生排斥的例次数}{同期同种异体角膜移植手术总例次数} \times 100\%$$

【计量单位】

百分比（%）。

【指标意义】

该指标反映了同种异体角膜移植患者的疗效及管理水平。

【指标说明】

（1）角膜移植术后排斥是指在进行了角膜移植手术后，由于供体角膜的特殊抗原引起的一种炎性反应，主要表现为视力下降、眼红、眼痛、角膜植片水肿等。

（2）一定时间是指术后常用的随访时间点，包括术后1个月、3个月、6个月、1年、3年、5年甚至更长，1年是较为重要的节点。

【参考值设定】

排斥率根据不同的术式以及适应证有较大的波动。穿透性角膜移植术后的排斥率为12%~29%。深板层角膜移植术后和角膜内皮移植术后的排斥率较低，于1.7%~7.9%间波动。

【指标导向】

逐步降低。

【指标改善与影响因素】

该指标的影响因素包括以下几种情况。

（1）受体因素：角膜血管化、活动性炎症、多次角膜移植手术史、虹膜前粘连、低龄将大大增加角膜移植术后排斥率。

（2）手术技术：大植片移植、偏心移植将增加角膜移植术后排斥率。

（3）术后随访：患者用药依从性差，尤其是不按医嘱使用抗排斥药物，将增加植片排斥的风险。

【相关指标】

角膜移植术后随访率、同种异体角膜移植成功率、角膜组织存活率、角膜移植术后并发症发生率。

角膜移植术后并发症发生率

【指标类别】

安全指标。

【指标定义】

同种异体角膜移植术后发生并发症的例数占同期同种异体角膜移植总例数的比例。

【计算公式】

$$角膜移植术后并发症发生率 = \frac{角膜移植术后发生并发症的例数}{同期同种异体角膜移植总例数} \times 100\%$$

【计量单位】

百分比（%）。

【指标意义】

是反映医疗机构同种异体角膜移植技术水平的重要指标之一。

【指标说明】

角膜移植术后并发症主要包括以下类型。

（1）植片排斥：已在上一指标详细说明。

（2）切口相关并发症：切口裂开、渗漏。

（3）上皮愈合不良：角膜移植术后上皮无法完全愈合。

（4）感染：术后细菌、真菌或者其他微生物导致眼表或者眼内感染。

（5）缝线相关并发症：缝线松脱、缝线断裂、缝线相关脓肿。

（6）青光眼：术后非黏弹剂残留引起的眼压升高，且无法自行缓解，对视神经有影响。

（7）白内障：白内障进展速度加快。

（8）散光：植片植床愈合过程中导致角膜的规则或者不规则散光。

（9）视网膜病变：视网膜脱离或者低眼压导致的眼底出血。

（10）角膜融解：长期上皮愈合不良将导致角膜融解，严重可导致穿孔。

（11）角膜内皮失代偿：由于角膜移植术后内皮细胞不断丢失，最终可能再次导致角膜水肿。

【参考值设定】

不同的术式、不同的适应证并发症发生率大不相同。可以统计本院或同行现状进行设定,也可参考近期相关文献报道的值。

【指标导向】

逐步降低。

【指标改善与影响因素】

该指标的影响因素包括以下几种情况。

(1)手术技术:手术技术的精细程度直接影响并发症的发生率。例如,手术中角膜切割不整齐、漏水等问题都可能导致术后植片植床愈合不良;缝合深度、跨距不够将导致术后缝线松脱;缝线松紧不一致可导致术后散光;术后长期低眼压可导致眼底出血、视网膜脱离等。

(2)患者全身健康状况:患者的整体健康状况,包括免疫系统的状态、有无基础疾病等,都会影响并发症的发生。例如干燥综合征、移植物抗宿主病的患者术后易发生角膜上皮愈合不良。

(3)原发病的性质:原发病的性质也会影响并发症的发生。例如,病毒性角膜炎容易复发,角膜大量新生血管易发生术后排斥;高度近视、既往视网膜脱离玻璃体切除术后患者易发生视网膜脱离;多次手术患者、虹膜前粘连患者易继发青光眼。

(4)供体质量:内皮细胞计数越高,内皮形态良好的供体术后发生角膜内皮失代偿的概率越低。

(5)术后护理:术后的护理质量也是影响并发症发生的重要因素。例如,患者是否按时使用药物、是否定期复查等,都会影响并发症的发生。

【相关指标】

穿透和内皮供体从获取到移植时间、角膜移植术后随访率、同种异体角膜移植成功率、角膜移植原发疾病控制率、角膜组织存活率、角膜移植术后视力提高率、角膜移植术后排斥率。

● 备案完成率

【指标类别】

安全指标。

【指标定义】

同种异体角膜的供体材料已完成备案数占同期获取的同种异体角膜移植供体材料总数的比例。

【计算公式】

$$备案完成率 = \frac{同种异体角膜的供体材料已完成备案数}{同期获取的同种异体角膜移植供体材料总数} \times 100\%$$

【计量单位】

百分比(%)。

【指标意义】

该指标反映了眼库依法记录捐献者和受捐者准确的信息资料,用于后续角膜植片的溯源和审查。

【指标说明】

（1）按照国家眼库管理规范以及国家限制性技术管理规范的要求,供体材料备案涉及捐献者的身份信息、家属关系、户籍地址、捐献登记、获取交接、死亡证明、血液化验等必要资料,须进行档案管理,并按要求定期上报至浙江省红十字会数字红会系统。

（2）移植手术及受体相关信息,须按照国家卫生健康委员会要求,定期上报至国家医疗质量管理与控制信息网。

【参考值设定】

按照上级要求,备案完成率为100%。

【指标导向】

维持100%。

【指标改善与影响因素】

该指标的改善可以通过以下方式实现。

（1）关键信息收集的完整性和准确性,如捐献登记表和捐献交接单的签署,必须征得直系亲属（配偶、成年子女、父母）的一致同意,并签名、按手印。

（2）捐献者的死亡证明、志愿捐献者与执行人的身份证明、血液化验单（乙、丙型病毒性肝炎,艾滋病,梅毒）和捐献志愿书、登记表是必要材料。

（3）基于对捐献者和接受者的隐私保护,捐献者和眼组织接受者双方的信息都将严格保密,以避免当事人产生不必要的困扰。

强脉冲光治疗干眼并发症发生率

【指标类别】

安全指标。

【指标定义】

强脉冲光治疗干眼发生并发症的例数占同期强脉冲光治疗干眼总例数的比例。

【计算公式】

$$强脉冲光治疗干眼并发症发生率 = \frac{强脉冲光治疗干眼发生并发症的例次数}{同期强脉冲光治疗干眼总例次数} \times 100\%$$

【计量单位】

百分比（%）。

【指标意义】

是反映医疗机构强脉冲光治疗技术水平的重要指标之一。

【指标说明】

强脉冲光治疗干眼的并发症主要包括以下类型。

（1）皮肤反应：包括红斑、色素脱失、色素沉着、萎缩、瘢痕、增生性瘢痕、瘢痕疙瘩形成等。

（2）感染：治疗后可能出现感染。

（3）疼痛：治疗过程中可能会有疼痛感。

（4）虹膜炎症：虹膜色素可能吸收强脉冲光产生损伤，从而出现急性的虹膜炎症。

（5）毛发灼伤：操作过程中若接触睫毛或者眉毛，易造成毛发灼伤。

（6）其他：包括起疱、紫癜或结痂等。

【参考值设定】

强脉冲光治疗干眼的并发症发生率较低，基于目前多篇文献综合统计，可设定为 4.14%。

【指标导向】

逐步降低。

【指标改善与影响因素】

（1）充分术前评估：对于面部存在黄褐斑的患者，不建议行强脉冲光（intense pulsed light, IPL）治疗。根据患者的皮肤类型和皮肤情况选择合适的滤光片和发出的光的波长。

（2）注意无菌操作：注意眼杯等器械的无菌性，操作过程中勿污染。

（3）利用眼杯充分保护患者的角膜和虹膜，避免暴露在强光之下。

（4）治疗时小心操作，不要覆盖眉毛，避免灼伤。

四、满意度指标

干眼物理治疗患者满意度

【指标类别】

满意度指标。

【指标定义】

干眼物理治疗患者满意度是指接受干眼物理治疗后满意的患者占同期接受调查的干眼物理治疗患者总数的比例。

【计算公式】

$$干眼物理治疗患者满意度 = \frac{干眼物理治疗后满意患者数}{接受调查的干眼物理治疗患者总数} \times 100\%$$

【计量单位】

百分比（%）。

【指标意义】

干眼物理治疗患者满意度是衡量治疗效果和服务质量的重要指标。

【指标说明】

（1）满意度包括对治疗效果的满意度，如症状的改善程度、视觉质量的提高以及生活质量的改善。

（2）患者对治疗过程的舒适度，如是否感到疼痛、治疗时间的长短以及治疗后的恢复情况。

【参考值设定】

可以统计本院或同行现状进行设定。

【指标导向】

逐步提高。

【指标改善与影响因素】

该指标的影响因素包括以下几种情况。

（1）治疗效果：治疗效果是影响患者满意度的最直接因素。有效的治疗可以显著改善患者的症状，提高视觉质量，从而提高患者的满意度。

（2）治疗过程的舒适度：治疗过程中的疼痛、不适等感觉会影响患者的满意度。舒适、无痛的治疗过程可以提高患者的满意度。

（3）治疗时间：治疗时间的长短也会影响患者的满意度。过长的治疗时间可能会让患者感到疲劳，而过短的治疗时间可能会让患者怀疑治疗的效果。

（4）治疗后的恢复情况：治疗后的恢复情况，包括恢复时间和恢复过程中的不适，也会影响患者的满意度。

（5）个人因素：患者的性别、年龄、教育程度、经济状况等个人因素也会影响其满意度。

（6）医生和医疗团队的服务质量：医生和医疗团队的专业水平、服务态度、沟通能力等也会影响患者的满意度。

【参考文献】

［1］ 医政司. 国家卫生计生委办公厅关于印发造血干细胞移植技术管理规范（2017 年版）等 15 个"限制临床应用"医疗技术管理规范和质量控制指标的通知［EB/OL］.（2017-02-17）［2024-02-14］. http://www.nhc.gov.cn/yzygj/s3585/201702/e1b8e0c9b7c841d49c1895ecd475d957.shtml.

［2］ RATHI S, TSUI E, MEHTA N, et al. The current state of teleophthalmology in the United States［J］. Ophthalmology, 2017, 124（12）: 1729-1734.

［3］ WAKIMASU K, KITAZAWA K, KAYUKAWA K, et al. Five-year follow-up outcomes after Descemet's stripping automated endothelial keratoplasty: A retrospective study［J］. BMJ Open Ophthalmol, 2020, 5（1）: e000354.

［4］ MYERSCOUGH J, ROBERTS H, YU A C, et al. Five-year outcomes of converted Mushroom keratoplasty from intended deep anterior lamellar keratoplasty（DALK）mandate 9-mm diameter DALK as the optimal approach to keratoconus［J］. Am J Ophthalmol, 2020, 220: 9-18.

［5］ LIU S, WONG Y L, WALKDEN A. Current perspectives on corneal transplantation［J］. Clin Ophthalmol, 2022, 16: 631-646.

［6］ WALDOCK A, COOK S D. Corneal transplantation: How successful are we［J］. Br J Ophthalmol, 2000, 84（8）: 813-815.

［7］ SIBLEY D，HOPKINSON C L，TUFT S J，et al. National Health Service Blood and Transplant Ocular Tissue Advisory Group and contributing ophthalmologists（OTAG Study 26）. Differential effects of primary disease and corneal vascularisation on corneal transplant rejection and survival［J］. Br J Ophthalmol，2020，104（5）：729-734.

［8］ ARMITAGE W J，GOODCHILD C，GRIFFIN M D，et al. High-risk corneal transplantation：Recent developments and future possibilities［J］. Transplantation，2019，103（12）：2468-2478.

［9］ ANSHU A，LI L，HTOON H M，et al. Long-term review of penetrating keratoplasty：A 20-year review in Asian eyes［J］. Am J Ophthalmol，2021，224：254-266.

［10］ THOMPSON R W JR，PRICE M O，BOWERS P J，et al. Long-term graft survival after penetrating keratoplasty［J］. Ophthalmology，2003，110（7）：1396-1402.

［11］ BEŞEK N K，YALÇINKAYA G，KIRGIZ A，et al. Graft survival and clinical outcomes of Descemet membrane endothelial keratoplasty：Long-term results［J］. Int Ophthalmol，2022，42（1）：269-279.

［12］ GUAN M，ZHAO W，ZHANG Y，et al. Graft survival rate of deep anterior lamellar keratoplasty for keratoconus：A meta-analysis［J］. Medicine（Baltimore），2018，97（28）：e11404.

［13］ Writing Committee for the Cornea Donor Study Research Group，SUGAR A，GAL R L，et al. Factors associated with corneal graft survival in the cornea donor study［J］. JAMA Ophthalmol，2015，133（3）：246-254.

［14］ MAFFRE C，FOURNIÉ P，DURBANT E，et al. Identifying predictive factors for long-term visual recovery after corneal endothelial keratoplasty in Fuchs' dystrophy：Potential interaction between the corneal dysfunction and retinal status［J］. Front Med（Lausanne），2023，10：1120283.

［15］ JONAS J B，RANK R M，BUDDE W M. Visual outcome after allogenic penetrating keratoplasty［J］. Graefes Arch Clin Exp Ophthalmol，2002，240（4）：302-307.

［16］ BUSIN M，LEON P，NAHUM Y，et al. Large（9mm）deep anterior lamellar keratoplasty with clearance of a 6-mm optical zone optimizes outcomes of keratoconus surgery［J］. Ophthalmology，2017，124（7）：1072-1080.

［17］ ALFONSO-BARTOLOZZI B，MARTÍNEZ-ALBERQUILLA I，BAAMONDE B，et al. Refractive surgery after deep anterior lamellar keratoplasty：A review of the literature［J］. Int Ophthalmol，2023，43（4）：1413-1435.

［18］ SRIKUMARAN D，SON H S，LI C，et al. Disparities in visual acuity outcomes after endothelial keratoplasty：An intelligent research in sight registry analysis［J］. Ophthalmology，2022，129（8）：912-922.

［19］ SINHA R，SHARMA N，VAJPAYEE R B. Visual outcome of cataract surgery with pupillary sphincterotomy in eyes with coexisting corneal opacity［J］. BMC Med，2004，2：10.

［20］ CHU W K，CHOI H L，BHAT A K，et al. Pterygium：New insights［J］. Eye（Lond），2020，34（6）：1047-1050.

［21］ HAN S B，JEON H S，KIM M，et al. Risk factors for recurrence after pterygium surgery：An image analysis study［J］. Cornea，2016，35（8）：1097-1103.

［22］ KANDAVEL R，KANG J J，MEMARZADEH F，et al. Comparison of pterygium recurrence rates in Hispanic and white patients after primary excision and conjunctival autograft［J］. Cornea，2010，29（2）：141-145.

［23］ DEBOURDEAU E，BUILLES N，COUDERC G，et al. Risk factors of rejection after penetrating keratoplasty：A retrospective monocentric study［J］. Graefes Arch Clin Exp Ophthalmol，2022，260（11）：3627-3638.

［24］ DUNN S P，GAL R L，KOLLMAN C，et al. Corneal graft rejection 10 years after penetrating keratoplasty in the cornea donor study［J］. Cornea，2014，33（10）：1003-1009.

［25］ ALIO J L，MONTESEL A，EL SAYYAD F，et al. Corneal graft failure：An update［J］. Br J Ophthalmol，2021，105（8）：1049-1058.

［26］PRICE D A,KELLEY M,PRICE F W JR,et al. Five-year graft survival of Descemet membrane endothelial keratoplasty（EK）versus Descemet stripping EK and the effect of donor sex matching［J］. Ophthalmology, 2018,125（10）:1508-1514.

［27］NANAVATY M A,WANG X,SHORTT A J. Endothelial keratoplasty versus penetrating keratoplasty for Fuchs endothelial dystrophy［J］. Cochrane Database Syst Rev,2014,2014（2）:CD008420.

［28］SONG A,DESHMUKH R,LIN H,et al. Post-keratoplasty infectious keratitis:Epidemiology,risk factors, management,and outcomes［J］. Front Med（Lausanne）,2021,8:707242.

［29］DENCKER E E,BONDE A,TROELSEN A,et al. Postoperative complications:An observational study of trends in the United States from 2012 to 2018［J］. BMC Surg,2021,21（1）:393.

［30］WLADIS E J,AAKALU V K,FOSTER J A,et al. Intense pulsed light for Meibomian gland disease:A report by the American Academy of Ophthalmology［J］. Ophthalmology,2020,127（9）:1227-1233.

［31］王紫娟,潘钰婷,刘诗洋,等. 我国 136 家三级医院患者满意度及其影响因素分析［J］. 中华医院管理杂志,2019,35（4）:287-291.

［32］廖美英,黎琴,黄明丽,等. 睑板腺按摩联合中药雾化熏眼治疗干眼的疗效观察及护理［J］. 广西中医药大学学报,2015,18（2）:39-41.

［33］LING J,CHAN B C,TSANG M S,et al. Current advances in Mechanisms and treatment of dry eye disease: Toward anti-inflammatory and immunomodulatory therapy and traditional Chinese medicine［J］. Front Med （Lausanne）,2022,8:815075.

第六节　青光眼专科医疗指标

青光眼专科医疗指标思维导图如图 3-6-1 所示。

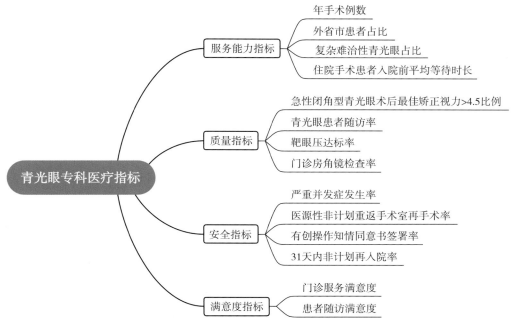

图 3-6-1　青光眼专科医疗指标思维导图

一、服务能力指标

● 年手术例数

【指标类别】

服务能力指标。

【指标定义】

当年 1 月 1 日至 12 月 31 日就诊于青光眼专科门诊由青光眼专科医生行门诊手术的患者人数与在青光眼专科住院部由青光眼专科医生行住院手术的患者人数的总和。

【计算公式】

$$年手术例数 = 年门诊手术患者人数 + 年住院手术患者人数$$

【计量单位】

例。

【指标意义】

该指标反映了青光眼专科当年手术的总量,即服务人数的总量,该指标数值越大,表明青光眼专科提供的服务体量越大,患者对本专科的信任度及满意度越高。

【指标说明】

(1)患者同一次门诊就诊或同一次住院期间行多次手术,手术例数均视为 1 人。

(2)手术治疗包括但不限于抗青光眼手术、单纯白内障手术、青白联合手术及其他手术如玻璃体腔注药术、翼状胬肉切除术、结膜裂伤缝合术及滤过泡修补术等。

(3)手术治疗不包括眼前节激光治疗(激光周边虹膜切除术、激光周边虹膜成形术、选择性激光小梁成形术、后囊 YAG 激光切开术、激光断线治疗)、滤过泡针拨术、滤过泡按摩、结膜下抗代谢药物注射、前房穿刺放液等治疗性操作。

【参考值设定】

根据青光眼专科近 5 年的年手术例数统计结果(2018 年约 1 400 人,2019 年约 1 800 人,2020 年约 1 500 人,2021 年约 600 人,2022 年约 2 400 人),可将年手术例数目标值设定为 2 200~2 400 人。

【指标导向】

逐步提高。

【指标改善与影响因素】

该指标的改善可以通过以下方式实现。

(1)培养科室低年资医师,使其逐步成为主刀医师,增加科室主刀医师数量。

(2)定期开展青光眼临床诊治与手术技巧培训班,提高科室整体医疗服务水平。

(3)定期组织眼健康公益筛查活动,提高人群青光眼及其他眼病的检出率。

(4)缩短入院平均等待时间,减少患者流失。

当该指标明显低于目标值时,需要主刀医生对手术进行反思,是否与患者入院平均等待时间过长导致患者流失、手术并发症增加及对手术指征的把握过于严苛等有关。

【相关指标】

入院前平均等待时长、手术严重并发症发生率、患者随访满意度。

外省市患者占比

【指标类别】

服务能力指标。

【指标定义】

某一时间段内在青光眼专科接受住院治疗的来自温州市以外其他省市地区的患者人数占同一时间段内在青光眼专科接受住院治疗的患者总数的比值。

【计算公式】

$$外省市患者占比 = \frac{来自温州市以外其他省市地区的住院患者人数}{同一时间段内住院患者总数} \times 100\%$$

【计量单位】

百分比（%）。

【指标意义】

该指标反映了本院青光眼专科的全国影响力,也在一定程度上反映了温州市的人口构成、人口流动性以及交通便利性。外省市患者占比越高,本院青光眼专科的全国影响力越大。

【指标说明】

（1）外省市指除温州市（包括鹿城区、龙湾区、瓯海区、洞头区、永嘉县、平阳县、苍南县、文成县、泰顺县、瑞安市、乐清市、龙港市）以外的其他省市地区。

（2）患者为接受住院治疗（包括手术和非手术治疗）的患者,不包括门诊患者。

（3）建议采取 3~6 个月为周期来计算指标。

【参考值设定】

可以统计青光眼专科,以及本院其他科室住院患者信息进行设定。

【指标导向】

保持稳定或逐步提高。

【指标改善与影响因素】

该指标的改善可以通过以下方式实现。

（1）参加或举办各类全国学术会议,扩大本院青光眼专科的全国影响力。

（2）提升医疗服务质量,提高患者满意度。

（3）解决外省市地区患者的跨省医保报销问题。

当该指标明显低于目标值时,需要对既往患者进行随访,是否和患者满意度降低有关。

【相关指标】

门诊服务满意度、患者随访满意度。

● 复杂难治性青光眼占比

【指标类别】

服务能力指标。

【指标定义】

复杂难治性青光眼占比是指在一定时间范围内,复杂难治性青光眼患者的数量占所有青光眼患者总数的比例。

【计算公式】

$$复杂难治性青光眼占比 = \frac{复杂难治性青光眼患者的数量}{同期所有青光眼患者总数} \times 100\%$$

【计量单位】

百分比(%)。

【指标意义】

该指标反映了医院在青光眼治疗中复杂难治性病例的比例,有助于评估医院对于青光眼患者的整体治疗水平和专业能力。较高的复杂难治性青光眼占比通常说明医院能够有效管理大部分青光眼病例,而较低的比例可能需要关注医院的治疗策略和技术水平。

【指标说明】

(1)复杂难治性青光眼通常包括多种药物治疗难以控制,而一般常规手术预后不好的青光眼,通常需要多次手术或需要进行复杂手术治疗的青光眼。

(2)统计时间范围:推荐统计每年的数据,以确保足够的数据量和时间范围,同时反映医院长期的治疗情况。

(3)排除非复杂因素:在计算时,建议排除因其他疾病或因素导致的青光眼患者,以确保数据的准确性。

(4)数据来源:数据可以来自医院的电子病历系统,确保数据的准确性和可追溯性。

【参考值设定】

可以统计本院或同行现状进行设定,也可参考近期相关文献报道的值。

【指标导向】

逐步提高(或保持稳定在较高水平)。

【指标改善与影响因素】

该指标的改善可以通过以下方式实现。

(1)提高诊断水平:医院可以通过提高医护人员的专业水平,加强青光眼的早期诊断、随访宣教,防止普通青光眼进展为复杂难治性青光眼。

(2)优化治疗方案:针对复杂难治性青光眼患者,医院可以优化治疗方案,包括完善术前疑难病历讨论、多学科会诊,制订个性化的手术、激光及药物治疗方案等,提高治疗的有效性。

(3)开展专科培训:对医护人员进行青光眼治疗方面的专科培训,提高整体诊疗水平。

（4）引入新技术：如有条件，可以引入新的青光眼治疗技术，提高治疗成功率。

当该指标明显低于目标值时，需要回顾以下情况。

（1）诊断准确性：是否存在青光眼诊断的不准确导致复杂难治性青光眼被误诊为常规青光眼。

（2）治疗策略：医院的治疗策略和方案是否需要进一步优化。

（3）团队协作：医护团队之间的协作是否存在问题，导致复杂难治性青光眼患者的就诊体验不佳。

通过定期的评估和分析，医院可以根据复杂难治性青光眼占比指标及时调整治疗策略，提高治疗效果，确保患者得到更好的医疗服务。

◉ 住院手术患者入院前平均等待时长

参考第三章第一节　日间、住院手术患者入院前平均等待时长。

二、质量指标

◉ 急性闭角型青光眼术后最佳矫正视力 >4.5 比例

【指标类别】

质量指标。

【指标定义】

急性闭角型青光眼患者发作眼在出院后的最佳矫正视力 >4.5（5 分记录法，等同于小数视力 0.3）的眼数占急性闭角型青光眼发作总眼数的比例。

【计算公式】

$$急性闭角型青光眼术后最佳矫正视力>4.5 比例=\frac{急性闭角型青光眼患者的发作眼在出院后的最佳矫正视力>4.5 的眼数}{同期急性闭角型青光眼发作眼的总眼数}×100\%$$

【计量单位】

百分比（%）。

【指标意义】

该指标反映了急性闭角型青光眼手术的有效性，比例越高，有效性越高。

【指标说明】

（1）建议采用术后 2 周以上的验光数值，推荐术后 1 个月以上的验光数值。

（2）建议分子与分母排除严重器质性疾病、发作后长时间未治疗等对术后视力影响大的病例。

【参考值设定】

乔春艳教授等在首都医科大学附属北京同仁医院眼科急诊分析了 205 例（230 只眼）急性眼压升高的青光眼患者后发现，急诊青光眼患者以原发性闭角型青光眼为主，隆冬和盛夏是高发季节，积极治疗后仍有 20.5% 的低视力或盲。按照文献的标准，本科室急性闭角型青

光眼出院前视力 >4.5 比例的预期目标值设定为 >80%。

【指标导向】

逐步提高。

【指标改善与影响因素】

（1）加强科普宣传和门诊宣教,缩短从发病到到院治疗的时间。

（2）规范急性闭角型青光眼患者收治住院的流程,缩短到院治疗的时间。

（3）主治医师提升手术技术。

【相关指标】

入院前平均等待时长、青光眼患者随访率、单病种上报率、门诊房角镜检查率、有创操作知情同意书签署率。

青光眼患者随访率

【指标类别】

质量指标。

【指标定义】

青光眼患者随访率是指单位时间内纳入个案管理系统中的青光眼患者,实际到访情况与应该到访的比值。

【计算公式】

$$青光眼患者随访率 = \frac{单位时间（月）内实际到访人数}{同时间段（月）应到访人数} \times 100\%$$

【计量单位】

百分比（%）。

【指标意义】

该指标反映了青光眼患者随访依从性,随访率越高说明宣教及青光眼患者管理越到位。

【指标说明】

应到访人数:指按照个性化设定的随访周期,在单位时间窗口内（月）至少应到访一次的患者人数。

【参考值设定】

本科室既往文献数据报告温州医科大学附属眼视光医院青光眼个案管理模式的患者202 例,65.3% 的患者随访依从性好（随访依从性较好指在 1 年的随访期间内均在设定的随访日期 30 天内随访）,在既往的随访率上增加 8%,即 65.3%×（1+8%）×100%=70.5%,因此设定本年度个案管理青光眼患者随访率维持在 70%。

【指标导向】

逐步提高。

【指标改善与影响因素】

该指标的改善可以通过以下方式实现。

（1）加强宣教提高患者随访依从性。

（2）主动管理定期监督患者必要随访。

（3）简化患者随访流程,为青光眼患者常规复查提供便利。

当该指标明显低于目标值时,需要分析随访率下降的原因,是否与存在管理疏忽、患者随访意识不足、患者满意度下降等有关。

【相关指标】

患者满意度、靶眼压达标率。

靶眼压达标率

【指标类别】

质量指标。

【指标定义】

眼压控制到靶眼压及靶眼压以下的青光眼人数占同期接受治疗的青光眼人数的比例。

【计算公式】

$$靶眼压达标率 = \frac{眼压 \leq 靶眼压的人数}{同期接受治疗的青光眼人数} \times 100\%$$

【计量单位】

百分比（%）。

【指标意义】

该指标反映了青光眼治疗的效果,靶眼压达标率越高,患者治疗的疗效越好。

【指标说明】

（1）靶眼压即眼压范围的上线,该眼压范围能够将病变发展速度降得足够低,并在患者预期寿命内维持与视觉相关的生活质量。

（2）靶眼压的设置可参考《中国青光眼指南（2020年）》,对青光眼患者治疗前的眼压值、青光眼严重程度、青光眼进展速度、年龄和预期寿命、患者视觉要求和其他危险因素等多方面进行综合考虑,设置个性化的靶眼压。

（3）接受药物治疗的患者,建议采用用药后至少1周的眼压数值;接受手术治疗的患者,建议采用手术后至少1周的眼压数值。

（4）诊断为双眼青光眼的患者,若有一眼未达靶眼压以下则计为未达标。

【参考值设定】

可以统计本院或同行现状进行设定,也可参考近期相关文献报道的值。例如根据文献报道最高的靶眼压达标率为67%。

【指标导向】

逐步提高。

【指标改善与影响因素】

（1）设置合理合适的靶眼压。

（2）加强患者抗青光眼药物的使用依从性,使药物达到有效的血药浓度从而发挥最大的作用。

（3）提高患者的随访依从性,通过对用药方案的及时调整和手术并发症的处理来有效控制眼压。

【相关指标】

靶眼压调整率。

◉ 门诊房角镜检查率

【指标类别】

质量指标。

【指标定义】

在门诊患者中,使用了房角镜检查的患者数量占门诊总患者数量的比例。

【计算公式】

$$门诊房角镜检查率=\frac{门诊进行了房角镜检查的眼数}{同期门诊总眼数}\times100\%$$

【计量单位】

百分比（%）。

【指标意义】

该指标反映了门诊使用房角镜检查的比例,房角镜检查能够清晰地了解患者房角的现状,使相关异常结果得到及时、规范、有效的处置,有利于早期诊断,对提高诊疗效果具有重要意义,对于怀疑有青光眼(如前房较浅、房角较窄、眼轴较短、角膜较小)或者已诊断青光眼的患者,应尽量提高房角镜检查比例,对于一些诊断清晰且房角无异常的患者,应该尽量减少检查项目,以提高诊疗效率。

【指标说明】

（1）建议设置房角镜检查收费项目,以便于统计检查率和提高积极性。

（2）建议分母排除无器质性疾病的病例,如单纯屈光不正。

【参考值设定】

目前房角镜检查没有收费项目,难以收集数据,根据普遍数据以60%为合格,房角镜检查率的预期目标值暂时设定为>60%。

【指标导向】

逐步提高。

【指标改善与影响因素】

（1）适当减少门诊数量,延长单个患者的诊疗时间,为房角镜检查预留时间。

（2）提供足量的房角镜。

（3）提升门诊医师的检查效率。

【相关指标】

青光眼患者随访率、门诊服务满意度。

三、安全指标

严重并发症发生率

【指标类别】

安全指标。

【指标定义】

住院发生严重并发症的患者数量占同期住院患者总数的比值。

【计算公式】

$$严重并发症发生率 = \frac{住院发生严重并发症的患者数量}{同期住院患者总数} \times 100\%$$

【计量单位】

百分比（%）。

【指标意义】

该指标反映了本科室诊疗过程的医疗安全,严重并发症发生的患者占比越低,诊疗过程越安全。

【指标说明】

（1）住院发生严重并发症患者的例数指一段时间内,住院患者在诊疗（包括检查、手术、激光）的过程中发生严重并发症经保守治疗不能控制病情发展或已造成视觉损害的患者例数。

（2）青光眼诊疗相关的严重并发症包括:术后Ⅲ级浅前房、术后急性脉络膜上腔出血、术后病毒性角膜炎、术后出现无光感眼、术后眼内炎、术后恶性青光眼等情况。

（3）须排除由于患者疾病本身发展出现的严重并发症。

（4）建议采取 1~3 个月为周期来计算指标。

【参考值设定】

可以统计本院或同行现状进行设定。如根据本院现状,设定本科室的严重并发症发生率的目标值为≤0.5%。

【指标导向】

逐步降低。

【指标改善与影响因素】

（1）术前仔细评估,选用合适的诊疗方案。

（2）对高风险人群科室充分讨论,避免严重并发症的发生。

（3）科室定期总结和分析发生严重并发症的病例,提高诊疗能力和手术技术。

当该指标明显高于目标值时,需要回顾发生严重并发症的原因,是否与疾病复杂程度、术前评估存在缺陷、手术技术不成熟等有关。

【相关指标】

非计划重返手术室再手术率、31 天内非计划再入院率、不良事件发生率。

◉ 医源性非计划重返手术室再手术率

【指标类别】

安全指标。

【指标定义】

医源性因素导致的非计划重返手术室再手术的患者数量占同期住院患者手术总量的比值。

【计算公式】

$$\text{医源性非计划重返手术室再手术率} = \frac{\text{医源性因素导致的非计划重返手术室再手术的患者数量}}{\text{同期住院患者手术总数}} \times 100\%$$

【计量单位】

百分比(%)。

【指标意义】

该指标反映了医生疾病诊疗能力的成熟度,医源性非计划重返手术室再手术的患者占比越低,诊疗能力越成熟。

【指标说明】

(1)医源性非计划重返手术室再手术指手术或特殊诊治操作造成的严重并发症必须实施再次手术的手术。

(2)须考虑住院手术患者在非住院期间的非计划重返手术室再手术或操作等情况。

(3)须排除非医源性因素,即由于患者病情发展或出现严重并发症而需要进行再次手术的情况。

(4)建议采取 1~3 个月为周期来计算指标。

【参考值设定】

青光眼专科手术构成主要为青光眼滤过性手术和白内障超声乳化吸除联合/不联合房角分离术两大类。本院上述两类手术的数量比例约为 1∶3。

青光眼滤过手术的医源性非计划重返手术室再手术的最主要原因是滤过泡分离和修补,白内障相关手术的医源性非计划重返手术室再手术的主要原因是后弹力层脱离。文献报道,青光眼滤过术后早期(术后 1 个月内)滤过泡渗漏的发生率为 1.95%~22.7%,按 10% 须手术干预计算,则为 0.2%~2%,平均手术干预率为 1.1%。白内障超声乳化吸除术后的后弹力层脱离发生率约为 0.5%。根据科室手术比例,青光眼滤过性手术∶白内障相关手术 = 1∶3,赋予前者 25%、后者 75% 的权重值,设定非计划重返手术室再手术率的目标值为两类手术文献报道的平均值即 1.1%×25%+0.5%×75%=0.65%。

【指标导向】

逐步降低。

【指标改善与影响因素】

（1）充分评估患者病情,掌握好手术适应证。

（2）提升手术技能,包括术中并发症的处理能力。

（3）科室定期总结和分析发生医源性非计划重返手术室再手术的病例,提高诊疗能力和手术技术。

当该指标明显高于目标值时,需要回顾医源性非计划重返手术室再手术的原因,是否与疾病复杂程度、术前评估存在缺陷、手术技术不成熟或术中并发症未及时处理等有关。

【相关指标】

严重并发症发生率、31 天内非计划再入院率、不良事件发生率。

有创操作知情同意书签署率

【指标类别】

安全指标。

【指标定义】

在医疗实施有创性手术或医疗程序之前,医生或医疗保健提供者与患者或其合法代表签署了知情同意书的比例。

【计算公式】

$$有创操作知情同意书签署率 = \frac{已签署有创操作知情同意书的患者数}{进行有创操作的总患者数} \times 100\%$$

【计量单位】

百分比(%)。

【指标意义】

（1）医疗质量指标:有创操作知情同意书签署率是一个重要的医疗质量指标,它衡量了在医疗实施有创性操作或医疗程序之前,患者是否已充分了解操作或程序的风险、利益、可能的并发症以及替代治疗选项,并自愿签署知情同意书。

（2）患者权益保护:有创操作知情同意书签署是保护患者权益的关键措施。它确保了患者在接受有创性医疗干预之前能够获得必要的信息,包括可能的风险、好处和替代治疗选项。这有助于确保患者的自主决策权得到尊重。

（3）医疗合规性:有创操作知情同意书签署有助于确保医疗保健机构和医疗专业人员的合规性。在许多法律体制中,未获得患者的明确同意进行有创操作可能会导致法律问题。

（4）提高医疗质量:这一指标促使医疗机构和医生提供更全面和透明的患者教育,有助于患者更好地理解医疗决策的后果,从而有助于提高医疗质量。

【指标说明】

医疗机构通常会记录有关患者签署有创操作知情同意书的信息,这些信息可以用来计算这一指标。

【参考值设定】

有创操作知情同意书签署率的参考值通常会根据国家、地区、医疗机构的法规、政策和标准来设定。虽然没有普遍适用于所有情况的固定参考值,但以下是一些可能的一般性参考。

(1)合规性标准:大多数国家或地区的法律和法规规定,医疗机构必须确保在进行有创操作之前使患者签署知情同意书。因此,100%的签署率可能是最理想的目标。

(2)自行评估:医疗机构可以根据自身情况、病种和患者群体自行评估合适的参考值。这可以根据医疗机构的特点和政策来制订。

总之,有创操作知情同意书签署率是一个关键的医疗质量指标,它有助于保护患者权益、提高医疗合规性并提高医疗质量。医疗机构和政策制定者应根据法规和实际情况来设定合适的参考值,并通过监测和改进来确保符合这些标准。

【指标导向】

逐步提高。

【指标改善与影响因素】

影响有创操作知情同意书签署率的因素包括以下几方面。

(1)患者教育水平:患者的教育水平和医疗知识水平可能会影响他们理解和签署知情同意书的能力。医疗提供者需要适应不同教育水平的患者。

(2)患者文化和语言差异:患者的文化背景和语言差异可能会导致沟通障碍。提供多语言和文化敏感的信息和翻译服务有助于克服这些障碍。

(3)患者情感状态:患者的情感状态、焦虑和恐惧可能会影响他们对有创操作前签署知情同意书的决策。医疗提供者需要在处理情感问题时保持敏感性。

(4)医疗提供者的沟通技巧:医疗提供者的沟通技巧和能力也是关键因素。培训医疗提供者以提高他们的沟通技巧和能力可以改善签署率。

(5)法律和道德要求:医疗机构和医疗提供者需要遵守国家和地区的法律和道德要求,确保知情同意书签署程序的合法性和道德性。

综合考虑这些因素,可以通过有效沟通、完善书面材料、明确签署时间、完善法规等方式提高签署率。

【相关指标】

(1)知情同意书签署率:这是最直接的指标,表示已签署知情同意书的患者数量与总患者数量之比。这是核心指标,用于衡量签署率的实际情况。

(2)知情同意书的理解程度:这个指标可以通过患者的问卷调查或口头询问来衡量。患者是否真正理解手术或程序的性质、风险、好处和替代治疗选项。

(3)患者满意度:衡量患者对知情同意书签署程序的满意度是重要的。患者是否感到在签署知情同意书的过程中得到了足够的支持和信息。

（4）医疗专业人员的培训和沟通技巧：这个指标可以用来衡量医疗专业人员是否接受了关于知情同意书签署程序的培训，并是否能够有效地与患者进行沟通。

● 31 天内非计划再入院率

参考第二章第一节　31 天内非计划再入院率。

四、满意度指标

● 门诊服务满意度

【指标类别】

满意度指标。

【指标定义】

门诊服务满意度指门诊就诊满意人数与门诊就诊总评价人数的比例。

【计算公式】

$$门诊服务满意度 = \frac{门诊就诊满意人数}{门诊就诊总评价人数} \times 100\%$$

【计量单位】

百分比（%）。

【指标意义】

该指标反映了青光眼患者门诊服务满意度情况，满意度越高，就医体验越好。

【指标说明】

（1）评价选择内容为非常满意、满意、一般、不满意。

（2）评价为非常满意和满意的人数总和为门诊就诊满意人数。

（3）参与评价的人数为门诊就诊总评价人数。

【参考值设定】

根据本院现状，将指标设定为≥97%。

【指标导向】

逐步提高。

【指标改善与影响因素】

该指标的改善可以通过以下方式实现。

（1）落实"一人一诊室"。

（2）加强与患者的沟通、解释病情。

（3）精减检查项目、优化检查流程。

（4）告知检查预约方式。

当该指标明显低于目标值时，需要回顾患者满意度低的原因，是否与当日门诊就诊患者人数太多、检查项目多、检查地点分散、看病等待时间过长等有关。

【相关指标】

患者住院期间满意度、患者术后满意度。

◉ 患者随访满意度

【指标类别】

满意度指标。

【指标定义】

患者随访满意度指随访患者满意人数占随访患者评价总人数的比例。

【计算公式】

$$患者随访满意度 = \frac{随访患者满意人数}{随访患者评价总人数} \times 100\%$$

【计量单位】

百分比（%）。

【指标意义】

该指标反映了青光眼随访患者满意度情况，满意度越高，就医体验越好。

【指标说明】

（1）评价选择内容为非常满意、满意、一般、不满意。

（2）评价为非常满意和满意的总和人数为随访患者满意人数。

（3）参与评价的人数为随访患者评价总人数。

【参考值设定】

根据本院现状，将指标设定为≥97%。

【指标导向】

逐步提高。

【指标改善与影响因素】

该指标的改善可以通过以下方式实现。

（1）告知预约门诊方式、门诊放号时间。

（2）告知检查预约方式。

（3）宣教，告知随访必要性。

当该指标明显低于目标值时，需要回顾随访满意度低的原因，是否与门诊预约难、检查预约难等有关。

【相关指标】

患者住院期间满意度、患者术后满意度。

【参考文献】

[1]　乔春艳,康梦田,张慧,等.急诊青光眼患者流行病学特征分析[J].眼科,2021,30（06）:441-446.

［2］　2014 European Glaucoma Society.European glaucoma society［M］.4th ed. Savona Italy：SvetPrint,2014.

［3］　中华医学会眼科学分会青光眼学组,中国医师协会眼科医师分会青光眼学组.中国青光眼指南（2020
年）［J］.中华眼科杂志,2020,56（08）:573-586.

［4］　梁优萍,林豪,刘林洁,等.个案管理模式下青光眼患者的靶眼压管理及随访依从性［J］.眼科,2019,28
（04）:289-293.

［5］　吕宇,崔洪君.影响知情同意书签署率的因素及改进对策［J］.中国社区医师,2017,33（28）:3-4.

［6］　刘超,周宁宁,李涛,等.计算机化临床路径在提高知情同意书签署率中的应用［J］.临床合理用药,
2016,9（8）:97-98.

［7］　邢慧,杨旭,刘洪涛,等.影响知情同意书签署率的因素及改进对策［J］.中国健康产业,2015,12（19）:
191-193.

第七节　视光学专科医疗指标

视光学专科医疗指标思维导图如图 3-7-1 所示。

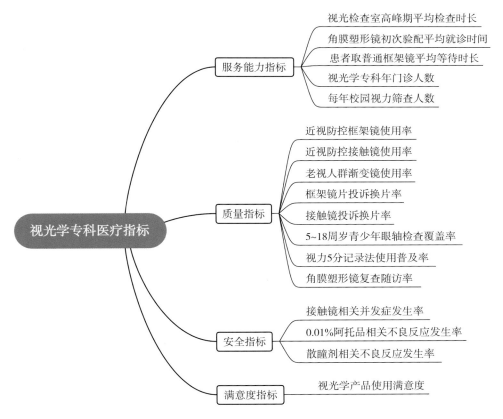

图 3-7-1　视光学专科医疗指标思维导图

一、服务能力指标

● 视光检查室高峰期平均检查时长

【指标类别】

服务能力指标。

【指标定义】

视光检查室高峰期每位就诊患者平均检查时长。

【计算公式】

$$视光检查室高峰期平均检查时长 = \frac{高峰期就诊患者在检查室检查时长总和}{就诊患者人数}$$

【计量单位】

分钟（min）。

【指标意义】

该指标能够评估医院视光检查室在高峰期的运营效率和服务质量。较短的平均检查时长通常意味着更高的工作效率和更好的患者体验。

【指标说明】

（1）高峰期包括周末、节假日、寒暑假期间。

（2）检查时长应以患者缴费单时间算作起点，检查报告生成时间作为终点计算，如有多个检查项目，则以最后一个检查报告生成时间作为终点。

（3）建议采取 1~3 个月为周期来计算指标。

【参考值设定】

20~40 分钟。

【指标导向】

逐步降低。

【指标改善与影响因素】

（1）优化预约系统：引入先进的预约系统，合理分配患者的就诊时间，避免高峰期集中大量患者，分散患者就诊时间，减少等待时间。

（2）提高设备利用率：确保视光检查设备的稳定性和高效性，减少设备故障时间。通过合理排班和维护，确保设备在高峰期内充分利用。

（3）优化工作流程：分析并优化视光检查室的工作流程，简化各个环节，提高工作效率。确保医护人员能够迅速、准确地完成每一项工作任务。

（4）增加人员投入：在高峰期适度增加医护人员，确保足够的服务人力，缩短患者等待时间。合理安排医护人员的工作任务，提高工作效率。

（5）引入新技术：考虑引入一些新的技术，如自动化检查设备、远程诊断等，以提高检查速度和准确性。

（6）强化培训：对医护人员进行定期培训,提高其专业水平和工作效率。确保所有工作人员熟练掌握操作流程,减少操作失误和耽误时间。

（7）改进患者沟通：提前向患者说明检查流程,告知所需时间,并鼓励患者按时就诊。通过有效的沟通,患者更容易理解和配合,有助于顺利完成检查。

（8）数据分析与持续改进：定期分析高峰期的工作数据,发现问题并进行持续改进。通过数据反馈,及时调整工作流程和服务策略。当该指标明显高于目标值时,需要回顾是否存在设备损坏、人员培训不到位、指引不准确等问题。

如果视光检查室高峰期平均检查时长明显延长,可能涉及多个因素,需要仔细考虑以下可能的原因。

（1）预约系统问题：预约系统可能存在故障或不稳定,导致预约无法准确分配。患者集中在某个时间段,造成高峰期,增加了检查时长。

（2）设备故障或拥挤：视光检查设备可能存在故障,或者在高峰期内被过度使用,导致等待时间延长。需要确保设备的正常运行并合理安排使用时间。

（3）工作流程不畅：工作流程可能存在瓶颈,使得医护人员不能迅速完成每个环节。检查室内的工作流程需要优化,确保高效而流畅。

（4）人员不足：在高峰期,医护人员可能不足,导致服务效率下降。需要考虑是否需要增加人员配备或者重新调整工作人员的排班安排。

（5）患者教育不足：患者对检查流程不熟悉,可能导致耽误时间。提前进行患者教育,让患者了解检查流程和所需时间。

（6）技术问题：医护人员可能缺乏相关技术培训,或者设备操作不熟练,导致检查时间延长。培训计划需要强化,确保所有人员能够熟练掌握操作技能。

（7）数据管理问题：数据管理系统可能存在问题,导致信息传递不畅,影响工作效率。确保信息系统的正常运行,及时准确地记录和传递患者信息。

（8）突发事件：突发事件如设备故障、患者急症等可能导致高峰期时检查时间延长。建立应急预案,提前应对可能的突发事件。

【相关指标】

视光学专科年门诊人数。

● **角膜塑形镜初次验配平均就诊时间**

【指标类别】

服务能力指标。

【指标定义】

该指标反映了患者在进行角膜塑形镜初次验配时,平均需要花费多少时间完成整个就诊过程,包括检查、咨询和配镜等环节。

【计算公式】

$$角膜塑形镜初次验配平均就诊时间 = \frac{初次验配角膜塑形镜患者就诊时间总和}{初次验配角膜塑形镜患者人数}$$

【计量单位】

分钟（min）。

【指标意义】

该指标有助于评估医院角膜塑形镜服务的效率和患者体验。较短的平均就诊时间通常反映了医院高效的服务流程和良好的患者管理。

【指标说明】

（1）初次验配角膜塑形镜患者包括初次就诊便选择角膜塑形镜矫治方案的患者和既往使用其他视光产品，本次就诊首次转换成角膜塑形镜控制的历史患者。

（2）检查时长应以患者挂号单时间算作起点，角膜塑形镜缴费单时间作为终点计算。

（3）建议采取1~3个月为周期来计算指标。

【参考值设定】

100~120分钟。

【指标导向】

逐步降低。

【指标改善与影响因素】

（1）优化预约系统：通过引入先进的预约系统，合理分配患者的就诊时间，避免高峰期集中大量患者，分散患者就诊时间，减少等待时间。

（2）设备优化：确保角膜塑形镜验配设备的稳定性和高效性，减少设备故障时间。通过合理排班和维护，确保设备在使用过程中高效可靠。

（3）工作流程优化：分析并优化初次验配的工作流程，简化各个环节，提高工作效率。确保医护人员能够迅速、准确地完成每一项任务。

（4）增加人员投入：在高峰期适度增加医护人员，确保足够的服务人力，缩短患者等待时间。合理安排医护人员的工作任务，提高工作效率。

（5）提前患者教育：提前向患者说明验配流程，告知所需时间，并鼓励患者按时就诊。通过有效的患者教育，患者更容易理解和配合，有助于顺利完成初次验配。

（6）引入新技术：考虑引入一些新的技术，如自动化验配设备、数字化验配流程等，以提高验配速度和准确性。

（7）培训提升：对医护人员进行定期培训，提高其专业水平和工作效率。确保所有工作人员熟练掌握操作流程，减少操作失误和耽误时间。

（8）数据分析与改进：定期分析初次验配的工作数据，发现问题并进行持续改进。通过数据反馈，及时调整工作流程和服务策略。

（9）团队协作：加强医护团队的协作，确保信息传递畅通，避免不必要的沟通阻碍。

当角膜塑形镜初次验配平均就诊时间显著延长时,需要仔细分析可能的原因,以便采取相应的措施。以下是一些可能导致就诊时间延长的原因。

（1）工作流程问题:初次验配的工作流程可能存在瓶颈,使得医护人员不能迅速完成每个环节。需要检查和优化工作流程,确保流程合理顺畅。

（2）设备问题:角膜塑形镜验配设备可能出现故障或不稳定,导致验配时间延长。确保设备处于良好状态,定期维护和检修。

（3）人员不足:在高峰期,医护人员可能不足,导致服务效率下降。须考虑是否需要增加人员配备或者重新调整工作人员的排班安排。

（4）患者教育不足:患者对验配流程不熟悉,可能导致耽误时间。提前进行患者教育,让患者了解验配流程和所需时间。

（5）预约系统问题:预约系统可能存在问题,导致预约不当,集中大量患者在同一时间段。需要确保预约系统正常运行,避免高峰期过度拥挤。

（6）技术问题:医护人员可能缺乏相关技术培训,或者设备操作不熟练,导致验配时间延长。加强培训计划,确保所有人员能够熟练掌握操作技能。

（7）数据管理问题:数据管理系统可能存在问题,导致信息传递不畅,影响工作效率。确保信息系统的正常运行,及时准确地记录和传递患者信息。

（8）突发事件:突发事件如设备故障、患者急症等可能导致验配时间延长。建立应急预案,提前应对可能的突发事件。

【相关指标】

视光学专科年门诊人数。

● 患者取普通框架镜平均等待时长

【指标类别】

服务能力指标。

【指标定义】

每位普通框架镜验配患者等待取得框架镜的平均时长。

【计算公式】

$$患者取框架镜平均等待时长 = \frac{验配普通框架镜患者等待时间总和}{验配普通框架镜患者人数}$$

【计量单位】

分钟(min)。

【指标意义】

该指标用于评估医院眼镜取配服务的效率和患者体验。较短的平均等待时长通常反映了医院高效的服务流程和良好的患者管理。

【指标说明】

（1）普通框架镜不包括渐变镜、近视防控型框架镜、高度散光或超高度近视等需要定制的镜片。

（2）等待时长应以患者缴费单时间算作起点,取到眼镜时间作为终点计算。

（3）建议采取 1~3 个月为周期来计算指标。

【参考值设定】

50~70 分钟。

【指标导向】

逐步降低。

【指标改善与影响因素】

可以通过采取一系列措施来提高工作效率和优化服务流程。

（1）优化排号系统:引入先进的排号系统,合理分配患者的取镜时间,避免集中大量患者在同一时间段。分散患者的取镜时间,减少等待时间。

（2）工作流程优化:分析并优化磨镜取镜的工作流程,简化各个环节,提高工作效率。确保医护人员能够迅速、准确地完成每一项任务。

（3）设备优化:确保磨镜设备的稳定性和高效性,减少设备故障时间。通过合理排班和维护,确保设备在使用过程中高效可靠。

（4）人员投入:在高峰期适度增加配镜部人员,确保足够的服务人力,缩短患者等待时间。合理安排配镜部人员的工作任务,提高工作效率。

（5）提前患者教育:提前向患者说明取镜流程,告知所需时间,并鼓励患者按时取镜。

（6）引入新技术:考虑引入一些新的技术,如自动化磨镜设备等,以提高磨镜速度和准确性。

（7）培训提升:对配镜部人员进行定期培训,提高其专业水平和工作效率。确保所有工作人员熟练掌握操作流程,减少操作失误和耽误时间。

（8）数据分析与改进:定期分析工作数据,发现问题并进行持续改进。通过数据反馈,及时调整工作流程和服务策略。

当患者取普通框架镜平均等待时长显著延长时,可能涉及多个因素,需要仔细分析以下可能的原因。

（1）工作流程问题:工作流程可能存在瓶颈,使得医护人员不能迅速完成每个环节。需要检查和优化工作流程,确保流程合理顺畅。

（2）排号叫号系统问题:排号叫号系统可能存在问题,导致顺序不当,集中大量患者在同一时间段。需要确保信息系统正常运行,避免高峰期过度拥挤。

（3）设备问题:磨镜设备可能出现故障或不稳定,导致取镜时间延长。确保设备处于良好状态,定期维护和检修。

（4）人员不足:在高峰期,配镜部人员可能不足,导致服务效率下降。须考虑是否需要增加人员配备或者重新调整工作人员的排班安排。

（5）患者教育不足:患者对取镜流程不熟悉,可能导致耽误时间。提前进行患者教育,让患者了解取镜流程和所需时间。

（6）技术问题：配镜部人员可能缺乏相关技术培训,或者设备操作不熟练,导致取镜时间延长。加强培训计划,确保所有人员能够熟练掌握操作技能。

（7）数据管理问题：数据管理系统可能存在问题,导致信息传递不畅,影响工作效率。确保信息系统的正常运行,及时准确地记录和传递患者信息。

（8）突发事件：突发事件如设备故障、患者急症等可能导致取镜时间延长。建立应急预案,提前应对可能的突发事件。

【相关指标】

视光学专科年门诊人数、视光学产品使用满意度。

视光学专科年门诊人数

【指标类别】

服务能力指标。

【指标定义】

该指标表示医院视光学专科每年接诊的门诊患者总数,包括进行视光学检查、配镜、眼健康咨询等相关服务的患者。

【计算公式】

视光学专科年门诊人数 = 年度内接诊的所有视光学专科门诊患者数量

【计量单位】

人次。

【指标意义】

该指标用于评估医院视光学专科门诊服务的需求和运营情况,反映了医院在视光学领域的专科服务负荷。

【指标说明】

（1）视光学专科患者包含所有因视光原因在视光学专科首诊或复诊的患者,不包括屈光手术患者。

（2）人数以视光学专科的挂号量为准。

（3）建议采取1年为周期来计算指标。

【参考值设定】

眼科专科医院或独立视光中心门诊量应在10万~30万,综合医院下设独立视光学专科门诊量应该在1万~10万之间。

【指标导向】

逐步提高。

【指标改善与影响因素】

该指标的改善可以通过以下方式实现。

（1）市场营销和宣传：制订一个全面的市场营销策略,包括线上和线下渠道。使用社交媒体、医疗网站、健康资讯平台等,增加医院的曝光度。

（2）建立专业形象:通过提供高质量的医疗服务,建立医院的专业形象。患者满意度是口碑传播的关键。

（3）合作与联盟:与其他医疗机构、保险公司或企业建立合作关系,互惠互利,共同推动医疗服务的发展。

（4）优化服务流程:优化门诊流程,减少等待时间,提高患者就诊效率,使患者更愿意选择该医院。

（5）提供增值服务:提供一些额外的服务,如健康体检、健康讲座等,吸引更多患者前来就诊。

（6）数字化医疗服务:利用科技手段提高医疗服务的便捷性,包括在线预约、远程咨询、电子病历等。

（7）定期健康活动:定期组织一些健康活动,吸引社区居民参与,同时增加医院的知名度。

（8）员工培训:培训医护人员,提高他们的沟通和服务技能,更好地满足患者需求。

（9）价格合理竞争:在保持服务质量的前提下,制订合理的价格策略,使医院在市场上更具竞争力。

（10）患者反馈与改进:定期收集患者的反馈意见,针对问题进行改进,提升医院的整体品质。

如果医院门诊量明显下降,可能存在一些潜在问题,需要进行仔细分析和解决。以下是一些可能的原因和需要注意的问题。

（1）竞争情况:附近是否有其他医院或诊所提供了相似或更具吸引力的医疗服务? 了解竞争对手的优势,找到差距,并采取相应措施。

（2）服务质量:患者对医疗服务的满意度直接影响他们是否会再次选择就诊。调查患者的反馈,发现可能存在的问题,及时改进医疗服务质量。

（3）市场营销策略:是否有足够的市场宣传和广告活动? 是否采用了有效的数字营销手段? 重新评估市场策略,调整宣传方式,提高医院的知名度。

（4）医保政策变化:政府医保政策的变化可能会影响患者的就诊选择。了解最新的医保政策,确保医院适应并与之保持一致。

（5）社区关系:与社区建立良好的关系对医院的门诊量很重要。参与社区活动,提高医院在社区中的形象和认可度。

（6）医生团队:医生的水平和服务态度对患者的选择产生直接影响。确保医生团队具有专业水平,并注重医患沟通。

（7）技术与设备更新:医疗技术的更新换代可能影响患者的选择。确保医院拥有先进的医疗技术和设备,吸引患者。

（8）经济因素:考虑当地经济状况是否影响了患者就诊的意愿,有时候患者可能因为经济原因而减少医疗支出。

【相关指标】

视光检查室高峰期平均检查时长、角膜塑形镜初次验配平均就诊时间、患者取普通框架镜平均等待时长。

● 每年校园视力筛查人数

【指标类别】

服务能力指标。

【指标定义】

该指标表示每年在学校进行的视力筛查服务中,接受筛查的学生总人数,包括初次筛查和复查的学生。

【计算公式】

每年校园视力筛查人数 = 每年参与本院组织的校园视力筛查活动的中小学生总人数

【计量单位】

人次。

【指标意义】

该指标用于评估学校眼健康服务的需求和影响,反映了学校视力筛查工作的覆盖范围和效果。

【指标说明】

(1)校园视力筛查人数包括所有在学校进行视力筛查服务的学生,无论是首次筛查还是复查。

(2)人数以校园筛查分发的筛查表数量为依据。

(3)建议采取 1 年为周期来计算指标。

【参考值设定】

100 万。

【指标导向】

逐步提高。

【指标改善与影响因素】

该指标的改善可以通过以下方式实现。

(1)宣传与教育:加强校园内的宣传工作,向学生、家长和教职员工宣传眼健康的重要性。通过举办眼健康知识讲座、制作宣传海报、利用校园通信工具等方式,提高视力筛查的知晓率。

(2)合作与联动:与学校管理部门、学校医务室、教育机构等建立紧密的合作关系。协同合作可以增强筛查计划的推广力度,确保更多学生能够参与。

(3)定期筛查计划:制订明确的校园视力筛查计划,确保每个学年都有固定的筛查时间。提前通知学生和家长,使他们能够有足够的准备时间,提高参与率。

（4）移动筛查服务：考虑利用移动眼科车辆或设备，将视力筛查服务带到学校现场。这种方式可以提高便利性，减少学生前往医院的障碍，增加筛查人数。

（5）专业团队支持：与专业眼科医生和护理团队合作，提高筛查的专业水平。学生和家长更愿意接受专业团队提供的服务。

（6）利用新技术：考虑采用新技术，如视力筛查 App、远程医疗技术等，提高筛查效率和便利性。

当每年校园视力筛查人数骤降时，可能是多种因素共同作用的结果。

（1）医护团队投入不足：医护团队投入不足可能是主要原因之一。如果医护人员数量不足或工作负担过重，可能导致筛查活动的执行受限，影响筛查人数的提高。

（2）宣传不足：宣传不足也可能是导致筛查人数骤降的原因之一。如果学生和家长对筛查计划不了解或者宣传力度较弱，可能导致他们对筛查的兴趣和参与意愿降低。

（3）筛查计划变动：筛查计划的变动，如时间的调整或筛查频率的变化，可能导致学生错过参与的机会，从而影响筛查人数。

（4）学生负担增加：学生学业负担的增加可能使得他们难以腾出时间参与筛查活动，影响筛查人数。

（5）家长反馈不满：如果之前的筛查活动出现问题，家长可能对筛查质量产生不满，降低了再次参与的积极性。

（6）筛查方式不便利：如果筛查方式不便利，如需要前往医院进行，可能降低了学生和家长的参与意愿。

（7）疫情或突发事件：突发状况如疫情或其他紧急情况可能导致筛查活动暂停或取消，影响人数。

（8）筛查工具问题：使用的筛查工具可能存在问题，如设备故障、不准确的筛查结果等，影响了学生和家长的参与意愿。

二、质量指标

◌ 近视防控框架镜使用率

【指标类别】

质量指标。

【指标定义】

该指标表示近视防控框架镜验配数量占所有框架镜验配数量的比例。

【计算公式】

$$近视防控框架镜使用率 = \frac{近视防控框架镜验配数量}{所有框架镜验配数量} \times 100\%$$

【计量单位】

百分比（%）。

【指标意义】

该指标用于评估青少年近视防控工作的实施效果,了解青少年近视人群采取近视防控框架镜的比例,为近视防控工作提供参考依据。

【指标说明】

(1)近视防控框架镜指已有文献数据支持的具有比普通框架镜更优近视控制效果的框架镜片。

(2)以框架镜缴费单数量确定不同类型框架镜验配数量。

(3)建议采取 1~3 个月为周期来计算指标。

【参考值设定】

15%~20%。

【指标导向】

逐步提高。

【指标改善与影响因素】

该指标的改善可以通过以下方式实现。

(1)加强宣传教育:实施全面的眼健康宣传教育活动,向学生、家长和教育机构传递近视危害和防控的信息,强调近视防控框架镜的重要性。

(2)学校合作:与学校建立紧密的合作关系,将眼健康教育纳入学校课程,开展定期的视力检查活动,并在学校内进行近视防控框架镜的推广。

(3)家长参与:鼓励家长参与眼健康教育,提高他们对近视防控的认识。通过家长会、宣传册等方式向家长传递信息,并提供近视防控框架镜的知识。

(4)优惠政策:设立购买近视防控框架镜的优惠政策,包括折扣、返现或赠送服务等,鼓励青少年积极采取近视防控措施。

(5)开展示范活动:在学校或社区组织近视防控框架镜的试戴活动,让学生亲身体验使用的便利性和效果,激发兴趣。

(6)开展社区活动:在社区组织眼健康义诊、讲座等活动,提供眼健康咨询和近视防控框架镜的推广,增强社区居民的眼健康意识。

(7)利用新媒体:运用互联网、社交媒体等新媒体平台,发布眼健康知识、近视防控框架镜的推广信息,吸引年轻人的关注。

(8)建立定期回访机制:建立近视防控框架镜使用者的定期回访机制,了解他们的使用体验和需求,提供个性化的眼健康服务。

如果青少年近视人群近视防控框架镜使用率明显下降,可能涉及多个因素,需要进行深入分析。以下是一些可能的原因。

(1)宣传不足:可能是因为近视防控框架镜的宣传不够到位,导致学生和家长对其重要性的认知下降。

(2)教育缺失:缺乏关于近视危害和防控的全面教育,学生和家长可能无法理解近视防控框架镜的作用,从而降低使用的积极性。

（3）购买成本高昂:如果近视防控框架镜的购买成本过高,可能使得一些家庭难以负担,导致使用率下降。

（4）家长态度:家长的态度和看法对青少年的眼健康行为有很大影响。如果家长不支持或不重视近视防控,学生可能会忽视使用。

（5）缺乏定期检查:如果缺乏对青少年眼健康的定期检查和指导,学生和家长可能忽视近视防控的重要性,导致使用率下降。

（6）其他阻碍因素:包括眼镜容易损坏、难以清理、学生在运动或其他活动中不方便配戴等因素,也可能影响使用率。

【相关指标】

视光学产品使用满意度。

近视防控接触镜使用率

【指标类别】

质量指标。

【指标定义】

该指标表示近视防控接触镜验配数量占所有接触镜验配数量的比例。

【计算公式】

$$近视防控接触镜使用率 = \frac{验配近视防控接触镜数量}{所有接触镜验配数量} \times 100\%$$

【计量单位】

百分比（%）。

【指标意义】

该指标用于评估青少年近视防控工作的实施效果,了解在青少年近视人群中使用近视防控接触镜的比例,为近视防控工作提供参考依据。

【指标说明】

（1）近视防控接触镜包括多焦点软性角膜接触镜、周边离焦硬性角膜接触镜、角膜塑形镜。

（2）以接触镜缴费单数量确定不同类型接触镜验配数量。

（3）建议采取 1~3 个月为周期来计算指标。

【参考值设定】

40%~50%。

【指标导向】

逐步提高。

【指标改善与影响因素】

该指标的改善可以通过以下方式实现。

（1）加强宣传教育：实施全面的眼健康宣传教育活动，向学生、家长和教育机构传递近视危害和防控的信息，强调近视防控接触镜的重要性。

（2）学校合作：与学校建立紧密的合作关系，将眼健康教育纳入学校课程，开展定期的视力检查活动，并在学校内进行近视防控接触镜的推广。

（3）家长参与：鼓励家长参与眼健康教育，提高他们对近视防控的认识。通过家长会、宣传册等方式向家长传递信息，并提供近视防控接触镜的知识。

（4）优惠政策：设立购买近视防控接触镜的优惠政策，包括折扣、返现或赠送服务等，鼓励青少年积极采取近视防控措施。

（5）利用新媒体：运用互联网、社交媒体等新媒体平台，发布眼健康知识、近视防控接触镜的推广信息，吸引年轻人的关注。

（6）开展社区活动：在社区组织眼健康义诊、讲座等活动，提供眼健康咨询和近视防控接触镜的推广，增强社区居民的眼健康意识。

（7）建立定期回访机制：建立近视防控框架镜使用者的定期回访机制，了解他们的使用体验和需求，提供个性化的眼健康服务。

（8）医护团队培训：对医护团队进行有关近视防控接触镜的培训，提高他们的专业水平和服务意识。

如果青少年近视人群近视防控接触镜使用率提升不显著，可能涉及多个因素，需要进行深入分析。以下是一些可能的原因。

（1）宣传不足：可能是因为近视防控接触镜的宣传不够到位，导致学生和家长对其重要性的认知下降。

（2）教育缺失：缺乏关于近视危害和防控的全面教育，学生和家长可能无法理解近视防控接触镜的作用，从而降低使用的积极性。

（3）购买成本高昂：如果近视防控接触镜的购买成本过高，可能使得一些家庭难以负担，导致使用率下降。

（4）家长态度：家长的态度和看法对青少年的眼健康行为有很大影响。如果家长不支持或不重视近视防控，学生可能会忽视使用。

（5）缺乏定期检查：如果缺乏对青少年眼健康的定期检查和指导，学生和家长可能忽视近视防控的重要性，导致使用率下降。

（6）其他阻碍因素：包括眼镜容易损坏、难以清理、学生在运动或其他活动中不方便配戴等因素，也可能影响使用率。

【相关指标】

视光学产品使用满意度。

老视人群渐变镜使用率

【指标类别】

质量指标。

【指标定义】

该指标表示在所有使用框架镜矫正老视的人群中,使用渐变镜所占的比例。

【计算公式】

$$老视人群渐变镜使用率 = \frac{渐变镜数量}{所有老视人群验配框架镜数量} \times 100\%$$

【计量单位】

百分比(%)。

【指标意义】

该指标用于评估老年人眼健康护理工作的实施效果,了解在老视人群中使用渐变镜的比例,为眼健康护理提供参考依据。

【指标说明】

(1)当配镜处方上标注近用处方时,此次配镜记入老视框架镜验配总数。

(2)以框架镜缴费单数量确定不同类型老视框架镜验配数量。

(3)建议采取1~3个月为周期来计算指标。

【参考值设定】

5%~10%。

【指标导向】

逐步提高。

【指标改善与影响因素】

该指标的改善可以通过以下方式实现。

(1)开展眼健康教育:在医院内推动眼健康教育活动,特别是面向老年人,提高他们对渐变镜的认知。

(2)设立优惠政策:在医疗机构内设立购买渐变镜的优惠政策,为老年患者提供经济支持。

(3)眼科专业服务:提供专业眼科医生的服务,通过定期检查和个性化建议,鼓励老年患者选择适合的渐变镜。

(4)定期回访机制:建立老年患者使用渐变镜的定期回访服务,关心他们的使用体验,并解决潜在问题。

(5)社区合作与推广:与社区合作,共同组织眼健康推广活动,向老年人传递渐变镜的信息。

(6)提升医疗服务质量:不仅提供优惠政策,还要提升医疗服务质量,确保老年患者在医院内获得全面而专业的眼健康服务。

(7)建立老年眼健康档案:在医院建立老年患者眼健康档案,记录他们的视力状况和使用渐变镜的情况,为更好的医疗服务提供数据支持。

(8)医护团队培训:对医护团队进行有关老年眼健康和渐变镜的培训,提高他们的专业水平和服务意识。

老视人群渐变镜使用率下降可能涉及多个因素。以下是一些可能的原因。

（1）宣传不足：缺乏对渐变镜的宣传，老视患者可能不了解渐变镜的优势，从而降低使用的积极性。

（2）经济因素：镜片价格高昂或缺乏购买渐变镜的经济支持，可能使老视人群望而却步。

（3）舒适度问题：渐变镜可能不符合老年患者的舒适度需求，例如镜框设计不合适或使用体验不佳。

（4）技术更新：老视患者可能不了解渐变镜的最新技术，对新型渐变镜的疑虑或陌生感可能导致其使用率下降。

（5）医护沟通不畅：医护团队未能有效沟通渐变镜的益处，患者可能没有清晰的理解，从而选择不使用。

（6）替代选择增多：出现了其他替代品或治疗方式，使老视人群更倾向于选择其他方法来解决老视问题。

（7）医疗服务不足：缺乏足够的眼科医疗服务，老视患者可能无法获得及时、专业的建议，降低使用的主动性。

（8）镜片质量问题：如果渐变镜的质量不佳，可能影响使用者的视觉体验，从而减少使用的欲望。

（9）视力问题误判：一些老视患者可能认为他们的视力问题不严重，无须采取使用渐变镜等措施，导致使用率下降。

【相关指标】

视光学产品使用满意度。

● 框架镜片投诉换片率

【指标类别】

质量指标。

【指标定义】

该指标表示在医院内使用框架镜片的患者中，由于投诉或其他原因需更换镜片的比例。

【计算公式】

$$框架镜片投诉换片率 = \frac{投诉且更换镜片的框架镜片数}{框架镜片总片数} \times 100\%$$

【计量单位】

百分比（%）。

【指标意义】

该指标用于评估框架镜片的用户满意度和质量，高投诉换片率可能表明框架镜片存在质量问题，需要关注和改进。

【指标说明】

（1）分子须纳入因任何原因投诉且最终更换框架镜片的数量。

（2）建议采取 1~3 个月为周期来计算指标。

【参考值设定】

0.1%~0.5%。

【指标导向】

逐步降低。

【指标改善与影响因素】

（1）提升产品质量：确保选用高质量的框架镜片，合作可信赖的供应商，进行严格的质量控制和检测，以减少因产品本身质量问题而引起的投诉。

（2）用户需求调查：定期进行用户需求调查，了解患者对框架镜片的期望和投诉点，根据反馈进行产品改进和优化。

（3）专业配镜服务：提供专业的配镜服务，确保医护团队具有高水平的专业知识，能够根据患者的实际需要提供个性化的配镜建议。

（4）明确的售后政策：建立明确的售后服务政策，对于因产品质量或其他原因引起的投诉，提供快速、有效的售后支持，包括更换镜片等。

（5）教育用户：提供框架镜片使用和保养的相关教育，帮助患者正确使用和保养镜片，减少因误操作而引起的问题。

（6）贴心的服务流程：简化购镜流程，提高服务效率，减少患者因购镜过程烦琐而产生的投诉。

（7）积极沟通和反馈机制：建立积极的沟通渠道，鼓励患者提供反馈，及时解决患者的疑虑和问题，增强患者对医院的信任。

（8）定期检查和回访：建立定期检查和回访制度，对使用框架镜片的患者进行定期检查，了解他们的使用体验，及时发现问题并解决。

（9）培训医护团队：对医护团队进行定期培训，提高其框架镜片产品知识和专业配镜技能，确保能够为患者提供更优质的服务。

如果框架镜片投诉换片率提高，可能涉及多个原因，需要仔细分析。以下是一些可能的原因。

（1）产品质量问题：框架镜片本身存在质量问题，如制造瑕疵、材料不合格等，导致患者投诉并要求更换。

（2）不合适的配镜服务：医护团队在配镜过程中出现错误，如度数测量不准确、镜片选择不合适等，导致患者不满意。

（3）售后服务不佳：对于投诉的患者，医院的售后服务不够及时或解决问题的方式不得当，导致患者不满。

（4）沟通问题：医护团队和患者之间的沟通存在问题，可能是信息传递不准确或理解上的误差,导致患者产生不满。

(5)购镜流程不便:购镜流程烦琐、不便利,可能导致患者在购镜过程中产生不满情绪。

(6)产品选择不足:医院提供的框架镜片种类和款式有限,无法满足患者的多样化需求,导致患者不满意并要求更换镜片。

【相关指标】

视光学产品使用满意度。

接触镜投诉换片率

【指标类别】

质量指标。

【指标定义】

该指标表示在医院内使用接触镜的患者中,由于投诉或其他原因需更换接触镜的比例。

【计算公式】

$$接触镜投诉换片率 = \frac{投诉且更换镜片的接触镜片数}{接触镜总片数} \times 100\%$$

【计量单位】

百分比(%)。

【指标意义】

该指标用于评估接触镜的用户满意度和质量,高投诉换片率可能表明接触镜存在质量问题,需要关注和改进。

【指标说明】

(1)分子须纳入因任何原因投诉且最终更换接触镜片的数量。

(2)建议采取1~3个月为周期来计算指标。

【参考值设定】

0.5%~2.0%。

【指标导向】

逐步降低。

【指标改善与影响因素】

(1)提升产品质量:确保选用高质量的接触镜产品,与可信赖的供应商合作,实施严格的质量控制,以减少因产品本身质量问题而引起的投诉。

(2)专业适配服务:提供专业的接触镜适配服务,确保医护团队具有高水平的专业知识和技术,能够根据患者的实际需要提供个性化的适配建议。

(3)适配流程优化:简化接触镜适配流程,提高服务效率,减少患者在适配过程中可能遇到的问题。

(4)定期检查和回访:建立定期检查和回访制度,对使用接触镜的患者进行定期检查,了解他们的使用体验,及时发现问题并解决。

（5）教育用户：提供接触镜使用和保养的相关教育，帮助患者正确使用和保养接触镜，减少因误操作而引起的问题。

（6）明确的售后政策：建立明确的售后服务政策，对于因产品质量或其他原因引起的投诉，提供快速、有效的售后支持，包括更换接触镜等。

（7）积极沟通和反馈机制：建立积极的沟通渠道，鼓励患者提供反馈，及时解决患者的疑虑和问题，增强患者对医院的信任。

（8）定期培训医护团队：对医护团队进行定期培训，提高其接触镜产品知识和适配技能，确保能够为患者提供更优质的服务。

（9）产品信息清晰传递：确保医院能够清晰传递有关接触镜的信息，包括使用方法、适配过程和注意事项，防止患者因信息不清晰而产生问题。

（10）建立用户社群：可以建立用户社群，让患者互相交流经验和建议，提高他们对接触镜的认同感和满意度。

如果接触镜投诉换片率明显提高，可能涉及多个问题，需要仔细分析。以下是一些可能的问题。

（1）产品质量问题：接触镜产品本身存在质量问题，如制造瑕疵、材料不合格等，导致患者投诉并要求更换。

（2）适配服务不足：医护团队在接触镜适配过程中存在问题，如度数测量不准确、适配不当等，导致患者不满意。

（3）售后服务不佳：对于投诉的患者，医院的售后服务不够及时或解决问题的方式不得当，导致患者不满。

（4）沟通问题：医护团队和患者之间的沟通存在问题，可能是信息传递不准确或理解上的误差，导致患者产生不满。

（5）购镜流程不便：购镜流程烦琐、不便利，可能导致患者在购镜过程中产生不满情绪。

（6）适配流程不完善：医院的接触镜适配流程不够完善，导致患者在使用过程中遇到问题，增加投诉和更换的需求。

（7）经济因素：接触镜价格昂贵，患者感觉不值得或无法负担，产生不满意情绪。

（8）市场变化：潜在的市场变化，如新型接触镜的推出或竞争对手的改进，导致患者更倾向于其他选择。

（9）使用不适：患者在使用接触镜时感到不适，如干涩、刺激等，导致投诉和更换接触镜的频率增加。

【相关指标】

视光学产品使用满意度。

5~18周岁青少年眼轴检查覆盖率

【指标类别】

质量指标。

【指标定义】

该指标反映了医院在特定年龄段（5~18周岁）青少年中进行眼轴检查的覆盖范围，即接受眼轴检查的青少年人数与该年龄段总人数的比例。

【计算公式】

$$5～18 \text{ 周岁青少年眼轴检查覆盖率} = \frac{5～18 \text{ 周岁近视风险青少年眼轴检查次数}}{5～18 \text{ 周岁近视风险青少年就诊挂号次数}} \times 100\%$$

【计量单位】

百分比（%）。

【指标意义】

该指标有助于评估医院眼轴检查服务在5~18周岁青少年中的普及程度，为早期发现和干预儿童青少年近视提供参考。

【指标说明】

（1）5~18周岁近视风险儿童青少年患者挂号量应注意排除3个月内重复患者数。

（2）近视风险指：主觉验光或检影验光的等效球镜（spherical equivalent，SE）为近视前期（−0.50D<SE≤0.75D）或近视（SE≤−0.50D）。

（3）建议采取1~3个月为周期来计算指标。

【参考值设定】

60%~75%。

【指标导向】

逐步提高。

【指标改善与影响因素】

该指标的改善可以通过以下方式实现。

（1）开展校园眼健康巡诊：主动与学校合作，开展校园巡诊活动，将眼轴检查服务带到学生身边，方便学生及时接受检查。

（2）提供专业建议：在眼轴检查现场，医生要向学生和家长提供专业的眼健康建议，解答他们可能有的疑虑和问题。

（3）定期追踪检查记录：建立学生的眼健康档案，医生要定期追踪检查记录，及时发现问题并提供干预建议。

（4）个性化宣教：根据不同年龄段和学生群体的特点，医生可以制订个性化的宣传策略，更好地吸引他们的注意。

（5）利用数字化平台：利用移动应用、社交媒体等数字化平台，向学生和家长发送眼健康宣传信息，提醒他们定期接受眼轴检查。

（6）培训医护团队：提升医护团队对眼轴检查的认知，强调眼轴检查在近视防控中的重要作用。

（7）优化检查流程：优化眼轴检查流程，使其更加便捷和高效。采用先进的眼轴检查设备、数字化的数据录入系统等,降低检查的时间和操作难度。

(8)增加眼轴检查设备:新增或更新眼轴检查设备,提高检查的效率和准确性。

如果眼轴检查覆盖率显著下降,可能涉及多个方面的因素。以下是一些可能导致覆盖率下降的因素。

(1)宣传不足:缺乏对眼轴检查的充分宣传和教育活动,使得患者对眼轴检查的重要性和必要性认知不足。

(2)医生参与度低:医生对眼轴检查的推广参与度不高,缺乏对患者的积极引导和推动。

(3)服务流程不便:眼轴检查服务流程复杂,患者在接受检查时遇到困难,影响了他们的积极性。

(4)医护团队培训不足:医护团队对眼轴检查的专业知识和技能培训不足,导致执行不到位。

(5)设备问题:眼轴检查设备故障或陈旧,影响了检查的效率和准确性,使患者对服务的信任下降。

(6)患者心理障碍:患者对眼轴检查过程存在恐惧或疑虑,缺乏对检查的信心,从而选择不接受检查。

(7)经济因素:患者可能认为眼轴检查费用较高,难以承担,从而减少了检查的意愿。

(8)社会因素:社会因素如疫情、自然灾害等可能影响了患者前往医院的意愿和能力。

(9)宣传信息不当:宣传中传递的信息不准确或不清晰,导致患者对眼轴检查的认知出现误解。

(10)竞争因素:如果其他医疗机构提供了更为便捷或吸引人的眼健康服务,患者可能选择去其他地方接受服务。

【相关指标】

视光检查室高峰期平均检查时长、角膜塑形镜初次验配平均就诊时间、视光学专科年门诊人数。

视力 5 分记录法使用普及率

【指标类别】

质量指标。

【指标定义】

视力 5 分记录法使用普及率反映了医院医护团队在临床记录中采用 5 分记录法的普及程度,使用 5 分记录法的病历占所有病历的比例。

【计算公式】

$$视力 5 分记录法普及率 = \frac{使用 5 分记录法记录视力的病历数量}{病历总数量} \times 100\%$$

【计量单位】

百分比(%)。

【指标意义】

该指标能够评估医护团队在患者临床记录方面的质量,反映了医务人员是否能够充分、准确地记录患者的视力信息,对提高医疗服务质量和促进医患沟通具有重要作用。

【指标说明】

(1)视力5分记录法是我国强制执行的国家标准,应该严格执行。

(2)病历包括门诊病历、住院病历、科研系统病历等所有使用到视力记录的场景。

(3)建议采取1~3个月为周期来计算指标。

【参考值设定】

90%~100%。

【指标导向】

逐步提高。

【指标改善与影响因素】

该指标的改善可以通过以下方式实现。

(1)开展培训课程:为医护人员提供关于5分记录法的培训课程,包括具体的记录要求、标准操作流程等,提高其对5分记录法的理解和应用能力。

(2)制订明确规范:制订明确的临床记录规范,明确要求医护人员在病历记录中采用5分记录法,确保记录的全面性和准确性。

(3)使用电子病历系统:推广和使用先进的电子病历系统,通过系统提醒和规范化的模板,帮助医护人员更方便、快捷地采用5分记录法。

(4)定期质控和审核:设立定期的质控机制,对医院的病历进行审核,强调5分记录法的应用,并提供及时反馈,促使医护人员改进记录方式。

(5)激励机制:设立激励机制,例如设立奖励制度,对于临床记录质量优秀的医护人员给予奖励,提高其积极性。

(6)开展内外部评估:邀请专业机构或第三方对医院的临床记录进行评估,提供客观的评价结果,帮助医院发现问题并进行改进。

(7)加强沟通与协作:加强医护人员之间的沟通与协作,鼓励共同分享患者信息,确保信息的全面性和一致性。

(8)提供工具支持:为医护人员提供方便的工具和资源,例如标准化的病历模板、记录指南等,帮助他们更轻松地采用5分记录法。

(9)患者教育:向患者宣传5分记录法的重要性,鼓励他们主动提供详细病史,促使医护人员更好地记录。

如果医院的5分记录法使用普及率显著下降,可能涉及多个因素。以下是一些可能导致5分记录法使用普及率下降的因素。

(1)医护人员培训不足:医护人员对5分记录法的理解和应用存在不足,可能是因为缺乏相关的培训和教育。

（2）规范和标准不清晰：缺乏明确、规范的 5 分记录法执行标准和规范，导致医护人员在实际操作中产生混淆。

（3）工作压力大：护人员可能因为工作压力大，时间紧张，选择采用简便而不规范的记录方式，忽略了 5 分记录法。

（4）技术设备问题：医院可能使用的记录系统或设备存在问题，导致医护人员在记录过程中遇到阻碍，影响 5 分记录法的使用。

（5）患者与医护沟通问题：患者可能未能充分理解 5 分记录法的重要性，或医护人员未能有效地与患者沟通，使其配合提供完整的临床信息。

（6）领导层支持不足：医院领导层对于 5 分记录法的支持和重视不足，导致医护人员缺乏执行的动力。

（7）质控和反馈不及时：缺乏及时的质控机制和反馈机制，使医护人员对于自身记录质量的认知不足，缺乏改进动力。

（8）文化氛围问题：医院内部可能存在不重视临床记录、不注重质量的文化氛围，使医护人员对于 5 分记录法的使用漠不关心。

角膜塑形镜复查随访率

【指标类别】

质量指标。

【指标定义】

角膜塑形镜复查随访率是指患者在配戴角膜塑形镜后，按照医生建议进行定期复查和随访的比例。

【计算公式】

$$角膜塑形镜复查随访率 = \frac{按指南推荐周期定期复查患者人数}{应复查患者人数} \times 100\%$$

【计量单位】

百分比（%）。

【指标意义】

该指标反映了医院在角膜塑形镜验配服务中，患者能够按照医嘱定期进行复查和随访的比例。高随访率有助于监测患者眼健康状况，及时调整镜片参数，提高矫正效果，减少并发症发生的风险。

【指标说明】

（1）角膜塑形镜常规复查时间为戴后 1 天、1 周、1 个月、3 个月，之后每 3 个月复查 1 次。

（2）允许复查窗口期分别为应复查日期前后 1 天、前后 3 天、前后 5 天、前后 1 周。

（3）建议采取 3 个月为周期来计算指标。

【参考值设定】

60%~75%。

【指标导向】

逐步提高。

【指标改善与影响因素】

该指标的改善可以通过以下方式实现。

（1）患者教育：加强对患者的教育，解释角膜塑形镜的使用方法、重要性，以及定期复查和随访的必要性。提供书面资料或多媒体资料，帮助患者更好地理解角膜塑形镜的使用和随访计划。

（2）医患沟通：建立良好的医患沟通机制，确保医生能够清晰地向患者解释角膜塑形镜的使用和随访计划，回答患者可能有的疑问，提高患者对随访的信心。

（3）随访提醒服务：设置系统化的随访提醒服务，通过短信、电话或电子邮件等方式提醒患者定期进行角膜塑形镜的复查和随访。提供预约服务，方便患者安排合适的时间。

（4）设立随访奖励机制：设立奖励措施，例如提供随访奖励积分、优惠券或小礼品等，作为鼓励患者定期参与角膜塑形镜的随访。

（5）方便的随访安排：提供灵活的随访安排，包括晚间或周末的服务时间，以适应患者的工作和生活时间表，减少因时间不便而导致放弃随访的可能性。

（6）团队合作：强化医护团队的合作，确保医生和护士之间能够共享关于患者的信息，提高随访的一致性和效果。

（7）患者反馈机制：设置患者反馈机制，鼓励患者分享他们对随访服务的看法，以便不断改进服务质量。

（8）定期培训医护人员：对医护人员进行定期培训，提高他们对角膜塑形镜随访的专业水平，使其更能够引导和协助患者完成随访计划。

如果角膜塑形镜随访率显著降低，可能涉及多个问题，需要仔细考虑以下方面。

（1）患者教育不足：患者对角膜塑形镜使用的重要性和定期随访的必要性了解不足，导致随访意愿降低。

（2）医患沟通问题：医生与患者之间的沟通不畅，医生未能充分解释角膜塑形镜的随访计划和益处，或患者对随访计划存在疑虑。

（3）服务不便利：随访服务的预约、时间安排等不够灵活，不符合患者的工作和生活时间表，使患者感到不便利。

（4）提醒机制不足：缺乏有效的随访提醒机制，患者可能遗忘了随访的时间，导致未能按时参与随访。

（5）医疗团队协作问题：医生、护士等医疗团队成员之间协作不畅，信息传递不及时，导致患者未能得到一致的关怀和提醒。

（6）患者经济压力：随访可能涉及费用或患者需要花费较多的时间，患者可能因经济压力或时间成本而选择不随访。

（7）患者不适应角膜塑形镜：患者在使用角膜塑形镜的过程中遇到问题，如不适应、眼部不适等,可能影响他们参与随访的意愿。

（8）医院管理问题:医院可能存在管理层面的问题,如随访服务的组织和协调不善、人员不足等。

（9）竞争与选择:患者可能选择其他眼镜或隐形眼镜,导致对角膜塑形镜的随访不再感兴趣。

（10）突发事件:突发事件,如疫情、自然灾害等,可能导致医院服务受到限制,影响随访的正常进行。

【相关指标】

视光学产品使用满意度。

三、安全指标

◉ 接触镜相关并发症发生率

【指标类别】

安全指标。

【指标定义】

接触镜相关并发症发生率是指在一定时间内,使用接触镜的患者中,发生接触镜相关并发症的患者所占的比例。

【计算公式】

$$接触镜相关并发症发生率=\frac{发生接触镜相关并发症的患者数}{使用接触镜的患者总数}×100\%$$

【计量单位】

百分比（%）。

【指标意义】

该指标反映了在接触镜使用过程中,患者发生接触镜相关并发症的风险程度。监测这一指标有助于评估医院的接触镜服务质量,提前发现并处理患者可能面临的问题。

【指标说明】

（1）并发症发生人数以统计时间内不良事件上报作为数据来源,接触镜使用总人数以接触镜缴费记录作为数据来源。

（2）统计发生并发症的例数须注意排除因 1 次发病多次就诊的重复记录,使用接触镜总人数须注意去除单人多次购买的重复记录。

（3）建议采取 6~12 个月为周期来计算指标。

【参考值设定】

30%~60%。

【指标导向】

逐步降低。

【指标改善与影响因素】

（1）患者教育和培训：提供详细的接触镜使用说明和注意事项，确保患者充分了解接触镜正确的配戴、清洗和保养方法。定期进行接触镜使用培训，加强患者对并发症的风险认知。

（2）眼健康检查：定期进行眼健康检查，包括角膜、结膜等眼表的全面检查，及时发现和处理潜在的问题。

（3）合适的镜片适配：由专业医生进行接触镜适配，确保选择合适的镜片类型、尺寸和曲率，减少因适配不当导致的并发症风险。

（4）定期复查和随访：建立定期的接触镜复查和随访机制，确保医护人员能够监测患者的眼健康状况，及时调整镜片参数。

（5）质量管理和监测：建立接触镜服务的质量管理体系，定期对医护人员进行培训和考核，监测接触镜服务的整体质量水平。

（6）患者沟通与参与：加强医患沟通，鼓励患者主动报告任何不适症状，并及时寻求医疗建议。患者积极参与眼健康管理，主动配合医生的建议和随访计划。

（7）预防性护理：提供患者预防性护理指导，包括眼部卫生、正确配戴时间、定期更换镜片等，减少可能引发并发症的因素。

（8）紧急应对机制：设立应对接触镜相关并发症的紧急应对机制，包括应对急性眼部感染、过敏反应等情况的处理流程。

（9）持续改进：不断评估和改进接触镜服务的流程和质量标准，借助患者反馈和数据分析，及时调整服务策略，提高服务水平。

（10）研究与科普：积极参与相关研究，推广最新的接触镜技术和安全措施，提高医护人员的专业水平和患者的眼健康素养。

如果接触镜相关并发症发生率显著提高，可能受到以下一些原因的影响。

（1）不当使用和保养：患者可能未正确学习和遵循接触镜的使用和保养方法，导致细菌感染、过敏反应等并发症的发生。

（2）过度配戴：患者可能过度配戴接触镜，超出建议的使用时间，增加了眼部疲劳和感染的风险。

（3）适配问题：接触镜适配不当，选择的镜片类型、尺寸和曲率不符合患者的眼部特征，增加了并发症的发生概率。

（4）医生指导不足：医生在接触镜适配和使用过程中未能充分指导患者，缺乏详细的教育和培训，使患者难以正确使用接触镜。

（5）眼健康检查不足：缺乏定期的眼健康检查和随访，未能及时发现和处理患者眼部问题，增加了并发症的风险。

（6）患者个体差异：不同患者对接触镜的适应性存在个体差异，有些人可能更容易出现过敏反应或其他并发症。

（7）产品质量问题：使用低质量或过期的接触镜产品可能导致眼部刺激或感染，增加了并发症的发生风险。

（8）患者自我治疗：患者可能在出现眼部不适症状时进行自我治疗，未及时就医，导致问题加重。

（9）环境因素：恶劣的环境条件，如高污染、强光等，可能增加接触镜使用中的并发症风险。

（10）疾病因素：患者可能同时患有其他眼部疾病或全身性疾病，增加了并发症的发生概率。

【相关指标】

视光学产品使用满意度。

0.01% 阿托品滴眼液相关不良反应发生率

【指标类别】

安全指标。

【指标定义】

0.01% 阿托品滴眼液相关不良反应发生率是指在使用 0.01% 阿托品滴眼液的患者中，发生不良反应的患者所占的比例。

【计算公式】

$$0.01\%\ 阿托品滴眼液相关不良反应发生率 = \frac{发生\ 0.01\%\ 阿托品滴眼液不良反应的患者数}{使用\ 0.01\%\ 阿托品滴眼液的患者总数} \times 100\%$$

【计量单位】

百分比（%）。

【指标意义】

该指标反映了在使用 0.01% 阿托品滴眼液治疗的患者中，发生不良反应的风险程度。监测这一指标有助于评估医院在使用该药物治疗过程中的安全性。

【指标说明】

（1）不良反应发生人数以统计时间内不良事件上报作为数据来源，0.01% 阿托品滴眼液使用总人数以药品缴费记录作为数据来源。

（2）统计使用 0.01% 阿托品滴眼液总人数须注意去除单人多次购买的重复记录。

（3）建议采取 6~12 个月为周期来计算指标。

【参考值设定】

5%~15%。

【指标导向】

逐步降低。

【指标改善与影响因素】

（1）患者评估和筛查：在使用 0.01% 滴眼液阿托品前，进行患者详细的健康评估和眼部病史筛查,排除对药物过敏或存在禁忌证的患者。

（2）医生培训:提供医生相关培训,确保医生熟悉 0.01% 阿托品滴眼液的适应证、用药剂量、不良反应及处理方法,增强用药的专业性和安全性。

（3）患者教育:为患者提供充分的药物教育,明确用药的目的、剂量、使用频率,以及可能的不良反应和应对方法。

（4）严格遵循用药方案:医生和患者须严格遵循医学规范和用药方案,确保用药的规范性和准确性,避免过量或不当使用。

（5）定期随访:建立定期的随访机制,密切监测患者的用药效果和不良反应,及时调整治疗方案。

（6）不良反应监测和报告:建立健全的不良反应监测和报告系统,医护人员要及时记录和报告患者出现的任何不良反应,以便及时处理。

（7）个性化治疗方案:针对不同患者的个体差异,制订个性化的治疗方案,确保药物的最佳疗效和最小不良反应。

（8）合理用药时间和周期:严格控制用药的时间和周期,防止长期或过度使用导致不良反应的发生。

（9）建立药物安全管理团队:设立专门的药物安全管理团队,负责监测和评估 0.01% 阿托品滴眼液的使用情况,及时调整和改进用药管理流程。

（10）持续监测和改进:定期对 0.01% 阿托品滴眼液的使用情况进行监测和评估,不断总结经验,改进用药管理策略,提高治疗的安全性和有效性。

如果 0.01% 阿托品滴眼液相关不良反应发生率显著提高,需要注意以下问题。

（1）药品质量问题:检查 0.01% 阿托品滴眼液的采购渠道、存储条件和有效期,确保使用的药品符合质量标准。

（2）用药剂量和频率:仔细审查医生开具的处方,确保患者使用的剂量和频率符合医学指导,避免过度使用。

（3）患者用药依从性:调查患者是否按照医嘱正确使用 0.01% 阿托品滴眼液,关注患者的用药依从性,以及是否存在自行调整剂量的情况。

（4）患者筛查和评估:重新审查患者的病史和眼部健康状况,确保使用 0.01% 阿托品滴眼液的患者不存在禁忌证或过敏史。

（5）医生培训和更新知识:提供医生相关的培训和更新知识,确保医生了解最新的用药指南和安全注意事项。

（6）患者教育加强:进一步加强患者的药物教育,提高对不良反应的认知和自我监测的意识,以及如何及时报告不适症状。

（7）及时处理不良反应:加强医护人员对不良反应的监测和处理能力,确保发现不良反应能够及时采取紧急处理措施。

（8）建立不良反应报告机制:设立不良反应报告机制,鼓励医护人员和患者主动报告任何可能的不良反应,以及对发生不良反应的患者进行深入的调查分析。

（9）药物相互作用考虑:考虑0.01%阿托品滴眼液与其他药物可能的相互作用,特别是患者同时使用多种药物的情况。

（10）医院内部审查:进行医院内部审查,包括药物使用流程、医疗记录的完整性和准确性等,以确保医院内部管理的规范性。

【相关指标】

视光学产品使用满意度。

散瞳剂相关不良反应发生率

【指标类别】

安全指标。

【指标定义】

散瞳剂相关不良反应发生率是指在使用散瞳剂进行眼科检查的患者中,发生不良反应的患者所占的比例。

【计算公式】

$$散瞳剂相关不良反应发生率 = \frac{发生散瞳剂相关不良反应的患者数}{使用散瞳剂的患者总数} \times 100\%$$

【计量单位】

百分比（%）。

【指标意义】

该指标反映了在眼科检查使用散瞳剂的过程中,患者发生不良反应的风险程度。监测这一指标有助于评估医院在使用散瞳剂过程中的安全性。

【指标说明】

（1）不良反应发生人数以统计时间内不良事件上报作为数据来源,散瞳剂使用总人数以1%阿托品凝胶药品缴费记录＋视光学专科散瞳缴费记录作为数据来源。

（2）统计使用散瞳剂总人数须注意纳入单人多次购买的重复记录。

（3）建议采取6~12个月为周期来计算指标。

【参考值设定】

8%~20%。

【指标导向】

逐步降低。

【指标改善与影响因素】

（1）患者筛查和评估:在使用散瞳剂前进行患者详细的健康评估和眼部病史筛查,排除对散瞳剂过敏或存在禁忌证的患者。

（2）医生培训:提供医生相关培训,确保医生熟悉散瞳剂的适应证、用药剂量、不良反应及处理方法,增强用药的专业性和安全性。

（3）患者教育：为患者提供充分的散瞳剂使用教育，明确用药的目的、剂量、使用频率，以及可能的不良反应和应对方法。

（4）选择合适的散瞳剂：根据患者的具体情况选择合适的散瞳剂，避免使用患者可能对其成分过敏的散瞳剂。

（5）个体化治疗方案：针对不同患者的个体差异，制订个性化的散瞳剂使用方案，确保药物的最佳疗效和最小不良反应。

（6）减少剂量和频率：严格控制散瞳剂的使用剂量和频率，避免过度使用，特别是对于敏感患者。

（7）定期随访：建立定期的随访机制，密切监测患者的反应和不良反应，及时调整治疗方案。

（8）监测患者反应：在使用散瞳剂后，密切监测患者的生理和心理反应，及时发现和处理任何不适症状。

（9）建立不良反应报告机制：设立不良反应报告机制，鼓励医护人员和患者主动报告任何可能的不良反应，以便及时采取紧急处理措施。

（10）医生协作和团队合作：强调医生间的协作和团队合作，确保患者的整体管理更为综合和安全。

如果散瞳剂相关不良反应发生率显著提高，需要注意以下问题。

（1）药品质量问题：检查使用的散瞳剂质量和来源，确保药品符合相关标准和规定，排除药品质量引起不良反应的可能性。

（2）患者筛查和评估不足：检查患者使用散瞳剂前的筛查和评估过程是否充分，是否存在疏漏患者使用散瞳剂的禁忌证或过敏反应。

（3）医生培训和知识更新不足：检查医生是否接受过足够的散瞳剂使用培训，并定期更新相关知识，确保医生了解最新的用药指南和安全注意事项。

（4）患者教育不足：检查医院对患者的散瞳剂使用教育是否足够，是否提供了充分的信息让患者了解可能的不良反应和应对方法。

（5）用药方案不合理：检查散瞳剂使用的剂量和频率是否合理，是否需要个性化的调整，确保用药方案符合患者的实际情况。

（6）监测和随访不足：检查医院是否建立了完善的监测和随访机制，确保在使用散瞳剂后能及时发现和处理任何不良反应。

（7）不良反应处理不及时：检查医护人员对散瞳剂相关不良反应的处理是否及时有效，包括紧急处理和及时调整治疗方案。

（8）不良反应报告机制不健全：检查医院内是否建立了健全的不良反应报告机制，是否鼓励医护人员和患者主动报告任何可能的不良反应。

（9）医疗记录完整性不足：检查医疗记录是否完整准确，是否包含患者使用散瞳剂的详细信息，方便后续追溯和分析。

（10）团队协作问题:检查医院内部团队协作是否良好,是否存在信息传递不畅导致患者安全问题。

四、满意度指标

◉ 视光学产品使用满意度

【指标类别】

满意度指标。

【指标定义】

视光学产品使用满意度是指患者对于眼镜、隐形眼镜等视光学产品的使用体验和效果的整体满意程度。

【计算公式】

$$视光学产品使用满意度 = \frac{视光学产品使用满意的患者数}{视光学产品使用患者总数} \times 100\%$$

【计量单位】

百分比(%)。

【指标意义】

该指标反映了患者对医院提供的视光学产品的满意度,直接关系医院眼科服务的质量和患者的体验感受。

【指标说明】

（1）视光学产品包括所有类型框架眼镜、接触镜、视功能训练设备。

（2）该指标须设计问卷,以纸质或后台推送形式向就诊患者收集数据。

（3）各类目视光学产品可以进行细分的满意度统计,可有针对性地追踪各分类产品可能影响满意度的问题。

（4）建议采取 6~12 个月为周期来计算指标。

【参考值设定】

90%~100%。

【指标导向】

逐步提高。

【指标改善与影响因素】

该指标的改善可以通过以下方式实现。

（1）提升产品质量:确保眼镜、隐形眼镜等视光学产品的质量符合行业标准,选择优质材料,加强生产工艺控制,减少产品缺陷。

（2）优化配镜服务:提高配镜师的专业水平,确保准确测量视力和配镜度数,满足患者的个性化需求,提供更精准的配镜服务。

（3）加强患者教育:向患者提供详细的使用说明,包括配戴方法、日常保养等,帮助患者正确使用和保养视光学产品,提升患者对产品的认知和使用技能。

（4）改善客户服务:提升医院整体客户服务水平,包括对患者的接待、咨询、投诉处理等方面,建立良好的沟通渠道,解决患者问题。

（5）定期回访和随访:建立定期的回访机制,了解患者对产品的使用情况和满意度,及时发现问题并解决。

（6）推行售后服务:提供良好的售后服务,包括产品保修、更换服务等,增加患者对产品的信任感。

（7）引入新技术和产品:导入先进的视光学技术和新型眼镜材料,不断更新产品线,满足患者对新潮、舒适的产品的需求。

（8）加强团队培训:定期进行团队培训,使医护人员了解最新的产品知识和服务技能,提高整体团队水平。

（9）建立投诉处理机制:设立有效的投诉处理机制,及时响应患者的投诉,了解问题原因,并采取有效措施解决,以维护患者满意度。

（10）利用科技手段:利用科技手段如远程调试眼镜、智能眼镜等,提供更便捷和个性化的视光学产品服务。

如果视光学产品使用满意度显著下降,需要注意以下问题。

（1）产品质量问题:检查眼镜、隐形眼镜等视光学产品的质量是否有明显降低,包括镜片清晰度、框架耐久性等方面。

（2）配镜服务不足:检查配镜服务是否达到患者期望水平,包括配镜师的专业水平、准确测量度数的能力等。

（3）患者教育缺失:检查是否存在患者对产品使用方法和保养知识了解不足,导致使用不当或不满意。

（4）客户服务问题:检查医院客户服务是否出现问题,包括对患者的接待态度、问题解决速度等方面。

（5）售后服务欠佳:检查售后服务是否及时、有效,包括保修政策、产品更换政策等。

（6）产品更新不及时:检查医院是否引入了新的视光学技术和产品,是否跟上市场的发展趋势。

（7）团队培训不足:检查医护团队是否接受了足够的产品知识和服务技能培训,确保团队整体水平。

（8）沟通不畅:检查医护人员与患者之间的沟通是否流畅,是否有未解决的问题导致患者满意度下降。

（9）竞争压力:考虑市场竞争因素,是否有其他医院或品牌提供了更具竞争力的视光学产品服务。

（10）患者反馈问题:关注患者的反馈意见,是否有集中的负面意见或投诉,以了解问题的具体方面。

【参考文献】

［1］ 张淑琴, 汤秀容, 廖一平, 等. 缩短眼科门诊患者候诊时间的流程再造［J］. 中国实用护理杂志, 2006, （14）: 51-52.

［2］ 扶城宾, 何瑞霞, 杨洁, 等. 东莞地区近视青少年儿童配戴角膜塑形镜的依从性及影响因素［J］. 国际眼科杂志, 2019, 19（12）: 4.

［3］ CHEN E, MYUNG LEE E, LOC-NGUYEN A, et al. Value of routine evaluation in asymptomatic soft contact lens wearers［J］. Cont Lens Anterior Eye, 2020, 43（5）: 484-488.

［4］ COPE J, COLLIER S, RAO M, et al. Contact lens wearer demographics and risk behaviors for contact lens-related eye infections−United States, 2014［J］. MMWR Morb Mortal Wkly Rep, 2015, 64（32）: 865-870.

［5］ SAPKOTA K, MARTIN R, FRANCO S, et al. Common symptoms of Nepalese soft contact lens wearers: A pilot study［J］. J Optom, 2015, 8（3）: 200-205.

［6］ YOUNG G, CHALMERS R, NAPIER L, et al. Soft contact lens-related dryness with and without clinical signs［J］. Randomized Controlled Trial, 2012, 89（8）: 1125-1132.

［7］ BUKHARI J, WEI S F, LI S M, et al. Effect of 0.01% atropine eyedrops on intraocular pressure in schoolchildren: A randomized clinical trial［J］. Int J Ophthalmol, 2022, 15（9）: 1431-1436.

［8］ JEON G S, HONG I H, LEE J H, et al. Analysis of treatment response about low-dose（0.01%）atropine eye-drops in myopic children［J］. Eur J Ophthalmol, 2022, 32（4）: 2011-2017.

［9］ TAN Q, NG A L, CHENG G P, et al. Combined atropine with orthokeratology for myopia control: Study design and preliminary results［J］. Curr Eye Res, 2019, 44（6）: 671-678.

［10］ CHENG J, YANG Y, KONG X, et al. The effect of 0.01% atropine eye drops on the ocular surface in children for the control of myopia-the primary results from a six-month prospective study［J］. Ther Clin Risk Manag, 2020, 16: 735-740.

［11］ GUO L, FAN L, TAO J, et al. Use of topical 0.01% atropine for controlling near work-induced transient myopia: A randomized, double-masked, placebo-controlled study［J］. J Ocul Pharmacol Ther, 2020, 36（2）: 97-101.

［12］ WAKAYAMA A, NISHINA S, MIKI A, et al. Incidence of side effects of topical atropine sulfate and cyclopentolate hydrochloride for cycloplegia in Japanese children: A multicenter study［J］. Jpn J Ophthalmol, 2018, 62（5）: 531-536.

［13］ IMAI T, HASEBE S, FURUSE T, et al. Adverse reactions to 1% cyclopentolate eye drops in children: An analysis using logistic regression models［J］. Ophthalmic Physiol Opt, 2021, 41（2）: 424-430.

第八节　斜视弱视专科医疗指标

斜视弱视专科医疗指标思维导图如图 3-8-1 所示。

一、服务能力指标

● 斜视日间手术占比

参考第三章第一节　白内障日间手术占比。

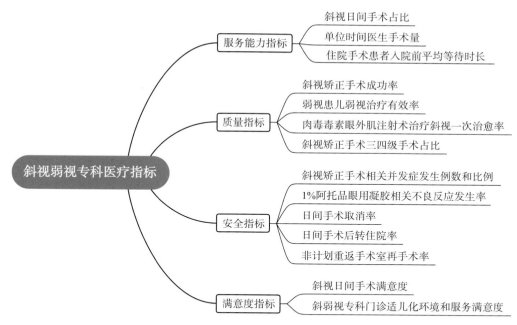

图 3-8-1　斜视弱视专科医疗指标思维导图

◉ **单位时间医生手术量**

参考第三章第一节　单位时间医生手术量。

◉ **住院手术患者入院前平均等待时长**

参考第三章第一节　日间、住院手术患者入院前平均等待时长。

二、质量指标

◉ **斜视矫正手术成功率**

【指标类别】

质量指标。

【指标定义】

单位时间内,手术成功的斜视矫正术患者数占同期治疗的斜视矫正术患者总数的比例。

【计算公式】

$$斜视手术成功率 = \frac{手术成功的斜视矫正术患者数}{同期治疗的斜视矫正术患者的总数} \times 100\%$$

【计量单位】

百分比(%)。

【指标意义】

该指标是评价医疗治疗和技术水平的硬性指标,可以反映医院在斜视矫正手术治疗方面的手术质量。手术成功率越高,表明医院该手术质量越高。

【指标说明】

（1）斜视矫正术后 6~8 周随访，患者眼位正位或者仅存在微小斜视，斜视量定量为 0 到 ±5°或 0 到 ±10$^{\triangle}$判定为手术成功。

（2）建议分子与分母排除以下情况。

1）限制性斜视：如甲状腺相关眼病、眼眶骨折继发斜视、眼外肌纤维化等。

2）二次或者多次斜视矫正术后。

3）外伤性眼外肌撕裂或者眼外肌瘢痕化等非常规斜视手术的病例。

【参考值设定】

参考相关文献及本院该手术现况，可设定为≥85%。

【指标导向】

逐步提高。

【指标改善与影响因素】

（1）术前多次测量斜视量，保证斜视量测量方法正确，数值稳定且准确。

（2）术前仔细评估，选用合适的手术方案。

（3）充分宣教，包括手术效果的预期、术后护理等注意事项以及可能的并发症。

（4）手术过程中操作仔细，技能提升。

（5）对特殊病例，术前积极行疑难病例讨论，制订最优化的手术方案。

◉ 弱视患儿弱视治疗有效率

【指标类别】

质量指标。

【指标定义】

半年时间内，评定弱视治疗有效的弱视儿童患者数占同期行弱视治疗的弱视儿童患者总数的比例。

【计算公式】

$$弱视患儿弱视治疗有效率 = \frac{评定弱视治疗有效的弱视儿童患者数}{同期行弱视治疗的弱视儿童患者总数} \times 100\%$$

【计量单位】

百分比（%）。

【指标意义】

该指标是评价医疗治疗和技术水平的硬性指标，可以反映医院对门诊弱视患者实行弱视治疗的质量。弱视治疗有效率越高，表明门诊弱视诊断准确性越高，弱视治疗方案设计越好，弱视的治疗效果越好。

【指标说明】

（1）建议采取弱视治疗 6 个月内的复查结果。

（2）弱视治疗有效的判断标准：弱视眼视力恢复到 4.9 或以上，或国际标准对数视力表检查结果较上次复查提高≥2行。

（3）建议分子与分母排除以下情况。

1）成人弱视患者、超过10周岁的青少年。

2）依从性差、不配合遮盖的儿童患者。

3）合并先天性白内障、病理性近视、眼底病变等其他影响视力的眼病的儿童患者。

4）不能配合国际标准对数视力表检查的儿童患者。

【参考值设定】

参考相关文献及本院门诊弱视治疗现况,可设定为≥85%。

【指标导向】

逐步提高。

【指标改善与影响因素】

（1）治疗前仔细评估,精准诊断弱视,排除其他影响视力的眼病。

（2）根据弱视程度、弱视类型和患儿年龄,选用合适的治疗方案。

（3）伴有屈光不正的首先矫正屈光不正。

（4）门诊充分宣教,告知弱视的危害、治疗效果的预期、弱视治疗时的护理等注意事项以及可能的风险。

（5）对门诊判定弱视治疗无效的患者,积极查找原因,针对问题,提供解决方案;对弱视治疗无效但找不到原因的病例,及时会诊或者行疑难病例讨论。

（6）若弱视治疗的药物或者器械出现安全隐患或者安全问题,及时上报不良事件。

肉毒毒素眼外肌注射术治疗斜视一次治愈率

【指标类别】

质量指标。

【指标定义】

单位时间内,一次性肉毒毒素眼外肌注射术治愈斜视的患者数占同期肉毒毒素眼外肌注射术治疗斜视患者总数的比例。

【计算公式】

$$\text{肉毒毒素注射治疗斜视一次治愈率} = \frac{\text{一次性肉毒毒素注射术治愈斜视的患者数}}{\text{同一时间段肉毒毒素注射术治疗斜视的患者总数}} \times 100\%$$

【计量单位】

百分比(%)。

【指标意义】

该指标是评价医疗治疗和技术水平的硬性指标,可以反映医院在肉毒毒素眼外肌注射术治疗斜视方面的手术质量。一次治愈的患者占比越高,表明该手术适应证的把握越好,术中的操作质量越高,术后的效果越稳定。

【指标说明】

（1）建议采取术后 3~4 个月的复查结果。

（2）建议分子与分母排除以下情况。

1）限制性斜视：如甲状腺相关眼病、眼眶骨折继发斜视、眼外肌纤维化等。

2）二次或者多次斜视矫正术或肉毒毒素注射术后病例。

3）外伤性眼外肌撕裂或者眼外肌瘢痕化等非常规斜视的病例。

【参考值设定】

参考相关文献及本院该手术现况，可设定为≥80%。

【指标导向】

逐步提高。

【指标改善与影响因素】

（1）术前仔细评估，把握肉毒毒素治疗斜视的适应人群，优先推荐急性共同性内斜视、展神经麻痹、斜视术后欠矫或者过矫、急性上斜肌麻痹患者等选用该术式。

（2）根据斜视量和斜视类型，选用合适的治疗方案。

（3）术前充分宣教，包括手术效果的预期、术后护理等注意事项以及可能的并发症。

（4）手术过程中操作仔细，定期开展培训，提升技能。

（5）对疗效不好或复发斜视需要再次行肉毒毒素眼外肌注射术的患者，每月集中病例讨论，分析发生原因和讨论解决方案。

（6）行第二次肉毒毒素眼外肌注射术前行疑难病例讨论。

◉ 斜视矫正手术三四级手术占比

参考第二章第一节   出院患者三四级手术占比。

三、安全指标

◉ 斜视矫正手术相关并发症发生例数和比例

【指标类别】

安全指标。

【指标定义】

（1）斜视矫正手术相关并发症发生例数：单位时间内，斜视矫正手术相关并发症发生总例数。

（2）斜视矫正手术相关并发症发生比例：单位时间内，斜视矫正手术相关并发症发生例数占同期治疗的斜视矫正手术患者总数的比例。

【计算公式】

斜视矫正手术相关并发症发生例数 = 斜视矫正手术相关并发症发生例数之和

$$斜视矫正手术相关并发症发生比例 = \frac{斜视矫正手术相关并发症发生例数}{同期治疗的斜视矫正手术患者的总数} \times 100\%$$

【计量单位】

例、百分比（％）。

【指标意义】

该指标是评价医疗治疗安全性的硬性指标，可以反映医院在斜视矫正手术治疗方面的安全质量把握的情况。斜视矫正手术相关并发症发生例数越少、比例越低，表明医院斜视矫正手术安全性越高。

【指标说明】

（1）建议采取术后 3 个月内的复查结果。

（2）建议分子与分母排除以下情况。

1）同期合并其他严重眼病的病例，如感染性眼病、急性期青光眼等造成视力进行性下降的眼病，需要其他手术治疗的眼病。

2）二次或者多次斜视矫正术后病例。

3）眼外伤导致的眼外肌撕裂或者眼外肌瘢痕化等非常规斜视手术的病例。

【参考值设定】

参考相关文献及本院该手术现况，斜视矫正手术相关并发症发生的比例可设定为 <3%。

【指标导向】

逐步降低。

【指标改善与影响因素】

（1）术前制订完善的手术方案，充分知情同意手术的并发症。

（2）手术过程中操作仔细，提升技能，术中充分止血。

（3）根据术后情况，个性化制订术后用药方案，术后定期 1 周、1 个月、3 个月复查。

（4）出院时充分宣教，包括手术效果的预期、术后用药及复查方案、术后护理等注意事项以及可能发生的并发症和预防方法。

（5）对个别特殊并发症或者严重并发症的病例，积极行疑难病例讨论，制订妥善的补救治疗方案，并上报不良事件。

◉ 1% 阿托品眼用凝胶相关不良反应发生率

【指标类别】

安全指标。

【指标定义】

在使用 1% 阿托品眼用凝胶的患者中，发生不良反应的患者所占的比例。

【计算公式】

$$1\% \text{阿托品眼用凝胶相关不良反应发生率} = \frac{\text{发生 1\% 阿托品眼用凝胶不良反应的患者数}}{\text{使用 1\% 阿托品眼用凝胶的患者总数}} \times 100\%$$

【计量单位】

百分比（％）。

【指标意义】

该指标反映了在使用 1% 阿托品眼用凝胶治疗的患者中,发生不良反应的风险程度。监测这一指标有助于评估医院在使用该药物治疗过程中的安全性。

【指标说明】

(1)不良反应发生人数以统计时间内不良事件上报作为数据来源,1% 阿托品眼用凝胶使用总人数以药品缴费记录作为数据来源。

(2)统计使用 1% 阿托品眼用凝胶总人数须注意去除单人多次购买的重复记录。

(3)建议采取 6~12 个月为周期来计算指标。

【参考值设定】

5%~15%。

【指标导向】

逐步降低。

【指标改善与影响因素】

(1)患者评估和筛查:在使用 1% 阿托品眼用凝胶前,进行患者详细的健康评估和眼部病史筛查,排除对药物过敏或存在禁忌证的患者。

(2)医生培训:提供医生相关培训,确保医生熟悉 1% 阿托品眼用凝胶的适应证、用药剂量、不良反应及处理方法,增强用药的专业性和安全性。

(3)患者教育:为患者提供充分的药物教育,明确用药的目的、剂量、使用频率,以及可能的不良反应和应对方法。

(4)严格遵循用药方案:医生和患者须严格遵循医学规范和用药方案,确保用药的规范性和准确性,避免过量或不当使用。

(5)定期随访:建立定期的随访机制,密切监测患者的用药效果和不良反应,及时调整治疗方案。

(6)不良反应监测和报告:建立健全的不良反应监测和报告系统,医护人员要及时记录和报告患者出现的任何不良反应,以便及时处理。

(7)及时处理不良反应:加强医护人员对不良反应的监测和处理能力,确保发现不良反应能够及时采取紧急处理措施。

(8)建立不良反应报告机制:设立不良反应报告机制,鼓励医护人员和患者主动报告任何可能的不良反应,以及对发生不良反应的患者进行深入的调查分析。

【相关指标】

0.01% 阿托品相关不良反应发生率。

● 日间手术取消率

参考第三章第一节　日间手术取消率。

● 日间手术后转住院率

参考第三章第一节　日间手术后转住院率。

● 非计划重返手术室再手术率

参考第二章第一节 非计划重返手术室再手术率。

四、满意度指标

● 斜视日间手术满意度

【指标类别】

满意度指标。

【指标定义】

斜视矫正手术患者对于日间手术流程体验和日间手术效果的整体满意程度。

【计算公式】

$$斜视日间手术满意度=\frac{对斜视日间手术满意的患者数}{同期斜视日间手术患者总数}\times100\%$$

【计量单位】

百分比(%)。

【指标意义】

该指标反映了患者对医院提供的斜视日间手术的满意度,直接关系医院手术流程和服务的质量和患者的体验感受。

【指标说明】

(1)该指标须设计问卷,以纸质或后台推送形式向就诊患者收集数据。

(2)建议采取3个月为周期来计算指标。

(3)建议分子与分母排除以下情况。

1)再次或者多次日间手术的住院患者。

2)合并其他严重的眼部或者全身疾病,影响生活质量的患者。

【参考值设定】

90%~100%。

【指标导向】

逐步提高。

【指标改善与影响因素】

(1)优化日间手术流程管理

1)确保术前检查完善且符合手术标准。

2)术前明确告知手术方式、手术眼别、手术可能的风险及并发症,对手术情况充分知情同意。

3)预测手术中可能使用的高值耗材,提前告知患者,并且签署知情同意书。

4)精准预测患者手术时间,通知入院时间,减少患者手术等待时间。

5)入院流程完善,医护相互配合,住院过程中出现的突发情况按应急预案及时处理。

6）术后管床医师及时查看患者,出现疼痛或者其他不适及时处理。

7）病情稳定后方可出院,并预约好复诊时间。

（2）优化日间病房环境和服务

1）提高医生护士的专业水平,满足患者的个性化需求,提供更优质的住院服务。

2）实习医生、护士或进修医务人员上岗工作前,须派人认真仔细培训操作技能和服务规范,考核通过后方能独立处置患者。

3）加强住院和出院宣教工作:向患者提供详细的药物使用说明,帮助患者学习正确的护理知识和用眼习惯,提升患者对疾病的认知。

4）改善病房服务:包括对患者的接待、咨询、投诉处理等方面,建立良好的沟通渠道,解决患者问题。

5）优化病房环境:对斜视的日间病房,以儿童为主要服务对象,建立多个儿童友好的病房,提供儿童游戏区。

◉ 斜弱视专科门诊适儿化环境和服务满意度

【指标类别】

满意度指标。

【指标定义】

斜弱视门诊适儿化环境和服务的满意度是指患儿或者患儿家长对斜弱视专科门诊适儿化环境和服务的整体满意程度。

【计算公式】

$$\text{斜弱视门诊适儿化环境和服务的满意度} = \frac{\text{对斜弱视门诊适儿化环境和服务满意的患者数}}{\text{同期参与调查的斜弱视门诊就诊患者总数}} \times 100\%$$

【计量单位】

百分比（%）。

【指标意义】

斜弱视门诊的主体服务对象为儿童患者,为了使儿童能在医疗区域获得安全感、亲切感,更能配合门诊医疗工作人员的检查和治疗,建议在斜弱视门诊进行以儿童友好为主题的适儿化环境和服务改造。

斜弱视门诊适儿化环境和服务的满意度,反映了患儿或患儿家长的门诊体验感受,体现了医院的门诊服务质量。

【指标说明】

（1）该指标须设计问卷,以纸质或后台推送形式向就诊患者收集数据。

（2）建议采取每3个月为周期来计算指标。

【参考值设定】

90%~100%。

【指标导向】

逐步提高。

【指标改善与影响因素】

（1）提升环境适儿化：优化整个格局并对候诊大厅、分诊台、卫生间进行整体改造，增加诊室、标识及门牌的卡通适儿化元素。

（2）增加适儿化器具：对照要求丰富完善母婴室配置，对诊疗器具进行改造，增加适儿化元素和装饰。

（3）增强适儿化科普，增加阅读书架，提供书本科普读物，设立科普墙及科普互动项目，进一步丰富科普的方式及趣味性。

（4）改善适儿化流程，进行儿童应急预案演练，规范散瞳流程，加强分诊秩序树立，并对检查室及训练室的队列进行细化，整改科室运行流程。

【参考文献】

［1］闫建华. 斜视临床诊疗［M］. 北京：人民卫生出版社，2021.

［2］Pediatric Eye Disease Investigator Group. A randomized trial of prescribed patching regimens for treatment of severe amblyopia in children［J］. Ophthalmology，2003，110（11）：2075-2087.

［3］LI C H，CHEN P L，CHEN J T，et al. Different corrections of hypermetropic errors in the successful treatment of hypermetropic amblyopia in children 3 to 7 years of age［J］. American Journal of Ophthalmology，2009，147（2）：357-363.

［4］WALLACE D K，CHANDLER D L，BECK R W，et al. Treatment of bilateral refractive amblyopia in children three to less than 10 years of age［J］. American Journal of Ophthalmology，2007，144（4）：487-496.

［5］Pediatric Eye Disease Investigator Group，REPKA M X，KRAKER R T，et al. A randomized trial of atropine vs patching for treatment of moderate amblyopia：follow-up at age 10 years［J］. Archives of Ophthalmology，2008，126（8）：1039-1044.

［6］REPKA M X，KRAKER R T，HOLMES J M，et al. Atropine vs patching for treatment of moderate amblyopia：follow-up at 15 years of age of a randomized clinical trial［J］. Jama Ophthalmology，2014，132（7）：799-805.

［7］MAHAN M. The resurgence of botulinum toxin injection for strabismus in children［J］. Curr Opin Ophthalmol，2017，28（5）：460-464.

第九节　低视力专科医疗指标

低视力专科医疗指标思维导图如图 3-9-1 所示。

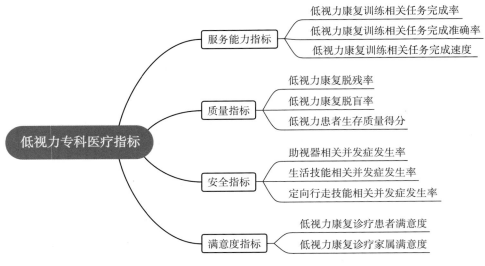

图 3-9-1　低视力专科医疗指标思维导图

一、服务能力指标

◎ **低视力康复训练相关任务完成率**

◎ **低视力康复训练相关任务完成准确率**

◎ **低视力康复训练相关任务完成速度**

【指标类别】

服务能力指标。

【指标定义】

（1）低视力康复训练相关任务完成率：能完成相关训练任务的低视力患者数占同期患者总数的比例。

（2）低视力康复训练相关任务完成准确率：某一低视力患者在完成指定任务中正确完成的次数与总尝试次数的比例。

（3）低视力康复训练相关任务完成速度：某一低视力患者在完成指定任务中所用的时间。

【计算公式】

$$低视力康复训练相关任务完成率 = \frac{能完成相关训练任务的低视力患者数}{同期患者总数} \times 100\%$$

$$低视力康复训练相关任务完成准确率 = \frac{某一低视力患者在完成指定任务中正确完成的次数}{总尝试次数} \times 100\%$$

$$低视力康复训练相关任务完成速度 = 某一低视力患者在完成指定任务中所用的时间$$

【计量单位】

（1）低视力康复训练相关任务完成率：百分比（％）。

（2）低视力康复训练相关任务完成准确率：百分比（％）。

（3）低视力康复训练相关任务完成速度：秒/次、分钟/次、小时/次。

【指标意义】

指标反映了低视力康复服务的能力和效果。完成率和准确率越高，完成时间越短，服务指标越高，康复服务能力和效果也越好。

【指标说明】

（1）低视力康复训练旨在帮助患者最大化利用残存视觉，改善其日常生活中的功能和独立性，常见的相关任务包括助视器使用、阅读和书写、生活技能、定向行走等。在指标使用过程中可指明任务，如阅读任务完成率、阅读准确率和阅读速度等。

（2）低视力康复训练作为一项功能性训练，往往需要训练场景和患者真实生活场景不断切换，训练任务的形式也不尽相同。为了便于比较训练效果，任务评估建议在标准化或同一场景下开展，比如在阅读任务评估时采用相同的阅读距离、阅读材料特性（字体、大小、对比度、材质等）和环境亮度等。

【参考值设定】

可以统计本院或同行现状进行设定，也可参考近期相关文献报道的值。例如：有文献报道，低视力青少年学生在使用近用光学助视器后阅读五号字卡的阅读速度为（18.50±6.54）字/分钟，使用电子助视器后阅读相同材料的阅读速度为（34.36±5.06）字/分钟。低视力患者在使用近用光学助视器阅读小五号宋体的阅读速度为（89.47±43.93）字/分钟，在使用近用连续变焦电子助视器后阅读相同材料的阅读速度为（94.32±37.94）字/分钟。盲患者在使用近用光学助视器阅读小五号宋体的阅读速度为（28.79±15.91）字/分钟，在使用近用连续变焦电子助视器后阅读相同材料的阅读速度为（45.93±9.04）字/分钟。

【指标导向】

逐步提高。

【指标改善与影响因素】

该指标的改善可以通过以下方式实现。

（1）制订明确的目标：普及低视力康复训练的概念，帮助患者及家属确立清晰具体的目标。

（2）个性化计划，多样的方法和持续性训练：根据个体的情况，考虑其身体、认知和情感的需求，制订个性化康复计划，并结合不同的康复方法和技术，不断重复和巩固技能，以加深记忆和提高技能水平。

（3）及时的反馈、鼓励和支持：给予患者积极的鼓励和支持，帮助其建立信心并保持积极的态度。

（4）定期评估和调整：定期评估康复进展，根据评估结果调整康复计划，确保康复训练的持续有效性。

（5）合作与沟通：患者、家庭成员和康复专业人员之间的合作和有效沟通是成功康复的关键。

当该指标明显低于目标值时,需要回顾该时期的产品质量、医务人员专业服务能力、患者的教育水平以及自身伴有的全身性疾病是否增加训练难度等。

二、质量指标

◉ **低视力康复脱残率**
◉ **低视力康复脱盲率**
◉ **低视力患者生存质量得分**

【指标类别】

质量指标。

【指标定义】

(1)低视力康复脱残率:视觉损伤患者在接受低视力康复后日常生活视力 >4.5(5分记录法,等同于小数视力 0.3)的人数占同期视觉损伤患者总数的比例。

(2)低视力康复脱盲率:盲患者在接受低视力康复后日常生活视力 >3.7(5分记录法,等同于小数视力 0.05)的人数占同期盲患者总数的比例。

(3)低视力患者生存质量得分:通过生存质量量表来进行评估,包括生理、心理、社会和功能等领域,能反映低视力患者在日常生活中的各个方面所体验到的生活质量。

【计算公式】

$$低视力康复脱残率 = \frac{视觉损伤患者在接受低视力康复后日常生活视力 > 4.5 \ 的人数}{同期视觉损伤患者总数} \times 100\%$$

$$低视力康复脱盲率 = \frac{盲患者在接受低视力康复后日常生活视力 > 3.7 \ 的人数}{同期盲患者总数} \times 100\%$$

低视力患者生存质量得分 = 生存质量量表评估得分

【计量单位】

(1)低视力康复脱残率:百分比(%)。

(2)低视力康复脱盲率:百分比(%)。

(3)低视力患者生存质量得分:分。

【指标意义】

指标反映了低视力康复的效果和能力,低视力康复脱残率和脱盲率越高,助视器验配效果越好,低视力患者生存质量得分越高,康复效果越好。

【指标说明】

(1)视觉损伤和盲的诊断标准采用世界卫生组织(WHO)在 2003 年提出的采用日常生活视力作为视觉损伤的评价标准,其中生活视力低于 4.7(5分记录法,等同于小数视力 0.5)为视觉损伤,低于 3.7(5分记录法,等同于小数视力 0.05)为盲。中央视野半径小于 20° 为视觉损伤,小于 10° 为盲。

(2)日常生活视力是指一个人在日常生活状态下所测远视力,可分为屈光矫正后和联合助视器矫正后两种情况。受检者未配戴远用矫正眼镜,则检查裸眼视力;受检者配戴远用矫正眼镜,并经常戴用,则检查戴镜视力;受检者配戴远用矫正眼镜,但不经常戴用,则检查裸眼视力。

（3）低视力生存质量量表可以对低视力患者的生存质量进行全面的评估,从而了解他们的生活状况、需求和优先事项,以提供更好的支持和服务。常用的生存质量评估工具包括低视力患者生活质量调查问卷（LVQOL）、美国眼病研究所视觉功能问卷-25（NEI-VFQ-25）等。根据问卷中患者的回答情况计算低视力患者生存质量得分,往往较高的得分表示更好的生存质量,而较低的得分则表示较差的生存质量。

（4）建议采取 6~12 个月为周期来计算指标。

【参考值设定】

可以统计本院或同行现状进行设定,也可参考近期相关文献报道的值。例如:屈光矫正后脱残率为 14.6%、脱盲率为 26.4%,联合助视器矫正后脱残率为 72.2%~91.1%、脱盲率为 17.8%~58.3%。

【指标导向】

逐步提高。

【指标改善与影响因素】

该指标的改善可以通过以下方式实现。

（1）提高合格眼镜验配率,如定期复查屈光状态变化,及时更换不合格眼镜。

（2）延长合格眼镜配戴时间。

（3）选取多种屈光矫正方式提高最佳矫正视力:如选取巩膜镜等角膜接触镜矫正高度屈光不正及不规则散光。

（4）提高助视器的验配率和配戴率,采取高放大倍率的助视器等。

当该指标明显低于目标值时,需要回顾该时期该地区患者视力残疾和盲的比例、医疗保健意识、经济能力、机构康复服务水平等因素。

三、安全指标

◉ 助视器相关并发症发生率
◉ 生活技能相关并发症发生率
◉ 定向行走技能相关并发症发生率

【指标类别】

安全指标。

【指标定义】

（1）助视器相关并发症发生率:在一定时间内,使用助视器的患者中,发生助视器相关并发症的患者所占的比例。

（2）生活技能相关并发症发生率:在一定时间内,使用生活技能的患者中,发生生活技能相关并发症的患者所占的比例。

（3）定向行走技能相关并发症发生率：在一定时间内，使用定向行走技能的患者中，发生定向行走技能相关并发症的患者所占的比例。

【计算公式】

$$助视器相关并发症发生率=\frac{发生助视器相关并发症的患者数}{同期使用助视器的患者总数}\times100\%$$

$$生活技能相关并发症发生率=\frac{发生生活技能相关并发症的患者数}{同期使用该技能的患者总数}\times100\%$$

$$定向行走技能相关并发症率=\frac{发生定向行走技能相关并发症的患者数}{同期使用该技能的患者总数}\times100\%$$

【计量单位】

百分比（%）。

【指标意义】

该指标反映了在助视器或生活技能或行走技能使用过程中，患者发生相关并发症的风险程度。监测这一指标有助于评估医院的低视力康复服务质量，提前发现并处理患者可能面临的问题。

【指标说明】

（1）并发症发生例数以统计时间内不良事件上报作为数据来源，助视器等使用总人数以缴费记录作为数据来源。

（2）建议采取 6~12 个月为周期来计算指标。

【参考值设定】

≤20%。

【指标导向】

逐步降低。

【指标改善与影响因素】

（1）正确的技能培训：由专业医生和康复护士进行技能培训，确保选择合适的助视器，减少适配不当导致的并发症风险。

（2）患者教育和培训：提供详细的使用说明和注意事项，确保患者充分了解正确的使用方法。定期进行使用培训，确保使用方法正确，加强患者对并发症的风险认知。

（3）适应期管理：在开始使用新的助视器时，可能需要一段时间来适应。建议慢慢增加配戴时间，避免过度疲劳或不适感。

（4）定期复查和随访：建立定期的复查和随访机制，确保医护人员能够监测患者的使用情况，必要时及时调整。

（5）患者积极上报与沟通：加强医患沟通，鼓励患者主动报告任何不适症状，并及时寻求医疗建议。

（6）持续性改进：医护人员借助患者反馈和数据分析不断评估和改进服务的流程和质量标准，及时调整服务策略，提高服务水平。

当该指标明显高于目标值时，需要回顾该时期的产品质量、医务人员专业服务能力、患者自身伴有的全身性疾病是否增加并发症的发生概率等。

四、满意度指标

◉ **低视力康复诊疗患者满意度**

◉ **低视力康复诊疗家属满意度**

【指标类别】

满意度指标。

【指标定义】

低视力康复诊疗满意度是指患者（或家属）对于低视力康复诊疗过程中的就诊过程、助视器等相关产品的使用体验和效果的整体满意程度。

【计算公式】

$$低视力康复诊疗满意度 = \frac{低视力康复诊疗满意的患者（或家属）数}{同期低视力康复患者（或家属）总数} \times 100\%$$

【计量单位】

百分比（%）。

【指标意义】

该指标反映了患者（或家属）对医院提供的低视力康复诊疗的满意度，直接关系医院眼科服务的质量和患者以及家属的体验感受。

【指标说明】

（1）该指标须设计问卷，以纸质或线上推送形式向就诊患者及家属收集数据。

（2）各类助视器产品和技能康复训练可以进行细分的满意度统计，可有针对性地追踪各分类可能影响满意度的问题。

（3）建议采取 6~12 个月为周期来计算指标。

【参考值设定】

90%~100%。

【指标导向】

逐步提高。

【指标改善与影响因素】

该指标的改善可以通过以下方式实现。

（1）提供高质量的医疗服务：医务人员应该提供高质量的医疗服务，包括准确的诊断、有效的治疗和细致的康复，以确保患者的健康和安全。定期进行团队培训，使医护人员了解最新的产品知识和服务技能，提高整体团队水平。

（2）优化诊疗流程,减少等待时间:减少患者在等待就诊、检查或治疗过程中的等待时间,提高就诊效率,让患者感到尊重和重视。

（3）引入新技术和产品,提升产品质量:导入先进的助视器产品和康复技能,不断更新产品线,满足患者对舒适产品的需求。同时确保助视器产品的质量符合行业标准,选择优质材料,加强生产工艺控制,减少产品缺陷。

（4）关注患者的反馈:医务人员及医疗机构应该关注患者及家属的反馈和意见,及时了解他们的满意度和不满意度,并采取措施改进服务质量。

（5）提供持续的关注和跟进:在患者就诊结束后,医务人员应该提供持续的关注和跟进,包括定期的复诊和随访,对患者进行有效管理。

当该指标明显低于目标值时,需要回顾该时期的产品质量、医务人员专业服务能力、市场竞争因素是否有其他医院或品牌提供了更具竞争力的服务等。

【参考文献】

［1］ 施文建,苏锦瑜,郑联,等. 低视力青少年电子助视器阅读速度初步研究［J］. 眼科学报,2010,25（2）:96-98.

［2］ 金婉卿,于旭东,厉以宇,等. 新型近用连续变焦电子助视器在低视力和盲康复中的应用［J］. 中华眼视光学与视觉科学杂志,2013,15（8）:467-470.

［3］ 邓敏,许江涛,苏晓丹,等. 儿童盲和低视力的病因与屈光状态及远用助视器康复研究［J］. 国际眼科杂志,2018,18（9）:1750-1752.

［4］ 覃建,石迎辉,王丽娅,等. 双目望远镜在学龄儿童低视力康复中应用［J］. 中国实用眼科杂志,2013,31（12）:1546-1549.

［5］ 倪灵芝,陈洁,江龙飞,等. 五所特殊教育学校视障学生视觉损伤及康复情况［J］. 中华眼视光学与视觉科学杂志,2021,23（5）:374-379.

第十节　眼鼻眼眶专科医疗指标

眼鼻眼眶专科医疗指标思维导图如图 3-10-1 所示。

一、服务能力指标

◉ 新生儿泪道探通日间手术占比

参考第三章第一节　白内障日间手术占比。

◉ 泪道疾病平均住院日

参考第二章第一节　平均住院日。

◉ 出院患者三四级手术占比

参考第二章第一节　出院患者三四级手术占比。

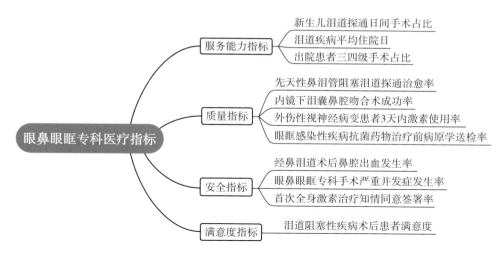

图 3-10-1　眼鼻眼眶专科医疗指标思维导图

二、质量指标

先天性鼻泪管阻塞泪道探通治愈率

【指标类别】

质量指标。

【指标定义】

先天性鼻泪管阻塞经泪道探通治疗后泪道通畅眼数占同期所有泪道探通治疗眼数的比例。

【计算公式】

$$先天性鼻泪管阻塞泪道探通治愈率 = \frac{先天性鼻泪管阻塞经泪道探通治疗后泪道通畅眼数}{同期所有泪道探通治疗眼数} \times 100\%$$

【计量单位】

百分比(%)。

【指标意义】

该指标反映了先天性鼻泪管阻塞经泪道探通治疗的规范性,探通成功的比例越高,治疗效果越好。

【指标说明】

(1)建议采用术后 2 周的泪道检查情况。

(2)建议采用荧光素消失试验检测,必要时行泪道冲洗检查。

(3)建议结合患儿术前及术后溢泪溢脓的症状综合考虑。

【参考值设定】

根据文献报道先天性鼻泪管阻塞经泪道探通治疗的成功率在 90% 左右。

【指标导向】

逐步提高。

【指标改善与影响因素】

该指标的改善可以通过以下方式实现。

（1）规范泪道探通的操作手法，如标准化培训。

（2）严格掌握治疗的时机，如7~8月龄开始泪道探通治疗。

（3）探通使用的器械提升，如使用软探针进行探通。

（4）目前国内各地区先天性鼻泪管阻塞（congenital nasolacrimal duct obstruction，CNLDO）的诊疗水平参差不齐，治疗不当或延误治疗者可继发急性泪囊炎、睑蜂窝织炎、泪囊瘘，甚至角膜感染、眶蜂窝织炎、颅内感染等，导致严重后果。

（5）不建议反复多次盲目行泪道探通术，若因特殊原因需要行第3次泪道探通术，建议术前行CT泪道造影术检查，了解手术失败的可能原因；CT泪道造影术不作为常规检查方法，仅在泪道探通失败后且需要进一步明确泪道阻塞原因时才选用。

（6）原则上应采用由保守到手术、由简单到复杂、由无创到微创、由单一到联合的阶梯性治疗方案，循序渐进，以求用最小的创伤达到最佳的治疗效果。

（7）由于首次泪道探通术失败后患儿有溢泪、分泌物增加、局部肿胀等表现，故建议二次泪道探通术应与首次手术之间至少间隔1个月时间。

当该指标明显低于目标值时，需要回顾误差较大的病例产生误差的原因，是否与操作过于粗暴、操作并发症的发生情况等有关。

【相关指标】

先天性鼻泪管阻塞泪道探通的二次探通率、先天性鼻泪管阻塞泪道置管率。

⦿ 内镜下泪囊鼻腔吻合术成功率

【指标类别】

质量指标。

【指标定义】

内镜下泪囊鼻腔吻合术治疗后泪道通畅眼数占同期所有内镜下泪囊鼻腔吻合术治疗眼数的比例。

【计算公式】

$$内镜下泪囊鼻腔吻合术成功率=\frac{内镜下泪囊鼻腔吻合术治疗后泪道通畅眼数}{同期所有内镜下泪囊鼻腔吻合术治疗眼数}×100\%$$

【计量单位】

百分比（%）。

【指标意义】

该指标反映了内镜下泪囊鼻腔吻合术治疗的规范性，手术成功的比例越高，治疗效果越好。

【指标说明】

（1）建议采用术后2周的泪道检查情况。

（2）建议采用泪道冲洗检查,同时结合内镜下造瘘口情况。

（3）建议结合患者术前及术后溢泪溢脓的症状综合考虑。

【参考值设定】

根据文献报道内镜下泪囊鼻腔吻合术成功率在85%左右。

【指标导向】

逐步提高。

【指标改善与影响因素】

该指标的改善可以通过以下方式实现。

（1）规范内镜下泪囊鼻腔吻合术的操作手法,如标准化手术培训。

（2）严格掌握治疗的时机,如患者成年后行手术治疗。

（3）手术使用的器械提升,如使用动力系统行手术治疗。

当该指标明显低于目标值时,需要回顾误差较大的病例产生误差的原因,是否与手术操作过于粗暴、手术并发症的发生情况、术后护理不当、鼻腔造瘘口堵塞等有关。

【相关指标】

内镜下泪囊鼻腔吻合术的二次手术率、内镜下泪囊鼻腔吻合术置管率。

● 外伤性视神经病变患者3天内激素使用率

【指标类别】

质量指标。

【指标定义】

外伤性视神经病变患者3天内激素使用人数占同期所有3天内外伤性视神经病变住院治疗人数的比例。

【计算公式】

$$外伤性视神经病变患者3天内激素使用率 = \frac{外伤性视神经病变患者3天内激素使用人数}{同期所有3天内外伤性视神经病变住院治疗人数} \times 100\%$$

【计量单位】

百分比（%）。

【指标意义】

该指标反映了外伤性视神经病变激素冲击治疗的规范性,激素使用率的比例越高,治疗规范性越好。

【指标说明】

（1）建议采用甲泼尼龙冲击治疗。

（2）建议结合保钾、护胃、补钙剂同期使用。

（3）建议结合患者外伤后全身情况综合考虑是否使用,同时密切监测激素并发症。

【参考值设定】

根据文献报道外伤性视神经病变患者3天内激素使用率在50%左右。

【指标导向】

逐步提高。

【指标改善与影响因素】

该指标的改善可以通过以下方式实现。

（1）规范外伤性视神经病变患者 3 天内激素使用率，如标准化培训。

（2）严格掌握治疗的时机，如患者外伤时间。

（3）结合患者外伤后全身情况综合考虑，如内科辅助治疗。

（4）患者的个体差异：患者自身的身体状况、病情严重程度、对激素治疗的接受程度等因素也会影响激素使用率的比例。有些患者可能由于个人身体原因无法接受激素治疗，或者存在禁忌证。

（5）医疗资源和环境：医疗资源的充足程度、医疗环境的条件等因素也会影响激素使用率的比例。一些基层医疗机构可能由于条件限制无法提供规范的激素治疗。

（6）患者教育和宣传：对于患者和家属的教育和宣传也会影响激素使用率的比例。患者对于激素治疗的了解程度和接受程度，以及对医生建议的配合程度，都会影响激素使用率。

当该指标明显低于目标值时，需要回顾误差较大的病例产生误差的原因，是否与患者全身情况不佳、外伤后未及时就诊等有关。

【相关指标】

外伤性视神经病变患者 3 天内手术率、外伤性视神经病变患者保守治疗率。

眼眶感染性疾病抗菌药物治疗前病原学送检率

【指标类别】

质量指标。

【指标定义】

以治疗为目的使用抗菌药物的眼眶感染性疾病住院患者中，使用抗菌药物前病原学检验标本送检病例数占同期使用抗菌药物治疗病例总数的比例。

【计算公式】

$$\text{眼眶感染性疾病抗菌药物治疗前病原学送检率} = \frac{\text{使用抗菌药物前病原学检验标本送检病例数}}{\text{同期使用抗菌药物治疗病例总数}} \times 100\%$$

【计量单位】

百分比（%）。

【指标意义】

提高抗菌药物治疗前病原学送检率（尤其是限制使用级以上抗菌药物），提高无菌性样本送检比例，可以有效提高抗菌药物使用的科学性和规范性，对遏制细菌耐药、提升治疗效果和保障人民群众健康权益具有重要意义。

【指标说明】

（1）病原学检验项目包括：细菌培养、真菌培养；降钙素原检测、白介素-6检测、真菌1-3-β-D葡聚糖检测（G试验）等。

（2）建议采取1~3个月为周期来计算指标。

【参考值设定】

眼眶感染性疾病抗菌药物治疗前病原学送检率≥95%。

【指标导向】

逐步提高。

【指标改善与影响因素】

该指标的改善可以通过以下方式实现。

（1）医院按照《抗菌药物临床应用管理办法》在完善管理组织架构的基础上，成立由医务、药学、临床科室、检验、院感、护理等部门组成的专项工作小组，明确职责并开展相关工作。

（2）根据实际情况制订医院抗菌药物治疗性用药前病原学送检制度与监管程序，并在医院内部定期进行相关工作的培训与再教育。

（3）临床科室有明确的住院患者抗菌药物治疗前病原学送检率指标要求；有监测及评价机制，明确相关质控指标数据采集方法与数据内部验证程序，按科室进行医院数据分析、反馈，并将目标改进情况纳入绩效管理，建立激励约束机制。

（4）科室定期对抗菌药物治疗性用药前病原学送检情况进行自查、总结分析及改进。

（5）主管部门运用质量管理工具，查找、分析影响医院实现目标完成的因素，提出改进措施并落实。

【相关指标】

抗菌药物耐药率、抗菌药物使用准确率。

三、安全指标

经鼻泪道术后鼻腔出血发生率

【指标类别】

安全指标。

【指标定义】

经鼻泪道术后鼻腔出血例数占同期经鼻泪道手术的比例。

【计算公式】

$$经鼻泪道术后鼻腔出血发生率 = \frac{术后鼻腔出血例数}{同期经鼻泪道手术例数} \times 100\%$$

【计量单位】

百分比（%）。

【指标意义】

该指标反映了经鼻泪道术后鼻腔出血的发生情况,可以用于评估手术安全性、术后并发症发生率,也可以作为医疗机构质量控制和改进的重要依据。

【指标说明】

(1)术后出血,即术后 24 小时内活动性持续出血。

(2)出血需要冰敷、凝血药物、内镜治疗止血。

【参考值设定】

经鼻泪道术后鼻腔出血发生率≤5%。

【指标导向】

逐步降低。

【指标改善与影响因素】

(1)术前评估患者出血、凝血状态。

(2)围手术期血压控制。

(3)术中规范操作,避免造成过多损伤。

(4)术中止血彻底。

(5)术后护理,安排合理饮食,对抗凝药使用进行充分评估。

(6)采取合理的术后预防出血措施,应用止血药、冰敷手术部位等。

【相关指标】

大出血发生率、术后输血率、非计划重返手术室再手术率。

眼鼻眼眶专科手术严重并发症发生率

【指标类别】

安全指标。

【指标定义】

单位时间内,眼鼻眼眶专科发生严重并发症的手术患者数占手术患者总数的比例。

【计算公式】

$$眼鼻眼眶专科手术严重并发症发生率 = \frac{发生严重并发症的手术患者数}{同期手术患者总数} \times 100\%$$

【计量单位】

百分比(%)。

【指标意义】

该指标是衡量眼鼻眼眶专科医疗技术能力和管理水平的重要结果指标。

【指标说明】

眼鼻眼眶专科手术严重并发症包含以下情况。

(1)鼻腔出血:术后鼻腔不可控制性出血,需要进行门诊内镜室鼻腔填塞或者手术室止血处理。

（2）眶内出血：引起眼球突出、视力下降、眼球运动障碍。

（3）颈内动脉破裂：引起大出血，须综合医院进一步治疗。

（4）其他并发症：颅内出血、脑脊液鼻漏，眼动脉、视网膜中央动脉损伤，眼球运动神经损伤等。

【参考值设定】

眼鼻眼眶专科手术严重并发症发生率≤3%。

【指标导向】

逐步降低。

【指标改善与影响因素】

（1）术前评估患者出血、凝血状态；术前仔细评估患者影像学检查。

（2）围手术期血压控制。

（3）术中仔细操作，避免造成过多损伤。

（4）术中止血彻底。

（5）术后避免血压过大波动。

【相关指标】

大出血发生率、术后视力丧失率、非计划重返手术室再手术率。

◉ **首次全身激素治疗知情同意签署率**

参考第三章第二节 首次全身激素治疗知情同意签署率。

四、满意度指标

◉ **泪道阻塞性疾病术后患者满意度**

【指标类别】

满意度指标。

【指标定义】

单位时间内，经手术治疗的泪道阻塞性疾病满意度评分≤3分的患者数占同期手术的泪道阻塞性疾病患者总数的比例。

【计算公式】

$$泪道阻塞性疾病术后患者满意度 = \frac{经手术治疗的泪道阻塞性疾病满意度评分≤3分的患者数}{同期手术的泪道阻塞性疾病患者总数} \times 100\%$$

【计量单位】

百分比（%）。

【指标意义】

反映医疗机构泪道阻塞性疾病治疗的服务质量。

【指标说明】

满意度评分：患者术后6个月根据自身情况进行评分。术后溢泪症状完全缓解，即为1

分;显著缓解,即为 2 分;部分缓解,即为 3 分;无改善,即为 4 分;症状加重,即为 5 分。

【参考值设定】

泪道阻塞性疾病术后患者满意度≥85%。

【指标导向】

逐步提高。

【指标改善与影响因素】

(1)选择合适的手术方式,提高手术效果:术前评估患者泪道影像学及泪道冲洗情况,选择合适的手术方式。

(2)注意围手术期的用药:加速术后患者快速康复,减轻疼痛和不适感。

(3)提高医疗服务质量:包括手术前后的医患沟通、护理质量、医院环境等因素。

(4)术后护理:医护人员及时关注术后患者的情况,提供必要的护理和指导。

(5)术后并发症的处理:包括术前谈话告知,术后定期随访,及时合理地处理术后并发症。

【相关指标】

泪道阻塞性疾病术后成功率、经鼻泪道术后鼻腔出血发生率、非计划重返手术室再手术率。

【参考文献】

[1] DOTAN G,NELSON L B. Congenital nasolacrimal duct obstruction:Common management policies among pediatric ophthalmologists [J]. J Pediatr Ophthalmol Strabismus,2015,52(1):14-19.

[2] 中华医学会眼科学分会眼整形眼眶病学组. 中国先天性鼻泪管阻塞诊疗专家共识(2021 年)[J]. 中华眼科杂志,2021,57(11):814-818.

[3] PETRIS C,LIU D. Probing for congenital nasolacrimal duct obstruction [J]. Cochrane Database Syst Rev,2017,7(7):CD011109.

[4] EUSTIS H S,NGUYEN A H. The treatment of congenital nasolacrimal duct obstruction in children:A retrospective review [J]. J Pediatr Ophthalmol Strabismus,2018,55(1):65-67.

[5] MOSCATO E E,KELLY J P,WEISS A. Developmental anatomy of the nasolacrimal duct:Implications for congenital obstruction [J]. Ophthalmology,2010,117(12):2430-2434.

[6] WU W,CANNON P S,YAN W,et al. Effects of merogel coverage on wound healing and ostial patency in endonasal endoscopic dacryocystorhinostomy for primary chronic dacryocystitis[J]. Eye(Lond),2011,25(6):746-753.

[7] YANG X,WANG L,LI L,et al. The imbalance of lymphocyte subsets and cytokines:Potential immunologic insights into the pathogenesis of chronic dacryocystitis [J]. Invest Ophthalmol Vis Sci,2018,59(5):1802-1809.

[8] 中华医学会眼科学分会眼整形眼眶病学组. 中国内镜泪囊鼻腔吻合术治疗慢性泪囊炎专家共识(2020 年)[J]. 中华眼科杂志,2020,56(11):820-823.

[9] WORMALD P J,ROITHMANN R. Endoscopic and external dacryocystorhinostomy(DCR):Which is better?[J]. Braz Otorhinolaryngol,2012,78(6):2.

[10] KUMAR S,MISHRA A K,SETHI A,et al. Comparing outcomes of the standard technique of endoscopic dcr

with its modifications：a retrospective analysis［J］. Otolaryngol Head Neck Surg,2019,160（2）:347-354.

［11］HUCMPFNER-HIERL H,BOHNE A,WOLLNY G,et al. Blunt forehead trauma and optic canal involvement：Finite element analysis of anterior skull base and orbit on causes of vision impairment［J］. Br J Ophthalmol,2015,99（10）:1430-1434.

［12］魏世辉,钟勇,姜利斌,等. 我国外伤性视神经病变内镜下经鼻视神经管减压术专家共识（2016 年）［J］. 中华眼科杂志,2016,52（12）:889-893.

［13］ZIMMERER R,RANA M,SCHUMANN P,et al. Diagnosis and treatment of optic nerve trauma［J］. Facial Plast Surg,2014,30（5）:518-527.

［14］刘杰,马志中,郭金凤,等. 交通伤所致外伤性视神经病变的流行病学特点［J］. 眼外伤职业眼病杂志,2008,30（5）:344-346.

［15］BENJAMIN C C,MICHAEL S L. Is there treatment for traumatic optic neuropathy？［J］. Curr Opin Ophthalmol,2015,26（6）:445-449.

［16］许川,赖晓全,徐敏,等. 多学科协作管理模式提高住院患者抗菌药物治疗前病原学送检率的应用效果［J］. 中华医院感染学杂志,2023（021）:033.

［17］陈晓旭,李松琴,刘娟,等. 三级医院住院患者抗菌药物治疗前病原学送检率管理现状调查［J］. 中国感染控制杂志,2023,22（5）:532-538.

［18］张丽红,姚敏,李玉婷. 基于信息化应用 PDCA 循环提高抗菌药物使用前病原学送检率［J］. 中国卫生产业,2018,15（29）:3.

［19］仲鸣,徐丹华,宗建华. 鼻内镜下鼻止血术后再出血的鼻内镜处理［J］. 中国临床医学,2021,028（006）:1040-1043.

［20］金硕雯. 鼻及颅底内镜手术后鼻出血的临床分析［D］. 天津：天津医科大学,2018.

［21］陈丽云,吕岫葳,师秀娟,等. 鼻内镜下鼻腔泪囊吻合术后出血的原因分析及改进措施［J］. 护理研究,2020,34（7）:3.

［22］TARBET K J,CUSTER P L. External dacryocystorhinostomy：Surgical success,patient satisfaction,and economic cost［J］. Ophthalmology,1995,102（7）:1065-1070.

［23］MANSOUR K,SERE M,OEY A G,et al. Long-term patient satisfaction of external dacryocystorhinostomy［J］. Ophthalmologica,2005,219（2）:97-100.

第十一节 眼整形专科医疗指标

眼整形专科医疗指标思维导图如图 3-11-1 所示。

一、服务能力指标

先天性上睑下垂手术平均住院日

【指标类别】

服务能力指标。

【指标定义】

先天性上睑下垂手术平均住院日是指某段时间内该类患者从入院开始,完成手术到出院的平均天数。

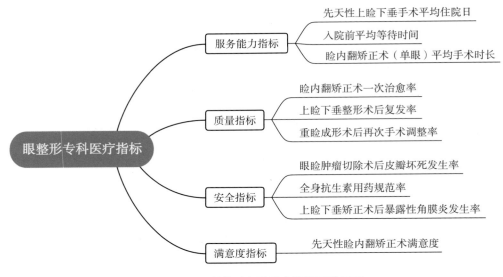

图 3-11-1   眼整形专科医疗指标思维导图

【计算公式】

$$先天性上睑下垂手术平均住院日 = \frac{某段时期内所有接受上睑下垂矫正手术的先天性患者的住院天数总和}{该时期内患者人数}$$

【计量单位】

天。

【指标意义】

该指标是评价医疗效益和效率、医疗治疗和技术水平的硬性综合指标,可以反映医院在眼科医疗质量管理方面的服务能力和效率。先天性上睑下垂手术平均住院日时间越短,意味着手术顺利、无并发症,手术质量高,患者体验度越好。在确保医疗服务质量的前提下,缩短手术平均住院日是实现资源成本最小化的有效途径。

【指标说明】

（1）在实际情况中,不同医院对先天性上睑下垂手术的平均住院日可能会有不同的统计方法和数据表现。因此,上述指标仅供参考,具体内容需要根据实际情况进行调整和完善。

（2）建议采取 1~3 个月为周期来计算指标。

【指标导向】

逐步缩短(在保证医疗服务质量的前提下)。

【指标改善与影响因素】

（1）优化辅助科室,如医技科室、麻醉科、手术室的流程,提高整体的诊治效率。

（2）提高科室的工作效率和医疗质量管理,严格诊断和会诊,及时完善医嘱。

（3）强化院感检测和监控。

（4）提高手术医师的技术水平,规范化治疗患者,避免出现并发症。

（5）强化医护对患者及家属的术后宣教,避免因护理不当引起的并发症。

【相关指标】

手术严重并发症发生率。

入院前平均等待时间

【指标类别】

服务能力指标。

【指标定义】

入院前平均等待时间是指患者从决定接受入院并登记预约到实际入院之间的平均时间。

【计算公式】

$$入院前平均等待时间=\frac{某段时期内将所有需要住院治疗的患者（实际住院日期-预约登记时日期）的总和}{该时期内患者人数}$$

【计量单位】

天。

【指标意义】

该指标可以作为科室绩效评估和绩效管理的指标,反映医院在眼科医疗质量管理方面的服务能力和效率,以及患者的就医体验。入院前平均等待时间越短,患者疾病越快得到解决,就医体验越好。

【指标说明】

（1）在实际情况中,不同医院对入院前平均等待时间的统计方法和数据表现也可能会有所不同。因此,上述指标仅供参考,具体内容需要根据实际情况进行调整和完善。

（2）建议采取 1~3 个月为周期来计算指标。

【指标导向】

逐步缩短。

【指标改善与影响因素】

（1）强化入院前宣教,明确诊治指南和就医住院流程,增加与患方的信息交流渠道,避免因患者变更引起的时间延长。

（2）完善入院登记系统,避免因软件引起的疏漏导致入院等待时间延长。

（3）强化出、入院患者衔接。

（4）优化医院的病床管理,避免因床位固定分配而引起的床位空缺。

（5）加强门诊管理,提高诊断水平,减少误诊、漏诊情况的发生。

【相关指标】

平均住院日。

● 睑内翻矫正术(单眼)平均手术时长

【指标类别】

服务能力指标。

【指标定义】

睑内翻矫正术(单眼)平均手术时长是指进行单眼(左/右)单侧(上/下)眼睑睑内翻矫正手术所需的时间,包括手术准备、操作、缝合等全过程。全身麻醉及复苏需要时间,不建议计入手术时长。

【计算公式】

$$睑内翻矫正数(单眼)平均手术时长 = \frac{某段时期内行睑内翻矫正手术的所有患者的手术时长}{眼睑数}$$

【计量单位】

分钟。

【指标意义】

该指标可以反映医院眼科主刀医生的技术水平、医疗质量管理方面的服务能力和效率,以及患者的就医体验。在确保手术质量的前提下,睑内翻矫正术(单眼)平均手术时长越短,患者疾病越快得到解决,麻醉的时间越短,因麻醉时长引起的并发症越少,就医体验越好。

【指标说明】

(1)在实际情况中,不同医院对睑内翻矫正术(单眼)平均手术时长的统计方法和数据表现也可能会有所不同。如涉及内眦赘皮时,内眦赘皮矫正时间是否计入睑内翻手术时长? 因此,上述指标仅供参考,具体内容需要根据实际情况进行调整和完善。

(2)建议采取 1~3 个月为周期来计算指标。

【指标导向】

逐步缩短(在保证手术质量的前提下)。

【指标改善与影响因素】

(1)强化麻醉科和手术室的流程管理。

(2)保证手术器械的可用性,避免因器械更换或器械不利引起的时长延长。

(3)强化术前查房查体,确认拟施手术方案。

(4)提高科室和主刀医生个人的综合能力。

【相关指标】

严重手术并发症发生率。

二、质量指标

● 睑内翻矫正术一次治愈率

【指标类别】

质量指标。

【指标定义】

单位时间内,一次性手术治愈的睑内翻矫正术治疗的患者数占同期睑内翻矫正术治疗的患者总数的比例。

【计算公式】

$$睑内翻矫正术一次治愈率 = \frac{一次性手术治愈的睑内翻矫正术治疗的患者数}{同一时间段睑内翻矫正术治疗的患者总数} \times 100\%$$

【计量单位】

百分比(%)。

【指标意义】

该指标是评价医疗治疗和技术水平的硬性指标,可以反映医院在睑内翻矫正手术治疗方面的手术质量。一次治愈率的患者占比越高,表明该手术质量越高。

【指标说明】

(1)建议采取术后 1 年后的复查结果。

(2)建议分子与分母排除复杂性睑内翻、瘢痕性睑内翻及复发性睑内翻等非常规睑内翻的病例。

【参考值设定】

参考相关文献及本院该手术现况,可设定为 90%。

【指标导向】

逐步提高。

【指标改善与影响因素】

(1)术前仔细评估,选用合适的手术方案。

(2)充分宣教,包括手术效果的预期、术后护理等注意事项以及可能的并发症。

(3)手术过程中操作仔细,技能提升。

上睑下垂整形术后复发率

【指标类别】

质量指标。

【指标定义】

上睑下垂整形术后复发率是指在接受上睑下垂整形手术的患者中,随访期内出现术后需要再次进行整形手术的比例。

【计算公式】

$$上睑下垂整形术后复发率 = \frac{上睑下垂术后 1 年内复发眼数}{同期上睑下垂手术眼数} \times 100\%$$

【计量单位】

百分比(%)。

【指标意义】

该指标反映了上睑下垂整形手术的治疗效果和术后稳定性,直接关系手术的长期效果和患者满意度。上睑下垂整形术后复发率越低,表示手术的长期效果越稳定。

【指标说明】

(1)建议采用术后 1 年内的复查结果。

(2)术眼术后上睑缘距角膜映光点距离(marginal reflex distance,MRD)≤2mm,即可认定为上睑下垂复发。

(3)建议分子与分母排除复杂手术及非常规上睑下垂手术等对术后眼睑位置影响大的病例,如上睑肿瘤压迫造成的机械性上睑下垂和眼睑畸形等病例。

【参考值设定】

参考近期相关文献报道并综合本院上睑下垂术后复发率的现状,可设定为≤10%。

【指标导向】

逐步降低。

【指标改善与影响因素】

(1)术前充分评估:在手术前进行充分的患者评估,包括额肌肌力、软组织状况等,确保手术方案符合患者的实际情况。

(2)患者教育:在手术前进行详细的患者教育,包括手术效果的预期、术后护理注意事项、可能的并发症等,提高患者对手术的理解和配合度。

(3)术后定期随访:建立术后随访机制,定期追踪患者的手术效果,及时发现复发迹象并采取相应的干预措施。

(4)手术技术的提升:定期进行整形外科医生的专业培训,了解最新的整形技术和研究成果,保持医护团队的专业水平。

【相关指标】

手术并发症发生率。

● 重睑成形术后再次手术调整率

【指标类别】

质量指标。

【指标定义】

重睑成形术后 1 年内再次手术调整的例数占同一时间段内重睑成形手术总例数的比值。

【计算公式】

$$重睑成形术后手术调整率 = \frac{重睑成形术后 1 年内再次行调整手术例数}{同一时间段内重睑成形手术总数} \times 100\%$$

【计量单位】

百分比(%)。

【指标意义】

该指标反映了重睑成形手术的手术质量,其占比越低,手术质量越高。

【指标说明】

(1)重睑成形术后再次手术调整是指在术后 1 年时间内,重睑的外形出现例如双侧不对称、重睑过宽、过浅,或者重睑消失等情况,需要再次手术调整以达到良好的外观。

(2)观察时间选择 1 年内是因为重睑手术后 1 年之内眼睑外形稳定,且瘢痕已度过增生期,处于稳定状态。超过 1 年时间可能会因为生活习惯、衰老等因素引起重睑外形变化,此类变化不属于重睑手术本身引起的改变。

(3)手术包括切开法重睑成形、皮肤去除、眶隔脂肪去除等。

(4)建议分子与分母排除复杂手术,例如合并上睑下垂、睑内翻等情况。

【参考值设定】

可以统计本院或同行现状进行设定,也可参考近期相关文献报道的值。根据本院重睑成形术后再次手术调整的现状,可设定为≤5%。

【指标导向】

维持 5% 或逐渐降低。

【指标改善与影响因素】

(1)术前仔细评估,选用合适的手术方案。

(2)术前充分沟通宣教,让患者理解术后出现重睑外形变化是正常现象,除非出现明显的双侧外形不一致或者重睑脱落等情况,才须调整,尽可能减少患者焦虑感。

(3)手术操作细致,技巧提升。

当该指标明显高于目标值时,需要回顾重睑成形术后外形不良的原因,是否存在手术方式选择不当、手术设计欠佳、手术操作不到位等情况。

三、安全指标

● 眼睑肿瘤切除术后皮瓣坏死发生率

【指标类别】

安全指标。

【指标定义】

单位时间内,眼睑肿瘤切除术后发生皮瓣坏死患者数占眼睑肿瘤切除术患者总数的比例。

【计算公式】

$$眼睑肿瘤切除术后皮瓣坏死发生率 = \frac{术后皮瓣坏死相关手术患者数}{同一时间段治疗的眼睑肿瘤切除术患者总数} \times 100\%$$

【计量单位】

百分比(%)。

【指标意义】

该指标是评价医疗治疗和技术水平的硬性指标,可以反映医院在眼睑肿瘤切除手术治疗方面的手术质量。皮瓣坏死发生率占比越低,表明该手术安全性越高。

【指标说明】

建议采取术后 1 个月的复查结果。

【参考值设定】

参考相关文献及本院该手术现况,可设定为≤1%。

【指标导向】

逐步降低。

【指标改善与影响因素】

(1)术前仔细评估,选用合适的手术方案。

(2)充分宣教,包括手术效果的预期、术后护理等注意事项以及可能的并发症。

(3)手术过程中操作仔细,技能提升。

(4)术后护理得当,出现并发症及时处理。

【相关指标】

手术并发症发生率。

● 全身抗生素用药规范率

【指标类别】

安全指标。

【指标定义】

全身抗生素用药规范率是指在临床实践中,相关医务人员在使用全身抗生素时遵循规范的临床指南和标准,确保抗生素的选择、用药剂量、疗程和使用适应证等方面符合医学实践规范要求的比率。

【计算公式】

$$全身抗生素用药规范率=\frac{符合规范使用抗生素的眼整形患者数}{同期接受眼整形手术的患者总数}\times100\%$$

【计量单位】

百分比(%)。

【指标意义】

该指标的意义在于评估眼整形患者抗生素使用的合理性和规范性,有助于监测和改进抗生素使用的质量,减少滥用和不当使用导致的问题,提高抗生素的使用效果,保护患者的健康和利益。全身抗生素使用规范率越高,意味着抗生素相关的不良反应和并发症发生率越低,更有效地保护了患者的健康和利益,降低医疗资源的浪费。

【参考值设定】

可以统计本院或同行现状进行设定,也可参考近期相关文献报道的值。

【指标说明】

（1）在实际情况中,不同医院眼整形患者的数量、抗生素的使用情况以及数据统计方式可能存在差异。因此,上述指标仅供参考,具体内容需要根据实际情况进行调整和完善。

（2）建议采取1~3个月为周期来计算指标。

【指标导向】

逐步提高。

【指标改善与影响因素】

该指标的改善可以通过以下方式实现。

（1）临床指南和标准的制定:制定明确的临床指南和标准,规范眼整形手术患者的抗生素使用,有助于提升规范率。

（2）医务人员的规范培训:对眼整形手术相关的医务人员进行规范的抗生素使用培训,提高其对抗生素使用规范的认识和理解。

（3）审查和反馈机制:建立抗生素使用的审查和反馈机制,及时发现和纠正不规范使用的情况,促进规范使用。

（4）患者教育:加强对眼整形手术患者的抗生素使用相关知识的宣传和教育,提高患者对规范使用的认识和配合度。

该指标的影响因素有以下几种情况。

（1）医务人员的知识水平和态度:医务人员对抗生素使用规范的知识水平和态度会影响其实际操作,不同医务人员对规范使用的理解和态度可能存在差异。

（2）医疗制度和管理机制:医疗制度和管理机制的不完善可能导致抗生素使用规范的执行不到位,例如缺乏审查和反馈机制、缺乏规范的培训和教育等。

（3）患者需求和期望:有些患者可能对抗生素有过高的期望,医务人员可能会因此过度使用抗生素,影响规范使用。

（4）药物供应和成本考虑:药物供应的不确定性和成本考虑可能会影响医务人员的抗生素使用决策,导致不规范使用。

因此,提升眼整形患者全身抗生素用药规范率需要综合考虑医务人员的规范培训、临床指南的制定和执行、审查和反馈机制的建立、患者教育等因素,并且需要关注医务人员的知识水平和态度、医疗制度和管理机制、患者需求和期望、药物供应和成本考虑等影响因素。

上睑下垂矫正术后暴露性角膜炎发生率

【指标类别】

安全指标。

【指标定义】

指在接受上睑下垂矫正手术的患者中,出现术后因各种原因导致角膜暴露性炎症的比例。

【计算公式】

$$上睑下垂术后暴露性角膜炎发生率 = \frac{上睑下垂术后暴露性角膜炎发生眼数}{同期上睑下垂手术眼数} \times 100\%$$

【计量单位】

百分比(%)。

【指标意义】

该指标反映了上睑下垂矫正手术后患者发生角膜暴露性炎症的风险,直接关系上睑下垂手术的术后安全性。

【指标说明】

指标的计算基于接受上睑下垂矫正手术的患者总数,通过统计术后出现角膜暴露性炎症的患者数,评估手术的安全性和患者术后病情。

【参考值设定】

可以统计本院或同行现状进行设定,也可参考近期相关文献报道的值。

【指标导向】

逐步降低。

【指标改善与影响因素】

(1)仔细术前评估:在术前进行更为全面仔细的患者评估,包括眼球运动、Bell征、角膜条件、眼表情况、是否合并睑内翻倒睫等,排除手术禁忌证,选择合适的手术方案。

(2)合理的睑裂高度设计:确保合适的睑裂高度,避免术后睑裂过大影响闭合,降低手术并发症的风险。

(3)加强术后护理及宣教:设立合理的术后护理方案,包括术后用药、眼部保护、避免刺激性物质接触等,减少角膜受损的可能性。

(4)术后定期随访:建立术后定期随访机制,及时发现患者眼部状况的变化,采取必要的干预措施。

【相关指标】

术后并发症发生率。

四、满意度指标

● 先天性睑内翻矫正术满意度

【指标类别】

满意度指标。

【指标定义】

先天性睑内翻矫正手术患者或家属对手术前、手术中和手术后三个阶段的服务质量、技术水平、环境设施等方面的评价,通过问卷调查打分等方式体现。

【计算公式】

先天性睑内翻矫正术后患者满意度调查得分。

【计量单位】

分。

【指标意义】

该指标反映了患者对手术过程和结果的满意程度,打分越高,手术服务质量越高。

【指标说明】

（1）具体指标包括手术前的沟通、解释、准备情况,手术中的操作、麻醉效果、护理配合,手术后的康复指导、疼痛控制、随访情况等。

（2）采用百分制,总体满分为 100 分,各指标分别占据固定分值,由患者或家属打分,计算出总得分。

【参考值设定】

统计本科既往月份已手术患者打分调查表,采用定量和定性分析,设定相应参考值。

【指标导向】

逐步提高。

【指标改善与影响因素】

通过定量分析了解患者对手术满意度的总体情况和影响因素,通过定性分析对患者反馈的意见和建议进行分类、归纳和总结,提出相应的建议,并逐条改进。

当该指标明显低于目标值时,须回顾以往调查表,分析调查结论。调查表存在一定的主观性和偏差,可能受多种因素影响,如个人差异、患者期望值等。

【相关指标】

睑内翻矫正术一次治愈率、睑内翻矫正术（单眼）平均手术时长。

【参考文献】

［1］ 叶炯贤,刘颜,王永剑,等.以缩短平均住院日为核心提高医疗绩效［J］.中国医院管理,2005,25(10):2.

［2］ 余江,周来新,张云福,等.开展院前检查合理缩短术前平均住院日的做法［J］.中国医院管理,2016,36(10):2.

［3］ 孙娜,封宗超,倪静,等.合理缩短平均住院日全面提高医疗质量管理［J］.西南军医,2009,11(2):321-322.

［4］ 许笑若,方雅莉,金成长,等.预住院模式在眼科医院中的应用［J］.医药前沿,2017,7(8):382-383.

［5］ 张晓蓉,宋应寒,刘茜,等.日间手术病人入院后术前等待时间调查分析与对策［J］.四川生理科学杂志,2018,40(3):3.

［6］ 郭堃岚,孙倩,李怡璇,等.品管圈在缩短肿瘤专科医院预约住院患者平均等待时间中的应用［J］.中外医学研究,2020,18(2):3.

［7］ 黄晓婷,叶美霞,钟印芹,等.精益 A3 工具在缩短患者办理住院等待时间中的应用——以广州中医药大学深圳医院为例［J］.现代医院,2020,20(12):1774-1779.

［8］ 朱海燕,张林.眼科显微手术器械的使用与保养[J].医学信息,2013(23):383.

［9］ BARNES O J A. Effective small-incision surgery for involutional lower eyelid entropion［J］. Ophthalmology, 2000,107(11):1982-1988.

［10］ KOKUBO K,KATORI N,HAYASHI K,et al. Comparison of postoperative recurrence rates between levator aponeurosis advancement and external Müller's muscle tucking for acquired blepharoptosis［J］. J Plast Reconstr Aesthet Surg,2021,74(11):3094-3100.

［11］ MIAO X,WANG T,ZHOU X,et al. A new surgical technique used for correction of congenital blepharoptosis ［J］. Aesthetic Plast Surg,2020,44(3):810-819.

［12］ 尤茜,杨加富,李富强,等.重睑成形术后重睑过宽原因分析及修复治疗进展[J].中国美容整形外科杂志,2021,32(09):565-566.

［13］ 师丽丽,王冀耕,张秀丽,等.双平面松解术在过宽重睑修复中的临床应用[J].中国美容整形外科杂志,2023,34(09):560-562.

［14］ 李晓华.硬腭黏膜移植联合眶周表浅肌肉腱膜系统皮瓣重建全层眼睑缺损[J].国际眼科杂志,2010,10(8):3.

［15］ 杨晓玲,刘冬梅,张瑞,等.某市医院全身抗生素使用规范性评价[J].中国医院药学杂志,2020,40(4):373-376.

［16］ 王娜,郭立,邓娜,等.抗生素合理使用的现状及影响因素分析[J].中国卫生质量管理,2019,26(4):66-68.

［17］ 王明,赵云,王志刚,等.全身应用抗生素的临床规范与合理用药[J].中国医药导报,2018,15(15):206-208.

［18］ WENZLER E,RODVOLD K A,DANZIGER L H. Editorial commentary:Improving prescribers to advance antimicrobial stewardship［J］. Clin Infect Dis,2015,60(8):1259-1261.

［19］ DYAR O J,HUTTNER B,SCHOUTEN J,et al. What is antimicrobial stewardship?［J］. Clin Microbiol Infect, 2017,23(11):793-798.

［20］ LEE C R,LEE J H,KANG L W,et al. Educational effectiveness,target,and content for prudent antibiotic use ［J］. Biomed Res Int,2015,2015:214021.

［21］ SINGER M,DEUTSCHMAN C S,SEYMOUR C W,et al. The third international consensus definitions for sepsis and septic shock(Sepsis-3)［J］. JAMA,2016,315(8):801-810.

［22］ ALI A A,HASSAN A A M,SALMAN M S. Surgical treatment of severe ptosis by modified brow suspension technique［J］. Plast Surg(Oakv),2020,28(1):40-45.

［23］ WANG T,LI X,WANG X,et al. Evaluation of moderate and severe blepharoptosis correction using the interdigitated part of the frontalis muscle and orbicularis oculi muscle suspension technique:A cohort study of 235 cases［J］. J Plast Reconstr Aesthet Surg,2017,70(5):692-698.

［24］ CHARLES D S. Measuring against clinical standards［J］. Clinica Chimica Acta,2003,333:115-124.

［25］ STEPHEN S F,SCHUSTER M A,FIELDING J E,et al. Public health quality measurement:Concepts and challenges［J］. Annual Review of Public Health,2002,23:1-21.

［26］ BROOK R H,MCGLYNN E A,SHEKELLE P G. Defining and measuring quality of care:A perspective from US reasearchers［J］. International Jounal for Quality in Health Care,2000,12(4):281-295.

［27］ SHAW C D. External quality mechanisms for health cars:Summary of the ExPeRT project on visitatie, accreditation,EFOM and ISO assessment in European union countries［J］. International Journal for Quality in Health Care,2000,12(3):169-175.

第十二节 高度近视专科医疗指标

高度近视专科医疗指标思维导图如图 3-12-1 所示。

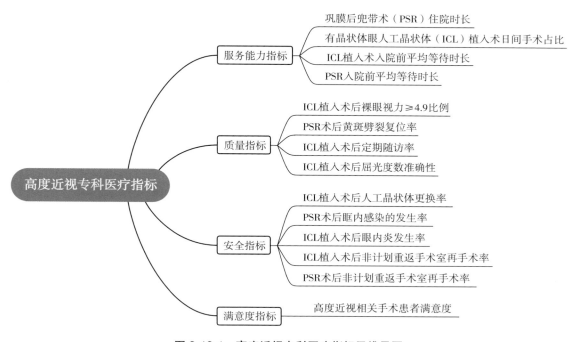

图 3-12-1 高度近视专科医疗指标思维导图

一、服务能力指标

● 巩膜后兜带术（PSR）住院时长

【指标类别】

服务能力指标。

【指标定义】

一定时间内行巩膜后兜带术（posterior scleral reinforcement，PSR）患者住院时间的平均数。

【计算公式】

$$PSR\text{ 患者住院时长} = \frac{\text{一定时间内行 PSR 患者住院时间的总和}}{\text{同期行 PSR 患者例数}}$$

【计量单位】

天。

【指标意义】

反映 PSR 相关的医疗质量和效率，以及医疗机构的管理水平。较短的住院时间反映了更好的医疗质量、更高的工作效率和更好的管理水平。

【指标说明】

（1）住院时长计算为患者入院开始，至患者出院结束，一般为出院日期减去入院日期，若不足 1 天，则计算为 1 天。

（2）建议采取 3 个月为周期来计算指标。

【参考值设定】

目前尚无相关文献报道可供参考，可以统计本院或同行现状进行设定，我院的参考值在 5 天左右。

【指标导向】

逐步降低。

【指标改善与影响因素】

（1）优化工作流程：优化各阶段的工作流程，如缩短术前、术后检查等待时间和优化用药方案等。

（2）提升手术技能及熟练度：缩短手术时间，减少术中并发症的发生。

（3）加强术后管理：减少术后并发症的发生。

【相关指标】

PSR 术后眶内感染的发生率、PSR 术后非计划重返手术室再手术率。

有晶状体眼人工晶状体（ICL）植入术日间手术占比

参考第三章第一节　白内障日间手术占比。

ICL 植入术入院前平均等待时长

参考第三章第一节　日间、住院手术患者入院前平均等待时长。

PSR 入院前平均等待时长

参考第三章第一节　日间、住院手术患者入院前平均等待时长。

二、质量指标

ICL 植入术后裸眼视力≥4.9 比例

【指标类别】

质量指标。

【指标定义】

ICL 植入术后裸眼视力≥4.9（5 分记录法，等同于小数视力 0.8）的眼数占同期 ICL 植入手术总眼数的比例。

【计算公式】

$$ICL 植入术后裸眼视力≥4.9 比例 = \frac{ICL 植入术后裸眼视力≥4.9 的眼数}{同期 ICL 植入手术总眼数} \times 100\%$$

【计量单位】

百分比(%)。

【指标意义】

该指标反映了 ICL 植入手术的安全性和医疗技术水平,ICL 植入术后裸眼视力≥4.9 的比例越高,代表 ICL 植入手术的安全性越高,医疗技术水平越高。

【指标说明】

(1)建议采用术后 1 周以上的裸眼视力,推荐术后 1 个月以上的裸眼视力。

(2)建议排除弱视或复杂眼病对术后视力影响较大的患者。

(3)建议排除超高度近视,术前矫正视力显著低于 4.9 的患者。

【参考值设定】

可以统计本院或同行现状进行设定,也可参考近期相关文献报道的值。推荐参考值为 95%。

【指标导向】

逐步提高。

【指标改善与影响因素】

该指标的改善可以通过以下方式实现。

(1)术前仔细评估,确保医学验光的准确性,选择合适的人工晶状体类型和尺寸。

(2)手术技术的提升。

当该指标明显低于目标值时,需要回顾该时间段内 ICL 植入术的病例,是否存在眼生物参数测量误差、人工晶状体度数计算误差、严重手术并发症、验光误差等情况。

【相关指标】

ICL 植入术后屈光度数准确性、ICL 植入术后定期随访率、ICL 植入术后眼内炎发生率、ICL 植入术后人工晶状体更换率、ICL 植入术后非计划重返手术室再手术率。

PSR 术后黄斑劈裂复位率

【指标类别】

质量指标。

【指标定义】

因高度近视性黄斑劈裂行 PSR 的患者,PSR 术后一定时间内(术后 1 个月、3 个月、6 个月、12 个月)黄斑劈裂复位的眼数占同期 PSR 手术总眼数的比例。

【计算公式】

$$PSR\ 术后黄斑劈裂复位率 = \frac{PSR\ 术后一定时间内黄斑劈裂复位的眼数}{同期\ PSR\ 手术总眼数} \times 100\%$$

【计量单位】

百分比(%)。

【指标意义】

该指标反映了 PSR 治疗黄斑劈裂的手术质量,复位率越高,代表手术质量越好。

【指标说明】

(1)该指标中黄斑劈裂复位指黄斑劈裂腔或劈裂腔最高处较术前减少 80% 或以上(OCT 检查)。

(2)该指标仅包括巩膜后兜带术或联合玻璃体腔注气术,排除联合玻璃体切除术等特殊手术方式。

(3)该指标排除严重的视网膜内牵引,如黄斑前膜、玻璃体牵拉等。

(4)该指标的术后 1 个月、3 个月、6 个月、12 个月,允许时间窗口期分别为前后 1 周,推荐术后 6 个月及以上来计算指标。

(5)建议采用 1~3 个月为周期来计算指标。

【参考值设定】

可以统计本院或同行现状进行设定,推荐设定为 50%(术后 6 个月),90%(术后 12 个月)。

【指标导向】

逐步提高。

【指标改善与影响因素】

该指标的改善可以通过以下方式实现。

(1)术前充分评估,选择合适的手术方案和相应的眼轴缩短量。

(2)手术技术的提升。

当该指标明显低于目标值时,需要回顾黄斑劈裂未复位的原因,是否与存在严重手术并发症、存在复杂眼病等有关。

【相关指标】

PSR 术后眶内感染的发生率、PSR 术后非计划重返手术室再手术率。

ICL 植入术后定期随访率

【指标类别】

质量指标。

【指标定义】

ICL 植入术后 1 年、3 年、5 年、10 年内完成随访的例次数占同期 ICL 植入手术总例次数的比例。

【计算公式】

$$ICL\ 植入术后定期随访率 = \frac{ICL\ 植入术后一定时间内完成随访的例次数}{同期\ ICL\ 植入手术总例次数} \times 100\%$$

【计量单位】

百分比(%)。

【指标意义】

该指标反映了 ICL 植入术后患者的随访依从性和医疗机构的管理水平。高随访率有助于监测 ICL 植入术后患者的眼部状况,减少并发症的发生。

【指标说明】

（1）ICL 植入术后常规复查时间为术后 1 天、1 周、1 个月、3 个月、6 个月、1 年,之后每年 1 次,故 1 年、3 年、5 年、10 年内推荐复查次数分别为 6、8、10、15 次。

（2）允许复查窗口期分别为应复查日期的前后 1 天、3 天、5 天、1 周,1 年后为前后 1 个月。

【参考值设定】

60%~75%。

【指标导向】

逐步提高。

【指标改善与影响因素】

（1）患者宣教:加强对患者的教育,解释定期复查的重要性和必要性。

（2）随访提醒服务:设置系统化的随访提醒服务,通过短信、电话等方式提醒患者定期随访,可提供预约服务,方便患者安排合适的时间。

（3）方便的随访安排:提供灵活的随访安排,包括周末的随访服务,减少因时间不便引起的失访。

（4）定期培训医护人员:对团队中的医护人员进行定期培训,提高随访的专业水平,更好地引导和协助患者完成随访计划。

【相关指标】

ICL 植入术日间手术满意度。

◉ ICL 植入术后屈光度数准确性

参考第三章第一节　白内障术后屈光度数准确性。

三、安全指标

◉ ICL 植入术后人工晶状体更换率

【指标类别】

安全指标。

【指标定义】

ICL 植入术后人工晶状体更换的眼数占同期 ICL 植入手术总眼数的比例。

【计算公式】

$$ICL\ 植入术后人工晶状体更换率 = \frac{ICL\ 植入术后人工晶状体更换的眼数}{同期\ ICL\ 植入手术总眼数} \times 100\%$$

【计量单位】

百分比(%)。

【指标意义】

该指标反映了 ICL 植入手术的安全性和医疗技术水平,人工晶状体更换率越低,代表手术安全性越高,医疗技术水平越高。

【指标说明】

(1)分子须纳入任何原因引起的人工晶状体更换,包括术后裸眼视力欠佳、术后屈光度偏差过大或拱高不合适等。

(2)建议采取 1~3 个月为周期来计算指标。

【参考值设定】

可以统计本院、同行现状或相关文献报道的值进行设定。

【指标导向】

逐步降低。

【指标改善与影响因素】

(1)完善术前检查,详细评估患者的眼部条件,采用精准的测量手段,优化 ICL 的尺寸选择,减少术后屈光误差和拱高不合适。

(2)手术技术的提升。

(3)加强患者宣教和术后随访,减少因患者原因引起的人工晶状体更换。

【相关指标】

ICL 植入术后屈光度数准确性、ICL 植入术后裸眼视力≥4.9 比例、ICL 植入术后定期随访率、ICL 植入术后眼内炎发生率、ICL 植入术后非计划重返手术室再手术率。

PSR 术后眶内感染的发生率

【指标类别】

安全指标。

【指标定义】

PSR 术后发生眶内感染的眼数占同期 PSR 手术总眼数的比例。

【计算公式】

$$PSR\ 术后眶内感染的发生率 = \frac{PSR\ 术后发生眶内感染的眼数}{同期\ PSR\ 手术总眼数} \times 100\%$$

【计量单位】

百分比(%)。

【指标意义】

该指标反映了 PSR 的安全性和医疗技术水平。

【指标说明】

(1)眶内感染的诊断应符合相关诊断标准,如术后出现眼部疼痛、眼睑充血水肿、眼球运动障碍等症状和体征及相应的化验结果。

（2）统计时应包括 PSR 手术后一定时间内(如术后 1 个月、3 个月)出现的眶内感染病例。

【参考值设定】

可以统计本院、同行现状或相关文献报道的值进行设定。

【指标导向】

逐步降低。

【指标改善与影响因素】

（1）完善术前检查,详细评估患者的眼部和全身情况,排除既有的感染或炎症反应。

（2）术中注意无菌操作,提升手术技术以缩短手术时间。

（3）加强患者宣教和术后随访,减少因患者原因引起的感染。

当该指标明显高于目标值时,需要分析原因并采取改进措施。可能的影响因素包括:术前评估不到位、术前围手术期用药不规范、手术室环境不达标、未注意无菌操作、术后护理不到位或患者自身原因等。针对这些原因采取相应的改进措施,降低 PSR 术后眶内感染的发生率。

【相关指标】

PSR 术后非计划重返手术室再手术率。

ICL 植入术后眼内炎发生率

参考第三章第一节 白内障术后眼内炎发生例数与发生率。

ICL 植入术后非计划重返手术室再手术率

参考第二章第一节 非计划重返手术室再手术率。

PSR 术后非计划重返手术室再手术率

参考第二章第一节 非计划重返手术室再手术率。

四、满意度指标

高度近视相关手术患者满意度

参考第三章第一节 白内障手术患者满意度。

【参考文献】

［1］ CHEN X,WANG X,XU Y,et al. Five-year outcomes of EVO implantable collamer lens implantation for the correction of high myopia and super high myopia［J］. Eye Vis(Lond),2021,8(1):40.

［2］ ZHU S Q,ZHENG L Y,PAN A P,et al. The efficacy and safety of posterior scleral reinforcement using genipin cross-linked sclera for macular detachment and retinoschisis in highly myopic eyes［J］. The British Journal of Ophthalmology,2016,100(11):1470-1475.

［3］ YE J,PAN A P,ZHU S,et al. Posterior scleral contraction to treat myopic foveoschisis in highly myopic eyes

［J］. Retina（Philadelphia，Pa.），2021，41（5）：1047-1056.

［4］ ZHU S，XUE A，LI H，et al. Posterior scleral contraction to treat myopic traction maculopathy at different stages ［J］. American Journal of Translational Research，2022，14（1）：389-395.

第十三节 准分子激光专科医疗指标

准分子激光专科医疗指标思维导图如图 3-13-1 所示。

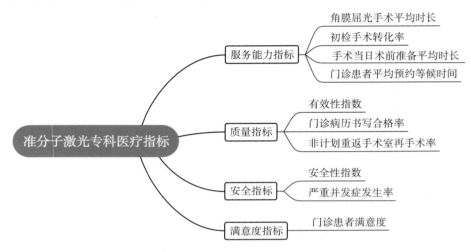

图 3-13-1 准分子激光专科医疗指标思维导图

一、服务能力指标

● 角膜屈光手术平均时长

【指标类别】

服务能力指标。

【指标定义】

角膜屈光手术从患者上手术台开始到手术完成的平均时间。

【计算公式】

$$角膜屈光手术平均时长 = \frac{指定的时间范围}{该时间内所行的手术眼数}$$

【计量单位】

分钟。

【指标意义】

该指标反映了手术操作者的技术熟练程度、手术团队的合作默契程度和效率。时间越短，说明手术操作者的熟练程度越高，团队配合越默契，效率越高。

【指标说明】

（1）角膜屈光手术有不同手术方式，按手术方式分别统计。

（2）手术方式包括但不限于经上皮准分子激光角膜表面切削术（transepithelial photorefractive keratectomy，Trans-PRK）、飞秒激光辅助制瓣的准分子激光原位角膜磨镶术（femtosecond assisted-LASIK，FS-LASIK）、飞秒激光小切口角膜基质透镜取出术（small incision lenticule extraction，SMILE）。

【参考值设定】

可以统计本院或同行现状进行设定，也可参考近期相关文献报道的值。

【指标导向】

逐步减少。

【指标改善与影响因素】

（1）充分宣教，确保患者良好的术中配合。

（2）医护之间配合熟练度的提升。

（3）手术技术的提升。

当该指标明显低于目标值时，需要回顾手术时间延长的原因，是否与术前宣教不够充分、患者术中情绪紧张配合不佳、操作者手术技巧欠缺、团队之间配合欠佳等有关。

【相关指标】

非计划重返手术室再手术率、严重并发症发生率、门诊患者满意度。

初检手术转化率

【指标类别】

服务能力指标。

【指标定义】

初检患者中选择接受角膜屈光手术治疗的比例。

【计算公式】

$$初检手术转化率＝\frac{单位时间内接受角膜屈光手术的人数}{该单位时间内行角膜屈光手术术前检查人数}×100\%$$

【计量单位】

百分比（%）。

【指标意义】

该指标反映了医患之间的沟通能力，初检患者手术转化率越高，说明医患之间沟通越充分，患者对医师的信任度越高。

【指标说明】

建议以"月"作为单位时间，按月分析。

【参考值设定】

可以统计本院或同行现状进行设定，也可参考近期相关文献报道的值。

【指标导向】

逐步提高。

【指标改善与影响因素】

该指标的改善可以通过以下方式实现。

（1）充分的医患沟通。

（2）手术技术的提升。

（3）精良的仪器设备。

（4）就诊流程的合理安排。

当该指标明显低于目标值时,需要回顾手术转化率下降的原因,是否与医患之间沟通不充分,患者对医师、医院的信任度不够,手术时间安排不合理等有关。

【相关指标】

门诊患者平均预约等候时间、门诊患者满意度。

手术当日术前准备平均时长

【指标类别】

服务能力指标。

【指标定义】

从患者到手术室报到起至结膜囊冲洗结束的平均时间。

【计算公式】

$$手术当日术前准备平均时长 = \frac{手术当日指定的时间范围}{该时间内完成术前准备的眼数}$$

【计量单位】

分钟。

【指标意义】

该指标反映了手术室术前准备的熟练性和流程的顺畅性。

【指标说明】

手术当日术前准备包括:患者信息核对、手术宣教、血压测量和结膜囊冲洗。

【指标说明】

建议以"1小时"或"半天"作为单位时间。

【参考值设定】

可以统计本院或同行现状进行设定,也可参考近期相关文献报道的值。

【指标导向】

逐步缩短。

【指标改善与影响因素】

（1）充分的医患沟通。

（2）操作熟练性的提升。

（3）就诊流程的合理安排。

当该指标明显高于目标值时,需要回顾时间延长的原因,是否与医患之间沟通欠充分、操作者技术不熟练、流程安排欠妥当等有关。

【相关指标】

初检手术转化率、门诊患者满意度。

◉ 门诊患者平均预约等候时间

参考第二章第一节　门诊患者平均预约等候时间。

二、质量指标

◉ 有效性指数

【指标类别】

质量指标。

【指标定义】

手术的有效性评价,即术后平均裸眼视力与术前平均最佳矫正视力的比较。

【计算公式】

$$有效性指数 = \frac{术后平均裸眼视力}{术前平均最佳矫正视力}$$

【计量单位】

无。

【指标意义】

该指标反映了角膜屈光手术的有效性,数值越高,有效性越高,效果越好。

【指标说明】

(1)视力记录采用 5 分记录法或 Log MAR 记录法。

(2)板层角膜屈光手术(如 FS-LASIK、SMLIE 等)建议采用术后 3 个月以上的验光数值。

(3)表层角膜屈光手术(如 Trans-PRK 等)建议采用术后 6 个月以上的验光数值。

(4)建议排除复杂角膜、存在严重影响手术并发症及非常规角膜屈光手术等对术后视力影响大的病例。

【参考值设定】

可以统计本院或同行现状进行设定,也可参考近期相关文献报道的值。建议≥1。

【指标导向】

逐步提高。

【指标改善与影响因素】

该指标的改善可以通过以下方式实现。

(1)提高眼球生物参数测量的准确性。

(2)提高验光数据的精准性。

(3)优化手术方案参数。

(4)提升手术技术。

（5）提高患者术中及术后随访的配合度。

当该指标明显低于目标值时,需要回顾误差较大的病例产生误差的原因,是否与眼球生物参数测量误差、手术并发症的发生情况、验光误差、术后用药的不规范等有关。

【相关指标】

安全性指数、非计划重返手术室再手术率、严重并发症发生率、门诊患者满意度。

◉ 门诊病历书写合格率

参考第二章第一节　门诊病历书写合格率。

◉ 非计划重返手术室再手术率

参考第二章第一节　非计划重返手术室再手术率。

三、安全指标

◉ 安全性指数

【指标类别】

安全指标。

【指标定义】

指很少有并发症,不发生严重并发症,有并发症也很容易妥善处理,最终不降低患者的视功能。一般以术后最佳矫正视力(best corrected visual acuity,BCVA)或最佳框架眼镜矫正视力(best spectacle corrected visual acuity,BSCVA)与术前最佳矫正视力比较。

【计算公式】

$$安全性指数 = \frac{术后平均最佳矫正视力}{术前平均最佳矫正视力}$$

【计量单位】

无。

【指标意义】

该指标反映了角膜屈光手术的安全性,≥1,表示最佳矫正视力无下降,手术安全性佳。

【指标说明】

（1）视力记录采用5分记录法或Log MAR记录法。

（2）板层角膜屈光手术(如FS-LASIK、SMLIE等)建议采用术后3个月以上的验光数值。

（3）表层角膜屈光手术(如Trans-PRK等)建议采用术后6个月以上的验光数值。

（4）建议排除复杂角膜、存在严重影响手术并发症及非常规角膜屈光手术等对术后视力影响大的病例。

【参考值设定】

可以统计本院或同行现状进行设定,也可参考近期相关文献报道的值。建议≥1。

【指标导向】

逐步提高。

【指标改善与影响因素】

该指标的改善可以通过以下方式实现。

（1）提高眼球生物参数测量的准确性。

（2）提高验光数据的精准性。

（3）优化手术方案参数。

（4）提升手术技术。

（5）提高患者术中及术后随访的配合度。

当该指标明显低于目标值时，需要回顾误差较大的病例产生误差的原因，是否与眼球生物参数测量误差、手术并发症的发生情况、验光误差、术后用药的不规范等有关。

【相关指标】

有效性指数、严重并发症发生率、非计划重返手术室再手术率、门诊患者满意度。

严重并发症发生率

【指标类别】

安全指标。

【指标定义】

术后发生与手术诊疗过程相关的严重并发症数量占同期手术总量的比值。

【计算公式】

$$严重并发症发生率 = \frac{严重并发症例数}{同期手术总数} \times 100\%$$

【计量单位】

百分比（%）。

【指标意义】

该指标反映了诊疗过程中的医疗安全，数值越小，表示诊疗过程越安全。

【指标说明】

（1）严重并发症例数和手术总量以眼数为统计单位。

（2）严重并发症例数是指经药物治疗或门诊常规操作处理后仍不能控制，需要住院治疗或二次手术治疗。

（3）术后严重并发症包括：感染性角膜炎、术后角膜膨隆、Ⅳ期弥漫性层间角膜炎（diffuse lamellar keratitis，DLK）、术后 1 年仍存在 >2.00D 的屈光误差、继发性青光眼等。

（4）须排除由于患者自身疾病的进展或非手术原因而出现的严重并发症。

（5）建议采用 6 个月或 1 年为周期来计算指标。

【参考值设定】

可以统计本院或同行现状进行设定，也可参考近期相关文献报道的值。

【指标导向】

逐步降低。

【指标改善与影响因素】

（1）术前仔细全面评估，选择合适的诊疗方案。

（2）高风险人群术前科室内充分讨论，避免严重并发症的发生。

（3）有相对禁忌证的患者，术前充分告知并签署知情同意书。

（4）及时总结和分析出现严重并发症的患者，提高诊疗能力，防患于未然。

当该指标明显高于目标值时，需要回顾发生严重并发症的原因，是否与术前评估中存在缺陷、手术技术欠缺或手术过程中患者配合欠佳出现的意外、术后处理存在缺陷、患者宣教不到位等有关。

【相关指标】

有效性指数、安全性指数、非计划重返手术室再手术率、门诊患者满意度。

四、满意度指标

● **门诊患者满意度**

参考第二章第一节 门诊患者满意度。

【参考文献】

［1］ 王勤美. 屈光手术学［M］.3 版. 北京：人民卫生出版社，2020.

［2］ MIN L，YUEHUI S，LINA S，et al. Clinical evaluation of LASEK for high myopia correction between the triple-A profile and the zyoptix tissue saving profile［J］. J Ophthalmol，2019，2019：6936042.

［3］ GRACIA CASTRO-LUNA，DIANA JIMÉNEZ-RODRÍGUEZ，ANTONIO PÉREZ-RUEDA，et al. Long term follow-up safety and effectiveness of myopia refractive surgery［J］. Int J Environ Res Public Health，2020，17（23）：8729.

［4］ DAS S，GARG P，MULLICK R，et al. Keratitis following laser refractive surgery：Clinical spectrum，prevention and management［J］. Indian J Ophthalmol，2020，68（12）：2813-2818.

［5］ MOSHIRFAR M，TUKAN AN，BUNDOGJI N，et al. Ectasia after corneal refractive surgery：A systematic review［J］. Ophthalmol Ther，2021，10（4）：753-776.

［6］ SANTHIAGO M R，SMAJDA D，WILSON S E，et al. Relative contribution of flap thickness and ablation depth to the percentage of tissue altered in ectasia after laser in situ keratomileusis［J］. J Cataract Refract Surg，2015，41：2493-2500.

［7］ DAS S，GARG P，MULLICK R，et al. Keratitis following laser refractive surgery：Clinical spectrum，prevention and management［J］. Indian J Ophthalmol，2020，68（12）：2813-2818.

第十四节 中医眼科专科医疗指标

中医眼科专科医疗指标思维导图如图 3-14-1 所示。

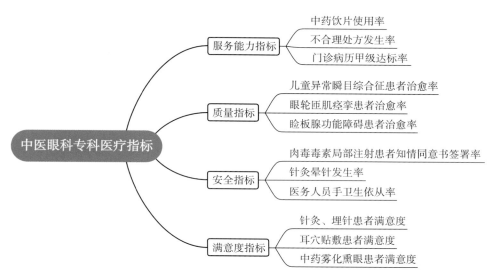

图 3-14-1 中医眼科专科医疗指标思维导图

一、服务能力指标

● 中药饮片使用率

【指标类别】

服务能力指标。

【指标定义】

中医眼科专科每月中药饮片使用人次占科室每月全部就诊患者总数的比率。

【计算公式】

$$中药饮片使用率 = \frac{使用中药饮片人数}{全科室当月就诊人数总量} \times 100\%$$

【计量单位】

百分比（%）。

【指标意义】

该指标反映了中医眼科使用中医药治疗的普遍性,指标越高,越体现科室发挥中医诊疗的特色。

【指标说明】

中药饮片处方不包括中成药等处方。

【参考值设定】

参考公立三甲中医院绩效考核指标结合本科室历年中医处方量设定。

【指标导向】

逐步提高。

【指标改善与影响因素】

（1）选择中医眼科本身具有竞争力的优势病种。

（2）提高专科影响力，让更多患者了解中医眼科的优势病种，选择中西医甚至纯中医疗法，比如儿童异常瞬目综合征、干眼、眼睑痉挛等，提高中药处方量。

（3）提高临床疗效，增加中医眼科预约量，尽量使专科患者预约就诊。

【相关指标】

不合理处方发生率。

不合理处方发生率

【指标类别】

服务能力指标。

【指标定义】

中医眼科专科每月不合理处方占全部处方的比率。

【计算公式】

$$不合理处方发生率 = \frac{不合理处方数}{全科室当月全部处方数} \times 100\%$$

【计量单位】

百分比（％）。

【指标意义】

该指标反映了中医眼科用药的科学性，指标越低，体现科室对用药把握越严。

【指标说明】

（1）包括本科室当月中药饮片处方、中成药处方、西药处方。

（2）不合理处方包括药物未备案的超说明书使用、超量使用、眼别错误、适应证错误等。

【参考值设定】

参考公立三甲医院绩效考核指标结合本科室历年不合理处方量设定。

【指标导向】

逐步降低。

【指标改善与影响因素】

（1）每月科室质量与安全会议公布科室不合格处方。

（2）关注药剂科每月公布不合理处方。

（3）定期学习医院药剂相关政策。

门诊病历甲级达标率

【指标类别】

服务能力指标。

【指标定义】

中医医师门诊病历书写合格量占同期总病历书写量的比率。

【计算公式】

$$门诊病历甲级达标率=\frac{门诊病历甲级病历数量}{全科室当月全部门诊病历数量}\times100\%$$

【计量单位】

百分比（%）。

【指标意义】

病历是关于患者疾病发生、发展、诊断、治疗情况的系统记录，是临床医师根据问诊、查体、辅助检查以及对病情的详细观察所获得的资料，经过归纳、分析、整理书写而成的医疗档案资料。病历不仅真实反映患者病情，也直接反映医院医疗质量、学术水平及管理水平。病历不但为医疗、科研、教学提供极其宝贵的基础资料，也为医院管理提供不可缺少的医疗信息。在涉及医疗纠纷时，病历是帮助判定法律责任的重要依据。在基本医疗保险制度的改革中，病历又是有关医疗付费的凭据。书写完整而规范的病历，是培养临床医师临床思维能力的基本方法，是提高临床医师业务水平的重要途径。病历书写质量的优劣是考核临床医师实际工作能力的客观检验标准之一。

【指标说明】

（1）开具中药口服的病历应同时写出中医辨证论治内容。

（2）扣分标准参照医院门诊病历标准。

【参考值设定】

参考本院门诊部设定标准。

【指标导向】

逐步提高。

【指标改善与影响因素】

（1）每月科室质量与安全会议公布科室不合格病历及扣分原因。

（2）关注门诊部每月公布扣分病历。

（3）定期学习优秀病历。

二、质量指标

● 儿童异常瞬目综合征患者治愈率

【指标类别】

质量指标。

【指标定义】

单位时间内中医眼科专科儿童异常瞬目综合征患者症状缓解比率。

【计算公式】

$$儿童异常瞬目综合征患者治愈率=\frac{症状缓解患者例数}{同期全科室儿童异常瞬目综合征患者例数}\times100\%$$

【计量单位】

百分比(%)。

【指标意义】

该指标反映了中医眼科对本病治疗的科学性,指标越高,体现科室对本病把握越高,疗效越好。

【指标说明】

(1)儿童异常瞬目综合征指儿童在异常瞬目的基础上合并眼部器质性病变或神经系统疾病者。

(2)对本病的治疗手段包括滴眼液、中药口服、中药雾化、耳穴埋豆、揿针、针灸。

【参考值设定】

可以统计本院或同行现状进行设定,也可参考近期相关文献报道的值。

【指标导向】

逐步提高。

【指标改善与影响因素】

(1)寒暑假儿童患者就诊人数增多,平日儿童就诊人数减少,全年就诊人数呈波动性变化。

(2)对患儿家长进行疾病日常生活注意等科普,患儿治疗效果可明显增强。

(3)充分了解患儿心理,对治愈率有明显提高作用。

【相关指标】

耳穴贴敷患者满意度,针灸、埋针患者满意度,中药雾化熏眼患者满意度。

眼轮匝肌痉挛患者治愈率

【指标类别】

质量指标。

【指标定义】

单位时间内中医眼科专科眼轮匝肌痉挛患者症状缓解比率。

【计算公式】

$$眼轮匝肌痉挛患者治愈率 = \frac{症状缓解患者例数}{同期全科室眼轮匝肌痉挛患者例数} \times 100\%$$

【计量单位】

百分比(%)。

【指标意义】

该指标反映了中医眼科对本病治疗的科学性,指标越高,体现科室对本病把握越高,疗效越好。

【指标说明】

(1)眼轮匝肌痉挛实际上是面肌痉挛的初期表现,不是独立的疾病,仅仅是一组症状,是指眼轮匝肌纤维阵发性、不自主的震颤和抽搐。

（2）对本病的治疗手段包括滴眼液、中药口服、揿针、针灸、肉毒毒素局部注射。

【参考值设定】

可以统计本院或同行现状进行设定，也可参考近期相关文献报道的值。

【指标导向】

逐步提高。

【指标改善与影响因素】

（1）寒暑假儿童患者就诊人数增多，成人患者人数相应减少，全年就诊人数呈波动性变化。

（2）对患者进行疾病日常生活注意等科普，治愈率可增加。

【相关指标】

针灸、埋针患者满意度，肉毒毒素局部注射患者知情同意书签署率。

睑板腺功能障碍患者治愈率

【指标类别】

质量指标。

【指标定义】

单位时间内中医眼科专科睑板腺功能障碍患者症状缓解比率。

【计算公式】

$$睑板腺功能障碍患者治愈率 = \frac{症状缓解患者例数}{同期全科室睑板腺功能障碍患者例数} \times 100\%$$

【计量单位】

百分比（%）。

【指标意义】

该指标反映了中医眼科对本病治疗的科学性，指标越高，体现科室对本病把握越高，疗效越好。

【指标说明】

（1）睑板腺功能障碍是一种慢性、弥漫性的睑板腺异常，通常以睑板腺终末导管的阻塞和/或睑板腺分泌物质或量的改变为特征，常引起眼部刺激症状、泪膜异常、眼表炎性反应及损伤的疾病。

（2）对本病的治疗手段包括滴眼液、中药口服、睑板腺按摩、中药雾化熏眼。

【参考值设定】

可以统计本院或同行现状进行设定，也可参考近期相关文献报道的值。

【指标导向】

逐步提高。

【指标改善与影响因素】

（1）寒暑假儿童患者就诊人数增多，成人患者人数相应减少，全年就诊人数呈波动性变化。

（2）对患者进行疾病日常生活注意等科普,治愈率可增加。

【相关指标】

针灸、埋针患者满意度,中药雾化熏眼患者满意度。

三、安全指标

◉ 肉毒毒素局部注射患者知情同意书签署率

【指标类别】

安全指标。

【指标定义】

单位时间内中医眼科专科肉毒毒素局部注射患者知情同意书签署比率。

【计算公式】

$$肉毒毒素局部注射患者知情同意书签署率=\frac{知情同意书签署患者例数}{同期全科室肉毒毒素局部注射患者例数}×100\%$$

【计量单位】

百分比(%)。

【指标意义】

该指标反映了中医眼科对疾病治疗的严谨性,指标越高,越体现科室对患者知情权的重视及实施到实处,让患者了解治疗方案的优势及其他可替代的方案,自主选择。

【指标说明】

（1）本科室使用肉毒毒素主要治疗滴眼液及口服药物治疗无效的眼睑痉挛及眼轮匝肌痉挛患者。

（2）做到所有患者在治疗之间都签署治疗知情同意书。

【参考值设定】

可以统计本院或同行现状进行设定,也可参考近期相关文献报道的值。

【指标导向】

力争做到100%。

【指标改善与影响因素】

（1）领取药品及配制药品均由治疗室护士/治疗师完成。

（2）治疗室护士或治疗师在打印毒性药品处方给医生签字时进行第一次提醒。

（3）注射医生进行知情同意谈话后才能到治疗护士/治疗师处领取配制完成的药品。

（4）治疗师在回收毒性药品时再次确认医生及患者有无签署患者知情同意书。

【相关指标】

眼轮匝肌痉挛患者治愈率。

针灸晕针发生率

【指标类别】

安全指标。

【指标定义】

单位时间内中医眼科专科针灸患者发生晕针不良反应的比率。

【计算公式】

$$针灸晕针发生率=\frac{针灸时发生晕针不良反应的患者例数}{同期全科室进行针灸治疗的患者例数}\times100\%$$

【计量单位】

百分比（%）。

【指标意义】

该指标反映了中医眼科针灸治疗的安全性，比例越高，安全性越高。

【指标说明】

（1）晕针指在针刺过程中患者突然发生头晕、目眩、心慌、恶心，甚至晕厥的现象。

（2）晕针是针灸治疗最常见的不良反应。

（3）严重晕针可导致患者心搏骤停。

【参考值设定】

可以统计本院或同行现状进行设定，也可参考近期相关文献报道的值。

【指标导向】

逐步降低。

【指标改善与影响因素】

（1）在针灸治疗前安抚患者，减轻患者心理负担，缓解紧张情绪，减少晕针发生率。

（2）在针灸治疗前，询问患者是否过饥、疲劳、既往病史等情况，提前避免晕针最可能发生的原因。

（3）针灸治疗室保持安静，避免患者治疗时情绪激动、烦躁。

【相关指标】

针灸、埋针患者满意度。

医务人员手卫生依从率

参考第二章第四节 医务人员手卫生依从率。

四、满意度指标

针灸、埋针患者满意度

【指标类别】

满意度指标。

【指标定义】

单位时间内中医眼科专科针灸及埋针患者满意比率。

【计算公式】

$$针灸、埋针患者满意度 = \frac{对针灸及埋针治疗患者满意例数}{同期全科室针灸及埋针患者例数} \times 100\%$$

【计量单位】

百分比(%)。

【指标意义】

该指标反映了中医眼科医生对患者在针灸及埋针治疗过程中的态度、专业度、疗效,比例越高,专业度越强,投诉率越低。

【指标说明】

(1)针灸及埋针治疗满意度体现在医生态度、专业度、疗效等方面。

(2)一般建议在治疗疾病完成1个疗程后进行统计。

【参考值设定】

可以统计本院或同行现状进行设定,也可参考近期相关文献报道的值。

【指标导向】

逐步提高。

【指标改善与影响因素】

(1)建立较为完善的治疗流程,高峰期也按部就班,让患者顺序就诊治疗,体验好感度上升。

(2)治疗室做好院感防护及环境卫生。

(3)在符合院感标准的基础上,采用柔和的环境设计,让患者在放松舒适的环境中治疗。

(4)做好人员培训,提高自身技术。

【相关指标】

针灸晕针发生率、儿童异常瞬目综合征患者治愈率、眼轮匝肌痉挛患者治愈率。

耳穴贴敷患者满意度

【指标类别】

满意度指标。

【指标定义】

单位时间内中医眼科专科耳穴贴敷患者满意比率。

【计算公式】

$$耳穴敷贴患者满意率 = \frac{对耳穴敷贴治疗患者满意例数}{同期全科室耳穴敷贴患者例数} \times 100\%$$

【计量单位】

百分比(%)。

【指标意义】

该指标反映了中医眼科医生对患者在耳穴敷贴治疗过程中的态度、专业度、疗效,比例越高,专业度越强,投诉率越低。

【指标说明】

(1)耳穴敷贴治疗满意度体现在医生态度、专业度、疗效等方面。

(2)一般建议在治疗疾病完成1个疗程后进行统计。

【参考值设定】

可以统计本院或同行现状进行设定,也可参考近期相关文献报道的值。

【指标导向】

逐步提高。

【指标改善与影响因素】

(1)建立较为完善的治疗流程,高峰期也按部就班,让患者顺序就诊治疗,体验好感度上升。

(2)治疗室做好院感防护及环境卫生。

(3)在符合院感标准的基础上,采用柔和的环境设计,让患者在放松舒适的环境中治疗。

(4)做好人员培训,提高自身技术。

【相关指标】

儿童异常瞬目综合征患者治愈率。

中药雾化熏眼患者满意度

【指标类别】

满意度指标。

【指标定义】

单位时间内中医眼科专科中药雾化熏眼患者满意比率。

【计算公式】

$$中药雾化熏眼患者满意率=\frac{对中药雾化熏眼治疗患者满意例数}{同期全科室中药雾化熏眼患者例数}\times100\%$$

【计量单位】

百分比(%)。

【指标意义】

该指标反映了患者在中药雾化熏眼治疗过程中的舒适度、疗效是否满意,比例越高,投诉率越低。

【指标说明】

(1)中药雾化熏眼治疗满意度体现在医生态度、舒适度、疗效等方面。

(2)一般建议在治疗疾病完成1个疗程后进行统计。

【参考值设定】

可以统计本院或同行现状进行设定,也可参考近期相关文献报道的值。

【指标导向】

逐步提高。

【指标改善与影响因素】

(1)建立较为完善的治疗流程,高峰期也按部就班,让患者顺序就诊治疗,体验好感度上升。

(2)治疗室做好院感防护,一物一用一消毒。

(3)在符合院感标准的基础上,采用柔和的环境设计,让患者在放松舒适的环境中治疗。

(4)定期调整中药雾化药方,提升患者使用满意度及疗效。

【相关指标】

儿童异常瞬目综合征患者治愈率、睑板腺功能障碍患者治愈率。

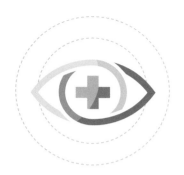

第四章

其他专科指标

第一节　检验专科指标

检验专科指标思维导图如图 4-1-1 所示。

一、检验前质量指标

● 标本标签不合格率

【指标类别】

检验前质量指标。

【指标定义】

标本标签不符合要求的标本数占同期标本总数的比例。

【计算公式】

$$标本标签不合格率 = \frac{标签不合格的标本数}{同期标本总数} \times 100\%$$

【计量单位】

百分比（%）。

【指标意义】

该指标反映了所采集标本的标签是否符合要求，是检验前的重要质量指标。标本标签符合要求是保证检验结果准确性的前提条件。

【指标说明】

（1）标本标签不合格数指实验室收到标签粘贴不规范、标签污损、无标签、标签信息不全/错误等的标本数量。

（2）标本标签不合格数可直接影响标本信息的准确性及检验前周转时间。

（3）建议采取 1 个月为周期来计算指标。

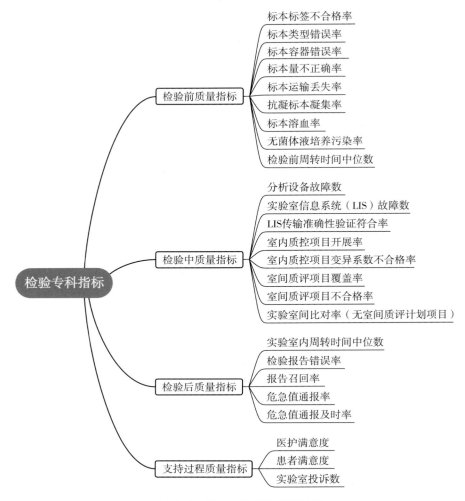

图 4-1-1　检验专科指标思维导图

【参考值设定】

可以统计本院或同行现状进行设定,也可参考近期相关文献报道的值。

【指标导向】

逐步降低。

【指标改善与影响因素】

(1)加强对标本采集人员的培训。

(2)通过信息化手段,采用二维条形码。

(3)编写《标本采集手册》,供采集人员使用。

当该指标明显高于目标值时,需要分析标签不合格的原因,包括来源(部门)、人员等,定期向标本采集人员主管部门(如护理部)进行通报。

【相关指标】

标本类型错误率、标本容器错误率。

◉ 标本类型错误率

【指标类别】

检验前质量指标。

【指标定义】

类型不符合要求的标本数占同期标本总数的比例。

【计算公式】

$$标本类型错误率 = \frac{类型错误或不适当的标本数}{同期标本总数} \times 100\%$$

【计量单位】

百分比(%)。

【指标意义】

该指标反映了所采集标本的类型是否符合要求,是检验前的重要质量指标。标本类型符合要求是保证检验结果准确性的前提条件。

【指标说明】

(1)标本类型错误数指实验室收到标本类型错误或不适当(如全血替代血浆)的标本数量。

(2)标本类型错误数可直接影响项目的检测及检验前周转时间。

(3)建议采取 1 个月为周期来计算指标。

【参考值设定】

可以统计本院或同行现状进行设定,也可参考近期相关文献报道的值。

【指标导向】

逐步降低。

【指标改善与影响因素】

(1)加强对标本采集人员的培训。

(2)通过信息化手段,采用二维条形码,标注标本类型。

(3)编写《标本采集手册》,供采集人员使用。

当该指标明显高于目标值时,需要分析标本类型错误的原因,包括来源(部门)、人员等,定期向标本采集人员主管部门(如护理部)进行通报。

【相关指标】

标本标签不合格率、标本容器错误率。

◉ 标本容器错误率

【指标类别】

检验前质量指标。

【指标定义】

采集容器不符合要求的标本数占同期标本总数的比例。

【计算公式】

$$标本容器错误率 = \frac{采集容器错误的标本数}{同期标本总数} \times 100\%$$

【计量单位】

百分比(%)。

【指标意义】

该指标反映了用于采集标本的容器是否符合要求,是检验前的重要质量指标。标本容器符合要求是保证检验结果准确性的前提条件。

【指标说明】

(1)标本容器错误数指实验室收到容器错误的标本数量。

(2)标本容器错误数可直接影响项目的检测及检验前周转时间。

(3)建议采取1个月为周期来计算指标。

【参考值设定】

可以统计本院或同行现状进行设定,也可参考近期相关文献报道的值。

【指标导向】

逐步降低。

【指标改善与影响因素】

(1)加强对标本采集人员的培训。

(2)通过信息化手段,采用二维条形码,标注所需容器。

(3)编写《标本采集手册》,供采集人员使用。

当该指标明显高于目标值时,需要分析标本容器错误的原因,包括来源(部门)、人员等,定期向标本采集人员主管部门(如护理部)进行通报。

【相关指标】

标本类型错误率、标本标签不合格率。

标本量不正确率

【指标类别】

检验前质量指标。

【指标定义】

采集量不符合要求的标本数占同期标本总数的比例。

【计算公式】

$$标本量不准确率 = \frac{量不足或过多(抗凝标本)的标本数}{同期标本总数} \times 100\%$$

【计量单位】

百分比(%)。

【指标意义】

该指标反映了标本采集量是否正确,是检验前的重要质量指标。标本采集量不足或过多都可能影响检验结果。

【指标说明】

(1)标本采集量错误数指实验室收到标本量不正确(不足或过多)的标本数量。

(2)标本采集量错误数可直接影响项目的检测结果及检验前周转时间。

(3)建议采取 1 个月为周期来计算指标。

【参考值设定】

可以统计本院或同行现状进行设定,也可参考近期相关文献报道的值。

【指标导向】

逐步降低。

【指标改善与影响因素】

(1)加强对标本采集人员的培训。

(2)通过信息化手段,采用二维条形码,标注所需采集的标本量。

(3)编写《标本采集手册》,供采集人员使用。

当该指标明显高于目标值时,需要分析标本采集量不正确的原因,包括来源(部门)、人员、耗材等,并定期向标本采集人员主管部门(如护理部、物资管理部门)进行通报。

【相关指标】

标本类型错误率、标本标签不合格率、标本容器错误率。

◉ 标本运输丢失率

【指标类别】

检验前质量指标。

【指标定义】

采集的标本在运输过程中丢失的数量占同期标本总数的比例。

【计算公式】

$$标本运输丢失率 = \frac{丢失的标本数}{同期标本总数} \times 100\%$$

【计量单位】

百分比(%)。

【指标意义】

该指标反映了标本在运输过程中丢失的情况及运输环节的安全情况,是检验前的重要质量指标。标本运输丢失不仅影响检验结果,更严重还会引起医疗事故及纠纷的发生。

【指标说明】

(1)标本运输丢失数指采集后的标本在运输过程中丢失的数量。

(2)标本运输丢失数可直接影响项目的检测结果,同时引起医疗事故及纠纷的发生。

（3）建议采取 1 个月为周期来计算指标。

【参考值设定】

可以统计本院或同行现状进行设定,也可参考近期相关文献报道的值。该指标属于严重的质量问题,一般建议目标值设置为 0%。

【指标导向】

逐步降低。

【指标改善与影响因素】

（1）加强对标本运送人员的培训,提高责任意识。

（2）通过信息化手段,对所有标本的各个时间节点进行监控。

（3）采用智能运送工具,保障运送安全、可控。

当该指标明显高于目标值时,需要分析标本运输丢失的原因,包括来源（部门）、人员等,彻底解决问题,并定期向标本采集人员主管部门（如护理部、后勤管理部门）进行通报。

抗凝标本凝集率

【指标类别】

检验前质量指标。

【指标定义】

凝集的标本数占同期须抗凝的标本总数的比例。

【计算公式】

$$抗凝标本凝集率 = \frac{凝集的标本数}{须抗凝的标本总数} \times 100\%$$

【计量单位】

百分比（%）。

【指标意义】

该指标反映了标本采集过程中抗凝剂及真空采血管是否正确使用的情况,是检验前的重要质量指标。抗凝标本凝集不仅影响检验结果、延长检验前周转时间,同时导致患者二次采血及医疗纠纷的发生。

【指标说明】

（1）抗凝标本凝集数指标本采集后未正确使用抗凝剂（含真空采血管）导致标本凝集的标本数量。

（2）抗凝标本凝集数可直接影响项目的检测结果,同时导致患者二次采血及医疗纠纷的发生。

（3）建议采取 1 个月为周期来计算指标。

【参考值设定】

可以统计本院或同行现状进行设定,也可参考近期相关文献报道的值。

【指标导向】

逐步降低。

【指标改善与影响因素】

（1）加强对标本采集人员的培训，正确掌握抗凝剂及真空采血管的使用方法。

（2）定期监督检查。

当该指标明显高于目标值时，需要分析抗凝标本凝集的原因，包括来源（部门）、人员、抗凝剂（含真空采血管）等，彻底解决问题，并定期向标本采集人员主管部门（如护理部、物资管理部门）进行通报。

标本溶血率

【指标类别】

检验前质量指标。

【指标定义】

溶血的标本数占同期标本总数的比例。

【计算公式】

$$标本溶血率 = \frac{溶血的标本数}{同期标本总数} \times 100\%$$

【计量单位】

百分比（%）。

【指标意义】

该指标反映了标本采集过程是否正确操作的情况，是检验前的重要质量指标。采血部位、采血容器、标本运输、存放条件不当是导致标本溶血的主要原因。

【指标说明】

（1）标本溶血数指标本采集后发生溶血的数量。

（2）标本溶血可直接影响项目的检测结果，同时导致患者二次采血及医疗纠纷的发生。

（3）建议采取 1 个月为周期来计算指标。

【参考值设定】

可以统计本院或同行现状进行设定，也可参考近期相关文献报道的值。

【指标导向】

逐步降低。

【指标改善与影响因素】

（1）加强对标本采集人员的培训，正确掌握和提高采血技术。

（2）加强对标本运输人员的培训、考核，指导正确标本运输。

（3）定期监督检查及采血操作考核。

当该指标明显高于目标值时，需要分析溶血的原因，包括来源（部门）、人员等，彻底解决问题，并定期向标本采集人员主管部门（如护理部、后勤管理部门）进行通报。

无菌体液培养污染率

【指标类别】

检验前质量指标。

【指标定义】

污染的无菌体液培养标本数占同期无菌体液培养标本总数的比例。

【计算公式】

$$无菌体液培养污染率 = \frac{污染的无菌体液培养标本数}{同期无菌体液培养标本总数} \times 100\%$$

【计量单位】

百分比（%）。

【指标意义】

该指标反映了无菌体液培养标本采集过程是否正确操作的情况，是检验前的重要质量指标。不正确的标本采集方式，尤其是无菌操作不规范是导致标本污染的主要原因。

【指标说明】

（1）无菌体液培养标本污染数指标本采集过程中因不正确的操作导致标本污染的数量。

（2）无菌体液培养标本污染可直接影响项目的检测结果，对病原体鉴定造成影响，延误临床诊疗。

（3）根据标本送检总数量确定监测周期，建议采取1~3个月为周期来计算指标。

【参考值设定】

可以统计本院或同行现状进行设定，也可参考近期相关文献报道的值。

【指标导向】

逐步降低。

【指标改善与影响因素】

（1）加强对标本采集人员的培训，提高责任意识。

（2）定期监督检查及无菌操作考核。

（3）完善标本采集流程及方式。

当该指标明显高于目标值时，需要分析无菌体液标本污染的原因，包括来源（部门）、人员等，彻底解决问题，并定期向标本采集人员主管部门（如护理部、医院感染管理部门）进行通报。

检验前周转时间中位数

【指标类别】

检验前质量指标。

【指标定义】

检验前周转时间中位数，是指将检验前周转时间由长到短排序后取其中位数。在实际监测工作中增加了第 90 百分位数。

【计算公式】

检验前周转时间中位数 $=X_{(n+1)/2}$，n 为奇数

检验前周转时间中位数 $=[X_{n/2}+X_{(n/2)+1}]/2$，n 为偶数

注：n 为检验标本数，X 为检验前周转时间。

【计量单位】

分钟（min）。

【指标意义】

该指标反映了标本运送的及时性和效率，检验前周转时间是保证检验结果准确性和及时性的重要前提。

【指标说明】

（1）检验前周转时间是指从标本采集到实验室接收标本的时间（以分钟为单位），反映标本运送的实际时间。

（2）检验前周转时间可直接影响项目的检测结果及标本的质量，同时影响检验报告发放的时间。

（3）建议采取 1 个月为周期来计算指标。

【参考值设定】

可以统计本院或同行现状进行设定，也可参考近期相关文献报道的值。

【指标导向】

逐步降低。

【指标改善与影响因素】

（1）加强对标本采集、运送人员的培训，提高责任意识。

（2）定期监督检查。

（3）采用智能运输工具，如智能轨道小车、气动物流系统、机器人等。

当该指标明显高于目标值时，需要分析检验前周转时间延长的原因，包括来源（部门）、人员等，彻底解决问题，并定期向标本采集、运送人员主管部门（如护理部、后勤管理部门）进行通报。

二、检验中质量指标

分析设备故障数

【指标类别】

检验中质量指标。

【指标定义】

分析设备故障而导致检验报告延迟发放的次数。

【计算公式】

每年分析设备故障导致检验报告延迟的次数。

【计量单位】

次。

【指标意义】

该指标反映了分析设备在一定时间内发生故障的频率和可能性,是衡量设备运行稳定性和可靠性的重要指标之一,也是检验中的重要质量指标。有助于实验室及时发现设备存在的问题和隐患,提高设备的维护和保养水平,减少检验中的停机损失和安全事故风险。此外,设备故障率也是实验室进行设备选择和改进的重要参考依据。

【指标说明】

(1)分析设备故障数指分析设备运行过程中发生故障的次数,该故障直接导致检验中断,报告延迟。

(2)分析设备故障直接影响检验工作,造成试剂、耗材损失,严重影响临床诊疗。

(3)一般以1年为周期来计算指标。

【参考值设定】

可以统计本院或同行现状进行设定,也可参考近期相关文献报道的值。

【指标导向】

逐步减少。

【指标改善与影响因素】

(1)加强对实验室操作人员的培训,提高责任意识。

(2)定期进行考核、授权使用。

(3)严格执行设备维护保养程序。

当该指标明显高于目标值时,需要分析设备故障的原因,包括操作人员、试剂耗材、维护频率等,彻底解决问题,并定期向主管部门(如医务、物资管理部门)进行通报。

◉ 实验室信息系统(LIS)故障数

【指标类别】

检验中质量指标。

【指标定义】

实验室信息系统(laboratory information system,LIS)故障而影响检验工作的次数。

【计算公式】

每年实验室信息系统故障发生次数。

【计量单位】

次。

【指标意义】

该指标反映了实验室信息系统(LIS)在一定时间内发生故障的频率和可能性,是衡量实验室信息系统（LIS）运行稳定性和可靠性的重要指标之一，也是检验中的重要质量指标。

【指标说明】

（1）实验室信息系统（LIS）故障数指实验室信息系统（LIS）在使用过程中发生故障的次数，该故障直接导致数据传输中断或错误。

（2）实验室信息系统（LIS）故障造成检验数据传输问题，影响对检验工作和临床诊疗秩序。

（3）一般以 1 年为周期来计算指标。

【参考值设定】

可以统计本院或同行现状进行设定，也可参考近期相关文献报道的值。

【指标导向】

逐步减少。

【指标改善与影响因素】

（1）实验室设置专人对信息系统进行管理。

（2）定期对实验室信息系统（LIS）进行维护。

当该指标明显高于目标值时，需要分析实验室信息系统（LIS）发生故障的原因，包括操作人员、维护频率等，彻底解决问题，并定期向主管部门（如医务、信息管理部门）进行通报。

【相关指标】

LIS 传输准确性验证符合率。

LIS 传输准确性验证符合率

【指标类别】

检验中质量指标。

【指标定义】

LIS 传输准确性验证符合数占同期 LIS 传输准确性验证总数的比例。可以通过抽查等方式来验证 LIS 传输的准确性。

【计算公式】

$$LIS\ 传输准确性验证符合率 = \frac{LIS\ 传输准确性验证符合数}{LIS\ 传输结果总数} \times 100\%$$

【计量单位】

百分比（%）。

【指标意义】

该指标反映了 LIS 数据传输的准确性，是检验中的重要质量指标。

【指标说明】

（1）LIS 传输准确性验证符合数指 LIS 数据传输准确性验证符合的数量。

（2）对 LIS 数据传输准确性进行验证是保证检验结果准确性和可靠性的重要手段。

（3）建议采取 1~3 个月为周期来计算指标。

【参考值设定】

可以统计本院或同行现状进行设定,也可参考近期相关文献报道的值。建议设置为100%。

【指标导向】

逐步提高。

【指标改善与影响因素】

该指标的改善可以通过以下方式实现。

(1)实验室设置专人对信息系统进行管理,熟知准确性验证的各环节。

(2)定期对实验室信息系统(LIS)进行维护。

当该指标明显低于目标值时,需要分析 LIS 传输准确性验证符合率低的原因,彻底解决问题。

【相关指标】

实验室信息系统(LIS)故障数。

◉ 室内质控项目开展率

【指标类别】

检验中质量指标。

【指标定义】

开展室内质控的检验项目数占同期检验项目总数的比例。

【计算公式】

$$室内质控项目开展率 = \frac{开展室内质控项目数}{同期检验项目总数} \times 100\%$$

【计量单位】

百分比(%)。

【指标意义】

该指标反映了在实验室开展的检验项目中实施室内质控进行内部质量监测的覆盖度,是检验中的重要质量指标。

【指标说明】

(1)室内质控项目开展数指实验室开展室内质控的项目数量。

(2)室内质控开展与否直接影响检验结果的准确性,同时反映室内质控开展情况是否符合要求。

(3)建议采取 1 年为周期来计算指标。

【参考值设定】

可以统计本院或同行现状进行设定,也可参考近期相关文献报道的值。

【指标导向】

逐步提高。

【指标改善与影响因素】

该指标的改善可以通过以下方式实现。

（1）加强对检测人员的培训,提高责任意识。

（2）定期监督检查。

当该指标明显低于目标值时,需要分析室内质控项目开展率低的原因,包括来源（部门）、人员、方法学、质控品等,彻底解决问题。

【相关指标】

室内质控项目变异系数不合格率。

◉ 室内质控项目变异系数不合格率

【指标类别】

检验中质量指标。

【指标定义】

室内质控项目变异系数高于要求的检验项目数占同期对室内质控项目变异系数有要求的检验项目总数的比例。

【计算公式】

$$\text{室内质控项目变异系数不合格率} = \frac{\text{室内质控项目变异系数高于要求的检验项目数}}{\text{同期对室内质控项目变异系数有要求的检验项目总数}} \times 100\%$$

【计量单位】

百分比（%）。

【指标意义】

该指标反映了实验室检验结果的精密度,是检验中的重要质量指标。

【指标说明】

（1）室内质控项目变异系数指室内质控项目变异系数值。

（2）室内质控项目变异系数越小,代表室内质控数据分布越稳定、精密度越高,表明检验结果的稳定性和可靠性越高。

（3）建议采取 1 个月为周期来计算指标。

【参考值设定】

可以统计本院或同行现状进行设定,也可参考近期相关文献报道的值。

【指标导向】

逐步降低。

【指标改善与影响因素】

（1）加强对检测人员室内质控理论的学习、培训,提高质量控制意识。

（2）定期监督检查。

当该指标明显高于目标值时,需要分析室内质控变异系数不合格率高的原因,包括人员、质控品等,持续改进室内质控变异系数。

【相关指标】

室间质评项目覆盖率。

室间质评项目覆盖率

【指标类别】

检验中质量指标。

【指标定义】

参加室间质评的检验项目数占同期特定机构(国家、省级等)已开展的室间质评项目总数的比例。

【计算公式】

$$室间质评项目覆盖率 = \frac{参加室间质评的检验项目数}{同期特定机构已开展的室间质评项目总数} \times 100\%$$

【计量单位】

百分比(%)。

【指标意义】

该指标反映了实验室参加室间质评计划进行外部质量监测的情况,是检验中的重要质量指标。

【指标说明】

(1)室间质评项目覆盖数指实验室检验项目参加特定机构室间质评计划的数量。

(2)室间质评项目覆盖率越高,代表实验室参加室间质评计划数量越多,实验室可通过室间质评评估实验室的技术水平,提高检验结果的准确性和可比性。

(3)建议采取1年为周期来计算指标。

【参考值设定】

可以统计本院或同行现状进行设定,也可参考近期相关文献报道的值。建议将目标值设置为100%。

【指标导向】

逐步提高。

【指标改善与影响因素】

该指标的改善可以通过以下方式实现。

(1)加强对检测人员室间质评理论的学习、培训,提高质量控制意识。

(2)定期监督检查,及时获取最新的室间质评计划。

当该指标明显低于目标值时,需要分析室间质评覆盖率低的原因,包括人员、可获取的室间质评计划等,持续改进室间质评覆盖率。

【相关指标】

实验室间比对率(无室间质评计划项目)。

● 室间质评项目不合格率

【指标类别】

检验中质量指标。

【指标定义】

室间质评不合格的检验项目数占同期参加室间质评检验项目总数的比例。

【计算公式】

$$室间质评项目不合格率 = \frac{室间质评不合格的检验项目数}{同期参加室间质评检验项目总数} \times 100\%$$

【计量单位】

百分比（%）。

【指标意义】

该指标反映了实验室参加室间质评计划的合格情况，是检验中的重要质量指标。

【指标说明】

（1）室间质评项目不合格是指实验室项目参加室间质评计划时成绩不合格的情况。

（2）室间质评项目不合格率是对实验室室间质评不合格项目数是否符合要求及检测质量和能力进行监控，确保检测工作的质量，为临床提供可靠的检测结果。

（3）建议采取 1 年为周期来计算指标。

【参考值设定】

可以统计本院或同行现状进行设定，也可参考近期相关文献报道的值。建议将目标值设置为 0%。

【指标导向】

逐步降低。

【指标改善与影响因素】

（1）加强对检测人员室间质评理论的学习、培训，提高质量控制意识。

（2）及时分析回报的室间质评成绩，对出现的不满意成绩进行系统地分析每一环节，同时关注趋势性变化，及时采取预防措施，降低问题再现的风险。

（3）定期监督检查，保证室间质评各环节按操作规程进行。

当该指标明显高于目标值时，需要分析室间质评项目不合格率高的原因，包括人员、室内质控、设备等，分析根本原因，持续降低室间质评项目不合格率。

【相关指标】

室内质控项目变异系数不合格率。

● 实验室间比对率（无室间质评计划项目）

【指标类别】

检验中质量指标。

【指标定义】

执行实验室间比对的检验项目数占同期无室间质评计划检验项目总数的比例。

【计算公式】

$$实验室间比对率=\frac{执行实验室间比对的检验项目数}{同期无室间质评计划的检验项目总数}\times100\%$$

【计量单位】

百分比(%)。

【指标意义】

该指标反映了在无室间质评计划的检验项目中实施实验室间比对的情况,是检验中的重要质量指标。

【指标说明】

(1)实验室间比对率主要用于实验室已开展的项目但无可获得的室间质评计划检验项目的管理。

(2)未参加室间质评的检验项目需要与其他实验室(比对实验室)进行比对,比对实验室应选择区域内公认的质量有保证的权威实验室。

(3)建议采取1年为周期来计算指标。

【参考值设定】

可以统计本院或同行现状进行设定,也可参考近期相关文献报道的值。

【指标导向】

逐步提高。

【指标改善与影响因素】

该指标的改善可以通过以下方式实现。

(1)加强对检测人员实验室间比对理论的学习、培训,提高质量控制意识。

(2)定期进行监督检查,优先选择临床意义重要且有比对条件的检验项目进行比对。

当该指标明显低于目标值时,需要分析原因,包括人员、检验方法学等,持续提高实验室间比对率。

【相关指标】

室间质评项目覆盖率。

三、检验后质量指标

◉ **实验室内周转时间中位数**

【指标类别】

检验后质量指标。

【指标定义】

实验室内周转时间中位数,是指将实验室内周转时间由长到短排序后取其中位数。在实际监测工作中增加了第 90 百分位数。

【计算公式】

实验室内周转时间中位数 $=X_{(n+1)/2}$，n 为奇数

实验室内周转时间中位数 $=\left[X_{n/2}+X_{(n/2)+1}\right]/2$，$n$ 为偶数

注：n 为检验标本数，X 为检验前周转时间。

【计量单位】

分钟（min）。

【指标意义】

该指标反映了实验室工作效率，是实验室可控的检验中和检验后的重要质量指标。

【指标说明】

（1）实验室内周转时间指实验室收到标本到发送报告的时间（以分钟为单位），反映实验室检测标本的实际时间。

（2）建议将实验室收到的标本分为急诊标本和非急诊标本两大类，分别计算周转时间中位数，更能客观反映临床实际工作情况，更有利于发现标本周转过程中出现的问题，以便及时采取改进措施。

（3）检验前周转时间和实验室内周转时间是临床检验专业人员为便于改进质量人为划分的，但患者最关心的是标本全过程的周转时间，这是衡量医疗机构服务效率的一个关键质量指标。

（4）建议采取 1 个月为周期来计算指标。

【参考值设定】

可以统计本院或同行现状进行设定，也可参考近期相关文献报道的值。

【指标导向】

逐步降低。

【指标改善与影响因素】

（1）加强对检测人员的培训，提高工作效率。

（2）定期进行分析总结，通过戴明循环（即 PDCA 循环）获得改进。

当该指标明显高于目标值时，需要分析实验室内周转时间延长的原因，包括人员、标本来源、实验室设备、检验方法等，在保证质量的前提下，持续降低实验室内周转时间，满足临床及患者的需求。

【相关指标】

分析设备故障数、实验室信息系统（LIS）故障数。

◉ 检验报告错误率

【指标类别】

检验后质量指标。

【指标定义】

检验报告错误率是指实验室发出的不正确检验报告数占同期检验报告总数的比例。

【计算公式】

$$检验报告错误率 = \frac{实验室发出的不正确报告数}{同期实验室报告总数} \times 100\%$$

【计量单位】

百分比(%)。

【指标意义】

该指标反映了实验室检验报告正确性,是检验后的重要质量指标。

【指标说明】

(1)检验报告错误是指实验室已发出的报告,其内容与实际情况不相符,包括结果不正确、患者信息不正确、标本信息不正确等。

(2)在实际工作中,会出现实验室在发出检验报告后,因发现错误及时撤回,修正后重新发出的情况,建议将此类报告判定为不正确的检验报告。

(3)通常,实验室很难对已发出的全部检验报告的正确性进行及时确认,实验室可建立该指标数据采集及计算的程序进行监测。

(4)建议采取1个月为周期来计算指标。

【参考值设定】

可以统计本院或同行现状进行设定,也可参考近期相关文献报道的值。建议设置为0%。

【指标导向】

逐步降低。

【指标改善与影响因素】

(1)加强对报告审核人员的培训、考核,提高报告审核的质量。

(2)定期进行监督检查,保留报告修改记录。

(3)建议实验室制订科学的检验报告审核机制,最大限度地避免发出不正确的检验报告。

当该指标明显高于目标值时,需要分析原因,包括人员等,持续降低报告错误率。

【相关指标】

报告召回率。

报告召回率

【指标类别】

检验后质量指标。

【指标定义】

检验报告召回率是指实验室召回的不正确检验报告数占同期检验报告总数的比例。

【计算公式】

$$报告召回率 = \frac{召回的报告数}{同期实验室报告总数} \times 100\%$$

【计量单位】

百分比(%)。

【指标意义】

该指标反映了实验室检验报告正确性,是检验后的重要质量指标。

【指标说明】

(1)检验报告召回是指实验室已发出的并打印的报告,因其内容与实际情况不相符(包括结果不正确、患者信息不正确、标本信息不正确等)而需要召回的报告。

(2)在实际工作中,临床医生或患者可通过 HIS、自助终端、移动终端、微信平台等多种途径实时查阅检验报告,实验室可通过信息化手段记录检验报告的打印、查阅记录(包括打印/查阅人员及时间),有助于对需要召回的报告进行判断。

(3)建议采取 1 个月为周期来计算指标。

【参考值设定】

可以统计本院或同行现状进行设定,也可参考近期相关文献报道的值。

【指标导向】

逐步降低。

【指标改善与影响因素】

(1)加强对报告审核人员的培训、考核,提高报告审核的质量。

(2)定期进行监督检查,保留报告修改记录,并分析和评估。

(3)建议实验室制订科学的检验报告审核机制,最大限度地避免发出不正确的检验报告。

当该指标明显高于目标值时,需要分析原因,包括人员等,持续降低报告错误率。

【相关指标】

检验报告错误率。

危急值通报率

【指标类别】

检验后质量指标。

【指标定义】

危急值通报率是指已通报的危急值检验项目数占同期需要通报的危急值检验项目总数的比例。

【计算公式】

$$危急值通报率 = \frac{已通报的危急值检验项目数}{同期需要通报的危急值检验项目总数} \times 100\%$$

【计量单位】

百分比（%）。

【指标意义】

该指标反映了危急值通报情况，是检验后的重要质量指标。

【指标说明】

（1）危急值是指除外检查仪器或试剂等技术原因出现的表明患者可能正处于生命危险的边缘状态，必须立刻进行记录并第一时间报告给该患者的主管医师的检验结果。

（2）危急值通报是指实验室按照危急值制度对检验过程中出现的危急值进行识别，第一时间向临床进行通报并及时处理，为临床决策提供依据。

（3）2017版卫生行业标准未对公式中"已通报的危急值"是否需要临床确认进行明确规定，一般认为只要向临床报告了就符合要求。

（4）建议采取1个月为周期来计算指标。

【参考值设定】

可以统计本院或同行现状进行设定，也可参考近期相关文献报道的值。建议目标值设置为100%。

【指标导向】

逐步提高。

【指标改善与影响因素】

该指标的改善可以通过以下方式实现。

（1）加强对危急值管理制度的学习、培训及考核，提高对危急值的警觉性。

（2）定期进行监督检查，并分析和评估。

当该指标明显低于目标值时，需要分析原因，包括人员等，持续提高危急值通报率。

【相关指标】

危急值通报及时率。

危急值通报及时率

【指标类别】

检验后质量指标。

【指标定义】

危急值通报时间（从结果确认到与临床医生交流的时间）符合规定时间的检验项目数占同期需要危急值通报的检验项目总数的比例。

【计算公式】

$$危急值通报及时率 = \frac{危急值通报时间符合规定时间的检验项目数}{同期需要危急值通报的检验项目总数} \times 100\%$$

【计量单位】

百分比（%）。

【指标意义】

该指标反映了危急值通报的情况,是检验后的重要质量指标。

【指标说明】

(1)危急值通报是指实验室按照危急值制度对检验过程中出现的危急值进行识别,第一时间向临床进行通报并及时处理,为临床决策提供依据。

(2)根据对危急值通报及时率的定义的理解,危急值通报及时率应按照检测项目数而不是按照患者或检验报告单数进行计算。

(3)2017 版卫生行业标准未对"符合规定时间"提出明确要求,实验室应结合自身实际与临床协商后确定危急值通报时间。建议危急值通报时限越短越好,最长不宜超过 30 分钟。

(4)建议采取 1 个月为周期来计算指标。

【参考值设定】

可以统计本院或同行现状进行设定,也可参考近期相关文献报道的值。

【指标导向】

逐步提高。

【指标改善与影响因素】

该指标的改善可以通过以下方式实现。

(1)加强对危急值管理制度的学习、培训及考核,提高对危急值的警觉性。

(2)定期进行监督检查,并分析和评估。

当该指标明显低于目标值时,需要分析原因,包括人员等,持续提高危急值通报及时率。

【相关指标】

危急值通报率。

四、支持过程质量指标

医护满意度

【指标类别】

支持过程质量指标。

【指标定义】

临床医生或护士对实验室服务满意的人数占同期调查的医生或护士总数的比例。

【计算公式】

$$医护满意度 = \frac{医生或护士对实验室服务满意的人数}{同期调查的医生或护士总数} \times 100\%$$

【计量单位】

百分比(%)。

【指标意义】

该指标反映了临床医护人员对实验室提供检验服务的满意情况,是支持过程质量指标的重要质量指标。

【指标说明】

（1）医护满意度调查可从工作人员的服务态度、医德医风表现、检验结果与临床情况的符合度、医疗咨询情况、检验报告单的内容是否正确规范、检验报告单发放是否及时、对实验室的建议等方面进行调查。

（2）医护满意度调查的结果可作为实验室改进的信息来源，为实验室提高服务能力和水平提供重要依据。

（3）建议采取季度为周期来计算指标。

【参考值设定】

可以统计本院或同行现状进行设定，也可参考近期相关文献报道的值。

【指标导向】

逐步提高。

【指标改善与影响因素】

该指标的改善可以通过以下方式实现。

（1）加强对工作人员服务能力和水平的培训、考核，加强沟通和服务意识。

（2）定期进行监督检查，并分析和评估。

当该指标明显低于目标值时，需要分析原因，持续提高临床医护的满意度。

【相关指标】

患者满意度、实验室投诉数。

患者满意度

【指标类别】

支持过程质量指标。

【指标定义】

患者对实验室服务满意的人数占同期调查的患者总数的比例。

【计算公式】

$$患者满意度 = \frac{患者对实验室服务满意的人数}{同期调查的患者总数} \times 100\%$$

【计量单位】

百分比（%）。

【指标意义】

该指标反映了患者对实验室提供检验服务的满意情况，是支持过程质量指标的重要质量指标。

【指标说明】

（1）患者满意度调查可从工作人员的服务态度、检验报告是否及时、检验项目和申请项目是否相符、对实验室的建议等方面进行调查。

（2）患者满意度调查的结果可作为实验室改进的信息来源,为实验室提高服务能力和水平提供重要依据。

（3）建议采取季度为周期来计算指标。

【参考值设定】

可以统计本院或同行现状进行设定,也可参考近期相关文献报道的值。

【指标导向】

逐步提高。

【指标改善与影响因素】

该指标的改善可以通过以下方式实现。

（1）加强对工作人员服务能力和水平的培训、考核,加强沟通和服务意识。

（2）定期进行监督检查,并分析和评估。

当该指标明显低于目标值时,需要分析原因,持续提高患者的满意度。

【相关指标】

医护满意度、实验室投诉数。

实验室投诉数

【指标类别】

支持过程质量指标。

【指标定义】

实验室收到的投诉数。

【计算公式】

记录特定时间内实验室收到的投诉数。

【计量单位】

百分比（%）。

【指标意义】

该指标反映了实验室服务对象（临床医护、患者或其他相关方）对实验室提供检验服务的满意情况,是支持过程质量指标的重要质量指标。

【指标说明】

（1）实验室建立投诉处理程序,对发生的每一起投诉进行记录。

（2）实验室收到的投诉可作为实验室改进的信息来源,为实验室提高服务能力和水平提供重要依据。

（3）建议采取季度为周期来计算指标。

【参考值设定】

可以统计本院或同行现状进行设定,也可参考近期相关文献报道的值。

【指标导向】

逐步减少。

【指标改善与影响因素】

（1）加强对工作人员服务能力、投诉处理方式的培训、考核。

（2）定期进行评审，对发生的投诉进行分析，必要时采取预防措施。

（3）建立实验室奖惩制度，对发生投诉的当事人按照规定进行处理。

当该指标明显高于目标值时，需要分析原因，持续提高实验室服务对象的满意度。

【相关指标】

医护满意度、患者满意度。

【参考文献】

［1］ 法规司.关于发布《临床实验室质量指标》等5项推荐性卫生行业标准的通告［EB/OL］.（2017-02-15）
［2024-01-25］. http://www.nhc.gov.cn/fzs/s7852d/201702/a10a2009b9124c8a996d20d9cf70b7d5.shtml.

［2］ 医政司.国家卫生计生委办公厅关于印发麻醉等6个专业质控指标（2015年版）的通知［EB/OL］.
（2015-04-10）［2024-03-20］. http://www.nhc.gov.cn/yzygj/s3585/201504/5fa7461c3d044cb6a93eb6cc6ee
ce087.shtml.

［3］ 中华人民共和国中央人民政府.国家卫生健康委关于印发三级医院评审标准（2020年版）的通知［EB/
OL］.（2020-12-21）［2024-02-26］. https://www.gov.cn/zhengce/zhengceku/2020-12/28/content_5574274.
htm.

第二节　病理专科指标

病理专科指标思维导图如图4-2-1所示。

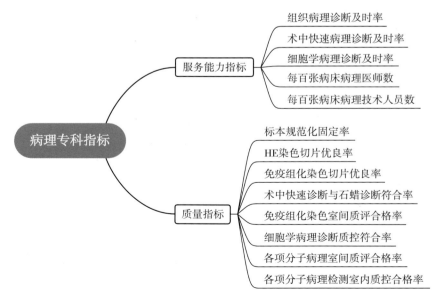

图 4-2-1　病理专科指标思维导图

一、服务能力指标

组织病理诊断及时率

【指标类别】

服务能力指标。

【指标定义】

在规定时间内,完成组织病理诊断报告的标本数占同期组织病理诊断标本总数的比例。

【计算公式】

$$组织病理诊断及时率 = \frac{在规定时间内完成组织病理诊断报告的标本数}{同期组织病理诊断标本总数} \times 100\%$$

【计量单位】

百分比(%)。

【指标意义】

是反映病理科组织病理诊断及时性的重要指标。

【指标说明】

(1)规定时间是指穿刺、内镜下钳取活检的小标本,自接收标本起,≤3 个工作日发出病理报告;其他类型标本自接收标本起,≤5 个工作日发出病理报告;需特殊处理、特殊染色、免疫组化染色、分子检测的标本,按照有关行业标准增加相应的工作日。

(2)在规定时间内完成组织病理诊断报告的标本数,指在一定时间内,完成组织病理诊断报告的患者例数。

(3)建议分子与分母排除需要做免疫组化或特殊染色的病例。

(4)建议采取 1 个月为周期来计算指标。

【参考值设定】

根据文献报道可将目标设定于≥97%。

【指标导向】

逐步提高。

【指标改善与影响因素】

该指标的改善可以通过以下方式实现。

(1)评估取材标本,增加制片频率。

(2)增加并提高病理医师诊断能力。

当该指标明显低于目标值时,需要回顾整个标本处理和诊断流程,分析是否存在疑难病例增多等原因。

【相关指标】

HE 染色切片优良率。

● 术中快速病理诊断及时率

【指标类别】

服务能力指标。

【指标定义】

在规定时间内,完成术中快速病理诊断报告的标本数占同期术中快速病理诊断标本总数的比例。

【计算公式】

$$术中快速病理诊断及时率 = \frac{在规定时间内完成术中快速病理诊断报告的标本数}{同期术中快速病理诊断标本总数} \times 100\%$$

【计量单位】

百分比(%)。

【指标意义】

是反映病理科术中快速病理诊断及时性的重要指标。

【指标说明】

(1)规定时间是指单例标本术中快速病理诊断报告在收到标本后 30 分钟内完成。若前一例标本术中快速病理诊断报告未完成,新标本术中快速病理诊断报告在收到标本后 45 分钟内完成。

(2)在规定时间内完成术中快速病理诊断报告的标本数,指在一定时间内,完成术中快速病理诊断报告的患者例数。

(3)建议分子与分母排除特殊疑难的病例。

(4)建议采取 1~3 个月为周期来计算指标。

【参考值设定】

根据文献报道可将目标设定于≥95%。

【指标导向】

逐步提高。

【指标改善与影响因素】

该指标的改善可以通过以下方式实现。

(1)培训并提高病理技师制片效率。

(2)培训并提高病理医师诊断能力。

当该指标明显低于目标值时,需要回顾整个标本处理和诊断流程,分析是否存在疑难病例增多等原因。

【相关指标】

术中快速诊断与石蜡诊断符合率。

● 细胞学病理诊断及时率

【指标类别】

服务能力指标。

【指标定义】

在规定时间内,完成细胞学病理诊断报告的标本数占同期细胞学病理诊断标本总数的比例。

【计算公式】

$$细胞学病理诊断及时率 = \frac{在规定时间内完成细胞学病理诊断报告的标本数}{同期细胞学病理诊断标本总数} \times 100\%$$

【计量单位】

百分比(%)。

【指标意义】

是反映病理科细胞学病理诊断及时性的重要指标。

【指标说明】

(1)规定时间是指自接收标本起,≤2个工作日发出细胞学病理诊断报告;需特殊处理、特殊染色、免疫组化染色、分子检测的标本,按照有关行业标准增加相应的工作日。

(2)在规定时间内完成细胞学病理诊断报告的标本数,指在一定时间内,完成细胞学病理诊断报告的患者例数。

(3)建议分子与分母排除特殊疑难的病例。

(4)建议采取1~3个月为周期来计算指标。

【参考值设定】

根据文献报道可将目标设定于≥95%。

【指标导向】

逐步提高。

【指标改善与影响因素】

该指标的改善可以通过以下方式实现。

(1)培训并提高病理技师制片效率。

(2)培训并提高病理医师诊断能力。

当该指标明显低于目标值时,需要回顾整个标本处理和诊断流程,分析是否存在疑难病例增多等原因。

【相关指标】

细胞学病理诊断质控符合率。

● 每百张病床病理医师数

【指标类别】

服务能力指标。

【指标定义】

平均每 100 张实际开放病床病理医师的数量。

【计算公式】

$$每百张病床病理医师数 = \frac{病理医师数}{同期该医疗机构实际开放床位数} \times 100$$

【计量单位】

个数(个)。

【指标意义】

反映病理医师资源配置情况。

【指标说明】

病理医师的数量指一定时间内病理科有签发报告资质的医师数量。

【参考值设定】

根据文献报道可将目标设定为 1。

【指标导向】

逐步提高(或保持稳定在较高水平)。

【指标改善与影响因素】

该指标的改善可以通过以下方式实现。

(1)招聘有签发报告资质的病理医师。

(2)培训并授权现有无签发报告资质的病理医师。

当该指标明显低于目标值时,需要医院统筹支持。

【相关指标】

组织病理诊断及时率、细胞学病理诊断及时率。

每百张病床病理技术人员数

【指标类别】

服务能力指标。

【指标定义】

每百张病床病理技术人员数,是指平均每 100 张实际开放病床病理技术人员的数量。

【计算公式】

$$每百张病床病理技术人员数 = \frac{病理技术人员数}{同期该医疗机构实际开放床位数} \times 100$$

【计量单位】

个数(个)。

【指标意义】

反映病理技术人员资源配置情况。

【指标说明】

（1）病理技术人员是指进行病理切片、染色、免疫组化及分子病理等工作的专业技术人员。

（2）病理技术人员数指一定时间内病理科有上岗证的病理技师数量。

【参考值设定】

根据文献报道可将目标设定为1。

【指标导向】

逐步提高（或保持稳定在较高水平）。

【指标改善与影响因素】

该指标的改善可以通过以下方式实现。

（1）招聘有上岗证的病理技师。

（2）培训并授权现有无上岗证的病理技师。

当该指标明显低于目标值时，需要医院统筹支持。

【相关指标】

组织病理诊断及时率、细胞学病理诊断及时率。

二、质量指标

◉ 标本规范化固定率

【指标类别】

质量指标。

【指标定义】

标本规范化固定率是指规范化固定的标本数占同期标本总数的比例。

【计算公式】

$$标本规范化固定率 = \frac{规范化固定的标本数}{同期标本总数} \times 100\%$$

【计量单位】

百分比（%）。

【指标意义】

是反映处理标本是否及时规范的重要指标。

【指标说明】

（1）标本规范化固定是指病理标本及时按行业推荐方法切开，以足量10%中性缓冲甲醛溶液充分固定。有特殊要求者可使用行业规范许可的其他固定液。

（2）规范化固定的标本数，指在一定时间内，完成规范化固定的申请单例数。

（3）建议采取1个月为周期来计算指标。

【参考值设定】

根据文献报道可将目标设定于≥95%。

【指标导向】

逐步提高。

【指标改善与影响因素】

该指标的改善可以通过以下方式实现。

（1）培训并提高手术室医师或护士操作效率。

（2）定期监测反馈指标符合情况,与手术室充分沟通。

当该指标明显低于目标值时,需要回顾整个标本处理流程,分析是否存在人员或操作系统等原因。

【相关指标】

HE 染色切片优良率、免疫组化染色切片优良率。

HE 染色切片优良率

【指标类别】

质量指标。

【指标定义】

HE 染色切片优良率,是指 HE 染色优良切片数占同期 HE 染色切片总数的比例。

【计算公式】

$$HE \text{ 染色切片优良率} = \frac{HE \text{ 染色优良切片数}}{\text{同期 } HE \text{ 染色切片总数}} \times 100\%$$

【计量单位】

百分比(%)。

【指标意义】

是反映病理科 HE 染色、制片质量的重要指标。

【指标说明】

（1）HE 染色优良切片是指达到行业优良标准要求的 HE 染色切片。

（2）HE 染色优良切片数,指在一定时间内,HE 染色优良切片的例数。

（3）建议分母排除特殊标本,如脱钙标本等的病例。

（4）建议采取 1 个月为周期来计算指标。

【参考值设定】

根据文献报道可将目标设定于≥95%。

【指标导向】

逐步提高。

【指标改善与影响因素】

该指标的改善可以通过以下方式实现。

（1）提高标本规范化固定率。

（2）培训并提高病理技师制片质量。

当该指标明显低于目标值时,需要回顾整个标本处理流程,分析是否存在特殊标本增多或染色试剂等原因。

【相关指标】

标本规范化固定率。

免疫组化染色切片优良率

【指标类别】

质量指标。

【指标定义】

免疫组化染色切片优良率,是指免疫组化染色优良切片数占同期免疫组化染色切片总数的比例。

【计算公式】

$$免疫组化染色切片优良率=\frac{免疫组化染色优良切片数}{同期免疫组化染色切片总数}\times100\%$$

【计量单位】

百分比（%）。

【指标意义】

是反映病理科免疫组化染色、制片质量的重要指标。

【指标说明】

（1）免疫组化染色优良切片是指达到行业优良标准要求的免疫组化染色切片。

（2）免疫组化染色优良切片数,指在一定时间内,免疫组化染色优良切片的例数。

（3）建议分母排除特殊标本,如脱钙标本等的病例。

（4）建议采取 1 个月为周期来计算指标。

【参考值设定】

根据文献报道可将目标设定于≥95%。

【指标导向】

逐步提高。

【指标改善与影响因素】

该指标的改善可以通过以下方式实现。

（1）提高标本规范化固定率。

（2）培训并提高病理技师制片质量。

（3）采购标准化全自动免疫组化染色仪。

当该指标明显低于目标值时,需要回顾整个标本处理流程,分析是否存在特殊标本增多或染色试剂等原因。

【相关指标】

标本规范化固定率。

◉ 术中快速诊断与石蜡诊断符合率

【指标类别】

质量指标。

【指标定义】

术中快速诊断与石蜡诊断符合率,是指术中快速诊断与石蜡诊断符合标本数占同期术中快速诊断标本总数的比例。

【计算公式】

$$术中快速诊断与石蜡诊断符合率 = \frac{术中快速诊断与石蜡诊断符合标本数}{同期术中快速诊断标本总数} \times 100\%$$

【计量单位】

百分比(%)。

【指标意义】

是反映病理科术中快速诊断准确率的重要指标。

【指标说明】

(1)术中快速诊断与石蜡诊断符合是指二者在良恶性病变的定性诊断方面一致。

(2)术中快速诊断与石蜡诊断符合标本数,指在一定时间内,术中快速诊断与石蜡诊断符合的申请单例数。

(3)建议分子与分母排除特殊疑难的病例。

(4)建议采取 1~3 个月为周期来计算指标。

【参考值设定】

根据文献报道可将目标设定于≥95%。

【指标导向】

逐步提高。

【指标改善与影响因素】

该指标的改善可以通过以下方式实现。

(1)培训并提高病理技师制片质量。

(2)培训并提高病理医师诊断能力。

当该指标明显低于目标值时,需要回顾整个标本处理和诊断流程,分析是否存在疑难病例增多等原因。

【相关指标】

术中快速病理诊断及时率。

免疫组化染色室间质评合格率

【指标类别】

质量指标。

【指标定义】

免疫组化染色室间质评合格率,是指免疫组化染色室间质评合格次数占同期免疫组化染色室间质评总次数的比例。

【计算公式】

$$免疫组化染色室间质评合格率＝\frac{免疫组化染色室间质评合格次数}{同期免疫组化染色室间质评总次数}×100\%$$

【计量单位】

百分比(%)。

【指标意义】

是反映病理科免疫组化染色质量的重要指标。

【指标说明】

(1)免疫组化染色室间质评合格,是指参加省级以上病理质控中心组织的免疫组化染色室间质评,并达到合格标准。

(2)免疫组化染色室间质评合格次数,指在一定时间内,免疫组化染色室间质评合格项目的数量。

(3)建议采取1年为周期来计算指标。

【参考值设定】

根据文献报道可将目标设定于≥80%。

【指标导向】

逐步提高。

【指标改善与影响因素】

该指标的改善可以通过以下方式实现。

(1)提高标本规范化固定率。

(2)培训并提高病理技师制片质量。

(3)采购标准化全自动免疫组化染色仪。

当该指标明显低于目标值时,需要回顾整个标本处理流程,分析是否存在人员操作或染色试剂等原因。

【相关指标】

免疫组化染色切片优良率。

细胞学病理诊断质控符合率

【指标类别】

质量指标。

【指标定义】

细胞学病理诊断与抽查质控诊断符合的标本数占同期抽查质控标本总数的比例。

【计算公式】

$$细胞学病理诊断质控符合率 = \frac{细胞学病理诊断与抽查质控诊断符合的标本数}{同期抽查质控标本总数} \times 100\%$$

【计量单位】

百分比（%）。

【指标意义】

是反映病理科细胞学病理诊断质量的重要指标。

【指标说明】

（1）抽查标本数应占总阴性标本数至少 5%。

（2）细胞学病理诊断与抽查质控诊断符合的标本数，指在一定时间内，细胞学病理诊断与抽查质控诊断符合切片的例数。

（3）建议采取 1~3 个月为周期来计算指标。

【参考值设定】

根据文献报道可将目标设定于≥95%。

【指标导向】

逐步提高。

【指标改善与影响因素】

该指标的改善可以通过以下方式实现。

（1）培训并提高病理技师制片质量。

（2）培训并提高病理医师诊断能力。

当该指标明显低于目标值时，需要回顾整个标本处理和诊断流程，分析是否存在疑难病例增多等原因。

【相关指标】

HE 染色切片优良率。

各项分子病理室间质评合格率

【指标类别】

质量指标。

【指标定义】

各项分子病理室间质评合格率，是指各项分子病理室间质评合格次数占同期同种分子病理室间质评总次数的比例。

【计算公式】

$$各项分子病理室间质评合格率 = \frac{分子病理室间质评合格次数}{同期同种分子病理室间质评总次数} \times 100\%$$

【计量单位】

百分比(%)。

【指标意义】

是反映病理科分子病理诊断质量的重要指标。

【指标说明】

（1）分子病理室间质评合格,是指参加省级以上病理质控中心组织的分子病理室间质评,并达到合格标准。

（2）分子病理室间质评合格次数,指在一定时间内,分子病理室间质评合格项目的数量。

（3）建议采取1年为周期来计算指标。

【参考值设定】

根据文献报道可将目标设定于≥80%。

【指标导向】

逐步提高。

【指标改善与影响因素】

该指标的改善可以通过以下方式实现。

（1）提高标本规范化固定率。

（2）培训并提高病理技师制片质量。

当该指标明显低于目标值时,需要回顾整个标本处理流程,分析是否存在人员操作或试剂等原因。

【相关指标】

各项分子病理检测室内质控合格率。

◉ 各项分子病理检测室内质控合格率

【指标类别】

质量指标。

【指标定义】

各项分子病理检测室内质控合格率,是指各项分子病理检测室内质控合格病例数占同期同种类型分子病理检测病例总数的比例。

【计算公式】

$$各项分子病理检测室内质控合格率 = \frac{各项分子病理检测室内质控合格病例数}{同期同种类型分子病理检测病例总数} \times 100\%$$

【计量单位】

百分比(%)。

【指标意义】

是反映病理科分子病理诊断质量的重要指标。

【指标说明】

（1）分子病理检测室内质控合格是指检测流程及结果达到行业标准要求。

（2）各项分子病理检测室内质控合格病例数，指在一定时间内，各项分子病理检测室内质控合格项目的数量。

（3）建议采取 1~3 个月为周期来计算指标。

【参考值设定】

根据文献报道可将目标设定于≥80%。

【指标导向】

逐步提高。

【指标改善与影响因素】

该指标的改善可以通过以下方式实现。

（1）提高标本规范化固定率。

（2）培训并提高病理技师制片质量。

当该指标明显低于目标值时，需要回顾整个标本处理流程，分析是否存在人员操作或试剂等原因。

【相关指标】

各项分子病理室间质评合格率。

【参考文献】

国家卫生健康委办公厅. 国家卫生健康委办公厅关于印发急诊医学等 6 个专业医疗质量控制指标（2024 年版）的通知［EB/OL］.（2024-05-28）［2024-04-30］. http://www.nhc.gov.cn/yzygj/s7657/202405/97077a8e0c7a4db68e8e6ad64a3880f0.shtml.

第三节　麻醉专科指标

麻醉专科指标思维导图如图 4-3-1 所示。

一、生命体征类指标

术中呼吸心搏骤停率

【指标类别】

生命体征类指标。

【指标定义】

术中呼吸心搏骤停率是指麻醉开始后至离开手术室前呼吸心搏骤停患者数占同期麻醉患者总数的比例。

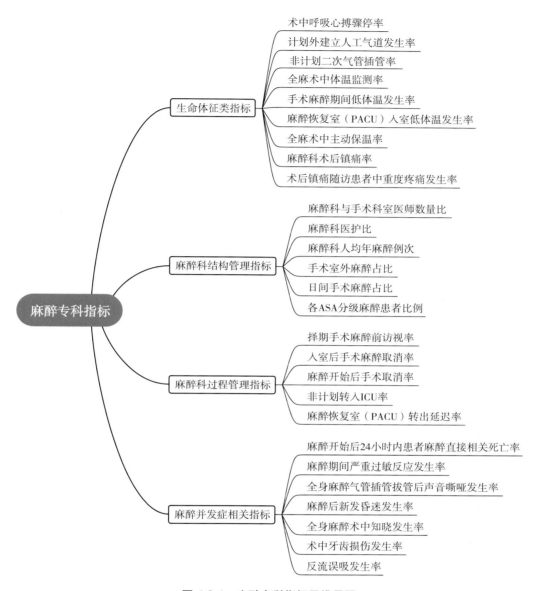

图 4-3-1　麻醉专科指标思维导图

【计算公式】

$$术中呼吸心搏骤停率 = \frac{单位时间内术中呼吸心搏骤停患者数}{同期麻醉科患者总数} \times 10\,000‰$$

【计量单位】

万分比(‰)。

【指标意义】

术中呼吸、心搏骤停是围手术期的严重并发症,是反映医疗机构质量的重要结果指标之一。

【指标说明】

（1）术中呼吸心搏骤停是指麻醉开始后至患者离开手术室前非医疗目的的呼吸和心脏停搏。

（2）患者呼吸、心搏骤停为全因性，包括患者本身病情严重、手术、麻醉以及其他任何因素。

（3）在患者入室后、麻醉开始前发生的呼吸、心搏骤停不计入分子。

【参考值设定】

可以统计本院或同行现状进行设定，也可参考近期相关文献报道的值。

【指标导向】

逐步降低。

【指标改善与影响因素】

（1）强化各项核心制度的完善和落实，避免人为因素造成的心搏骤停。

（2）加强术前访视和评估，积极改善患者麻醉前已存在的血容量不足、纠正电解质及酸碱失衡保持内环境稳定、治疗内分泌异常等危及呼吸循环功能的患者。

（3）麻醉期间时刻注意安全用药，且麻醉前要准备好各种抢救药物和设备。

● 计划外建立人工气道发生率

【指标类别】

生命体征类指标。

【指标定义】

单位时间内，计划外建立人工气道的麻醉患者数占同期麻醉患者总数的比例。

【计算公式】

$$计划外建立人工气道发生率 = \frac{单位时间内计划外建立人工气道的麻醉患者数}{同期麻醉患者总数} \times 1\,000‰$$

【计量单位】

千分比（‰）。

【指标意义】

反映医疗机构麻醉质量管理和/或手术质量。

【指标说明】

计划外建立人工气道是指患者进入手术室后直至离开手术室前，因呼吸骤停或严重呼吸抑制等而进行的人工气道的建立，包括气管插管、喉罩置入和紧急气管造口术。

【参考值设定】

可以统计本院或同行现状进行设定，也可参考近期相关文献报道的值。

【指标导向】

逐步降低。

【指标改善与影响因素】

（1）完善麻醉质控体系建设，注重不良事件防治，降低计划外建立人工气道发生率：积极进行术前评估，完善术前准备，如存在严重呼吸功能障碍的患者，须在相应专科改善呼吸功能后再择期手术。

（2）加强医护人员培训，严格遵守麻醉诊疗规范，降低计划外建立人工气道发生率：避免硬膜外麻醉、蛛网膜下腔阻滞等麻醉平面过高，严重影响呼吸功能；严格掌控镇静类、阿片类等具有呼吸抑制作用药物的剂量和给药速度；大剂量使用局部麻醉药时，采取添加肾上腺素、注药前回抽等避免局部麻醉药中毒引发的呼吸抑制。

（3）高龄局部麻醉患者术中应有效控制应激反应，避免心脑血管意外。

非计划二次气管插管率

【指标类别】

生命体征类指标。

【指标定义】

单位时间内，非计划二次气管插管患者数占同期术后气管插管拔除患者总数的比例。

【计算公式】

$$非计划二次气管插管率 = \frac{单位时间内非计划二次气管插管患者数}{同期术后气管插管拔除患者总数} \times 1\,000‰$$

【计量单位】

千分比（‰）。

【指标意义】

反映医疗机构麻醉质量管理和/或手术质量。

【指标说明】

非计划二次气管插管是指在患者术后气管插管拔除后6小时内，非计划再次行气管插管术，不包括因非计划二次手术而接受再次气管插管。

【参考值设定】

可以统计本院或同行现状进行设定，也可参考近期相关文献报道的值。

【指标导向】

逐步降低。

【指标改善与影响因素】

（1）重视术前评估，完善术前准备：注意高龄、心脏病史和脑梗死病史的评估；积极治疗肺部炎症以及脓毒血症，改善心肺功能等，避免非计划二次气管插管的发生。

（2）合理补液，控制补液量和速度，减少肺水肿和肺炎的发生。

（3）注意输血相关肺炎，减少急性呼吸窘迫综合征（acute respiratory distress syndrome, ARDS）的发生，降低非计划二次气管插管率。

（4）在麻醉复苏阶段，对于拔管指征的掌握可能存在问题，或者患者出现其他问题需要再次进行气管插管。

全麻术中体温监测率

【指标类别】

生命体征类指标。

【指标定义】

单位时间内,手术麻醉期间接受体温监测(连续监测或间断监测)的全身麻醉(简称全麻)例次数占同期全身麻醉总例次数的比例。

【计算公式】

$$全麻术中体温监测率=\frac{单位时间内手术麻醉期间接受体温监测的全麻例次数}{同期全麻总例次数}\times100\%$$

【计量单位】

百分比(%)。

【指标意义】

术中体温监测有助于早期发现低体温、恶性高热等并发症,可以显著改善患者预后。

【参考值设定】

可以统计本院或同行现状进行设定,也可参考近期相关文献报道的值。

【指标导向】

40%~60%,逐步提高。

【指标改善与影响因素】

重视围手术期低体温危害,强化手术患者的规范化体温管理,以期减少术中和术后相关并发症的发生。

手术麻醉期间低体温发生率

【指标类别】

生命体征类指标。

【指标定义】

单位时间内,手术麻醉期间低体温患者数(医疗目的的控制性降温除外)占同期接受体温监测的麻醉患者总数的比例。

【计算公式】

$$\frac{手术麻醉期间}{低体温发生率}=\frac{\begin{array}{c}单位时间内手术麻醉期间低体温患者数\\(医疗目的的控制性降温除外)\end{array}}{同期接受体温监测的麻醉患者总数}\times100\%$$

【计量单位】

百分比(%)。

【指标意义】

反映医疗机构麻醉质量。

【指标说明】

手术麻醉期间低体温是指患者进入手术间开始至患者自手术间或麻醉恢复室（postanesthesia care unit,PACU）返回病房前核心体温低于 36℃（连续监测低体温持续≥30 分钟或间断监测连续两次低体温且间隔时间≥30 分钟）。

【参考值设定】

可以统计本院或同行现状进行设定,也可参考近期相关文献报道的值。

【指标导向】

逐步降低。

【指标改善与影响因素】

（1）重视围手术期低体温防治,强化手术患者的规范化体温管理。

（2）制订围手术期患者低体温评估和防治流程,在术前、术中和术后各阶段采取保温措施,减少患者低体温及其并发症的发生。

（3）积极低体温防治措施:物理保温措施,包括被动保温、主动保温和增加环境温度;药物干预措施。

◉ 麻醉恢复室（PACU）入室低体温发生率

【指标类别】

生命体征类指标。

【指标定义】

单位时间内,PACU 入室低体温患者数占同期入 PACU 患者总数的比例。

【计算公式】

$$PACU\ 入室低体温发生率 = \frac{单位时间内\ PACU\ 入室低体温患者数}{同期入\ PACU\ 患者总数} \times 100\%$$

【计量单位】

百分比（%）。

【指标意义】

反映围手术期体温保护情况,反映医疗机构麻醉质量。

【指标说明】

PACU 入室低体温是指患者入 PACU 第一次测量体温低于 36℃。

【参考值设定】

可以统计本院或同行现状进行设定,也可参考近期相关文献报道的值。

【指标导向】

逐步降低。

【指标改善与影响因素】

（1）重视 PACU 患者的体温管理,采取体温监测和保温措施,有效降低复苏期间低体温发生率。

（2）积极进行保温措施，如保持 PACU 温度在 24~26℃等。

● 全麻术中主动保温率

【指标类别】

生命体征类指标。

【指标定义】

单位时间内，手术麻醉期间采取主动保温措施（全程连续主动保温或间断主动保温）全麻例次数占同期全麻总例次数的比例。

【计算公式】

$$全麻术中主动保温率 = \frac{单位时间内手术麻醉期间采取主动保温措施全麻例次数}{同期全麻总例次数} \times 100\%$$

【计量单位】

百分比（%）。

【指标意义】

术中主动保温有助于降低手术麻醉期间低体温发生率，可以显著改善患者预后。

【指标说明】

（1）重视围手术期患者的体温管理，监测体温，使用充气升温装置、输血输液加温装置加温至 37℃后再输注等加温设备进行体温保护，有效提高术中主动保温率。

（2）积极进行保温措施，如保持手术室温度在 24~26℃等。

【参考值设定】

可以统计本院或同行现状进行设定，也可参考近期相关文献报道的值。

【指标导向】

40%~60%，逐步提高。

【指标改善与影响因素】

充分认识低体温对患者造成的损伤及危害，及时主动监测患者体温并予以相应措施控制体温。

● 麻醉科术后镇痛率

【指标类别】

生命体征类指标。

【指标定义】

麻醉科术后镇痛率是指接受麻醉科术后镇痛患者占同期术后疼痛高危患者总数的比例。

【计算公式】

$$麻醉科术后镇痛率 = \frac{麻醉科术后镇痛患者数}{同期麻醉术后疼痛高危患者总数} \times 100\%$$

【计量单位】

百分比(%)。

【指标意义】

是反映医疗机构围手术期急性疼痛服务的重要过程性指标之一。

【指标说明】

(1)麻醉科术后镇痛是指由麻醉科为患者提供术后因手术引起的急性疼痛诊疗服务。

(2)麻醉科术后镇痛:包括各种类型患者自控镇痛(patient controlled analgesia,PCA)、椎管内阿片类药、术后连续或重复阻滞。

(3)同期术后疼痛高危患者总数:不包括胃肠镜、气管镜、膀胱镜、宫腔镜、眼科等无皮肤切口的手术。

【参考值设定】

可以统计本院或同行现状进行设定,也可参考近期相关文献报道的值。

【指标导向】

满足眼科专科医院眼眶、整形等手术患者术后镇痛需求。

【指标改善与影响因素】

围手术期患者的镇痛需求得到相应满足,可在一定程度上降低患者的术后镇痛需求。

术后镇痛随访患者中重度疼痛发生率

【指标类别】

生命体征类指标。

【指标定义】

在术后 24 小时以内进行镇痛随访的患者中,中重度疼痛[视觉模拟评分法(visual analogue scale,VAS)>3 分]发生患者数占镇痛随访患者总数的比例。

【计算公式】

$$术后镇痛随访患者中重度疼痛发生率 = \frac{术后镇痛随访 VAS>3 分患者数}{同期术后镇痛随访患者总数} \times 100\%$$

【计量单位】

百分比(%)。

【指标意义】

是反映医疗机构围手术期急性疼痛服务需求的重要结局性指标之一。

【参考值设定】

可以统计本院或同行现状进行设定,也可参考近期相关文献报道的值。

【指标导向】

逐步降低。

【指标影响因素】

(1)有效的术后镇痛应由团队完成,急性疼痛管理组能有效提高术后镇痛质量。

（2）良好的术后疼痛管理是保证术后镇痛效果的重要环节。

（3）多模式联合镇痛能有效制止重度疼痛而不产生副作用。

（4）针对老年人、儿童等特殊人群，采用更精确的个性化镇痛方案和更严密的监测。

二、麻醉科结构管理指标

◉ 麻醉科与手术科室医师数量比

【指标类别】

麻醉科结构管理指标。

【指标定义】

麻醉科医师与手术科室相应医师人数的比例。

【计算公式】

麻醉科与手术科室医师数量比 = 麻醉科医师总数∶手术科室医师总数

【计量单位】

1∶X。

【指标意义】

是反映医疗机构麻醉学科质量控制对人员配备要求的重要结构性指标之一。

【指标说明】

麻醉科医师不包括实习学生、统招研究生、规培住院医师（外院）、进修生。

【参考值设定】

国家卫生健康委员会办公厅 2019 年发布的《麻醉科医疗服务能力建设指南（试行）》要求：三级综合医院麻醉科医师和手术科室医师比例应逐步达到 1∶3；二级及以下综合医院可根据诊疗情况合理确定比例，但不低于 1∶5；专科医院以满足医疗服务需求为原则合理确定比例。

◉ 麻醉科医护比

【指标类别】

麻醉科结构管理指标。

【指标定义】

麻醉科护士人数与麻醉科医师人数之比。

【计算公式】

麻醉科医护比 = 麻醉科护士总数∶麻醉科医师总数

【计量单位】

X∶1。

【指标意义】

该指标反映了麻醉科人员配备情况。

【指标说明】

麻醉科护士是指专职配合麻醉医师开展麻醉宣教、心理护理、物品准备、信息核对、体位摆放、管路护理、仪器设备管理等护理工作的护士,不包括其他由麻醉科统一管理的手术室护士。

【参考值设定】

国家卫生健康委员会办公厅 2019 年发布的《麻醉科医疗服务能力建设指南(试行)》要求:配合开展围手术期工作的麻醉科护士与麻醉科医师的比例原则上不低于 0.5:1。

◉ **麻醉科人均年麻醉例次**

【指标类别】

麻醉科结构管理指标。

【指标定义】

麻醉科固定在岗医师平均每年完成的麻醉例次数。

【计算公式】

$$麻醉科医师人均年麻醉例次数 = \frac{麻醉科年麻醉总例次数}{同期麻醉科固定在岗医师总数}$$

【计量单位】

例次。

【指标意义】

该指标反映了麻醉医师的工作负荷。

【指标说明】

麻醉科固定在岗医师总数是指在医疗机构内参与临床麻醉工作的本院麻醉科医师,不包含规培住院医师(外院)、进修生、支援医师及多点执业医师。

【参考值设定】

该指标的参考值应根据医疗机构的规模、专业特点、患者需求以及同行水平等因素进行设定。可以通过与同行比较、历史数据对比等方式来设定合理的参考值。

◉ **手术室外麻醉占比**

【指标类别】

麻醉科结构管理指标。

【指标定义】

单位时间内,手术室(含日间手术室)外实施的麻醉例次数占同期麻醉总例次数的比例。

【计算公式】

$$手术室外麻醉占比 = \frac{单位时间内手术室外实施的麻醉例次数}{同期麻醉总例次数} \times 100\%$$

【计量单位】

百分比(%)。

【指标意义】

反映医疗机构麻醉医疗工作的结构组成。

【指标说明】

手术室外麻醉是指由麻醉医师实施的凡不是在手术室和日间手术室内的各类型麻醉。

◉ 日间手术麻醉占比

【指标类别】

麻醉科结构管理指标。

【指标定义】

单位时间内,日间手术所实施的麻醉数占同期麻醉总数的比例。

【计算公式】

$$日间手术麻醉占比 = \frac{同期日间手术所实施的麻醉数}{麻醉总数} \times 100\%$$

【计量单位】

百分比(%)。

【指标意义】

是反映医疗机构麻醉医疗工作结构组成的重要过程性指标之一。

【指标说明】

日间手术是指出入院在 24 小时内的手术。

◉ 各 ASA 分级麻醉患者比例

【指标类别】

麻醉科结构管理指标。

【指标定义】

各美国麻醉医师协会(American Society of Anesthesiologists,ASA)分级麻醉患者比例是指该 ASA 分级麻醉患者数占同期各 ASA 分级麻醉患者总数的比例。

【计算公式】

$$各 ASA 分级麻醉患者比例 = \frac{该 ASA 分级麻醉患者数}{同期各 ASA 分级麻醉患者总数} \times 100\%$$

【计量单位】

百分比(%)。

【指标意义】

体现医疗机构接诊不同病情危重程度患者所占比重,是反映医疗机构麻醉医疗质量的重要结构性指标之一。

【指标说明】

根据美国麻醉医师协会(ASA)分级标准,对于接受麻醉患者的病情危重程度进行分级。

三、麻醉科过程管理指标

⚫ **择期手术麻醉前访视率**

【指标类别】

麻醉科过程管理指标。

【指标定义】

单位时间内,择期手术患者在进入手术室(含麻醉操作单元)前完成麻醉前访视(不等同于麻醉前签字)的例次数占同期麻醉科完成择期手术麻醉总例次数的比例。

【计算公式】

$$择期手术麻醉前访视率 = \frac{单位时间内择期手术患者进入手术室前完成麻醉前访视的例次数}{同期麻醉科完成择期手术麻醉总例次数} \times 100\%$$

【计量单位】

百分比(%)。

【指标意义】

反映医疗机构择期手术麻醉质量。

【参考值设定】

>90%。

【指标导向】

逐步提高。

【指标改善与影响因素】

(1)日间手术、预住院手术等患者可以通过麻醉门诊、电话访视等方式实现术前访视。

(2)住院患者可以采用预约、定时定点等方式,组织麻醉科人员进行术前访视。

⚫ **入室后手术麻醉取消率**

【指标类别】

麻醉科过程管理指标。

【指标定义】

单位时间内,患者入手术室后至麻醉开始前,手术麻醉取消的例次数占同期入室后拟手术麻醉总例次数的比例。

【计算公式】

$$入室后手术麻醉取消率 = \frac{单位时间内患者入室后至麻醉开始前手术麻醉取消的例次数}{同期入室后拟手术麻醉总例次数} \times 100\%$$

【计量单位】

百分比(%)。

【指标意义】

体现术前准备和麻醉访视的质量、手术科室和麻醉科的管理水平。

【指标说明】

（1）入室是指患者进入手术室（包括术前等待区）或手术室外麻醉单元准备实施麻醉。

（2）入室后拟手术麻醉总例次数包括取消和已施手术麻醉的总例次数（同一患者多次手术，以多例次计）。

【参考值设定】

可以统计本院或同行现状进行设定，也可参考近期相关文献报道的值。

【指标导向】

逐步下降。

【指标改善与影响因素】

（1）手术医生充分做好患者的术前准备与检查，充分术前宣教。

（2）麻醉科人员完善术前访视情况。

麻醉开始后手术取消率

【指标类别】

麻醉科过程管理指标。

【指标定义】

单位时间内，麻醉开始后手术开始前手术取消的例次数占同期麻醉总例次数的比例。

【计算公式】

$$麻醉开始后手术取消率 = \frac{单位时间内麻醉开始后手术开始前手术取消的例次数}{同期麻醉总例次数} \times 100\%$$

【计量单位】

百分比（%）。

【指标意义】

反映医疗机构麻醉质量。

【指标说明】

麻醉开始是指麻醉医师开始给予患者麻醉药物。

【参考值设定】

可以统计本院或同行现状进行设定，也可参考近期相关文献报道的值。

【指标导向】

逐步下降。

【指标改善与影响因素】

（1）充分完善患者的术前准备，提高患者对手术的耐受性。

（2）提高医疗团队间有效沟通。

（3）提前风险评估，预测潜在病情变化，并采取相应干预措施。

非计划转入 ICU 率

【指标类别】

麻醉科过程管理指标。

【指标定义】

单位时间内,非计划转入 ICU 的麻醉患者数占同期麻醉患者总数的比例。

【计算公式】

$$非计划转入\ ICU\ 率 = \frac{单位时间内非计划转入\ ICU\ 的麻醉患者数}{同期麻醉患者总数} \times 1\ 000‰$$

【计量单位】

千分比(‰)。

【指标意义】

反映医疗机构麻醉质量。

【指标说明】

非计划转入 ICU 是指在开始麻醉前并无术后转入 ICU 的计划,而术中或术后决定转入 ICU。

【参考值设定】

可以统计本院或同行现状进行设定,也可参考近期相关文献报道的值。

【指标导向】

逐步下降。

【指标改善与影响因素】

(1)提高医疗团队间有效沟通。

(2)提前风险评估,预测潜在病情恶化,并采取相应干预措施。

麻醉恢复室(PACU)转出延迟率

【指标类别】

麻醉科过程管理指标。

【指标定义】

单位时间内,入 PACU 超过 2 小时的患者数占同期入 PACU 患者总数的比例。

【计算公式】

$$麻醉后\ PACU\ 转出延迟率 = \frac{单位时间内入\ PACU\ 超过\ 2\ 小时的患者数}{同期入\ PACU\ 患者总数} \times 100\%$$

【计量单位】

百分比(%)。

【指标意义】

体现手术和麻醉管理水平,反映医疗机构麻醉质量。

【参考值设定】

可以统计本院或同行现状进行设定,也可参考近期相关文献报道的值。

【指标导向】

逐步下降。

【指标改善与影响因素】

（1）术前积极处理基础疾病,完善术前准备。

（2）术中注意保温和重要脏器保护。

（3）术中加强监测,对老年危重患者术中监测脑氧、脑电双频指数（bispectral index, BIS）等以减少药物用量,防止过度抑制造成脑损伤。

（4）危重患者在复苏期间行血气分析、血生化检查、保温以及血糖监测。

（5）脑血管意外高度怀疑患者早期行头颅 CT 或 MRI 检查。

四、麻醉并发症相关指标

麻醉开始后 24 小时内患者麻醉直接相关死亡率

【指标类别】

麻醉并发症相关指标。

【指标定义】

单位时间内,麻醉后 24 小时内死亡患者数占同期麻醉患者总数的比例。

【计算公式】

$$麻醉后\ 24\ 小时内患者死亡率 = \frac{单位时间内麻醉后\ 24\ 小时内死亡患者数}{同期麻醉患者总数} \times 10\ 000‰$$

【计量单位】

万分比（‰）。

【指标意义】

反映医疗机构麻醉质量。

【指标说明】

单位时间内,麻醉后 24 小时内死亡患者数占同期麻醉患者总数的比例。

【参考值设定】

小于 0.5‰。

【指标导向】

逐步降低。

【指标改善与影响因素】

（1）术前积极处理基础疾病,完善术前准备。

（2）术中注意保温和重要脏器保护。

（3）术中加强监测,对老年危重患者术中监测脑氧、BIS 等以减少药物用量,防止药物过度抑制造成脑损伤。

（4）危重患者及时行血气分析、血生化检查、保温以及血糖监测。

（5）脑血管意外高度怀疑患者早期行头颅 CT 或 MRI 检查。

麻醉期间严重过敏反应发生率

【指标类别】

麻醉并发症相关指标。

【指标定义】

单位时间内,麻醉期间发生严重过敏反应的例次数占同期麻醉科完成麻醉总例次数的比例。

【计算公式】

$$麻醉期间严重过敏反应发生率 = \frac{单位时间内麻醉期间发生严重过敏反应的例次数}{同期麻醉科完成麻醉总例次数} \times 10\,000‰$$

【计量单位】

万分比(‰)。

【指标意义】

对麻醉期间严重过敏反应的及时识别与救治,反映医疗机构麻醉质量。

【指标说明】

麻醉期间严重过敏反应是指各种原因导致的需要立即使用肾上腺素抢救的过敏反应。

【参考值设定】

<1‰。

【指标导向】

逐步降低。

【指标改善与影响因素】

（1）充分了解患者及患者家属过敏史及手术麻醉病史,避免接触相关过敏原。

（2）出现可疑临床症状时,应除外全脊麻、全麻过深、肺栓塞、气胸、心脏压塞、气道高反应(支气管哮喘)和失血性休克等情况。及时识别与救治患者,避免出现严重并发症。

全身麻醉气管插管拔管后声音嘶哑发生率

【指标类别】

麻醉并发症相关指标。

【指标定义】

单位时间内,全身麻醉气管插管拔管后声音嘶哑发生例次数占同期全身麻醉气管插管总例次数的比例。

【计算公式】

$$全身麻醉气管插管拔管后声音嘶哑发生率 = \frac{单位时间内全身麻醉气管插管拔管后声音嘶哑例次数}{同期全身麻醉气管插管总例次数} \times 10\,000‰$$

【计量单位】

万分比(‰)。

【指标意义】

反映医疗机构麻醉质量。

【指标说明】

全身麻醉气管插管拔管后声音嘶哑,是指新发的、在拔管后 72 小时内没有恢复的声音嘶哑,排除咽喉、颈部及胸部手术等原因。

【参考值设定】

可以统计本院或同行现状进行设定,也可参考近期相关文献报道的值。

【指标导向】

逐步下降。

【指标改善与影响因素】

(1)选择合适大小的气管导管。

(2)插管动作轻柔规范。

(3)气管导管套囊避免过度充气,长时间手术,必要时每 2 小时充放气。

(4)气管插管过程中避免喉镜置入过深,避免用力牵拉声带;避免导管尖端过度推挤杓状软骨。

麻醉后新发昏迷发生率

【指标类别】

麻醉并发症相关指标。

【指标定义】

单位时间内,全身麻醉后新发昏迷发生例次数占同期非颅脑手术全身麻醉总例次数的比例。

【计算公式】

$$全身麻醉后新发昏迷发生率=\frac{单位时间内全身麻醉后新发昏迷发生例次数}{同期非颅脑手术全身麻醉总例次数}\times10\ 000‰$$

【计量单位】

万分比(‰)。

【指标意义】

反映医疗机构麻醉质量。

【指标说明】

全身麻醉后新发昏迷,是指麻醉前清醒患者(格拉斯哥昏迷评分为 15 分),在接受全身麻醉下非颅脑手术后没有苏醒,持续昏迷(格拉斯哥昏迷评分≤8 分)超过 24 小时。除外因医疗目的给予镇静催眠者。

【参考值设定】

可以统计本院或同行现状进行设定,也可参考近期相关文献报道的值。

【指标导向】

逐步降低。

【指标改善与影响因素】

（1）术前积极处理基础疾病，完善术前准备。

（2）术中注意保温和重要脏器保护。

（3）术中加强监测，对老年危重患者术中监测脑氧、BIS等以减少药物用量，防止药物蓄积或药物过度抑制造成脑损伤。

（4）危重患者及时行血气分析、血生化检查、保温以及血糖监测。

（5）脑血管意外高度怀疑患者早期行头颅CT或MRI检查。

全身麻醉术中知晓发生率

【指标类别】

麻醉并发症相关指标。

【指标定义】

单位时间内，发生全身麻醉术中知晓例次数占同期全身麻醉总例次数的比例。

【计算公式】

$$全身麻醉术中知晓发生率 = \frac{单位时间内发生全身麻醉术中知晓例次数}{同期全身麻醉总例次数} \times 1\,000‰$$

【计量单位】

千分比（‰）。

【指标意义】

反映医疗机构麻醉质量。

【指标说明】

全身麻醉术中知晓是指在全身麻醉过程中发生意识的恢复，患者对周围环境或声音存在着一定程度的感知与记忆，全身麻醉后患者能回忆术中发生的事情，并能告知有无疼痛等情况。

【参考值设定】

可以统计本院或同行现状进行设定，也可参考近期相关文献报道的值。

【指标导向】

逐步降低。

【指标改善与影响因素】

（1）ASA 4~5级、有术中知晓发生史、心脏手术、创伤手术、急诊手术患者是术中知晓高危人群。

（2）麻醉维持期使用肌松药、肌松期间减少麻醉药剂量、全屏静脉麻醉等容易发生术中知晓。

（3）预防性使用苯二氮䓬类药物可以减少术中知晓发生率。

（4）使用多种监测麻醉深度以减少术中知晓的发生。

◉ 术中牙齿损伤发生率

【指标类别】

麻醉并发症相关指标。

【指标定义】

单位时间内,发生术中牙齿损伤的例次数占同期插管全身麻醉总例次数的比例。

【计算公式】

$$术中牙齿损伤发生率 = \frac{单位时间内发生术中牙齿损伤的例次数}{同期插管全身麻醉总例次数} \times 1\,000‰$$

【计量单位】

千分比(‰)。

【指标意义】

术中牙齿损伤是与麻醉医师密切相关的重要并发症,应当予以密切关注。

【指标说明】

术中牙齿损伤是指患者从麻醉开始至麻醉结束过程中发生的牙齿损伤(包括牙齿脱落、松动等)。气管内导管及喉罩全身麻醉均属于插管全身麻醉。

【参考值设定】

可以统计本院或同行现状进行设定,也可参考近期相关文献报道的值。

【指标导向】

逐步降低。

【指标改善与影响因素】

（1）年龄因素:不同年龄的患者牙齿各有其特点。婴幼儿常有龋齿,使用咽喉镜施力过度时易造成牙齿松动;中年人已做补牙或不正规镶牙,牙周病比较普遍,易引起损伤;老年人唾液分泌减少及口腔干燥,常见牙周病和牙齿松动,若缺牙特别是只剩单个牙齿极易脱落,牙齿再修补、磨损受腐蚀时容易脆化而增加牙釉质断离的机会。

（2）牙齿病变:患者常见存在不同程度的牙齿问题,如龋齿、牙周病、冠修复、活动义齿修复等。这些缺损和病变可影响牙齿的结构和牢固性,插管过程中牙齿损伤的危险性随之增高。

（3）操作因素:技术操作不正确,使用咽喉镜时以切牙作为支点用力过大。患者不合作时强行放置通气道或吸引装置时施力过度。患者初醒咬通气道或吸引器管时常使切牙前移,导致切牙松动或断裂,特别是前牙冠容易受损。

（4）其他因素:困难气管插管时容易发生损伤;术中患者抽搐时,磨牙可能损伤;苏醒期间患者咬牙也容易损伤牙齿;放置或拔除通气道、吸引期间容易损伤牙齿,造成牙外伤,特别是前牙冠的损伤。

● 反流误吸发生率

【指标类别】

麻醉并发症相关指标。

【指标定义】

单位时间内,麻醉期间反流误吸发生例次数占同期麻醉科完成麻醉总例次数的比例。

【计算公式】

$$反流误吸发生率 = \frac{单位时间内麻醉期间反流误吸发生例次数}{同期麻醉科完成麻醉总例次数} \times 10\,000‰$$

【计量单位】

万分比(‰)。

【指标意义】

反映医疗机构麻醉质量。

【指标说明】

麻醉期间反流误吸是指在麻醉期间发生的且患者离开手术室/恢复室时呼吸空气指氧饱和度无法维持≥90%的反流误吸。

【参考值设定】

可以统计本院或同行现状进行设定,也可参考近期相关文献报道的值。

【指标导向】

逐步降低。

【指标改善与影响因素】

(1)儿童围手术期反流风险高于成人。

(2)急诊严重创伤患者、肥胖患者、困难气道患者、颅脑损伤患者以及消化道肠梗阻患者等风险增加。

(3)合理的术前禁饮禁食方案可以降低反流发生率,提升患者舒适度和满意度。

【参考文献】

[1] HINKELBEIN J,ANDRES J,KARL-CHRISTIAN T,et al. Perioperative cardiac arrest in the operating room environment:A review of the literature [J]. Minerva Anestesiologica,2017,83(11):1190-1198.

[2] 医政司.国家卫生健康委办公厅关于印发超声诊断等5个专业医疗质量控制指标(2022年版)的通知 [EB/OL].(2022-05-27)[2024-03-11]. http://www.nhc.gov.cn/yzygj/s7657/202205/56765f0f512f4f058efc4169a0e1c639.shtml.

[3] MUNDAY J,DELAFORCE A,PENNY H,et al. Perioperative temperature monitoring for patient safety:A period prevalence study of five hospitals [J]. Int J Nurs Stud,2023,143:104508.

[4] 中华护理学会手术室护理专业委员会.手术室护理实践指南[M].北京:人民卫生出版社,2018.

[5] 邢雪燕,涂淑敏,张欢,等.集束化护理干预对PACU入室低体温发生率的影响[J].麻醉安全与质控,2020,4(06):384-386.

［6］ LIU Y,XIAO S,YANG H,et al. Postoperative pain-related outcomes and perioperative pain management in China:A population-based study［J］. Lancet Reg Health West Pac,2023,39:100822.

［7］ 医政司. 国家卫生健康委办公厅关于印发麻醉科医疗服务能力建设指南(试行)的通知［EB/OL］.(2019-12-16)［2023-12-09］. http://www.nhc.gov.cn/yzygj/s3594q/201912/7b8bee1f538e459081c5b3d4d9b8ce1a.shtml.

［8］ LEWIS S R,PRITCHARD M W,FAWCETT L J,et al. Bispectral index for improving intraoperative awareness and early postoperative recovery in adults［J］. Cochrane Database Syst Rev,2019,9(9):CD003843.

［9］ BRUNINGS J W,VANBELLE S,ANKIE E W,et al. Voice and vocal fold condition following short-term general anesthesia:A prospective study［J］. J Voice,2021,35(3):502.

［10］ PANDIT J J,COOK T M,JONKER W R,et al. A national survey of anaesthetists(NAP5 baseline)to estimate an annual incidence of accidental awareness during general anaesthesia in the UK［J］. Br J Anaesth,2013,110(4):501-509.

［11］ BRADY M,KINN S,STUART P. Preoperative fasting for adults to prevent perioperative complications［J］. Cochrane Database Syst Rev,2003(4):CD004423.

第四节　特检专科指标

特检专科指标思维导图如图 4-4-1 所示。

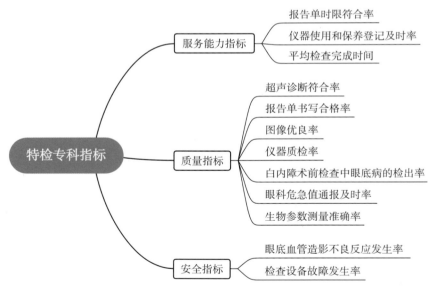

图 4-4-1　特检专科指标思维导图

一、服务能力指标

● 报告单时限符合率

【指标类别】

服务能力指标。

【指标定义】

单位时间内,患者自检查结束到出具报告单时间与公示时间相符合的报告单比例。

【计算公式】

$$报告单时限符合率 = \frac{单位时间内,自检查结束到出具报告单时间与公示时间相符合的例数}{同期检查的总例数} \times 100\%$$

【计量单位】

百分比(%)。

【指标意义】

该指标反映了特检报告的及时性。

【指标说明】

(1)目前本院规定:常规检查 30 分钟内出具报告;急诊检查 10 分钟内出具报告。

(2)从患者检查结束,到报告单审核完成的时间,作为计算报告单时限的标准。

【参考值设定】

可以统计本院或同行现状进行设定,也可参考近期相关文献报道的值。根据本院现状,建议设定在 100%。

【指标导向】

维持 100%。

【指标改善与影响因素】

该指标的改善可以通过以下方式实现。

(1)通过精细化的信息化系统,实现对特检流程全程监控,以期不断提高检查结果时效性。

(2)特检科工作人员作为处理检查标本的主体,对特检科人员定期进行能力评估并对其进行科学、规范的培训,可有效增强其责任心和主动意识,提高积极性,从而确保特检报告及时、准确地发出。

当该指标明显低于目标值时,需要回顾报告单时限不符合的原因,是否与操作不规范、流程不合理、患者配合困难等有关。

【相关指标】

报告单书写合格率、平均检查完成时间。

仪器使用和保养登记及时率

【指标类别】

服务能力指标。

【指标定义】

单位时间内,实际登记仪器使用和保养记录的天数占仪器使用总天数的比例。

【计算公式】

$$仪器使用和保养登记及时率 = \frac{实际登记仪器使用和保养记录的天数}{仪器使用总天数} \times 100\%$$

【计量单位】

百分比（%）。

【指标意义】

该指标反映了仪器使用和保养登记的实际执行率,有助于分析仪器的使用和维护保养情况,提高仪器使用效率和延长仪器使用寿命。

【指标说明】

（1）实际登记仪器使用和保养记录的天数是指单位时间内,每日完成工作后,对仪器使用的时长及是否进行保养作出记录的天数。

（2）仪器使用总天数是指有使用过的仪器不论其当日使用时长的长短均算为一日,单位时间内,仪器使用的天数和。

（3）建议采取1个月为单位时间来计算指标,以利于及早发现问题,及时进行整改。

【参考值设定】

可以统计本院或仪器所属科室的现状进行设定,也可参考仪器厂家的有关要求。例如根据仪器所属科室的现状将目标设定于90%。

【指标导向】

逐步提高。

【指标改善与影响因素】

该指标的改善可以通过以下方式实现。

（1）明确责任与流程:明确每台仪器的保管专人,落实责任到人,并制订详细的操作和保养流程。

（2）提供培训与指导:对新进员工及新进设备进行操作及保养培训,不定期对每位使用人员进行考察,确保他们熟练掌握使用和保养登记的流程。

（3）加强监督与检查:每日工作结束前保管专人间相互监督保养与登记,定期对仪器的使用和保养登记情况进行检查,对未及时登记的情况进行调查,找出原因并采取相应的措施。

（4）定期总结与改进:定期对仪器使用和保养登记情况进行总结,找出存在的问题和不足,并制订相应的改进措施。

当该指标明显低于目标值时,需要回顾本次单位时间内仪器使用的情况和登记不及时的原因,如是否存在个别人员缺乏足够的意识和关注、工作人员是否缺乏培训和指导及仪器使用和保养漏登的人员是否因特殊情况无法完成登记等。

【相关指标】

检查设备故障发生率。

⊙ 平均检查完成时间

【指标类别】

服务能力指标。

【指标定义】

平均检查完成时间是指单位时间内检查完成时间的算数平均值。

【计算公式】

$$平均检查完成时间 = \frac{(X_1 + X_2 + X_3 + \cdots + X_n)}{n}$$

注：n 为单位时间内检查人数，X 是检查完成时间。

【计量单位】

分钟（min）。

【指标意义】

该指标反映了检查完成的及时性和效率，平均检查完成时间是保证临床诊断准确性和及时性的重要前提。

【指标说明】

（1）检查完成时间是指从患者检查开始到检查完成所需要的时间，即检查完成时间 = 患者报告完成时间节点−患者信息一键填充时间节点。

（2）本指标并不考虑患者检查等候时间，患者等候时间受多种不确定性因素影响，如检查室距离诊室的距离，检查仪器的品牌、参数及效率以及检查人员的配备情况等，差异较大。

（3）考虑不同等级医院所开展的检查项目不同，参考范围包括但不限于广角检眼镜、OCT、B 超、彩超、眼底照相、角膜地形图、角膜内皮镜、超声生物显微镜检查（UBM）、眼前段照相、电生理、血管造影、IOL Master 以及视野检查等，多项检查的平均检查时间即各项平均检查时间的算数和。

（4）检查过程中存在的特殊情况不纳入统计内，如仪器故障或因患者及检查者原因中断检查等。

【参考值设定】

可以统计本院或医疗质量指标进行设定，尚未有类似文献相关报道。目前无相关文献有报道的各项检查，根据本院现状，建议眼部 B 超的平均检查完成时间为 3 分钟，广角检眼镜检查为 2 分钟，OCT 检查为 5 分钟，眼底照相检查为 2 分钟，彩超检查为 8 分钟，角膜地形图检查为 6 分钟，角膜内皮镜检查为 5 分钟，UBM 为 19 分钟，眼前段照相为 2.5 分钟，电生理检查为 40 分钟，视野检查为 32 分钟，IOL Master 检查为 4.5 分钟，血管造影检查为 27 分钟。

【指标导向】

逐步降低。

【指标改善与影响因素】

（1）检查人员的定期培训及规范化考核。

（2）给予患者对检查注意事项的充分宣教。

（3）优化诊室与检查室之间的动线以及检查流程。

（4）对全院的检查进行同质化管理。

当该指标明显高于目标值时,需要回顾用时较长的个案的原因,是否与仪器、医护因素或是患者因素等有关。

【相关指标】

白内障预住院患者术前检查套餐平均完成时间、青光眼预住院患者术前检查套餐平均完成时间。

二、质量指标

⦿ 超声诊断符合率

【指标类别】

质量指标。

【指标定义】

单位时间内,超声诊断与病理或临床诊断符合的例数占同期超声诊断有对应病理或临床诊断总例数的比例。

【计算公式】

$$超声诊断符合率 = \frac{单位时间内,超声诊断与病理或临床诊断符合的例数}{同期超声诊断有对应病理或临床诊断总例数} \times 100\%$$

【计量单位】

百分比（%）。

【指标意义】

该指标反映了超声的诊断质量。

【指标说明】

（1）根据本院实际情况,可统计超声诊断为"视网膜脱离""脉络膜黑色素瘤""海绵状血管瘤"等行手术治疗或有病理结果的病例。

（2）只统计超声诊断有对应病理诊断或临床最终诊断的病例。

（3）以手术诊断或术后病理诊断、临床检验指标、动态随访结局、其他影像学检查佐证和病例讨论等确定,进行综合分析后作为诊断标准。

【参考值设定】

可以统计本院或同行现状进行设定,也可参考近期相关文献报道的值。根据本院现状,建议设定在100%。

【指标导向】

维持100%。

【指标改善与影响因素】

该指标的改善可以通过以下方式实现。

（1）规范操作，全面扫查。

（2）如果各类病理膜呈非典型表现，玻璃体混浊较重时容易相互混淆，必须动态仔细观察眼内膜的厚度、接着点、活动度、位置及有无视网膜脱离才能明确诊断。

当该指标明显低于目标值时，需要回顾产生错误诊断的原因，是否来源于操作不规范、患者配合困难、操作人员诊断水平不够等。

【相关指标】

报告单书写合格率、图像优良率、白内障术前检查中眼底病的检出率。

报告单书写合格率

【指标类别】

质量指标。

【指标定义】

单位时间内，检查报告书写合格的数量占同期检查报告总数的比例。

【计算公式】

$$报告单书写合格率 = \frac{单位时间内检查报告书写合格的数量}{同期检查报告总数} \times 100\%$$

【计量单位】

百分比（%）。

【指标意义】

该指标反映了检查报告书写质量。

【指标说明】

具有下列情况之一者视为不合格报告。

（1）报告单由无资质的医生签名。

（2）检查眼别或部位与申请单不一致。

（3）报告单中的描述与诊断不一致。

（4）报告单存在明显错误的，包括：描述或诊断眼别错误；病变描述或诊断错误、遗漏；描述或诊断术语不合理或不规范；有错别字或语法错误，计量单位错误（如 mm 写成 cm）；报告单患者姓名、性别、ID 号等信息与实际不符或缺失。

【参考值设定】

可以统计本院或同行现状进行设定，也可参考近期相关文献报道的值。例如 90%、95%、97%。

【指标导向】

逐步提高。

【指标改善与影响因素】

该指标的改善可以通过以下方式实现。

（1）通过持续的学习和培训来提升医生的专业知识和技术水平。

（2）规范报告书写的格式和内容，确保报告中包含了所有必要的信息。

（3）制订报告审核机制，必要时制订奖惩机制。

（4）上级部门制订督查机制，对报告进行评估和反馈，定期进行质量控制和改进。

【相关指标】

图像优良率、超声诊断符合率。

图像优良率

【指标类别】

质量指标。

【指标定义】

抽查图像质量为优的报告单数量占同期抽查报告单总数的比例。

【计算公式】

$$图像优良率 = \frac{抽查图像质量为优的报告单数量}{同期抽查报告单总数} \times 100\%$$

【计量单位】

百分比（%）。

【指标意义】

该指标反映了眼科检查图像的质量，图像优良率比例越高，检查报告单的图像质量越好。

【指标说明】

（1）每个涉及图像的眼科检查均计算单项检查的图像优良率；总图像优良率是各项图像优良率的均值。

（2）若每月检查报告单量较大，抽查报告单总量的 1%~2%，否则建议抽查 50~100 例报告单。

（3）根据不同的检查项目对图像质量的分级进行不同的定义，对分级有争议的图像可经科室医疗质量与安全会议讨论再确定分级。

【参考值设定】

可以统计本院或同行现状进行设定，也可参考近期相关文献报道的值。例如统计本院现状，可将各项眼科检查的总图像优良率的比例设定在 90%。

【指标导向】

逐步提高。

【指标改善与影响因素】

该指标的改善可以通过以下方式实现。

（1）明确眼科各项检查对图像质量的分级定义。

（2）实施仪器定期自检和定期保养的常态化,排除仪器故障、镜头污点、镀膜损坏等原因导致的图像质量不合格。

（3）加强对检查人员的培训,排除检查人员操作不熟练、不规范等人为因素造成图像质量不合格。

（4）定期回顾图像质量不合格的病例并分析原因,制订相应改进措施。

仪器质检率

【指标类别】

质量指标。

【指标定义】

单位时间内,完成质检的仪器数占同期本科室在用仪器总数的比例。

【计算公式】

$$仪器质检率 = \frac{单位时间内完成质检的仪器数}{同期本科室在用的仪器总数} \times 100\%$$

【计量单位】

百分比（%）。

【指标意义】

该指标是反映仪器质量安全的重要指标;比率越高,仪器结果的准确性和可靠性越高,有助于为临床医生提供真实、可靠的诊断依据。

【指标说明】

（1）单位时间内完成质检的仪器数指单位时间内由工程师对科室在用仪器进行质检的仪器数量。

（2）建议采取半年或1年为周期来计算指标。

【参考值设定】

可以统计本院或同行现状进行设定,也可参考近期相关文献报道的值。例如根据本院历史数据和实际情况可将目标设定于95%~98%。

【指标导向】

逐步提高。

【指标改善与影响因素】

该指标的改善可以通过以下方式实现。

（1）制定严格的质量检测标准:根据眼科检查仪器的特性和要求,制定详细的质量检测标准,包括外观、性能、准确度、稳定性等方面的要求。

（2）加强仪器日常维护和保养。

（3）定期进行仪器校准、质检,并做好记录。

当该指标明显低于目标值时,需要回顾通过质检的在用仪器数少的原因,是否来源于工程师未及时对仪器进行质检。

【相关指标】

检查设备故障发生率。

⊙ 白内障术前检查中眼底病的检出率

【指标类别】

质量指标。

【指标定义】

术前通过检查发现白内障患者合并眼底疾病的病例占同期白内障手术患者出院诊断眼底疾病的病例的比例。

【计算公式】

$$白内障手术术前眼底病检出率 = \frac{术前通过检查发现白内障患者合并眼底疾病的病例数}{同期白内障手术患者出院诊断眼底疾病的病例数} \times 100\%$$

【计量单位】

百分比(%)。

【指标意义】

该指标反映了眼科检查对眼底疾病的敏感性,白内障手术术前眼底病检出率越高,对于手术效果预判越好,为手术方案制订提供一定依据,提高患者满意度,减少不必要的医疗纠纷。

【指标说明】

(1)白内障术前合并眼底疾病包括:黄斑疾病、视神经疾病、视网膜血管疾病、周边眼底疾病、视网膜脱离等疾病。

(2)若白内障手术病例量较大,抽查同期白内障手术病例的10%~20%。

【参考值设定】

可以统计本院或同行现状进行设定,也可参考近期相关文献报道的值。例如,相关文献有报道白内障术前频域相干光断层扫描对黄斑疾病的检出率可达85.71%。

【指标导向】

逐步提高。

【指标改善与影响因素】

该指标的改善可以通过以下方式实现。

(1)结合患者病史、症状、视力(潜视力)开展有指导性的检查、阅片、诊断。

(2)光学检查手段在暗室检查或排除禁忌证后散大瞳孔检查。

(3)光学检查手段尽可能寻找屈光介质相对透明区域进行检查。

(4)仔细、详细地进行眼部超声检查,检查区域涵盖视神经、黄斑、周边部球壁。

(5)采用眼底照相、OCT、眼部超声多模态检查手段。

(6)定期回顾白内障术前已存眼底疾病而漏检的病例,并分析原因,及时整改。

● 眼科危急值通报及时率

【指标类别】

质量指标。

【指标定义】

眼科危急值通报时间(从结果确认到与临床医生交流的时间)符合规定时间的检查项目数占同期需要危急值通报的检查项目总数的比例。

【计算公式】

$$眼科危急值通报及时率 = \frac{危急值通报时间符合规定时间的检查项目数}{同期需要危急值通报的检查项目总数} \times 100\%$$

【计量单位】

百分比(%)。

【指标意义】

该指标反映了危急值通报是否及时,是检验后的重要质量指标。

【指标说明】

(1)眼科危急值指提示患者视力受到严重威胁的检查结果,主要有以下两种情况:OCT及眼底照相提示突发的视网膜动脉阻塞;角膜内皮镜检查提示存在角膜内皮失代偿风险。

(2)危急值通报时间指从检查结果确认至与临床医生交流或临床医生通过系统确认的时间,该时间一般要求为5分钟内。

【参考值设定】

暂无文献或行业规范提出危急值通报及时率的目标值,可以统计本院或同行现状进行设定。例如根据本院历史数据和实际情况可将目标设定于98%。

【指标导向】

逐步提高。

【指标改善与影响因素】

该指标的改善可以通过以下方式实现。

(1)建立合理的危急值报告机制,明确危急值项目及范围,建立闭环的危急值管理制度。

(2)引入信息化技术并使用多样化的报告方式,可应用电话报告、短信报告、信息系统报告等,减少不确定因素,避免人为因素造成的错听、错记风险。

(3)制订相应的质量管理措施,加强对医务人员的培训及宣教,定期开展危急值案例分析及危急值演习,加强科室间互联互通培训,提高医务人员应对危急值事件的能力和处理效率。

【相关指标】

危急值通报率。

● 生物参数测量准确率

【指标类别】

质量指标。

【指标定义】

生物参数测量误差在指定范围的眼数占同期生物参数测量眼数的比例。

【计算公式】

$$生物参数测量准确率 = \frac{生物参数测量误差在指定范围内的眼数}{同期白内障手术眼数} \times 100\%$$

【计量单位】

百分比（%）。

【指标意义】

该指标反映了生物参数测量的准确性，误差小的比例越高，准确性越高。

【指标说明】

（1）生物参数测量误差 = 白内障术后生物参数值−白内障术前生物参数值。

（2）本指标所指的生物参数特指眼轴的测量值，建议采用术后 2 周以上的眼轴测量值，推荐术后 1 个月以上的眼轴测量值。

（3）眼轴的生物测量仪器包括各类光学相干生物测量仪、A 超、B 超。

（4）建议分子与分母排除年龄小于 18 岁、病理性近视等眼轴在进展的病例；排除同时行复杂眼底手术、后巩膜加固术等对眼轴影响大的病例；排除患者因眼球震颤、年龄过小或痴呆等无法配合检查等影响测量结果的病例。

（5）建议术前、术后采用同一台仪器以减少仪器误差。

（6）建议以 3 个月为周期统计生物参数测量准确率。

【参考值设定】

可以统计本院或同行现状进行设定，也可参考近期相关文献报道的值。例如生物参数误差值指定范围根据文献报道可以设置在 ±0.1mm 以内。目前无相关文献报道生物参数测量准确率的目标值，根据本院现状，建议设定在 95%。

【指标导向】

逐步提高。

【指标改善与影响因素】

该指标的改善可以通过以下方式实现。

（1）选取准确性高的测量仪器。

（2）规范生物参数测量的步骤。

（3）遇到疑难病例，多仪器复核，多人核对。

（4）测量技术的提升：仪器操作培训等。

当该指标明显低于目标值时，需要回顾误差较大的病例产生误差的原因，是否来源于仪器测量误差、人为因素造成的误差、操作不规范、流程不合理、患者配合困难等。

【相关指标】

白内障术后屈光度数准确性、人工晶状体更换例数与更换率。

三、安全指标

眼底血管造影不良反应发生率

【指标类别】

安全指标。

【指标定义】

进行眼底血管造影检查患者发生不良反应是指在进行荧光素眼底血管造影（fundus fluorescein angiography，FFA）、吲哚菁绿血管造影（indocyanine green angiography，ICGA）和同时进行两种造影的过程中，患者静脉注射造影剂后发生不同程度、种类的不良反应的例数占同期进行眼底血管造影检查患者例数的比例。

【计算公式】

$$眼底血管造影不良反应发生率 = \frac{眼底血管造影检查发生不良反应的例数}{同期眼底血管造影检查的总例数} \times 100\%$$

【计量单位】

百分比（%）。

【指标意义】

该指标反映了眼底血管造影检查的安全性，发生率越低，安全性越高。

【指标说明】

（1）患者行眼底血管造影检查时，需要静脉注射造影剂，包括荧光素钠和/或吲哚菁绿。

（2）荧光素钠是一种公认的相对安全的造影剂，但在临床应用中仍有个别患者会出现局部及全身不良反应甚至有死亡病例报道。荧光素钠须做皮肤过敏试验，皮试阳性者不能进行 FFA 检查。

（3）ICGA 无须进行过敏试验，但吲哚菁绿不完全溶解时，会发生恶心、发热、休克等反应。

（4）判断不良反应分级标准，Yannuzzi 等对眼底血管造影不良反应进行了分类。①轻度：恶心、呕吐、打喷嚏、皮肤发红等，无须治疗，在短期内可自行恢复；②中度：发热、血栓性静脉炎、晕厥、荨麻疹、局部组织坏死等，药物治疗后可以消退；③重度：造成心脏、呼吸系统、神经系统等功能障碍，严重者甚至死亡，需要及时治疗。

【参考值设定】

可以统计本院或同行现状进行设定，也可参考近期相关文献报道的值。

【指标导向】

逐步降低。

【指标改善与影响因素】

（1）检查前排除禁忌证：①对荧光素钠药物过敏或既往造影检查曾出现不良反应者；②孕妇；③严重肝肾功能不全者；④未控制的哮喘或过敏体质者；⑤近期心脑血管、代谢或呼吸道疾病尚未控制、全身情况不平稳者；⑥贝壳类食物和碘过敏或正在使用大量激素者须慎做 ICGA 检查。

（2）所有准备行眼底血管造影检查的患者均经双重筛选，首先由临床医师进行全身系统评估，其次由造影室工作人员再次询问病史进行评估。

（3）检查预约时，利用告知单和宣教视频为患者及家属介绍眼底血管造影检查的过程和注意事项，可能出现的不良反应及相应的处理方式，提高患者对此检查的认知度和配合度。

（4）检查前，备好抢救药品物品，以便及时处理不良反应。对于既往发生过可疑或轻微造影剂过敏的患者，造影前可酌情采取预防措施，如给予抗敏剂、止吐剂。

（5）造影不良反应的发生与患者的心理因素密切相关。医务人员通过亲切的语言、轻柔的动作和耐心的态度为患者答疑，能缓解患者的不良情绪，如紧张和陌生感。

（6）检查时，严格执行检查规范。护士化药时要认真细致，从注射开始到检查结束过程中进行密切观察。

（7）检查结束后询问患者有无不适，指导患者在观察区休息 30 分钟，医护人员定时巡视观察区。加强宣教，指导患者多饮水以利造影剂的排出。

【相关指标】

不良事件上报及时率。

检查设备故障发生率

【指标类别】

安全指标。

【指标定义】

单位时间内，检查设备发生故障的天数占工作时间总天数的比例。

【计算公式】

$$检查设备故障发生率 = \frac{单位时间内检查设备发生故障的天数}{工作时间总天数} \times 100\%$$

【计量单位】

百分比（%）。

【指标意义】

该指标反映了检查设备发生故障的频率，检查设备发生故障天数的占比越高，诊疗效率越低，患者满意度下降，医院的运营成本越高。

【指标说明】

（1）单位时间内检查设备发生故障的天数指单位时间内由于检查设备发生故障无法使

用导致诊疗流程的中断或诊疗效率明显下降的天数。

（2）以 0.5 天为最小增幅。

（3）建议分子、分母排除检查设备故障发生后迅速得到解决、时间≤1 小时、未对诊疗过程造成严重影响的情况。

（4）建议采取 3~6 个月为周期来计算指标。

【参考值设定】

可以统计本院或同行现状进行设定,也可参考近期相关文献报道的值。例如根据本院历史数据和实际情况可将目标设定于 8%~10%。

【指标导向】

逐步降低。

【指标改善与影响因素】

（1）定期维护和检查:制订并执行定期维护和检查计划,确保设备得到适当的保养和维护。

（2）培训操作人员:确保操作人员经过充分的培训,熟悉设备的操作、保养和维护。这可以降低由于人为操作错误导致设备故障的风险。

（3）建立检查设备档案:为每台检查设备建立档案,记录仪器的购买日期、使用状态、维修历史等信息。这有助于追踪仪器的状态,及时发现并解决潜在问题。

（4）及时处理故障:一旦设备发生故障,应立即停用,并及时联系工程师进行维修。不要尝试自行修复复杂的设备,以免造成进一步损坏。

（5）更新和升级:及时更新和升级设备软件和硬件,以获得最新的安全修复和性能改进。这将有助于减少因软件漏洞或硬件老化导致的故障。

（6）环境控制:确保设备放置在适当的温度、湿度和清洁环境中。某些眼科仪器对环境敏感,合适地控制环境可以减少设备故障的风险。

（7）采购优质设备:在采购设备时,选择质量可靠、性能稳定的产品。这将减少设备在日后使用中出现故障的可能性。

（8）预防性维护:实施预防性维护计划,定期对设备进行深度检查和维护。这可以及时发现并解决潜在问题,防止小问题变成大故障。

（9）建立应急响应机制:制订应急响应计划,明确设备故障时的处理流程和责任人。这将有助于快速应对设备故障,减少停机时间。

（10）持续改进:定期评估设备故障处理流程,根据实际情况进行调整和改进。通过持续改进,可以提高设备的可靠性,降低故障发生率。

该指标明显高于目标值时,需要回顾仪器设备长时间处于故障的原因,是否存在仪器部件老化无法使用、未及时检修故障的仪器、操作人员使用不当、未定期维护保养等。

【相关指标】

仪器质检率、仪器使用和保养登记及时率。

【参考文献】

［1］ 赵旦,黄会金,吴文蓉.应用 PDCA 提高检验科急诊报告时限符合率［J］.实验与检验医学,2021,39（02）:309-312.

［2］ 纪玉进,朱亚红.医学影像设备的维护与保养［J］.医疗装备,2021,34（01）:143.

［3］ 雷新军,王慧梅,吴玲秀,等.放射科医学影像设备在使用和维护中的管理措施［J］.中医药管理杂志,2019,27（05）:46-47.

［4］ 胡方成.放射科医学影像设备的保养及维护措施［J］.医疗装备,2016,29（12）:49.

［5］ 宋苏云.视网膜脱离超声诊断价值［J］.中华超声影像学杂志,2000,（10）:40-42.

［6］ 赵开银,邓萍,李玲,等.原发性视网膜脱离的超声诊断价值［J］.西部医学,2009,21（10）:1785-1787.

［7］ 陈俊君,谢玉环,罗海波,等.基于超声-病理诊断符合率的病例随访在超声诊断质量控制工作中的作用［J］.中华医学超声杂志(电子版),2021,18（11）:1101-1105.

［8］ 谷杨,王红燕,李建初,等.超声医学相关质量指标的应用现状［J］.中华超声影像学杂志,2019,28(07):639-641.

［9］ 国家超声医学质量控制中心,中华医学会超声医学分会.超声医学专业质量管理控制指标专家共识（2018 年版）［J］.中华超声影像学杂志,2018,27（11）:921-923.

［10］陈志刚,刘高勤.白内障术后生物学参数变化及 IOL 计算公式的准确性研究［J］.国际眼科杂志,2022,22（7）:1195-1198.

［11］唐祖军.数字化影像质量管理综述［J］.影像研究与医学应用,2018,2（14）:1-3.

［12］叶峰,陈雅青,陈建军.放射技术工作的全面质量控制管理［J］.中医药管理杂志,2017,25（23）:101-102.

［13］任淑兰,张蕊,孔凡红.白内障术前眼底检查的意义［J］.国际眼科杂志,2012,12（01）:180-181.

［14］郑玥,杨涛,项振扬.白内障术前频域相干光断层扫描对黄斑疾病诊断价值的探讨［J］.中国眼耳鼻喉科杂志,2014,14:96-99.

［15］ITAKURA H,ITAKURA M,SATO T. Stardust sign and retinal tear detection on swept source optical coherence tomography［J］. Retina,2022,42（2）:336-339.

［16］谢小霞,敖利,胡文超.危急值报告制度在医院安全管理中的意义［J］.中医药管理杂志,2021,29（08）:173-174.

［17］钟康颖,廖娟,毛志刚,等.质量控制指标监测和 PDCA 循环管理对急诊标本持续性质量改进的作用［J］.国际检验医学杂志,2020,41（18）:2295-2298.

［18］吴美娜,蒋海彬,冯淑秀,等.基于信息化的住院患者检验危急值闭环管理效果评价［J］.江苏卫生事业管理,2023,34（07）:923-926.

［19］赵庆华,王春霞,潘小杰,等.超声科"危急值"制度的落实评估与持续改进策略［J］.中华医学超声杂志(电子版),2020,17（07）:662-666.

［20］骆丹艳,洪逸萍,杜尔罡.视网膜脱离合并白内障手术前后眼轴长度的对比观察［J］.浙江临床医学,2019,21（7）:2.

［21］POPA-CHERECHEANU A,IANCU R C,SCHMETTERER L,et al. Intraocular pressure,axial length,and refractive changes after phacoemulsification and trabeculectomy for open-angle glaucoma［J］. J Ophthalmol,2017,2017:1203269.

［22］向方,张雷.荧光素钠静脉注射致过敏性休克死亡 1 例［J］.中华眼底病杂志,2002,18（3）:220.

[23] 唐雅.眼底血管荧光造影心理护理效果的对比研究[J].中国医药指南,2017,15(26):201-202.

[24] YANNUZZI L A,ROHRER K T,TINDEL L J,et al. Fluorescein angiographycomplication survey [J]. Ophthalmology,1986,93(5):611-617.

[25] 朱爱国,易鄂飞,刘建忠.医学影像设备的使用与维护[J].医疗装备,2011,24(2):2.

[26] 姚沛旭,陈卫鹏.医学影像科设备的管理和维护[J].实用医技杂志,2005,012(05B):1313-1314.

第五节　药剂科指标

药剂科指标思维导图如图 4-5-1 所示。

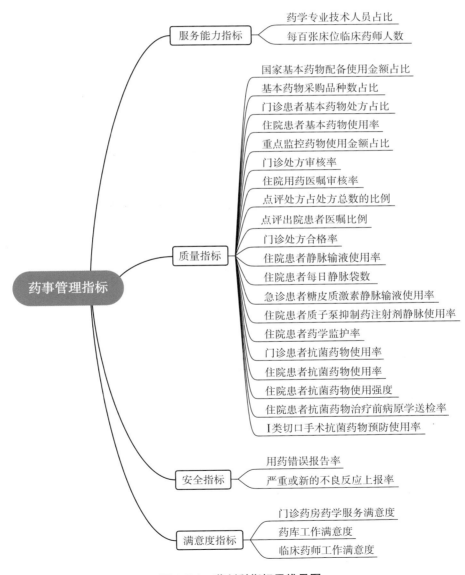

图 4-5-1　药剂科指标思维导图

一、服务能力指标

● 药学专业技术人员占比

【指标类别】

服务能力指标。

【指标定义】

药学专业技术人员数占同期医疗机构卫生专业技术人员总数的比例。

【计算公式】

$$药学专业技术人员占比 = \frac{药学专业技术人员数}{同期医疗机构卫生专业技术人员总数} \times 100\%$$

【计量单位】

百分比（%）。

【指标意义】

该指标反映了药学专业技术人员的情况。

【指标说明】

（1）药学专业技术人员是指按照有关规定取得药学专业任职资格的由医疗机构聘任的在职人员。

（2）卫生专业技术人员是指由医疗机构聘任的在职卫生专业技术人员，不含后勤等辅助部门的人员。

【参考值设定】

医疗机构药学专业技术人员不得少于本机构卫生专业技术人员的 8%。

【指标导向】

监测比较。

【指标改善与影响因素】

医院统筹，合理招聘药学专业技术人员。

【相关指标】

每百张床位临床药师人数、临床药师人数。

● 每百张床位临床药师人数

【指标类别】

服务能力指标。

【指标定义】

每 100 张实际开放床位临床药师人数。

【计算公式】

$$每百张床位临床药师人数 = \frac{临床药师人数}{同期实际开放床位数} \times 100$$

【计量单位】

位。

【指标意义】

该指标反映了临床药师人数情况。

【指标说明】

（1）分子：临床药师是以系统药学专业知识为基础，并具有一定医学和相关专业基础知识与技能、直接参与临床用药、促进药物合理应用和保护患者用药安全的药学专业技术人员。

（2）分母：医院实际开放床位数即实有床位数，指年底固定实有床位，包括正规床、简易床、监护床、超过半年加床、正在消毒和修理的床位、因扩建或大修而停用的床位。不包括产科新生儿床、接产室待产床、库存床、观察床、临时加床和患者家属陪待床。

【参考值设定】

每 100 张实际开放床位临床药师人数不少于 1 名。

【指标导向】

监测比较。

【指标改善与影响因素】

（1）通过外派本院药师开展临床药师培训，增加临床药师人次数。

（2）医院统筹，合理招聘临床药师。

【相关指标】

临床药师人数。

二、质量指标

国家基本药物配备使用金额占比

【指标类别】

质量指标。

【指标定义】

医院配备国家基本药物的使用金额占医院同期全部药品配备使用总金额的比例。

【计算公式】

$$国家基本药物配备使用金额占比 = \frac{医院配备国家基本药物的使用金额}{医院同期全部药品配备使用总金额} \times 100\%$$

【计量单位】

百分比（%）。

【指标意义】

该指标反映了国家基本药物使用情况。

【指标说明】

（1）分子为医院配备使用基本药物总金额，为医院使用的全部基本药物的金额总和。

按照《关于印发国家基本药物目录（2018 年版）的通知》（国卫药政发〔2018〕31 号）药品通用名、剂型、规格进行统计。分母为医院同期全部药品配备使用总金额，为医院同期使用的全部药品金额总和。

（2）本次计算的国家基本药物金额不包括药物溶媒，如葡萄糖、氯化钠等溶液。

（3）暂不统计中药饮片。

【参考值设定】

参考同行现状设定，国家基本药物配备使用金额占比≥10%。

【指标导向】

逐步提高。

【指标改善与影响因素】

该指标的改善可以通过以下方式实现。

（1）通过信息化系统，实现国家基本药物标识全院同质化管理。

（2）定期开展全院《国家基本药物管理制度》培训考核和临床科室的基本药物使用督查，加强基本药物全面配备优先使用。

（3）科学设置临床科室基本药物使用指标，并纳入考核。

（4）临床科室定期对基本药物使用情况开展自查，发现使用占比下降时分析原因，并进行整改。

（5）新药遴选时，在药理作用相似或相近的药品中，优先选择国家基本药物品种。

当该指标明显低于目标值时，需要回顾指标下降的原因，是否来源于门诊患者基本药物处方占比或住院患者基本药物使用率下降等。

【相关指标】

基本药物采购品种数占比、门诊患者基本药物处方占比、住院患者基本药物使用率。

基本药物采购品种数占比

【指标类别】

质量指标。

【指标定义】

医院采购国家基本药物品种数占医院同期采购药物品种总数的比例。

【计算公式】

$$基本药物采购品种数占比 = \frac{医院采购基本药物品种数}{医院同期采购药物品种总数} \times 100\%$$

【计量单位】

百分比（%）。

【指标意义】

该指标反映了基本药物品种数采购情况。

【指标说明】

（1）分子：医院采购基本药物品种数依据医院使用基本药物品种总数进行统计，即医院使用的全部基本药物品种总数。按照《关于印发国家基本药物目录（2018 年版）的通知》（国卫药政发〔2018〕31 号）药品通用名、剂型、规格进行统计。

（2）分母：医院同期采购药物品种总数依据同期医院使用药品品种总数进行统计，即同期医院使用的全部药品品种总数。按照《关于印发国家基本药物目录（2018 年版）的通知》（国卫药政发〔2018〕31 号）药品通用名、剂型、规格进行统计。

（3）本次计算的国家基本药物不包括药物溶媒，如葡萄糖、氯化钠等溶液。

（4）暂不统计中药饮片。

【参考值设定】

基本药物采购品种数占比≥40%。

【指标导向】

逐步提高。

【指标改善与影响因素】

（1）加强国家基本药物全面配备优先使用，从而提高基本药物的使用占比。

（2）新药遴选时，在药理作用相似或相近的药品中，优先选择国家基本药物品种。

【相关指标】

国家基本药物配备使用金额占比、门诊患者基本药物处方占比、住院患者基本药物使用率。

门诊患者基本药物处方占比

【指标类别】

质量指标。

【指标定义】

门诊患者处方中使用基本药物人次数占同期门诊诊疗总人次数的比例。

【计算公式】

$$门诊患者基本药物处方占比 = \frac{门诊使用基本药物人次数}{同期门诊诊疗总人次数} \times 100\%$$

【计量单位】

百分比（%）。

【指标意义】

该指标反映了门诊患者使用国家基本药物情况。

【指标说明】

（1）分子：门诊患者使用基本药物人次数按人数统计，同一门诊患者一次挂号就诊开具的处方中只要含有一种及以上基本药物，按 1 人统计。所使用的基本药物不包括仅作为药物溶媒使用的葡萄糖、氯化钠等溶液。不包括急诊患者、健康体检者。

（2）分母：门诊诊疗总人次数即门诊患者人次数，仅以门诊挂号数统计，不包括急诊患者、健康体检者及未开具药物处方患者。

（3）暂不统计中药饮片。

【参考值设定】

门诊患者基本药物处方占比≥15%。

【指标导向】

逐步提高。

【指标改善与影响因素】

（1）门诊医生开具处方时，给予"基本药物"标识提醒。

（2）门诊医生电脑或界面可以查看本院最新的基本药物目录。

（3）科学设置临床科室基本药物使用指标，并纳入考核。

（4）定期开展临床科室的基本药物使用督查，加强基本药物优先配备使用。

【相关指标】

国家基本药物配备使用金额占比、基本药物采购品种数占比、住院患者基本药物使用率。

住院患者基本药物使用率

【指标类别】

质量指标。

【指标定义】

出院患者在住院期间医嘱中使用基本药物的总人次数占同期出院总人次数的比例。

【计算公式】

$$住院患者基本药物使用率 = \frac{出院患者使用基本药物总人次数}{同期住院患者总人次数} \times 100\%$$

【计量单位】

百分比（%）。

【指标意义】

该指标反映了住院患者使用国家基本药物情况。

【指标说明】

（1）分子：出院患者使用基本药物总人次数按人数统计，同一出院患者在一次住院期间的医嘱中只要含有一种及以上基本药物，按1人统计。住院期间医嘱（含出院带药）所使用的基本药物不包括仅作为药物溶媒使用的葡萄糖、氯化钠等溶液。

（2）分母：同期出院患者总人次数即出院人数，不包括出院患者在住院期间未使用药物者。

（3）暂不统计中药饮片。

【参考值设定】

住院患者基本药物使用率≥75%。

【指标导向】

逐步提高。

【指标改善与影响因素】

（1）医生开具处方时，给予"基本药物"标识提醒。

（2）医生电脑或界面可以查看本院最新的基本药物目录。

（3）科学设置临床科室基本药物使用指标，并纳入考核。

（4）定期开展临床科室的基本药物使用督查，加强基本药物优先配备使用。

（5）临床科室定期对基本药物使用情况开展自查，发现使用占比下降时分析原因，并进行整改。

【相关指标】

国家基本药物配备使用金额占比、基本药物采购品种数占比、门诊患者基本药物处方占比。

重点监控药物使用金额占比

【指标类别】

质量指标。

【指标定义】

医院重点监控药品收入占药品总收入百分比。

【计算公式】

$$重点监控药品收入占比 = \frac{重点监控药品收入}{同期药品总收入} \times 100\%$$

【计量单位】

百分比（%）。

【指标意义】

该指标反映了重点监控药品使用情况。

【指标说明】

（1）分子：在本考核年度，辅助用药收入指第一批和第二批国家重点监控合理用药药品目录（化药及生物制品）公布的 20 种药品的收入。

（2）分母：药品总收入包括门急诊、住院药品收入。

【参考值设定】

重点监控药品收入占比≤5%。

【指标导向】

逐步降低。

【指标改善与影响因素】

（1）定期开展全院《重点监控药品管理制度》培训考核。

（2）每月监测全院重点监控药品使用金额占比，发现占比大于目标值时，及时查找原因,并联系临床科室进行整改。

（3）每月开展重点监控药品专项点评,点评结果于全院公示。

（4）重点监控药品目录于全院公示,并不定期更新。

门诊处方审核率

【指标类别】

质量指标。

【指标定义】

药品收费前药师审核门诊处方人次数占同期门诊处方总人次数的比例。

【计算公式】

$$门诊处方审核率 = \frac{药品收费前药师审核门诊处方人次数}{同期门诊处方总人次数} \times 100\%$$

【计量单位】

百分比（%）。

【指标意义】

该指标反映了门诊处方的审核情况。

【指标说明】

处方审核是指药学专业技术人员运用专业知识与实践技能,根据相关法律法规、规章制度与技术规范等,对医师在诊疗活动中为患者开具的处方,进行合法性、规范性和适宜性审核,并作出是否同意调配发药决定的药学技术服务。

【参考值设定】

门诊处方审核率≥70%。

【指标导向】

逐步提高。

【指标改善与影响因素】

（1）派遣本院药师参加审方药师培训和临床药师培训。

（2）科室内部定期开展审方培训和交流。

（3）统筹安排药师开展审方工作。

（4）及时更新维护合理用药中的药品规则。

（5）制订超说明书制度,规范本院超说明书用药。

【相关指标】

住院用药医嘱审核率。

住院用药医嘱审核率

【指标类别】

质量指标。

【指标定义】

药品调配前药师审核住院患者用药医嘱条目数占同期住院患者用药医嘱总条目数的比例。

【计算公式】

$$住院用药医嘱审核率 = \frac{药品调配前药师审核住院患者用药医嘱条目数}{同期住院患者用药医嘱条目总数} \times 100\%$$

【计量单位】

百分比(%)。

【指标意义】

该指标反映了住院患者医嘱审核情况。

【指标说明】

为便于统计,住院患者用药医嘱(总)条目数均以出院患者用药医嘱(总)条目数计算。

【参考值设定】

住院用药医嘱审核率≥70%。

【指标导向】

逐步提高。

【指标改善与影响因素】

(1)派遣本院药师参加临床药师培训。

(2)科室内部定期开展审方培训和交流。

(3)统筹安排药师开展审方工作。

(4)及时更新维护合理用药中的药品规则。

(5)制订超说明书制度,规范本院超说明书用药。

(6)根据本院临床药师工作制度,安排临床药师开展药学查房,关注患者用药情况。

【相关指标】

门诊处方审核率。

点评处方占处方总数的比例

【指标类别】

质量指标。

【指标定义】

点评处方数占处方总数的比例,其中点评处方包括点评门急诊处方和点评出院患者住院医嘱两部分。

【计算公式】

$$点评处方占处方总数的比例 = \frac{点评处方数}{处方总数} \times 100\%$$

【计量单位】

百分比(%)。

【指标意义】

该指标反映了处方点评情况。

【指标说明】

（1）分子：点评处方数包括考核年度内点评的门急诊处方数。处方点评包括整体和专项点评。

（2）分母：处方总数按药房处方数统计，包括门急诊处方。

【参考值设定】

点评处方占处方总数的比例≥90%。

【指标导向】

逐步提高。

【指标改善与影响因素】

（1）派遣本院药师参加审方药师培训。

（2）科室内部定期开展处方点评培训和交流。

（3）使用合理用药等软件开展门急诊处方点评，及时更新维护合理用药中的药品规则。

（4）制订超说明书制度，规范本院超说明书用药。

（5）制订处方点评制度，统筹安排药师开展处方点评工作，点评结果作为医疗质量评分的组成部分纳入日常考核和年终考评。

【相关指标】

门诊处方审核率、住院用药医嘱审核率。

点评出院患者医嘱比例

【指标类别】

质量指标。

【指标定义】

出院患者住院医嘱点评数占同期出院人数的比例。

【计算公式】

$$点评出院患者医嘱比例 = \frac{出院患者住院医嘱点评数}{同期出院人数} \times 100\%$$

【计量单位】

百分比（%）。

【指标意义】

该指标反映了处方点评情况。

【指标说明】

（1）分子：出院患者住院医嘱点评数按点评的人数（即病历份数）统计，同一患者在同一次住院期间多个医嘱的处方点评，按1人统计。处方点评包括整体和专项点评。

（2）分母：同期出院人数，不包括出院患者在住院期间未使用药物者。

【参考值设定】

点评出院患者医嘱比例≥90%。

【指标导向】

逐步提高。

【指标改善与影响因素】

（1）派遣本院药师参加临床药师培训。

（2）科室内部定期开展处方点评培训和交流。

（3）使用合理用药等软件开展住院医嘱点评，及时更新维护合理用药中的药品规则。

（4）制订超说明书制度，规范本院超说明书用药。

（5）制订处方点评制度，统筹安排药师开展住院医嘱点评工作，点评结果作为医疗质量评分的组成部分纳入日常考核和年终考评。

【相关指标】

门诊处方审核率、住院用药医嘱审核率。

门诊处方合格率

【指标类别】

质量指标。

【指标定义】

合格的门诊处方人次数占同期点评门诊处方总人次数的比例。

【计算公式】

$$门诊处方合格率 = \frac{合格的门诊处方人次数}{同期点评门诊处方总人次数} \times 100\%$$

【计量单位】

百分比（%）。

【指标意义】

该指标反映了门诊处方点评情况。

【指标说明】

不合格处方包括不规范处方、用药不适宜处方及超常处方。

【参考值设定】

门诊处方合格率≥95%。

【指标导向】

逐步提高。

【指标改善与影响因素】

（1）定期开展《处方管理办法》培训，促进合理用药知识的学习。

（2）加强科室对药品说明书的学习。

（3）及时更新维护合理用药中的药品规则。

（4）制订超说明书制度,规范本院超说明书用药。

（5）统筹安排药师开展审方工作。

【相关指标】

门诊处方审核率、住院用药医嘱审核率。

住院患者静脉输液使用率

【指标类别】

质量指标。

【指标定义】

使用静脉输液的住院患者数占同期出院患者总数的比例。

【计算公式】

$$住院患者静脉输液使用率=\frac{使用静脉输液的住院患者数}{同期出院患者数}\times100\%$$

【计量单位】

百分比（%）。

【指标意义】

该指标反映了住院患者静脉输液的情况。

【指标说明】

（1）静脉输液包括静脉滴注和静脉推注。

（2）疫苗、溶媒、局部麻醉、封闭、结膜下、肌内、皮下、球后注射药、皮试液等不列入静脉输液的统计范围。

（3）同一患者使用多种静脉输注药物(含中药注射剂),记为1例。

（4）为便于统计,使用静脉输液的住院患者数和住院患者总数均以出院患者的人数计算。

【参考值设定】

住院患者静脉输液使用率≤15%。

【指标导向】

逐步降低。

【指标改善与影响因素】

（1）优化药品供应机制,保障常用药物口服、外用等剂型的合理供应。

（2）研究确定并不断完善本机构无需静脉输液治疗的病种清单,持续积累临床管理和实践证据。

（3）强化静脉输液治疗药物不良反应发生的监测和预警机制,关注静脉输液治疗药物使用数量和强度等情况,并向临床及时反馈预警信息。

（4）定期进行相关培训与再教育,促进医务人员科学选择给药方式,建立优化给药途径的激励约束机制。

（5）建立本机构静脉输液治疗的监测及评价机制,明确相关质控指标数据采集方法与数据内部验证程序,按季度进行本机构数据分析、反馈。

（6）静脉输液是指使用量≥50mL的液体灭菌制剂直接输入静脉的医疗行为,主要包括静脉滴注、静脉推注两种。

【相关指标】

住院患者每日静脉袋数。

◉ 住院患者每日静脉袋数

【指标类别】

质量指标。

【指标定义】

每床日静脉袋数是指住院患者静脉输液总袋数与同期住院患者占用总床日数的比值。

【计算公式】

$$住院患者每日静脉袋数 = \frac{住院患者静脉输液药品总袋数}{同期住院患者实际开放总床日数} \times 100\%$$

【计量单位】

袋。

【指标意义】

该指标反映了住院患者静脉用药使用情况。

【指标说明】

静脉输液是指使用量≥50mL的液体灭菌制剂直接输入静脉的医疗行为,主要包括静脉滴注、静脉推注两种。

【参考值设定】

住院患者每日静脉袋数≤1.5袋。

【指标导向】

逐步降低。

【指标改善与影响因素】

（1）优化药品供应机制,保障常用药物口服、外用等剂型的合理供应。

（2）研究确定并不断完善本机构无需静脉输液治疗的病种清单,持续积累临床管理和实践证据。

（3）强化静脉输液治疗药物不良反应发生的监测和预警机制,关注静脉输液治疗药物使用数量和强度等情况,并向临床及时反馈预警信息。

（4）定期开展抗菌药物、糖皮质激素、质子泵抑制剂等药品的培训与再教育,进一步促进合理用药。

（5）建立本机构静脉输液治疗的监测及评价机制,明确相关质控指标数据采集方法与数据内部验证程序,按季度进行本机构数据分析、反馈。

【相关指标】

住院患者静脉输液使用率。

● 急诊患者糖皮质激素静脉输液使用率

【指标类别】

质量指标。

【指标定义】

急诊静脉使用糖皮质激素的患者数占同期急诊患者总数的比例。

【计算公式】

$$急诊患者糖皮质激素静脉输液使用率 = \frac{急诊患者静脉使用糖皮质激素人数}{同期急诊患者总数} \times 100\%$$

【计量单位】

百分比(%)。

【指标意义】

该指标反映了糖皮质激素的急诊使用情况。

【指标说明】

对不能区分门急诊的基层医疗机构按门诊患者计算。

【参考值设定】

急诊患者糖皮质激素静脉输液使用率≤0.5%。

【指标导向】

监测比较。

【指标改善与影响因素】

(1)优化药品供应机制,保障糖皮质激素口服制剂的合理供应。

(2)定期开展糖皮质激素的培训考核,加深对糖皮质激素适应证和禁忌证的认识,促进合理用药。

● 住院患者质子泵抑制药注射剂静脉使用率

【指标类别】

质量指标。

【指标定义】

静脉使用质子泵抑制药注射剂的住院患者数占同期住院患者总数的比例。

【计算公式】

$$住院患者质子泵抑制药使用率 = \frac{静脉使用质子泵抑制药注射剂的住院患者数}{同期住院患者总数} \times 100\%$$

【计量单位】

百分比(%)。

【指标意义】

该指标反映了住院患者质子泵抑制药使用情况。

【指标说明】

（1）质子泵抑制药包括奥美拉唑、艾司奥美拉唑、泮托拉唑、兰索拉唑、雷贝拉唑、艾普拉唑。

（2）为便于统计,静脉使用质子泵抑制药注射剂的住院患者数和住院患者总数均以出院患者的人数计算。

【参考值设定】

住院患者质子泵抑制药注射剂静脉使用率≤0.1%。

【指标导向】

监测比较。

【指标改善与影响因素】

（1）优化药品供应机制,保障抑酸药或质子泵抑制药口服制剂的合理供应。

（2）定期开展质子泵抑制药的培训考核,加深对质子泵抑制药的适应证和禁忌证的认识,促进合理用药。

【相关指标】

住院患者静脉输液使用率、住院患者每日静脉袋数。

住院患者药学监护率

【指标类别】

质量指标。

【指标定义】

实施药学监护的住院患者数占同期住院患者总数的比例。

【计算公式】

$$住院患者药学监护率 = \frac{实施药学监护的住院患者数}{同期住院患者总数} \times 100\%$$

【计量单位】

百分比(%)。

【指标意义】

该指标反映了住院患者药学监护情况。

【指标说明】

（1）药学监护主要内容包括药学查房、制订监护计划、患者用药教育、药学会诊等在病历中记录的工作。

（2）为便于统计,实施药学监护的住院患者数和同期住院患者总数均以出院患者的人数计算。

【参考值设定】

住院患者药学监护率≥20%。

【指标导向】

逐步提高。

【指标改善与影响因素】

（1）通过外派本院药师开展临床药师培训,增加临床药师人次数。

（2）医院统筹,合理招聘临床药师。

（3）建立临床药师工作制度,临床药师开展药学查房,对重点患者实施药学监护,并建立药历。

【相关指标】

每百张床位临床药师人数。

◉ 门诊患者抗菌药物使用率

【指标类别】

质量指标。

【指标定义】

门诊患者使用抗菌药物人次数占同期门诊患者总人次数的比例。

【计算公式】

$$门诊患者使用抗菌药物的百分率 = \frac{门诊患者使用抗菌药物人次数}{同期门诊患者总人次数} \times 100\%$$

【计量单位】

百分比(%)。

【指标意义】

该指标反映了门诊患者抗菌药物使用情况。

【指标说明】

分子:按门诊患者使用抗菌药物人次数计算。同一名患者开具两张抗菌药物门诊处方,按 1 人次计算。

【参考值设定】

门诊患者使用抗菌药物的百分率≤1%。

【指标导向】

监测比较。

【指标改善与影响因素】

（1）每月监测门诊患者抗菌药物处方占比,对指标异常进行分析整改。

（2）开展处方点评,定期公示抗菌药物不合理处方,并将点评作为医疗质量评分的组成部分纳入日常考核和年终考评。

（3）定期开展抗菌药物培训与考核,对抗菌药物的合理应用进行再教育。

【相关指标】

住院患者抗菌药物使用率、住院患者抗菌药物使用强度。

住院患者抗菌药物使用率

【指标类别】

质量指标。

【指标定义】

住院患者使用抗菌药物人数占同期医疗机构住院患者总数的比例。

【计算公式】

$$住院患者抗菌药物使用率=\frac{住院患者使用抗菌药物人数}{同期医疗机构住院患者总数}\times100\%$$

【计量单位】

百分比（%）。

【指标意义】

该指标反映了住院患者抗菌药物使用情况。

【指标说明】

为便于统计，住院患者使用抗菌药物人数和住院患者总数均以出院患者的人数计算。

【参考值设定】

住院患者抗菌药物使用率≤10%。

【指标导向】

逐步降低。

【指标改善与影响因素】

（1）每月监测住院患者抗菌药物使用率，对指标异常进行分析整改。

（2）开展抗菌药物专项点评，定期公示抗菌药物不合理医嘱，并将点评作为医疗质量评分的组成部分纳入日常考核和年终考评。

（3）定期开展抗菌药物培训与考核，对抗菌药物的适应证、不良反应及禁忌证进行再教育。

（4）实施抗菌药物分级管理，明确抗菌药物使用权限。

（5）制订抗菌药物临时采购程序并严格实施。

（6）临床科室签订抗菌药物责任书，并将抗菌药物指标作为医疗质量，纳入考核。

【相关指标】

门诊患者抗菌药物使用率、住院患者抗菌药物使用强度。

住院患者抗菌药物使用强度

【指标类别】

质量指标。

【指标定义】

住院患者平均每日每百张床位所消耗抗菌药物的限定日剂量（defined daily dose，DDD）数。

【计算公式】

$$住院患者抗菌药物使用强度 = \frac{住院患者抗菌药物使用量（累计数）}{同期住院患者床日数} \times 100\%$$

【计量单位】

DDDs。

【指标意义】

该指标反映了住院患者抗菌药物使用情况。

【指标说明】

（1）DDD 又称"限定日剂量"，是指一个药品以主要适应证用于成年人的维持日剂量。DDD 值来源于 WHO 药物统计方法合作中心提供的解剖学治疗学及化学分类系统（Anatomical Therapeutic Chemical，ATC）指数 ATC Index。对于未给出明确 DDD 值的抗菌药物，参照国家卫生健康委员会抗菌药物临床应用监测网提供的数据。

（2）住院患者床日数 = 平均住院天数 × 同期出院患者总数。

【参考值设定】

住院患者抗菌药物使用强度≤10DDDs。

【指标导向】

逐步降低。

【指标改善与影响因素】

（1）成立抗菌药物管理工作组，负责临床科室的技术指导、咨询和专业培训。

（2）每月监测住院患者抗菌药物使用强度，对指标异常进行分析整改。

（3）开展抗菌药物专项点评，定期公示抗菌药物不合理医嘱，并将点评作为医疗质量评分的组成部分纳入日常考核和年终考评。

（4）定期开展抗菌药物培训与考核，对抗菌药物的适应证、不良反应及禁忌证进行再教育。

（5）实施抗菌药物分级管理，明确特殊使用级抗菌药物的临床应用程序。

（6）制订抗菌药物临时采购程序并严格实施。

（7）临床科室签订抗菌药物责任书，并将抗菌药物指标作为医疗质量，纳入考核。

（8）完善抗菌药物在围手术期预防性使用和治疗性使用的信息系统。

【相关指标】

门诊患者抗菌药物使用率、住院患者抗菌药物使用率。

● **住院患者抗菌药物治疗前病原学送检率**

详见第二章第四节　住院患者抗菌药物治疗前病原学送检率。

● **Ⅰ类切口手术抗菌药物预防使用率**

详见第二章第四节　Ⅰ类切口手术抗菌药物预防使用率。

三、安全指标

◉ 用药错误报告率

【指标类别】

安全指标。

【指标定义】

医疗机构某一时间范围内报告给医疗机构管理部门的用药错误人次数占同期用药患者总数的比例。

【计算公式】

$$用药错误报告率 = \frac{报告给医疗机构管理部门的用药错误人次数}{同期用药患者总数} \times 100\%$$

【计量单位】

百分比(%)。

【指标意义】

反映医疗机构用药错误主动报告情况。

【指标说明】

（1）用药错误是指药品在临床使用及管理全过程中出现的、任何可以防范的用药疏失，这些疏失可以导致患者发生潜在的或直接的损害。根据发生用药错误后果的严重程度将用药错误分为9级。

A级：客观环境或条件可能引发错误（错误隐患）。

B级：发生错误但未发给患者，或已发给患者但患者未使用。

C级：患者已使用，但未造成伤害。

D级：患者已使用，需要监测错误对患者造成的后果，并根据后果判断是否需要采取措施预防和减少伤害。

E级：错误造成患者暂时性伤害，需要采取处置措施。

F级：错误对患者的伤害可导致患者住院或延长患者住院时间。

G级：错误导致患者永久性伤害。

H级：错误导致患者生命垂危，须采取维持生命的措施（如心肺复苏、除颤、插管等）。

I级：错误导致患者死亡。

（2）同期用药患者总数指单位时间内门诊、急诊和住院患者用药人数总和。

【参考值设定】

用药错误报告率≤0.1‰。

【指标导向】

逐步降低。

【指标改善与影响因素】

（1）定期开展科室制度的培训与考核,加强药品说明书的学习。

（2）派遣本院药师开展审方药师和临床药师培训,开展科室内部审方知识的培训与考核。

（3）对高警示药品、相似药品和多规药品标识做好全院同质化管理,并定期开展检查、培训和再教育。

（4）开展新药上架前学习,掌握新药的适应证、用法用量和禁忌证。

（5）规范药品效期和销后退回管理,保障药品质量和用药安全。

（6）建立药品质量监控体系,定期开展科室备用药品、急救药品、麻醉精神药品检查,发现问题及时整改。

严重或新的不良反应上报率

【指标类别】

安全指标。

【指标定义】

医疗机构单位时间内上报的严重或新的药品不良反应人数占同期用药患者总数的比例。

【计算公式】

$$严重或新的药品不良反应上报率=\frac{严重或新的药品不良反应上报人数}{同期用药患者总数}×100\%$$

【计量单位】

百分比（%）。

【指标意义】

该指标反映了严重或新的药品不良反应上报情况。

【指标说明】

（1）严重药品不良反应:是指因使用药品引起以下损害情形之一的反应。

1）导致死亡。

2）危及生命。

3）致癌、致畸、致出生缺陷。

4）导致显著的或者永久的人体伤残或者器官功能的损伤。

5）导致住院或者住院时间延长。

6）导致其他重要医学事件,如不进行治疗可能出现上述所列情况的。

（2）新的药品不良反应:是指药品说明书中未载明的不良反应。说明书中已有描述,但不良反应发生的性质、程度、后果或者频率与说明书描述不一致或者更严重的,按照新的药品不良反应处理。

（3）同期用药患者总数指单位时间内门诊、急诊和住院患者用药人数总和。

【参考值设定】

严重或新的药品不良反应上报率≥5%。

【指标导向】

监测比较。

【指标改善与影响因素】

（1）定期开展药品不良反应培训与考核,加强药品不良反应上报意识。

（2）临床科室设立药品不良反应联系人,定期召开药品不良反应小组会议。

（3）每月科室对药品不良反应上报情况进行分析和自查。

（4）每季度对药品不良反应上报进行总结分析,对存在问题进行整改。

【相关指标】

药品不良反应上报率。

四、满意度指标

门诊药房药学服务满意度

【指标类别】

满意度指标。

【指标定义】

衡量和评估门诊药房药学服务的标准和指标。

【计算公式】

$$门诊药房药学服务满意度=\frac{对门诊药房药学服务满意的人数}{满意度调查总人数}\times100\%$$

【计量单位】

百分比（%）。

【指标意义】

该指标反映了门诊药房药学服务满意情况。

【指标说明】

（1）调查对象包括医护人员和患者。

（2）满意度分为满意、基本满意、一般、不满意。

（3）分子:满意和基本满意的总人数。

【参考值设定】

门诊药房药学服务满意度≥90%。

【指标导向】

逐步提高。

【指标改善与影响因素】

（1）定期开展科室制度培训,加强药品说明书学习,减少发药差错。

（2）每月对发药差错进行自查和分析。

（3）每月开展业务学习，提高药师专业素养。

（4）定期开展药品储备供应自查，发现问题及时整改，满足临床的药品供应需求。

（5）规范药品效期和销后退回管理，保障药品质量和用药安全。

【相关指标】

药库工作满意度、临床药师工作满意度。

● 药库工作满意度

【指标类别】

满意度指标。

【指标定义】

衡量和评估药库工作的标准和指标。

【计算公式】

$$药库工作满意度 = \frac{对药库工作满意的人数}{调查总人数} \times 100\%$$

【计量单位】

百分比（%）。

【指标意义】

该指标反映了药库工作满意情况。

【指标说明】

（1）调查对象包括医护人员和患者。

（2）满意度分为满意、基本满意、一般、不满意。

（3）分子：满意和基本满意的总人数。

【参考值设定】

药库工作满意度≥90%。

【指标导向】

逐步提高。

【指标改善与影响因素】

（1）建立药品采购供应流程，定期开展药品储备供应自查，发现问题及时整改，满足临床的药品供应需求。

（2）规范抗菌药物临时采购流程，满足患者用药需求。

（3）定期开展科室制度培训和新药上架前学习。

（4）规范药品效期和销后退回管理，保障药品质量和用药安全。

（5）建立药品质量监控体系，定期开展科室备用药品、急救药品、麻醉精神药品检查，发现问题及时整改。

【相关指标】

门诊药房药学服务满意度、临床药师工作满意度。

临床药师工作满意度

【指标类别】

满意度指标。

【指标定义】

衡量和评估临床药师工作的标准和指标。

【计算公式】

$$临床药师工作满意度 = \frac{对临床药师工作满意的医护人员人数}{满意度调查医护人员总人数} \times 100\%$$

【计量单位】

百分比(%)。

【指标意义】

该指标反映了临床药师工作满意情况。

【指标说明】

(1)满意度分为满意、基本满意、一般、不满意。

(2)分子:满意和基本满意的医护人员人数。

【参考值设定】

临床药师工作满意度≥90%。

【指标导向】

逐步提高。

【指标改善与影响因素】

(1)派遣本院药师开展临床药师培训,提高临床药师人数。

(2)建立临床药师工作制度,临床药师开展药学查房,并结合临床治疗实践,为患者提供药学监护。

(3)临床药师参与疑难病例讨论,提出用药意见和个体化药物治疗建议。

(4)开展用药医嘱审核,对不合理用药进行干预。

(5)临床药师参与临床路径和单病种质量控制药学工作。

(6)临床药师为临床医师、护士提供合理用药培训和咨询,为患者提供用药教育。

【相关指标】

门诊药房药学服务满意度、药库工作满意度。

【参考文献】

[1]　医政医管局.卫生部国家中医药管理局总后勤部卫生部关于印发《医疗机构药事管理规定》的通知

［EB/OL］.（2011-03-30）［2024-01-30］. http://www.nhc.gov.cn/yzygj/s3593/201103/4119b5de252d45ac916 d420e0d30fda7.shtml.

［2］ 浙江省卫生健康委员会.浙江省卫生健康委等七部门关于完善国家基本药物制度的实施意见［EB/ OL］.（2019-08-27）［2024-03-08］. https://wsjkw.zj.gov.cn/art/2019/8/27/art_1229123408_857102.html.

［3］ 药物政策与基本药物制度司.国务院办公厅关于进一步做好短缺药品保供稳价工作的意见［EB/OL］. （2019-12-31）［2024-03-25］. http://www.nhc.gov.cn/yaozs/dqypxggz/201912/a471b8b5e9414e53b51b720fd 658e32e.shtml.

［4］ 医政司.关于印发医疗机构处方审核规范的通知［EB/OL］.（2018-07-10）［2024-02-29］. http://www. nhc.gov.cn/yzygj/s7659/201807/de5c7c9116b547af819f825b53741173.shtml.

［5］ 医政医管局.卫生部关于印发《医院处方点评管理规范（试行）》的通知［EB/OL］.（2010-03-03）［2024- 03-25］. http://www.nhc.gov.cn/yzygj/s3590/201810/6103f922f61440d1b48ba1571b6b6b72.shtml.

［6］ 医政司.关于加强药事管理转变药学服务模式的通知［EB/OL］.（2017-07-12）［2024-03-25］. http:// www.nhc.gov.cn/yzygj/s7659/201707/b44339ebef924f038003e1b7dca492f2.shtml.

［7］ 医政司.关于进一步加强用药安全管理提升合理用药水平的通知［EB/OL］.（2022-07-27）［2024-03-25］. http://www.nhc.gov.cn/yzygj/s7659/202207/007020b813ce446ba3cab3258775270a.shtml.

［8］ 医政司.国家卫生健康委办公厅关于印发2022年国家医疗质量安全改进目标的通知［EB/OL］.（2022- 03-02）［2024-03-25］. http://www.nhc.gov.cn/yzygj/s3585/202203/ffed3474b1884058841a07c144ad094e. shtml.

［9］ 浙江省卫生健康委员会.浙江省卫生健康委办公室关于印发"医疗质量安全改进目标"目标值及责任 分工的通知［EB/OL］.（2023-01-09）［2024-03-09］. https://wsjkw.zj.gov.cn/art/2023/1/9/art_1229560650_ 2454384.html.

［10］国家卫生健康委医院管理研究所.医疗质量管理与控制指标汇编［M］.北京:人民卫生出版社,2020.

［11］法规司.抗菌药物临床应用管理办法［EB/OL］.（2018-08-30）［2024-03-24］. http://www.nhc.gov.cn/fzs/ s3576/201808/f5d983fb5b6e4f1ebdf0b7c32c37a368.shtml.

［12］医政医管局.关于进一步加强抗菌药物临床应用管理工作的通知［EB/OL］.（2015-08-27）［2024-03-24］. http://www.nhc.gov.cn/yzygj/s3593/201508/f0fdf1f52df14b87aa97be53819f1036.shtml.

［13］萧世荣,陆国红,李易,等.提升门诊药房满意度［J］.中国卫生质量管理,2010,17（6）:4.

［14］王怡苹.品管圈用于提高患者对门诊西药房满意度的效果［J］.中国药业,2015,24（20）:2.

［15］魏志忠.探讨医院药库的管理方法及效果［J］.东方食疗与保健,2016（2）:151.

［16］曾波.优化操作流程对药库管理工作效果的影响［J］.临床合理用药杂志,2023,16（8）:171-174.

［17］计成,林燕.患者对临床药师药学服务满意度的调查研究［J］.中国医院药学杂志,2012,32（19）:1575- 1576.

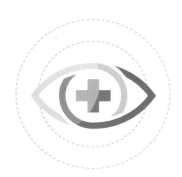

第五章

患者身心评估指标

患者身心评估指标思维导图如图 5-0-1 所示。

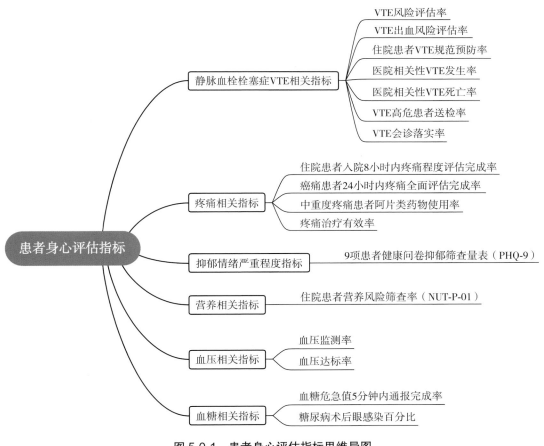

图 5-0-1 患者身心评估指标思维导图

一、静脉血栓栓塞症 VTE 相关指标

◉ VTE 风险评估率

【指标类别】

静脉血栓栓塞症（venous thromboembolism，VTE）相关指标。

【指标定义】

在报告期内，关键动态时点分别接受 VTE 风险评估的出院患者例数之和与同期出院患者例数之和的比值。

【计算公式】

$$VTE\ 风险评估率 = \frac{不同动态时点接受\ VTE\ 风险评估的出院患者总例数}{同期出院患者总例数} \times 100\%$$

【计量单位】

百分比（%）。

【指标意义】

准确识别 VTE 风险并进行合理预防可有效降低住院患者 VTE 发生率和相关病死率。

【指标说明】

在所有采集范围内的出院患者中，分别采集住院期间于关键动态时点完成《VTE 风险评估量表》、接受 VTE 风险评估的出院患者总例数，通过公式计算得出本指标。

【参考值设定】

根据各医疗机构历年数据设定。

【指标导向】

逐步提高。

【指标改善与影响因素】

（1）医疗体系与政策支持

1）医院管理层面是否将 VTE 风险评估作为常规诊疗的一部分，以及上级卫生行政机构对 VTE 防控的重视程度和相关政策推行力度。

2）医院是否制订了完善的 VTE 预防策略和流程，并将其纳入医疗质量管理指标。

（2）临床实践规范与指南更新

1）医务人员对最新 VTE 风险评估指南的熟悉程度和执行情况，包括正确使用风险评估工具和量表，如 Caprini 评分、Padua 评分等。

2）是否根据患者具体情况适时、动态地进行 VTE 风险评估，特别是在住院期间重大病情变化或手术、置管等高风险事件后。

（3）信息化建设与技术支持

1）医院信息系统是否集成 VTE 风险评估功能，支持自动提醒和记录，简化评估流程，提高评估效率。

2）电子病历系统的智能化程度是否能辅助医护人员准确、及时地进行 VTE 风险评估。

（4）教育培训与意识强化

1）医护人员对 VTE 危害的认识程度和预防意识,通过培训提高他们对 VTE 风险评估重要性的认识。

2）对新入职员工、实习生以及全体医护人员定期开展 VTE 风险评估与预防的继续教育。

（5）资源分配与激励机制

1）医院在人力、物力和财力上的投入是否为 VTE 风险评估提供了足够的支持。

2）建立与 VTE 风险评估执行情况挂钩的绩效考核和激励措施,鼓励医护人员积极进行评估。

（6）患者因素:患者的疾病类型、手术种类、病情复杂程度和个体差异等,会影响 VTE 风险评估的频率和难度。

（7）科研成果与实践经验

1）新的研究成果不断揭示新的 VTE 风险因素,及时将研究成果转化为临床实践,提高评估准确性。

2）积累并分享 VTE 风险评估和预防的成功案例,促进医疗机构之间的学习交流。

◉ VTE 出血风险评估率

【指标类别】

静脉血栓栓塞症 VTE 相关指标。

【指标定义】

在报告期内,关键动态时点的 VTE 风险评估结果为中、高风险的出院患者,分别在相应动态时点内接受了出血风险评估的比例。

【计算公式】

$$出血风险评估率 = \frac{符合分母标准,并在相应动态时点内接受出血风险评估的出院患者总例数}{不同动态时点内 VTE 风险评估为中、高风险的出院患者总例数} \times 100\%$$

【计量单位】

百分比(%)。

【指标意义】

医护人员早期识别出血高风险患者,结合 VTE 风险评估,可指导选用合理的预防措施,协同降低住院患者 VTE 发生的同时避免出血事件的发生。

【指标说明】

在所有采集范围内的出院患者中,分别采集关键动态时点 VTE 风险评估结果为中、高风险的出院患者,并采集这部分患者中在相应动态时点内完成了《出血风险评估量表》、接受出血风险评估的出院患者总例数,通过公式计算得出本指标。

【参考值设定】

100%。

【指标导向】

逐步提高。

【指标改善与影响因素】

（1）医疗政策与指南：国家或地区的医疗政策对 VTE 防治的重视程度，以及发布的相关指南和标准是否强调了出血风险评估的重要性。

（2）医务人员认知与实践

1）医护人员对 VTE 出血风险评估重要性的理解和接受程度，以及是否熟练掌握并运用相关的评估工具和方法。

2）在实际工作中，医护人员是否能在开始抗凝治疗前和随访过程中及时、准确地进行出血风险评估。

（3）医院管理体系与资源配置

1）医院是否建立了完善的 VTE 防治体系，包含出血风险评估在内的规范化流程，并将其纳入医疗质量监控指标。

2）提供足够的资源支持，包括专业培训、风险评估工具、信息系统支持等。

（4）患者个体特征与病情

1）患者的年龄、基础疾病、合并症、既往出血史等因素直接影响出血风险高低，需要医护人员细致评估。

2）患者正在接受的治疗方案，如抗凝药物的选择、剂量调整以及伴随用药等，都可能增加出血风险。

（5）信息技术应用

1）医院的信息系统是否具备内置的临床决策支持系统（CDSS），能够在适当的时间节点自动提示进行出血风险评估。

2）电子病历系统能否有效地收集、整合和分析相关风险因素，辅助医护人员进行风险评估。

（6）教育培训与质量改进活动

1）是否定期对医护人员进行关于 VTE 防治和出血风险评估的培训，提高其专业技能和操作规范性。

2）医院内部是否存在持续的质量改进计划，推动出血风险评估的普及和准确执行。

住院患者 VTE 规范预防率

【指标类别】

静脉血栓栓塞症 VTE 相关指标。

【指标定义】

在报告期内，采取机械和/或药物预防措施的出院患者例数之和与同期 VTE 中高危出院患者例数之和的比值。

【计算公式】

$$VTE\ 规范预防率=\frac{符合分母标准，采取机械和/或药物预防措施的出院患者总例数}{同期\ VTE\ 中高危出院患者总例数}\times100\%$$

【计量单位】

百分比（%）。

【指标意义】

医护人员针对完成《VTE 风险评估量表》风险中、高危的出院患者，结合出血高风险患者的评估，可指导选用规范的预防措施，以降低住院患者肺栓塞（pulmonary embolism，PE）的发生。

【指标说明】

在所有采集范围内的出院患者中，统计《VTE 风险评估量表》风险中、高危的出院患者，其中采取机械和/或药物预防措施的出院患者总例数，通过公式计算得出本指标。

【参考值设定】

100%。

【指标导向】

逐步提高。

【指标改善与影响因素】

（1）医疗系统与政策因素

1）医院管理与制度：是否有明确的 VTE 预防指南和规范流程，并将其融入临床路径中，监管执行情况。

2）政策支持与监管：国家或地方卫生健康部门是否出台相关政策，要求并监督医疗机构加强 VTE 预防工作。

（2）医护人员认知与实践

1）医护人员对 VTE 风险的认识程度：如果医务人员对 VTE 的危害性、风险评估方法及预防策略理解不足，可能会导致预防措施的不充分实施。

2）护理质量与依从性：预防措施如药物抗凝、物理预防手段（如弹力袜、压力泵等）的执行情况，以及定期评估和调整预防方案的依从性。

（3）信息化建设与技术支持

1）电子化评估工具的普及：使用电子化的 VTE 风险评估工具可以帮助及时准确地识别高风险患者，但若未广泛采用此类工具，则可能导致评估遗漏或不准确。

2）信息系统整合：医院信息化系统的完善程度直接影响 VTE 预防工作的效率，包括风险预警、预防措施提醒、记录跟踪等功能。

（4）资源配置与成本考虑

1）药物与设备供应：用于 VTE 预防的药品和器械是否充足，以及费用问题是否影响了预防措施的执行。

2）医疗资源分配：医院对于 VTE 预防投入的人力、物力资源是否足够,特别是在非手术科室。

（5）患者个体因素

1）患者风险状况：不同患者的风险等级差异,须个性化制订预防方案。

2）患者配合度：患者对预防措施的理解和配合程度也会影响预防效果。

（6）教育与培训：不断的教育与培训有助于更新医护人员对 VTE 预防的知识和技能,确保预防措施与时俱进。

◉ 医院相关性 VTE 发生率

【指标类别】

静脉血栓栓塞症 VTE 相关指标。

【指标定义】

在报告期内,明确为医院相关性 VTE 的出院患者例数之和与同期出院患者例数之和的比值。

【计算公式】

$$医院相关性 VTE 发生率 = \frac{明确为医院相关性 VTE 的出院患者总例数}{同期出院患者总例数} \times 100\%$$

【计量单位】

百分比（%）。

【指标意义】

考量住院患者医院相关性 VTE 的发生概率,为医院内 VTE 的预防效果提供评价。

【指标说明】

（1）医院相关性 VTE 患者：本次住院期间首次明确为医院相关性 VTE 的患者（入院诊断不包含 VTE,而出院诊断为 VTE 的出院患者）。

（2）在采集范围内的出院患者中,采集其病案首页信息中入院诊断不涉及 VTE,而出院诊断包含 VTE 的出院患者总例数,通过公式计算得出本指标。

【参考值设定】

0。

【指标导向】

逐步降低。

【指标改善与影响因素】

（1）患者个体特征

1）基础疾病和病情严重程度：例如,患有恶性肿瘤、慢性肾脏疾病、心脏病、呼吸系统疾病、糖尿病、肥胖症等疾病的患者,其 VTE 风险较高。

2）年龄：年龄较大患者由于血管老化、活动能力下降等原因,发生 VTE 的风险增加。

3）遗传易感性：如存在抗凝血酶缺乏、蛋白 C 或蛋白 S 缺乏等遗传性血栓倾向。

4）妊娠和产褥期：女性在孕期和产后阶段因激素水平改变和生理状态特殊，VTE 风险显著升高。

（2）手术和侵入性操作

1）手术类型和手术复杂性：某些大型手术 VTE 发生率明显增高。

2）手术时间：长时间手术增加了 VTE 的风险。

3）植入物和导管：可增加局部血栓形成的风险。

（3）患者行为和生理状态

1）制动和卧床：长期卧床或制动状态会导致静脉血流减慢，增加血栓形成的可能性。

2）脱水和营养不良：影响血液黏稠度和凝血功能。

3）吸烟、饮酒：这些不良生活习惯可能间接增加 VTE 风险。

（4）临床干预和预防措施

1）VTE 风险评估：是否正确且全面地评估每位患者的 VTE 风险，进而采取适当的预防措施。

2）预防性抗凝治疗：根据风险评估结果给予合适的抗凝药物，如低分子肝素、维生素 K 拮抗剂等。

3）物理预防：包括早期活动、使用间歇充气加压装置、应用梯度压力弹力袜等。

（5）医院环境与管理

1）护理质量：包括患者翻身、肢体活动指导、按时给药等方面的执行力度。

2）医院政策和程序：是否制订了健全的 VTE 预防策略，并得到有效执行和监控。

3）健康教育：向患者及其家属提供关于 VTE 风险和预防措施的教育。

（6）并发症和伴随疾病

1）感染和炎症：如脓毒症、多器官功能障碍综合征等会增加 VTE 风险。

2）急性疾病：如心肌梗死、脑卒中等急性事件也可能增加 VTE 发生率。

医院相关性 VTE 死亡率

【指标类别】

静脉血栓栓塞症 VTE 相关指标。

【指标定义】

本次住院期间明确为因医院相关性 VTE 而死亡的患者例数之和与同期出院患者总例数之和的比值。

【计算公式】

$$医院相关性\ VTE\ 死亡率 = \frac{明确为医院相关性\ VTE\ 的出院患者中因\ VTE\ 而死亡的总例数}{同期出院患者总例数} \times 100\%$$

【计量单位】

百分比（%）。

【指标意义】

考量住院患者医院相关性 VTE 严重程度,对促进风险评估和预防措施的正确实施具有重要意义,是评价 VTE 预防效果和能力的重要结局指标。

【指标说明】

所有采集范围内的电子病历首页信息中,在疾病转归为"死亡"的患者中,筛选电子病历首页出院诊断包含 VTE 的病例,并由专业人员逐例重点筛查,确定因医院相关性 VTE 而死亡的患者总例数,通过公式计算得出医院相关性 VTE 死亡率。

【参考值设定】

0。

【指标导向】

逐步降低。

【指标改善与影响因素】

(1)VTE 诊断和治疗延迟

1)早期诊断困难或延误可能导致血栓发展至大块肺栓塞,快速致死。

2)治疗启动时间晚,无法及时抑制血栓进一步发展和脱落。

(2)VTE 的性质和位置:肺栓塞的大小和部位,大块肺栓塞(尤其是中央型肺栓塞)常常伴随着更高的死亡率,因为它可能导致急性右心衰竭和低氧血症。

(3)患者的基础健康状况

1)合并基础疾病:如心脏病、慢性阻塞性肺疾病、肾功能不全、恶性肿瘤等,会增加 VTE 的治疗难度和并发症风险。

2)年龄:老年人群因生理机能退化、多重共病等问题,对 VTE 的耐受性降低,死亡率相对较高。

(4)治疗的选择与效果

1)抗凝治疗的选择和疗效:恰当的抗凝药物选择、用量控制和监测,以及是否及时采用溶栓疗法或介入手术去除血栓,对预后至关重要。

2)抗凝并发症:如出血风险较高的患者,可能由于抗凝治疗导致的出血事件而增加死亡风险。

(5)预防措施的实施

1)医院对 VTE 风险评估和预防策略的执行情况:如是否针对每个住院患者进行了合理的 VTE 风险分层,并依据风险高低采取相应的预防措施。

2)患者移动和活动限制:长期卧床不起、术后制动等都会增加 VTE 风险,同时也影响治疗后恢复。

(6)医疗质量与管理:医疗机构的诊疗水平和管理制度,包括对 VTE 防控知识的培训、规范流程的建立以及对 VTE 防控措施执行情况的持续改进。

(7)患者依从性:患者是否遵循医嘱,如按时服用抗凝药物、配合医生进行康复训练等,对防止 VTE 恶化和减少死亡率有直接影响。

◉ VTE 高危患者送检率

【指标类别】

静脉血栓栓塞症 VTE 相关指标。

【指标定义】

接受 VTE 相关检测的高危出院患者例数之和与同期出院 VTE 高危患者总例数的比值。

【计算公式】

$$高危患者送检率 = \frac{接受\ VTE\ 相关检测的高危出院患者总例数}{同期出院\ VTE\ 高危患者总例数} \times 100\%$$

【计量单位】

百分比（%）。

【指标意义】

医护人员针对完成《VTE 风险评估量表》风险高危的出院患者，及时送检，为医生诊断 VTE 提供有力证据，便于进一步治疗。

【指标说明】

在所有采集范围内的出院患者中，住院期间完成《VTE 风险评估量表》风险高危患者，采集其完成 VTE 相关检查检验的总例数、同期出院 VTE 高危出院患者总例数，通过公式计算得出本指标。

【参考值设定】

根据各医疗机构历年数据设定。

【指标导向】

逐步提高。

【指标改善与影响因素】

（1）医疗人员意识与知识：医护人员对 VTE 风险评估和诊断标准的熟悉程度，以及对高危患者的警觉性和重视程度直接影响送检决策。

（2）风险评估工具的使用：是否采用了标准化的风险评估模型，如 Padua 评分、Caprini 评分等来识别高风险患者，决定了筛查和送检的准确性。

（3）医院规章制度与流程：医院是否有明确的 VTE 预防和管理政策，是否强制要求对特定高危患者群体常规进行 VTE 筛查，将直接影响送检率。

（4）资源与技术条件：医疗机构拥有何种诊断技术，如超声检查（下肢深静脉超声、肺部 CT 灌注成像等）的可用性及技术水平，以及检验科室的工作效率和预约等待时间，都会影响实际送检的速度和数量。

（5）经济因素与医保政策：检查费用、医保报销比例和医院经济运营状况可能影响患者接受检查的积极性，以及医疗机构安排检查的意愿。

（6）患者因素：患者的病情严重程度、年龄、认知状态、合作程度以及对 VTE 危害的认知,都可能影响患者接受检查的决策。

（7）数据追踪与反馈机制：医院是否有良好的监测系统,能够实时反馈 VTE 预防与诊治的效果,从而促进医疗团队持续改进 VTE 筛查和诊断实践。

◉ VTE 会诊落实率

【指标类别】

静脉血栓栓塞症 VTE 相关指标。

【指标定义】

VTE 会诊启动诊疗出院患者例数之和与同期出院确诊 VTE 请相关科室会诊的患者总例数的比值。

【计算公式】

$$会诊落实率 = \frac{VTE\ 会诊启动诊疗出院患者总例数}{同期出院确诊\ VTE\ 请相关科室会诊的患者总例数} \times 100\%$$

【计量单位】

百分比(%)。

【指标意义】

参考相关专业科室会诊意见,尤其是对疑难危重患者的会诊,指导医生选用规范的诊疗方案,防止病情进一步发展恶化,以降低 PE 的发生。

【指标说明】

在所有采集范围内的出院患者中,采集 VTE 会诊启动诊疗出院患者总例数(治疗方式包括机械预防、药物治疗、溶栓及介入等)和同期出院确诊 VTE 请相关科室会诊的患者总例数,通过公式计算得出本指标。

【参考值设定】

根据各医疗机构历年数据设定。

【指标导向】

逐步提高。

【指标改善与影响因素】

（1）医疗团队认识与协作

1）医护人员对 VTE 风险和会诊必要性的认知程度:如果医护人员对 VTE 的严重性认识不足,可能会忽视及时邀请相关专科如血液科、血管外科或专门的 VTE 团队进行会诊。

2）各科室间的沟通与协作:不同科室之间的转介流程是否顺畅、是否存在壁垒,影响着VTE 高风险患者能否顺利得到专家会诊。

（2）医院管理制度与流程

1）是否有明确的 VTE 会诊制度和流程:若没有建立完善的 VTE 会诊流程或者流程执行不严格,会导致会诊申请的遗漏或延迟。

2）会诊资源的配备:医院是否设有专门的 VTE 诊疗团队,以及团队成员的专业水平和响应速度,对会诊落实率有很大影响。

（3）风险评估与监测

1）VTE 风险评估系统的有效性:如果医院尚未建立统一、规范的 VTE 风险评估体系,可能无法准确识别高风险患者,进而影响会诊需求的提出。

2）实时监测与动态评估:对于已识别的高风险患者,是否能做到定期评估和适时调整治疗方案,决定着会诊的必要性和频次。

（4）信息技术支持:电子病历系统与预警功能,信息化平台的应用可以自动化识别高风险病例并发起会诊请求,提高会诊效率和落实率。

（5）经济与政策因素:会诊费用、医保政策及报销范围,这可能影响患者接受会诊的意愿,间接影响会诊落实率。

（6）患者因素:患者对疾病的认识、同意会诊的态度和支付能力等因素也会在一定程度上影响 VTE 会诊的落实。

二、疼痛相关指标

◉ 住院患者入院 8 小时内疼痛程度评估完成率

【指标类别】

疼痛相关指标。

【指标定义】

入院 8 小时内完成疼痛程度评估的住院患者例数占同期住院患者总例数的比例。

【计算公式】

$$住院患者入院 8 小时内疼痛程度评估完成率 = \frac{入院 8 小时内完成疼痛程度评估的住院患者例数}{同期住院患者总例数} \times 100\%$$

【指标单位】

百分比(%)。

【指标意义】

反映医疗机构对住院患者疼痛评估的及时性、规范性。

【指标说明】

疼痛程度评估是指采用视觉模拟评分量表(Visual Analogue Scale/Score, VAS)、数字评分量表(Numerical Rating Scale, NRS)、口述分级法(Verbal Rating Scale, VRS)、改良面部表情疼痛评估工具(Wong Baker Faces Pain Scale Revision, FPS-R)等工具进行疼痛评估。

【参考值设定】

可以统计本院或同行现状进行设定,也可参考近期相关文献报道的值。

【指标导向】

逐步提高。

【指标改善与影响因素】

（1）加强对医师的培训，强调在患者入院 8 小时内必须完成患者的疼痛程度评估。

（2）利用信息化手段，及时提醒医师完成患者的疼痛程度评估。

（3）科室每月开展自查，医务处每月开展督查，发现问题，及时反馈、整改。

癌痛患者 24 小时内疼痛全面评估完成率

【指标类别】

疼痛相关指标。

【指标定义】

入院 24 小时内完成疼痛全面评估的癌痛患者例数占同期癌痛住院患者总例数的比例。

【计算公式】

$$癌痛患者 24 小时内疼痛全面评估完成率 = \frac{入院 24 小时内完成疼痛全面评估的癌痛患者例数}{同期癌痛住院患者总例数} \times 100\%$$

【计量单位】

百分比（%）。

【指标意义】

反映医疗机构对癌痛患者评估的规范性。

【指标说明】

本指标中疼痛全面评估是指使用简明疼痛评估量表（Brief Pain Inventory，BPI）等方法对患者的疼痛程度、性质、部位等方面进行全面评估。

【参考值设定】

可以统计本院或同行现状进行设定，也可参考近期相关文献报道的值。

【指标导向】

逐步提高。

【指标改善与影响因素】

（1）加强对医师的培训，要求对癌痛患者及时（24 小时内）进行疼痛评估。

（2）完善疼痛评估量表，合理规范评估患者疼痛程度。

（3）利用信息化手段，及时提醒医师完成癌痛患者的疼痛全面评估。

（4）科室每月开展自查，医务处每月开展督查，发现问题，及时反馈、整改。

中重度疼痛患者阿片类药物使用率

【指标类别】

疼痛相关指标。

【指标定义】

使用阿片类药物治疗中重度疼痛的患者例数占同期中重度疼痛的癌痛患者总例数的比例。

【计算公式】

$$中重度疼痛患者阿片类药物使用率 = \frac{使用阿片类药物治疗中重度疼痛的患者例数}{同期中重度疼痛的癌痛患者总例数} \times 100\%$$

【计量单位】

百分比（%）。

【指标意义】

反映医疗机构对疼痛患者治疗的规范性。

【指标说明】

中重度疼痛患者是指使用视觉模拟评分量表（VAS）（图5-0-2）或数字评分量表（NRS）（图5-0-3）评分≥4分的癌痛患者。

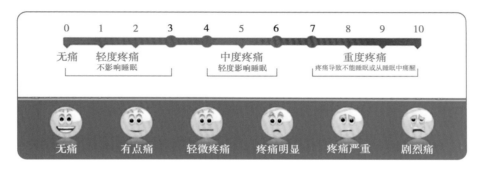

图 5-0-2　视觉模拟评分量表（VAS）

疼痛等级			评定时间（年/月/日）		
无痛		0 分　无痛			
轻度疼痛 （1~3 分）	翻身、咳嗽、深呼吸时疼痛	1 分：安静平卧不痛，翻身咳嗽时疼痛			
		2 分：咳嗽疼痛，深呼吸不痛			
		3 分：安静平卧不痛，咳嗽深呼吸疼痛			
中度疼痛 （4~6 分）	安静平卧时有疼痛，影响睡眠	4 分：安静平卧时，间歇疼痛			
		（4 分开始影响生活质量）			
		5 分：安静平卧时，持续疼痛			
		6 分：安静平卧时疼痛较重			
重度疼痛 （7~10 分）	翻转不安，无法入睡，全身大汗，无法忍受	7 分：疼痛较重，翻转不安，无法入睡			
		8 分：持续疼痛难忍，全身大汗			
		9 分：剧烈疼痛，无法忍受			
		10 分：最疼痛，生不如死			
评分					
评定者					

图 5-0-3　数字评分量表（NRS）

【参考值设定】

可以统计本院或同行现状进行设定,也可参考近期相关文献报道的值。

【指标导向】

逐步提高。

【指标改善与影响因素】

(1)加强对医师的培训,重视患者疼痛反馈,及时、规范使用阿片类药物。

(2)使用阿片类药物后及时评估患者治疗有效率。

疼痛治疗有效率

【指标类别】

疼痛相关指标。

【指标定义】

治疗后有效缓解的疼痛患者例数占同期治疗的疼痛患者总例数的比例。

【计算公式】

$$疼痛治疗有效率 = \frac{治疗后有效缓解的疼痛患者例数}{同期治疗的疼痛患者总例数} \times 100\%$$

【计量单位】

百分比(%)。

【指标意义】

反映医疗机构对疼痛患者的诊疗质量。

【指标说明】

(1)疼痛治疗分为非手术治疗和手术治疗,分别统计其有效率。

(2)本指标中手术治疗包括:完全可植入型的输注泵置入(86.0600)、输注泵置入术(86.0601);非手术治疗是指除上述手术治疗外的其他治疗。

(3)本指标中有效缓解是指治疗后效果满足以下条件之一的。

1)持续性疼痛数字化评分降低到3分及以下。

2)持续性疼痛数字化评分降低50%以上。

3)止痛药物剂量减少50%以上。

4)爆发痛减少到3次/日以下。

5)功能改善(包括运动功能、消化功能改善)。

【参考值设定】

可以统计本院或同行现状进行设定,也可参考近期相关文献报道的值。

【指标导向】

逐步提高。

【指标改善与影响因素】

(1)加强对医师的培训,合理规范评估患者疼痛程度。

（2）评估患者达到需要治疗的疼痛程度后，及时、规范地给予有效的治疗。

（3）治疗后及时评估患者治疗有效率。

（4）对于治疗后疼痛缓解效果不理想的患者，及时开展疑难病例讨论，讨论分析整改措施。

三、抑郁情绪严重程度指标

◉ 9 项患者健康问卷抑郁筛查量表（PHQ-9）

【指标类别】

抑郁情绪严重程度指标。

【指标定义】

国际通用抑郁自评量表之一，基于 DSM-IV 抑郁发作诊断标准的 9 项条目编制而成，被试者依据最近 2 周实际感受做第一印象自评，总分反映抑郁的严重水平。

【计算公式】

1~9 项条目得分的总和。

【计量单位】

分。

【指标意义】

（1）用于抑郁筛查、抑郁严重度划分及抑郁症状动态评估。

（2）眼科从业者对眼病相关情绪问题有一定关注，但在实际操作中，仍时常忽略与情绪有关的问询或必要检查或未能对问询或检测结果作出有效应对。

（3）眼病患者中抑郁症或抑郁症状总患病率为 25%（5.4%~57%）。在不同眼病类别中，干眼（dry eye, DE）患者抑郁发病率最高，为 29%，其次为青光眼 25%，年龄相关性黄斑变性（age-related macular degeneration, AMD）24%，白内障 23%。

（4）有研究显示，单眼白内障手术术后 1 年患者因抑郁或焦虑而联系心理健康部门的次数减少 18.8%。与男性相比，女性患者白内障术后 1 年因精神疾病就诊次数增加了 27.46%。

【指标说明】

（1）不能依据 PHQ-9（图 5-0-4）的结果作出抑郁症的临床诊断，如需诊断，请咨询专科医师或使用定式诊断量表（MINI 或 SCID-P）。

（2）各选项的含义：完全不会，没有或很少时间；好几天，少部分时间；一半以上的天数，相当多时间；几乎每天，绝大部分或全部时间。

（3）各选项的赋分：完全不会，0 分；好几天，1 分；一半以上的天数，2 分；几乎每天，3 分。

（4）总分的临床意义：PHQ-9 的总分范围 0~27 分，可以用来评估抑郁症状的严重程度。0~4 分无抑郁症状；5~9 分轻度抑郁；10~14 分中度抑郁；15~19 分中重度抑郁；20~27 分重度抑郁。

⊙ 抑郁症状自测工具—PHQ-9(9条目病人健康问卷)[1,2]

⊙ **根据过去两周的状况，请您回答是否存在下列描述的状况及频率，请看清楚问题后在符合您的选项前的数字上画✓。**

问 题	选 项			
1. 做事时提不起劲或没有兴趣	①完全不会	②好几天	③一半以上的天数	④几乎每天
2. 感到心情低落、沮丧或绝望	①完全不会	②好几天	③一半以上的天数	④几乎每天
3. 入睡困难、睡不安稳或睡眠过多	①完全不会	②好几天	③一半以上的天数	④几乎每天
4. 感觉疲倦或没有活力	①完全不会	②好几天	③一半以上的天数	④几乎每天
5. 食欲不振或吃太多	①完全不会	②好几天	③一半以上的天数	④几乎每天
6. 觉得自己很糟—或觉得自己很失败，或让自己或家人失望	①完全不会	②好几天	③一半以上的天数	④几乎每天
7. 对事物专注有困难，例如阅读报纸或看电视时	①完全不会	②好几天	③一半以上的天数	④几乎每天
8. 动作或说话速度缓慢到别人已经觉察？或正好相反—烦躁或坐立不安、动来动去的情况更胜于平常	①完全不会	②好几天	③一半以上的天数	④几乎每天
9. 有不如死掉或用某种方式伤害自己的念头	①完全不会	②好几天	③一半以上的天数	④几乎每天

⊙ **评分规则：**

①完全不会 = 0分 ②好几天 = 1分 ③一半以上的天数 = 2分 ④几乎每天 = 3分 总分0~27分

结果分析/分	无抑郁症状	轻度抑郁	中度抑郁	中重度抑郁	重度抑郁
总分 (请在相应分值处打"√")	0~4分	5~9分	10~14分	15~19分	20~27分

参考文献：

1. Kroenke K, et al. J Gen Intern Med. 2001;16(9): 606-613
2. Chen S, et al. Int J Geriatr Psychiatry. 2010; 25(11): 1127-1133

图 5-0-4　9 项患者健康问卷抑郁筛查量表（PHQ-9）

【参考值设定】

可以统计本院或同行现状进行设定，也可采用广为接受的重度抑郁划界值：10 分，其特异度及灵敏度均为 88%。

【指标导向】

$$有效率 = \frac{复测点总分 - 基线期总分}{基线期总分} \times 100\%$$

有效率如为 50%~75%，提示有效；≥75%，显效。总分低于 5 分，提示抑郁症状消失。

【指标改善与影响因素】

（1）PHQ-9 作为自评方式，可能夸大重度抑郁的严重程度及低估轻度抑郁的严重水平，动态观察 PHQ-9 总分变化会使抑郁评价可靠性更高。

（2）PHQ-9 联合抑郁他评方式，如 17 项汉密尔顿抑郁评定量表（HAMD-17）或蒙哥马利抑郁评定量表（MADRS），能提高抑郁评定的准确性。

（3）总分为 5~9 分时，非药物方式积极自我调节并动态监测；总分≥10 分，请及时咨询专科医师，必要时须接受心理或药物治疗。

四、营养相关指标

住院患者营养风险筛查率（NUT-P-01）

【指标类别】

营养相关指标。

【指标定义】

完成营养风险筛查的住院患者数占同期住院患者总数的比例。

【计算公式】

$$住院患者营养风险筛查率（NUT-P-01）= \frac{完成营养风险筛查的住院患者数}{同期住院患者总数} \times 100\%$$

【计量单位】

百分比（%）。

【指标意义】

反映医疗机构对住院患者营养状况的重视程度及营养风险筛查的规范开展情况。

【指标说明】

（1）营养风险筛查指由受过相关培训的医师采用经验证的营养风险筛查工具，进行营养风险筛查。

（2）营养风险指现存或潜在的与营养因素相关的导致患者出现不利临床结局（如感染相关并发症发生率增高、住院时间延长、住院费用增加等）的风险，而非指发生营养不良的风险。

（3）营养风险与临床结局密切相关，并可监测患者营养治疗效果。

【参考值设定】

可以统计本院或同行现状进行设定，也可参考近期相关文献报道的值。

【指标导向】

逐步提高。

【指标改善与影响因素】

（1）加强住院患者营养风险筛查的规范化应用

1）住院患者营养风险筛查是否及时，对于不及时现象做根因分析，并有整改措施。

2）主管医生根据营养风险筛查结果，结合患者实验室检查结果和实际情况，选择是否请营养师会诊。如营养风险筛查≥3分，医生决定不请营养师会诊，须进行自评并予说明。

（2）定期开展人员资质培训，并进行考核，熟悉掌握营养风险筛查工具运用。

（3）医务处、质量控制办公室等职能部门应加强对营养风险筛查及营养风险评估的监督与管理，提出持续改进的措施并加以落实。

五、血压相关指标

● 血压监测率
● 血压达标率

【指标类别】

血压相关指标。

【指标定义】

（1）血压监测率：单位时间内，在住院期间接受血压监测的高血压病例数占同期高血压住院患者总例数的比例。

（2）血压达标率：单位时间内，在住院期间血压达标病例数占同期高血压住院患者总例数的比例。

【计算公式】

$$血压监测率 = \frac{住院期间接受血压监测的高血压病例数}{同期高血压住院患者总例数} \times 100\%$$

$$血压达标率 = \frac{住院期间血压达标病例数}{同期高血压住院患者总例数} \times 100\%$$

【计量单位】

百分比（%）。

【指标意义】

评价医院对高血压患者的规范评估情况，反映血压的控制状况。

【指标说明】

血压监测是指通过自动血压测量仪器监测血压水平，血压控制目标：收缩压（systolic blood pressure，SBP）<160mmHg和舒张压（diastolic blood pressure，DBP）<100mmHg。

【参考值设定】

可以统计本院或同行现状进行设定。

【指标导向】

逐步提高。

【指标改善与影响因素】

该指标的改善可以通过以下方式实现。

（1）提高思想认识。明确临床科室以及护理等部门主要负责人为本科室医疗质量管理的第一责任人。

（2）明确血压监测流程，确立监测要求、管理方法形式、调节制度等一系列的工作机制。

（3）加强血压管理知识培训，提高科室对于血压管理的认识和重视程度。

（4）定期统计血压监测率和达标率数据，通过对上述指标低的原因进行分析，查漏补缺。

（5）与血压监测率和达标率不足的科室负责人或医生沟通，寻找实际工作中未达成目标值的原因及解决办法。

（6）制订奖惩制度，逐步落实。制订并落实奖惩制度，能够在一定程度上提高血压监测率和达标率。

当该指标明显低于目标值时，需要回顾误差较大的原因，制订提高指标的专项工作计划。

六、血糖相关指标

血糖危急值 5 分钟内通报完成率

【指标类别】

血糖相关指标。

【指标定义】

5 分钟内完成通报的血糖危急值例数占同期血糖危急值总例数的比例。

【计算公式】

$$血糖危急值 5 分钟内通报完成率 = \frac{5 分钟内完成通报的血糖危急值例数}{同期血糖危急值总例数} \times 100\%$$

【计量单位】

百分比（%）。

【指标意义】

反映血糖危急值通报的及时性，医务人员及时发现血糖危急值，第一时间通知患者并及时处理，预防严重急症发生。

【指标说明】

血糖危急值是指我院"危急值"报告管理办法中规定的，成人及婴儿的静脉血或者末梢血血糖低于 2.5mmol/L 或者高于 25mmol/L，新生儿血糖低于 1.7mmol/L 或者高于 16.6mmol/L 者。

【参考值设定】

可以统计本院或同行现状进行设定。

【指标导向】

逐步提高。

【指标改善与影响因素】

（1）加强围手术期糖尿病知识培训，提高医务人员对血糖危急值的思想认识，提高重视程度。

（2）临床科室定期向医务处提供危急值报告及管理执行情况的意见和建议。

（3）医务处定期开展监督检查和分析总结,根据临床实际情况不断完善相关制度。

● 糖尿病术后眼感染百分比

【指标类别】

血糖相关指标。

【指标定义】

单位时间内,术后眼感染患者中糖尿病患者占术后总感染患者百分比。

【计算公式】

$$糖尿病术后眼感染百分比 = \frac{术后眼感染患者中糖尿病感染患者例数}{术后眼感染患者总例数} \times 100\%$$

【计量单位】

百分比（%）。

【指标意义】

反映糖尿病患者感染风险高低,以及血糖控制程度,以便进一步做好糖尿病围手术期管理,降低术后眼感染百分比。

【指标说明】

分母为我院收治的全部术后眼感染性疾病的患者。

【参考值设定】

统计本院或同行现状进行设定,也可参考近期相关文献报道的结果。

【指标导向】

逐步降低。

【指标改善与影响因素】

（1）门诊患者:把握手术适应证,排除手术禁忌证,加强术前风险评估。

（2）住院患者:加强糖尿病知识宣教,监测血糖,及时调整药物控制血糖在安全范围;眼部手术严格按照感染科要求规范执行。

（3）加强围手术期预防感染用药,合理使用抗生素,加强术后随访。

（4）术后眼感染发病率非常低,单位时间的长度和医院总手术例数会影响糖尿病术后眼感染百分比,单位时间越长和医院总手术例数越多,糖尿病术后眼感染百分比越具有代表性,可以更好地指导临床工作。

【参考文献】

［1］ 梁廷波.浙江省医院静脉血栓栓塞症防治管理规范专家共识(第二版)［J］.加速康复外科杂志,2023,6
（3）:97-109.

［2］　中国医师协会疼痛科医师分会,中华医学会疼痛学分会,国家疼痛专业医疗质量控制中心,等.癌症相关性疼痛评估中国专家共识(2023版)［J］.中国疼痛医学杂志,2023,29(12):881-886.

［3］　WANG W,BIAN Q,ZHAO Y,et al. Reliability and validity of the Chinese version of the Patient Health Questionnaire(PHQ-9)in the general population［J］. General Hospital Psychiatry,2014,36(5):539-544.

［4］　ZHENG Y J,WU X H,LIN X M,et al. The prevalence of depression and depressive symptoms among eye disease patients:A systematic review and meta-analysis［J］. Scientific Reports,2017(7):1-9.

［5］　CHEN P W,LIU P P S,LIN S M,et al. Cataract and the increased risk of depression in general population:A 16-year nationwide population-based longitudinal study［J］. Sci Rep,2020,10(1):13421.

［6］　医政司.国家卫生健康委办公厅关于印发超声诊断等5个专业医疗质量控制指标(2022年版)的通知［EB/OL］.(2022-05-27)［2024-03-11］. http://www.nhc.gov.cn/yzygj/s7657/202205/56765f0f512f4f058efc4169a0e1c639.shtml.

［7］　王国林.围手术期高血压处理专家共识［A］// 中华医学会第22次全国麻醉学术年会论文集,2014.

［8］　中国心胸血管麻醉学会,北京高血压防治协会.围手术期高血压管理专家共识［J］.临床麻醉学杂志,2016,32(3):295-297.

［9］　PASQUEL F J,LANSANG M C,DHATARIYA K,et al. Management of diabetes and hyperglycaemia in the hospital［J］. Lancet Diabetes Endocrinol,2021,9(3):174-188.

［10］　MONGKOLPUN W,PROVENZANO B,PREISER J C. Updates in glycemic management in the hospital［J］. Curr Diab Rep,2019,19(11):133.

［11］　陈艳,涂文婷,王红霞,等.基于POCT的医院血糖信息化管理实践与效果分析［J］.医院管理论坛,2023,40(5):91-93.

［12］　李变变,赵真真.根因分析法联合危急值预警在急诊糖尿病酮症酸中毒患者护理中的应用分析［J］.医学理论与实践,2023,36(2):315-317.

［13］　PENG K L,KUNG Y H,TSAI H S,et al. Treatment outcomes of acute poptoperative infectious endophthalmitis［J］. BMC Ophthalmol,2021,21(1):384.

［14］　GUNALDA J,WILLIAMS D,KOYFMAN A,et al. High risk and low prevalence diseases:Endophthalmitis［J］. Am J Emerg Med,2023,71:144-149.

［15］　SANCHEZ J M,ELINAV H,TIOSANO L. Endophthalmitis panorama in the Jerusalem area［J］. Int Ophthalmol,2022,42(5):1523-1535.

［16］　李朝辉,马叶子.重视合并糖尿病的白内障患者管理.中华眼科杂志.2020;56(5):325-329.

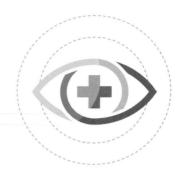

第六章

质量指标改进案例

案例一　提高科间患者转运交接规范的落实率（PDCA）

（一）选题背景

定义：科间患者转运交接规范是指按照患者转运交接制度和流程，对所有患者从原来病区或部门转运到其他病区或部门，医务人员对患者情况的交接过程，其目的是规范患者转运的管理，提高转运过程的安全性，防范因转运而导致的不良事件。患者转运交接包括转科交接及手术交接（抽取全麻及靶控患者）。

背景：《浙江省医院等级评审标准》三类指标要求，需要加强转科、转院区、转院患者的交接管理，保障转科（院）患者获得连续性医疗服务，完善关键流程的患者识别措施，健全转科交接登记制度，持续改进有成效，重点部门患者转运交接时的身份识别制度落实到位。中国医师协会患者十大安全目标（2017 版）中目标六中明确指出要加强医务人员有效沟通，建立规范化信息沟通交接程序，并建立相关监管制度，确保交接程序的正确执行。确保沟通过程中信息的正确、完整与及时性。

（二）P——活动计划阶段

1. **存在问题**　2021 年 2 月至 3 月抽查科室转科及手术（全麻、靶控）患者共 30 例，发现转运不规范率达 21.7%（表 6-案 1-1）。

表 6-案 1-1　科间转运交接查检问题表

抽查30例		当面交接内容不全面	表单填写不规范	当面交接态度不严谨	未落实当面交接	合计
2月	转科患者7例	2例	4例	0例	0例	6例
	手术交接患者10例	3例	2例	4例	1例	10例
3月	转科患者2例	0例	2例	0例	0例	2例
	手术交接患者11例	3例	1例	3例	1例	8例

续表

抽查30例	当面交接内容不全面	表单填写不规范	当面交接态度不严谨	未落实当面交接	合计
120项（30例×查核4个项目）	8项	9项	7项	2项	26项
不规范率/%			21.7		
规范率/%			78.3		

2. **现况分析** 对全麻/靶控术后患者和转科患者转运交接方式不规范进行进一步原因分析，鱼骨图如图6-案1-1所示。

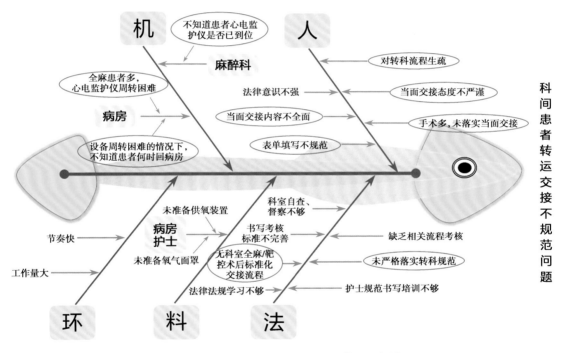

图6-案1-1 科间患者转运交接不规范问题鱼骨图

致全麻/靶控术后患者和转科患者转运交接方式不规范的主要原因汇总如下。

（1）眼科患者专科特性强，入住病区后再转科的情况很少，只有遇国庆节、春节病区合并时，才有转科操作，导致护理人员对该项流程生疏，引起交接单记录不规范、当面交接内容不全面等。

（2）科室内全麻和靶控的患者比较多，科室设备周转困难，麻醉人员与护理人员频繁交接，导致患者转入病区后设备准备不到位，工作人员之间未按交接记录单上的条目逐条交接，或遇病房护士未及时到位，未交接的现象。

3. **设定目标值** 目标值为96.2%。推算公式：目标值 =78.3%+（1−78.3%）×86.7%×95%=96.2%

（三）D——对策实施阶段

1. **对策一**　制订全麻/靶控术后标准化交接流程。

（1）科室会议强调规范交接的重要性和必要性。

（2）制订全麻/靶控术后标准化交接流程。

（3）规范核对方式、内容和顺序。

1）交接双方要在患者同侧，同时逐项核对患者信息和交接记录单内容；

2）确认患者意识清醒、生命体征平稳，交接单记录内容、药品、物品无误后再双方签名；

3）询问患者时，要听取患者主诉，做到真实记录，不要自问自答。

2. **对策二**　按规范落实患者转科制度。

（1）科室会议强调规范交接的重要性和必要性。

（2）通过标准化医护沟通（即现状、背景、评估、建议，situation-background-assessment-recommendation，SBAR）交班模式落实患者转科的规范。

1）接到患者转科通知后，告知对方科室，携带病历、药品一同到转入科室进行当面核对交接，并在转入科室电脑上完成患者转运交接记录单；

2）转科患者交接时，融入 SBAR 交班模式，交接患者的姓名、床号、诊断、患者的既往史和现病史、异常的阳性体征、护理问题、已采取的处理措施、接下来对问题处理的建议。

（3）加强督查。

3. **对策三**　备好全麻/靶控术后仪器设备。

（1）病区内合理安排全麻心电监护仪的使用。

（2）高峰期做好设备借用，与麻醉科沟通，麻醉科护士在全麻患者离室前电话提前告知。

（四）C——效果确认阶段

经过以上对策的改善，科间患者转运交接规范率由规范前（2021 年 2 月至 3 月）78.3% 提高至规范后（2021 年 4 月至 5 月）96.7%，规范率逐步上升，患者转科方式规范，呈整体规范趋势。

（五）A——制作标准书，遵照执行

于 2021 年 5 月 1 日正式实施《科间转运交接制度》。

案例二　预住院模式下糖尿病视网膜病变患者院后血糖管理体系构建（课题达成型 QCC）

（一）选题背景

定义：糖尿病视网膜病变（diabetic retinopathy，DR）是糖尿病最常见的微血管并发症之一，是慢性进行性糖尿病导致的视网膜微血管渗漏和阻塞从而引起的一系列眼底病变，如微血管瘤、硬性渗出、棉绒斑、新生血管、玻璃体增殖、黄斑水肿甚至视网膜脱离。糖尿病视网膜病变是不可逆致盲性疾病，是糖尿病严重的并发症之一，也是世界范围内四大致盲原因之一。

背景：随着我国人口老龄化的加剧，糖尿病等慢性非传染性疾病的发病人数快速上升，慢性病的疾病负担已占我国总疾病负担的 69%。自 2016 年 10 月起,国家发布了《国家慢性病综合防控示范区建设管理办法》和《中国防治慢性病中长期规划(2017—2025 年)》在内的一系列文件,慢性病管理已经刻不容缓。

血糖控制的情况(如血糖的升高、波动平均水平及餐后血糖的异常)、收缩压、尿微量蛋白等对糖尿病视网膜病变的进展起着重要的作用。增殖期糖尿病视网膜病变尤其是伴随大量玻璃体积血的患者,玻璃体手术是最有效的治疗方法,但增殖期糖尿病视网膜病变玻璃体切除术后黄斑水肿发生率 25%~30%,再出血率为 12%~63%。控制患者血糖,减少患者血糖的剧烈波动,减少糖尿病视网膜病变患者术后黄斑水肿的发生,降低再出血率,是维持糖尿病视网膜病变患者术后视力的关键点之一。进而使糖尿病视网膜病变致盲率降低,不管对于医院还是患者本身来讲,都有重大的意义。

糖尿病视网膜病变患者知晓疾病的危害,及时来院就诊及随访,是延迟疾病进展的有效保障。增殖期糖尿病视网膜病变患者,尤其是玻璃体手术后患者眼部情况复杂,须终身随访,因此,患者须知晓糖尿病视网膜病变知识,了解其危害,并须长期随访,及时发现和处理眼部情况,避免视力不可逆性损伤。

（二）主题选定

我院眼底外科的预住院运作模式已逐渐成熟,目前已顺利完成 7 000 余例眼部手术,95% 左右患者在预住院模式下进行手术。快捷的运作模式存在一定的弊端,尤其是对于糖尿病这类慢性病,由于预住院模式下医患接触时间短、周转速度快等因素容易导致患者对疾病的危害性认识不足。

基于此,科室医护团队组建品管圈,圈员们开展了头脑风暴,提出三个备选项目,通过主题评价法确定本次活动项目——预住院模式下糖尿病视网膜病变患者院后血糖管理体系构建。通过 QC-STORY 适用判定,判定结果为课题达成型品管圈。

（三）计划拟订

圈员们拟定了活动计划甘特图(图 6-案 2-1)。

（四）课题明确化

模式构建:本课题从健康指导、居家血糖管理、门诊资源配置三个维度,信息、环境、资金、制度、人员五个方面进行模式构建。

圈员们进行现况调查,发现对于患者出院后的血糖情况明显关注不足,多数医生仅在随访时询问患者血糖控制情况,并未要求患者记录居家时血糖值,也未要求患者随访时提供糖化血红蛋白的结果。同时调查了 2019 年 1 月至 3 月期间因“糖尿病视网膜病变”在预住院模式下行“玻璃体切除术”的患者,术后我院随访时间≥3 个月的患者仅 55.43%。调查 2019 年 5 月期间因“糖尿病视网膜病变”在预住院模式下行“玻璃体切除术”的患者以及 2020 年 5 月期间门诊随访的既往糖尿病视网膜病变玻璃体切除术后患者,患者对糖尿病相关知识的知晓率平均为 65.1%,目前的疾病知晓率不足,尤其在血糖自我控制和糖尿病并发症方面的知识缺乏。

what（是什么）	when（什么时候）																																								who（谁）	how（如何）	where（在哪儿）
步骤	2020年4月					2020年5月					2020年6月					2020年7月					2020年8月					2020年9月					2020年10月					2020年11月					负责人		
	1周	2周	3周	4周	5周	1周	2周	3周	4周	5周	1周	2周	3周	4周	5周	1周	2周	3周	4周	5周	1周	2周	3周	4周	5周	1周	2周	3周	4周	5周	1周	2周	3周	4周	5周	1周	2周	3周	4周	5周			
主题选定																																									全体圈员	头脑风暴 QC-STORY	示教室
计划拟定																																									陈××	甘特图	现场 示教室
课题明确化																																									梁××	文献查阅、模式构建	现场 示教室
目标设定																																									黄××	目标公式、问卷调查、柏拉图	现场 示教室
方策拟定																																									路×	头脑风暴 鱼骨图	现场
最适策追究																																									全体圈员	PDPC法（过程决策程序图法 Process Decision Program Chart）	示教室
实施与检讨																																									南××	不适用	示教室
效果确认																																									全体圈员	柱形图、柏拉图、雷达图	现场
标准化																																									陈×	标准作业书	示教室
检讨与改进																																									余××	头脑风暴	示教室
总结与今后计划																																									全体圈员	头脑风暴	示教室
注：---- 表示计划线 — 表示实施线																																											

图 6-案 2-1 活动计划拟定甘特图

根据项目的调查内容,分析现况水准,进行期望差值分析,同时从可行性、经济性、效益性三个评价项目进行评分,挖掘出攻坚点,将攻坚点整合汇总,得出五个合并攻坚点,分别为:优化人员配置和排班,成立糖尿病管理小组;完善环境设备,固定时段健康指导;为项目投入资金;利用信息化手段,开发血糖管理软件,进行多元化健康指导;开发自助提醒系统,建立延续性健康教育,实现血糖自我管理(表6-案2-1)。

表6-案2-1　攻坚点合并

掌握项目		攻坚点	攻坚点合并
人员	门诊资源配置	优化人力配置	优化人员配置和排班,成立糖尿病管理小组
	居家血糖管理	优化排班	
	健康指导	专人负责	
环境	门诊资源配置	设立内科门诊,合理安排诊室,制作标识	完善环境设备,固定时段健康指导
	居家血糖管理	加强宣教,提高患者对血糖管理重视度;给贫困患者添购血糖仪	
	健康指导	设立独立时段进行血糖健康指导	
资金	门诊资源配置	投入资金2万	为项目投入资金
	居家血糖管理	投入资金2万	
	健康指导	投入资金1万	
信息	门诊资源配置	开发门诊血糖预警系统	利用信息化手段,开发血糖管理软件,进行多元化健康指导
	居家血糖管理	开发一套血糖录入系统和档案管理软件	
	健康指导	建立多元化健康指导	
制度	门诊资源配置	开发开单自助提醒监测血糖功能,提高糖尿病视网膜病变患者术后随访率	开发自助提醒系统,建立延续性健康教育,实现血糖自我管理
	居家血糖管理	提高空腹血糖监测率	
	健康指导	统一宣教路径,提高健康宣教知晓率,提高血糖监测率	

(五)目标设定

1. **目标1**　构建预住院模式下糖尿病视网膜病变患者院后血糖管理体系(从无到有)。

2. **目标2**　院后血糖监测落实率79.8%以上【目标值 $=64\%+(1-64\%)\times80\%\times55.0\%=79.8\%$】

3. **目标3**　术后随访率75%以上【目标值 $=55.4\%+(1-55.4\%)\times80\%\times55.0\%=75\%$】

4. **目标4**　健康宣教知晓率80.5%以上【目标值 $=65.1\%+(1-65.1\%)\times80\%\times55.0\%=80.5\%$】

(六) 方策拟订

圈员们围绕五个合并攻坚点进行方案一次展开、二次展开,根据可行性、经济性、效益性进行评分,采纳了 15 个方案,并通过再次头脑风暴,对拟定的方案进行障碍判定和副作用判定(表 6-案 2-2),多维度、全方位寻求有效地消除障碍的策略。

表 6-案 2-2　方策障碍判定和副作用判定

选定方策	障碍判定	副作用判定	消除障碍	判定	方策群组
建立统一的术后随访时间及监测血糖、糖化血红蛋白时间点	眼底病中心有多个主刀医生,需要统一标准	需要改变观念	通过培训,实现同质化	√	一
成立患者院后血糖管理小组	人员排班模式固定,需要动态调整	与各科室安全开展临床医疗工作需要磨合	通过医院预约系统,提前预知次日住院和门诊就诊人数,动态排班	√	一
开展院内培训	培训时间与临床工作时间冲突	需要多次开展培训	无法参加现场培训的人员,实施网络培训	√	一
设立独立的内科门诊	需要专业人员和设备协同完成	需要人员和场地支持	科室和医院支持	√	一
资金投入配合进行软件开发	需要投入足够的资金	需要经费支持	科室和医院支持	√	二
集团医院联动	需要开发系统和各医院专业人员协同完成	需要消耗的人员时间和精力巨大	统筹安排和任务分配工作内容	√	二
开发慢性病管理软件,实现血糖管理	需要专业人员和信息技术支持	需要经费支持和消耗的人力大,软件开发需要时间	科室支持,联合信息科与第三方软件公司联合开发	√	二
完善血糖预警系统	需要信息技术支持	软件开发需要时间	提前与信息中心沟通,制订上线时间	√	二
建立多途径、多元化血糖值跟踪方式并做好记录	患者居家,难管理	需要院后患者有较高的依从性	制订利益规则,提高患者依从性	√	二
开发开单自助提醒监测血糖功能	需要信息技术支持	软件开发需要时间	提前与信息中心沟通,制订上线时间	√	二
贫困患者提供血糖仪	需要投入资金	需要经费支持	科室和医院支持	√	三

续表

选定方策	障碍判定	副作用判定	消除障碍	判定	方策群组
分时段实现糖尿病健康咨询	需要统一宣教时间和固定场地协同完成	需要较长周期调整	提前进行工作时间的调查	√	三
资金投入配合硬件设备购买	需要投入足够的资金	需要经费支持	科室和医院支持	√	三
开展科普讲座	人员召集难度大	需要较大的宣传力度	多途径提高宣传力度	√	三
制订糖尿病视网膜病变健康教育路径	需要重新编辑健康教育路径	需要消耗的人员时间和精力大	统筹安排和任务分配工作内容	√	三

最终将其合并为最佳的三大方策群组,即:智慧医疗、团队建设和延续护理。

(七)最适策实施

1. **方策群组一**　智慧医疗。

(1)成立微信医患沟通群,由预定人员每日发送血糖监测表,患者或家属可以随时随地利用 APP 记录血糖,利用互联网病房随访系统,进行电话随访,随时随地记录血糖,后台导出数据,实现居家血糖监测值的闭环管理。

(2)自主研发血糖智能预警系统。

(3)基于医院集团化医联体建设的优势,通过慢性病管理系统实现 13 家分院的院后血糖等数据的互联互通,构建慢性病的支撑平台。

(4)提供精细化健康管理服务,包括远程监测服务、慢性病管理服务、互联网服务、全程随访服务等。

2. **方策群组二**　团队建设。

(1)成立以糖尿病专科护士为主导的医护一体化糖尿病管理小组。

(2)内分泌医生与管理小组成员共同制订血糖管理标准。

(3)制订血糖管理标准,院内铺开多元化、分层次的全员培训。

3. **方策群组三**　延续护理。

(1)根据预住院短、频、快的特点,由糖尿病专科护士实行一对一的健康宣教,通过糖尿病饮食之窗进行直观的饮食宣教,糖尿病小组共同完善预住院糖尿病视网膜病变患者健康教育路径。

(2)根据文化程度、年龄、理解能力对患者采取分层次培训。

(3)采用多途径宣教模式,包括网络授课、公众号小视频、电台广播、微信科普等。

(八)效果确认

本项目已完成预期目标,构建预住院模式下糖尿病视网膜病变患者院后血糖智能管理体系并投入使用,患者院后血糖监测落实率由 64% 上升至 84.9%,术后随访率由 55.4% 上升至 83.9%,健康宣教知晓率由 65.1% 上升至 89.1%。同时获温州市科学技术局课题立项 1 项,SCI 三区期刊发表论文 1 篇,SCI 四区期刊发表论文 2 篇,国内二级期刊发表论文 1 篇,自主研发门诊血糖智能预警系统获得计算机软件著作权,基于集团化医联体建设实现了数据互联互通,吸引护士进修学习 4 人次。该项目获第九届全国医院品管圈大赛二等奖、2021 年第四届泛长三角医院多维管理工具应用大赛、2021 年浙江省医院品管大赛铜奖等荣誉。

(九)标准化

通过本次持续改进活动,小组将形成统一的流程管理,包括建立标准化宣教流程和糖尿病视网膜病变患者院后血糖管理流程。

(十)检讨与改进

本项目紧贴医改步伐,从以患者为中心的角度出发,各阶段分工合理,可操作性强,工作制订标准化流程,提高工作效率,提升患者就医体验,多部门合作提高圈员的沟通、协调与组织能力。由于企业微信有人员限制等,后续使用个案管理系统,专人跟进。未智能联动社区,后续需要再思考如何实现。目标数据一直在持续监测中,效果维持稳定。

案例三　基于全生命周期精细化管理模式降低手术室仪器设备管理缺陷率(问题解决型 QCC)

(一)主题选定

1. 选题过程　圈员们开展头脑风暴,提出了四个备选课题,并分别从上级政策、迫切性、可行性、圈能力等方面进行加权评分,根据最高分,确定本次活动主题为"基于全生命周期精细化管理模式降低手术室仪器设备管理缺陷率"。

2. 名词定义及衡量指标

(1)名词定义:全生命周期,涉及设备的采购引进、安装验收、操作培训考核、维护保养和维修、质量安全与管理、报废处置等过程。

(2)衡量指标及公式:设备管理缺陷率,在设备全生命周期管理执行过程中,每一项不符合要求者的比例。缺陷率 = 缺陷事件数/总事件数 ×100%。

3. 选题背景

(1)指南方针要求:2019 年版《手术室护理实践指南》第五篇手术患者十大安全目标中之目标十,加强医学装备及信息系统安全管理,可见其和手术患者安全息息相关。

(2)等级医院评审标准要求:其中第十点内容为医学装备管理,里面明确指出加强医学装备安全管理,对医疗器械临床使用安全控制与风险管理有明确的工作制度与流程。建立医疗器械临床使用安全事件监测与报告机制。建立保障医学装备处于完好状态的制度与规范,对用于急救、生命支持系统的仪器装备要始终保持在待用状态,建立全院应急调配机制。医学装备部门与使用部门共同管理医学装备,医学装备部门建立质量安全小组,使用部门将医学装备纳入科室管理。

（3）科室仪器设备管理现状：手术中心现有各类仪器设备共计370余台，价值高达三千多万，其中大部分为精密、贵重的仪器，稳定性要求高，如飞秒激光仪、显微镜、内镜、超声乳化仪、超声乳化玻璃体切割一体机等，设备数量和价值居全院之首，是医院仪器设备管理的重点科室。如果管理不善，会给患者和手术安全造成直接影响，因此有效的管理极其重要。

设备管理制度：科室原有设备管理制度包含申购入账、培训考核、使用保养和维修报废，但各环节由不同的系统和人工进行管理，数据无法共享，且缺乏反馈监督机制，是一个静态的管理过程，导致护士执行力较差。

问卷调查：通过对科室全体成员进行手术中心仪器设备管理现状调研，内容包含日常使用管理（使用前、中、后三个过程，涉及制度流程、操作规范和维护保养等）和管理效益评价（手术室、国资处、厂家三方，涉及管理缺陷、信息化和培训机制等），结果显示大家对管理现状的满意度均值为7.76分，超过半数的人认为设备异常找不到责任人，同时熟悉操作规程并能正确操作、知晓分管设备状态的人数仅约为半数。大部分人认为科室仪器设备管理缺陷主要存在于培训机制、使用中管理、信息化建设和维修保养四方面。

维修记录：通过查询近两年维修记录发现共有277起维修件数，统计六大类最常见维修的设备类别，发现人为损坏和维护不到位占比大。

护理质量检查：通过查询近两年科室和院级护理质量检查记录发现共有32起事件和设备管理不到位相关，其中主要问题为信息登记不规范和职责落实不到位。

（4）国内外文献：虽然手术室仪器设备管理的重要性众所周知，但实际上受政策和人员、系统等制约，各医院的管理效果存在不少差异和问题。同时不少医院也在积极探讨并采用多种方式以求改进手术室仪器设备的管理效果。如有运用精准管理的理念对设备进行统一科学化的管理，有探讨品管圈活动在其中的实施效果分析，还有运用全生命周期管理模式进行管理并取得了良好效果等。

（二）活动计划拟定

圈员们拟定了活动计划甘特图（图6-案3-1）。

（三）现况把握

1. 改善前手术室设备管理流程图 如图6-案3-2所示。

2. 查检表

（1）设计查检表：查检项目包括质控不完善、操作不规范、清洁不到位、报修不规范、其他等。

（2）科室设备管理缺陷率现状：通过手术室仪器设备管理缺陷率查检汇总表收集2020年3月9日至4月3日科室内设备管理质量缺陷事件，结果如表6-案3-1所示。

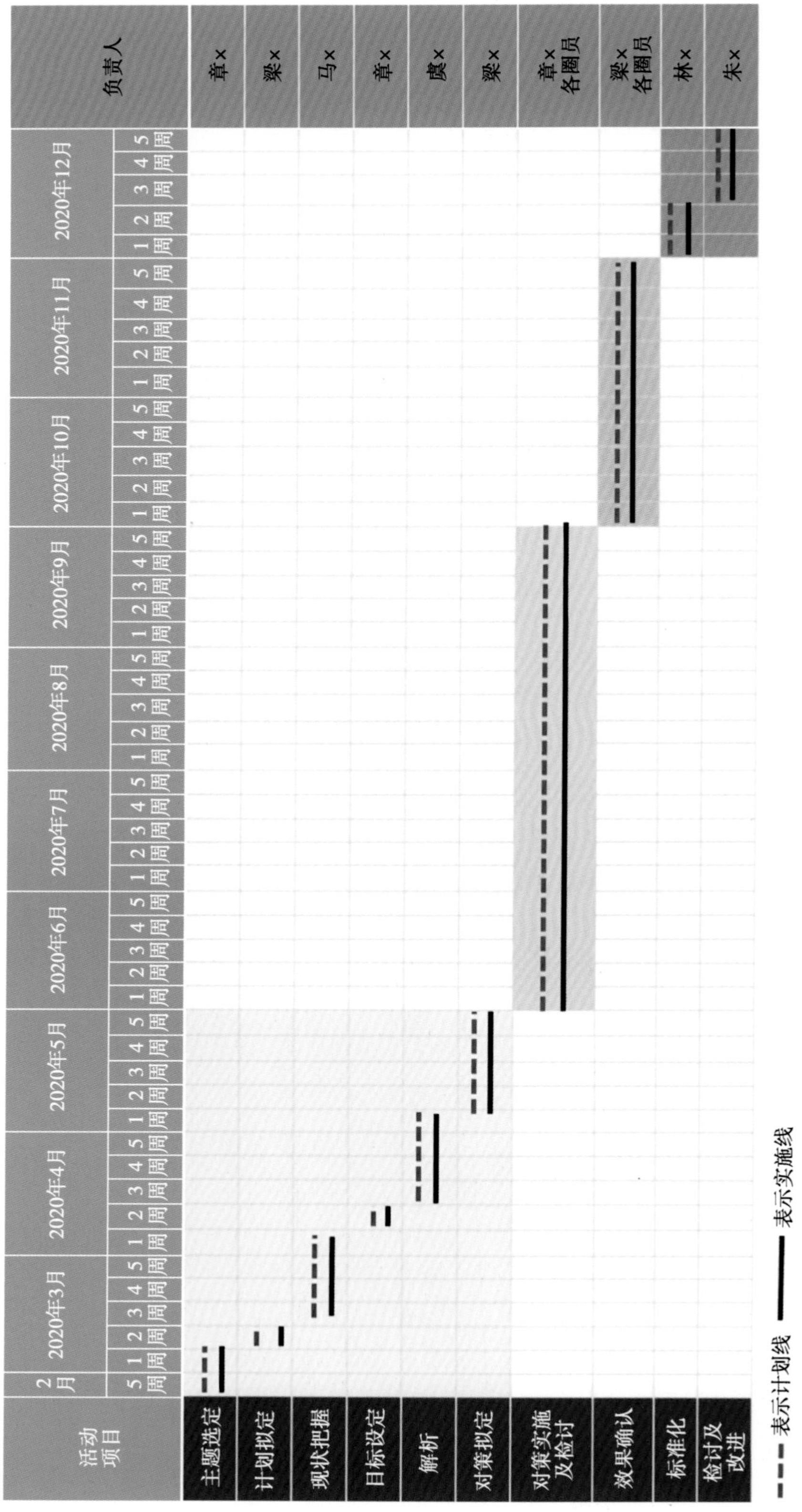

活动项目
负责人
2020年3月
2020年4月
2020年5月
2020年6月
2020年7月
2020年8月
2020年9月
2020年10月
2020年11月
2020年12月
主题选定　章x
计划拟定　梁x
现状把握　马x
目标设定　章x
解析　虞x
对策拟定　梁x
对策实施及检讨　章x 各圈员
效果确认　梁x 各圈员
标准化　林x
检讨及改进　朱x
表示计划线
表示实施线

图 6-案 3-1　活动计划拟定甘特图

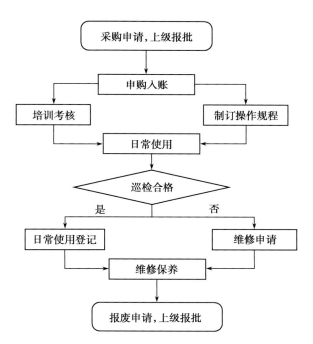

图 6-案 3-2　改善前手术室设备管理流程图

表 6-案 3-1　手术室仪器设备管理缺陷率现状表

调查时间	调查部门	查检项数/项	手术室仪器设备管理缺陷				
			质控不完善	操作不规范	清洁不到位	其他	报修不规范
2020 年 3 月 9 日至 4 月 3 日	手术室	297	83 项	38 项	16 项	6 项	4 项
合计/项			147				
百分比/%			56.46	25.85	10.88	4.08	2.72
累计百分比/%			56.46	82.31	93.20	97.28	100.00

说明:缺陷率 = 缺陷事件数/总事件数 ×100%;"其他" 项包含账务不符、标识标签不全、缺乏操作规程、培训考核记录不全、零部件不全、充电不及时 6 项,因发生频次低,故合并为 "其他" 项。

3. 改善前柏拉图(图 6-案 3-3)

4. 结论　通过柏拉图显示:质控不完善、操作不规范共占 82.31%,根据 "80/20" 原则,将此两项列为本期活动的改善重点。

(四)目标设定

1. 目标值设定　25.1%。

2. 设定理由　现况值,49.5%;改善重点,来自改善前的柏拉图 82.31%;圈员能力,60%。

目标值 = 现况值 - 改善值 =49.5%-49.5%×82.31%×60%=25.1%。

改善幅度,24.4%。

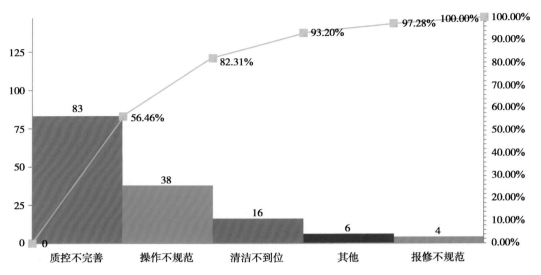

图 6-案 3-3　改善前柏拉图

（五）解析

1. 原因分析及要因选定　根据柏拉图的 80/20 法则,圈员们从人、物、法、环四个方面分析质控不完善和操作不规范的原因,通过特性要因评价表选定问题要因。质控不完善的要因有职责不清、无明确的巡查标准、巡查流程不清、无巡更系统、维修信息无反馈、手输资产编号步骤复杂、排班流动性大。操作不规范对应的要因有培训后间隔太久不操作易遗忘、对使用频次低的设备操作生疏、自学效果不佳、获取途径不佳、缺乏实地操练。

2. 真因验证

（1）选定要因后进行真因验证,确定见真因验证查检表（表 6-案 3-2）。

表 6-案 3-2　现场查看真因验证查检表

要因	确认内容	确认方法	确认结果	负责人	完成时间	是否真因
无明确的巡查标准	科室有仪器设备管理制度,规定房间责任人负责手术间设备日常巡查,但没有巡查项目的明细规定及标准	现场查看	无	虞×	4 月 17 日	是
巡查流程不清	现有的巡查流程有明确规定,护士执行巡查有依据	现场查看	有	虞×	4 月 17 日	否
职责不清	管理制度里没有明确规定管理者和责任人的职责范围,护士执行缺乏依据		无	虞×	4 月 17 日	是

（2）对改善重点的要因进行语言转换，见要因转换查检表（表 6-案 3-3）

表 6-案 3-3　要因转换查检表

改善重点	序号	要因	语言转换
为什么质控不完善	19	无巡更系统	缺乏信息化巡更系统
	20	维修信息无反馈	无维修信息反馈
	21	手输资产编号步骤复杂	物资管理系统操作烦琐
	28	排班流动性大	排班流动性大
为什么操作不规范	21	培训后间隔太久不操作易遗忘	培训后缺少实际操作
	22	对使用频次低的设备操作生疏	对使用频次低的设备操作生疏
	25	自学效果不佳	自学效果不佳
	26	获取途径不佳	获取途径不佳
	27	缺乏实地操练	缺乏实地操练

（3）绘制真因验证柏拉图

1）为什么质控不完善真因验证：每天随机抽查 5 名护士仪器设备登记、操作等内容，累计检查 50 人/次，共计 150 项数，其中发生质控不完善的缺陷事件共计 34 例，每例缺陷事件向护士调研要因，可以重复勾选不同原因，查检时重复计算。根据 80/20 法则，缺乏信息化巡更系统和物资管理系统操作烦琐为质控不完善的真因（图 6-案 3-4）。

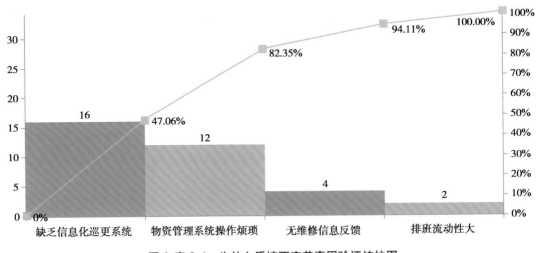

图 6-案 3-4　为什么质控不完善真因验证柏拉图

2）为什么操作不规范真因验证：每天随机抽查 5 名护士仪器设备登记、操作等内容，累计检查 50 人/次，共计 150 项数，其中发生操作不规范的缺陷事件共计 21 例，每例缺陷事件向护士调研要因，可以重复勾选不同原因，查检时重复计算。根据 80/20 法则，自学效果不佳和缺乏实地操练为操作不规范的真因（图 6-案 3-5）。

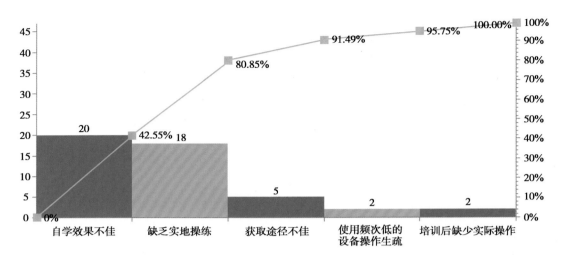

图 6-案 3-5　为什么操作不规范真因验证柏拉图

3. 真因验证结论　根据 80/20 原则,为什么质控不完善真因为缺乏信息化巡更系统、物资管理系统操作烦琐。为什么操作不规范真因为:自学效果不佳、缺乏实地操练。

综上所述,导致手术中心仪器设备管理缺陷事件的真因有:无明确的巡查标准、职责不清、缺乏信息化巡更系统、物资管理系统操作烦琐、自学效果不佳、缺乏实地操练。

(六) 方策拟订

圈员们通过头脑风暴讨论出 30 个方策方案,再根据可行性、经济性、效益性进行评分,高度可行 5 分、可行 3 分、不可行 1 分,圈员 6 人,总分 90 分,依据 80/20 法则,将得分 72 分以上为可视性方策,共取 13 个方策,最后整合为三大方策群组。

(七) 方策实施

1. 方策群组一　完善全生命周期精细化管理。

(1)开发全生命周期设备巡更系统,实现手机扫码巡检和报修,自动获取设备资产编号,并和设备定位、物资信息等相关联,实现维修信息实时反馈推送至手机端。

(2)完善精细化管理,修订科室物资管理制度,细化职责内容,明确各层级护士的管理任务;完善设备日常巡检制度,统一巡查标准;对全体护士进行制度培训。

2. 方策群组二　建立多站式实训模式。

(1)建立多站式实训模式,制作视频、ppt 等课件,上传至科室群或钉钉直播群,开展钉钉、直播等线上课程。

(2)开展实地模拟操作,每月一次进行理论结合现场模拟操作练习。

(3)成立实训团队,包括成立主讲团、考核团、导师团。

3. 方策群组三　制订个性化培训体系。

制订个性化培训计划的内容及考核标准细则,制作个人仪器设备培训档案,依据专科仪器和通用仪器类型设计准入方案。

（八）效果确认

1. 数据对比　通过改善活动,手术中心仪器设备管理缺陷率从改善前的 49.50% 降低到 6.25%,降幅 43.25%。目标达成率 =[(改善后数据−改善前数据)÷(目标设定值−改善前数据)]×100%=[(6.25%−49.50%)÷(25.10%−49.50%)]×100%=177.25%。进步率 =[(改善前数据−改善后数据)÷改善前数据]×100%=[(49.50%−6.25%)÷49.50%]×100%=87.37%。

2. 改善后柏拉图　通过手术室仪器设备管理缺陷率查检汇总表收集 2020 年 9 月 21 日至 9 月 30 日科室内设备管理质量缺陷事件,绘制改善后柏拉图(图 6-案 3-6)。

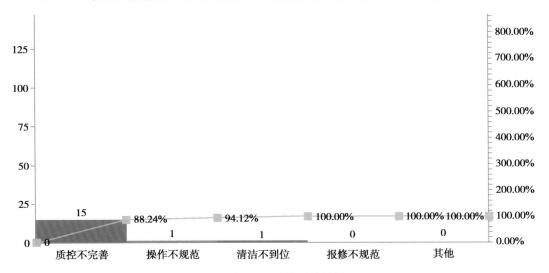

图 6-案 3-6　改善后柏拉图

3. 改善前后流程图对比　优化手术室设备管理流程(图 6-案 3-7)。

4. 其他成果　本次活动的成果仪器设备全生命周期管理巡更系统推广应用,在手机端即可实现扫码查询、使用登记、报修、追溯等功能。电子指南扫码系统应用于临床。降低设备维修数量和护理质量检查不良事件数,节约仪器设备维护成本,提高管理质量和医护满意度。本项目获温州市科学技术局课题立项 1 项,2021 年第四届泛长三角医院多维管理工具应用大赛二等奖。

（九）标准化

本次活动形成了《手术中心仪器设备全生命周期精细化管理流程及标准》,规范仪器设备使用管理,保障患者安全,为护士实施全生命周期管理模式提供规范。

（十）检讨与改进

仪器设备全生命周期管理模式和精细化管理模式相结合,自主研发设计手机二维码扫码巡更系统,实现手机端一键式扫码查询、使用登记、报修、追溯等设备管理全生命周期的功能,并将操作指南可视化,用低成本产生大效益,有效降低手术室仪器设备管理缺陷率,提高护理品质,值得推广应用。今后将继续扩大扫码巡检系统覆盖范围,智能物资管理系统进行数据对接,将功能继续完善。

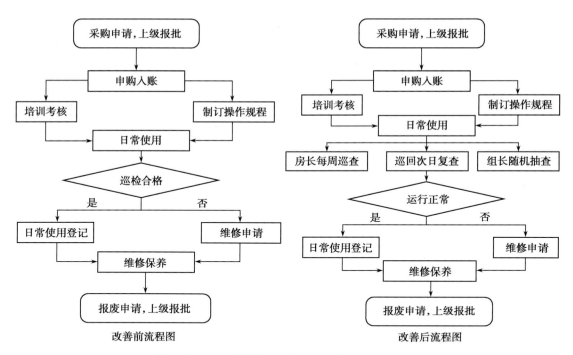

图 6-案 3-7   改善前后手术室设备管理流程图对比

案例四   基于质量功能展开（QFD）创新型品管圈的眼底病患者就医体验感提升

（一）主题选定

为人民健康服务是我国医疗卫生机构的神圣职责。党的十八大以来，我国全面深化医改，坚持用中国式办法破解医改这个世界性难题，着力构建优质高效的医疗卫生服务体系。也应看到，由于地区差异、城乡差异等客观因素，一些偏远落后地区的医疗机构服务水平还不高；在一二线城市的一些大医院，仍存在挂号难、候诊时间长、停车难等现象，距离群众期待有差距。医疗卫生机构要及时回应群众期盼，着力解决群众反映强烈的问题，提供高质量、多元化、个性化的服务。2023 年国家卫生健康委员会、国家中医药管理局联合印发《改善就医感受提升患者体验主题活动方案（2023—2025 年）》，围绕看病就医全流程提出 6 个方面共 20 条具体举措，并公布了 27 项评估指标。这为医疗机构进一步优化改进医疗服务明确了工作方法和路径。

医疗健康服务是医疗卫生机构的核心业务，必须完善管理、创新理念和模式，改善全流程就医服务。从诊前看，要完善预约诊疗制度，提供多种途径、多种有效证件的预约；大医院向基层医疗机构开放一定比例的号源，发挥预约转诊的积极作用。从门诊看，一方面要鼓励开设麻醉、疼痛、健康管理等新型门诊，提供更丰富的诊疗服务；另一方面，要进一步优化门诊流程设计，缩短患者等待时间。从住院看，要建立健全日间医疗服务制度，为住院患者提供更加优质的诊疗护理服务。从诊后看,要加强诊后管理与随访,方便出院患者获得院外康复和延续性治疗机会。

健康是人民永恒的追求,改善就医体验没有止境。随着经济社会快速发展,人民群众对健康服务的需求也在不断增长,不仅要看上病、看得好病,还要看病更舒心、服务更贴心。《"健康中国 2030"规划纲要》提出:"优化诊疗流程,增强患者就医获得感""加强医疗服务人文关怀"。广大医疗卫生机构应当始终坚持以人民为中心、以公益性为导向,不断提升医疗服务质量和效率,切实增强人民群众就医获得感、幸福感、安全感。

据统计,医院 2022 年门诊量 97.53 万人次,开展手术 7.29 万眼次。眼底病中心病种多、手术量大,目前针对眼底病患者未实施临床路径管理,各主刀单元在术前、术中、术后的诊疗工作、医嘱、护理工作存在差异。科室周转快、工作量大、与患者接触时间少、宣教不到位,患者就医体验差。

针对科室现状、民众需求、政策依托及医院发展,经权重分析确定课题为"基于 QFD 创新型品管圈的眼底病患者就医体验感提升"。确定活动单元为眼底病中心、六病区护理组,改善就诊流程,提供全面的护理指导,提升服务品质,改善就医感受,提升患者体验。经圈员打分,创新型问题或解析型问题判定此次项目为"创新型问题"(表 6-案 4-1),课题研究型或质量功能展开(quality function deployment,QFD)创新型类型判定此次项目为"QFD 创新型"(表 6-案 4-2)。

表 6-案 4-1　创新型问题或解析型问题判定

创新型问题	相关程度/分		解析型问题
1. 以前未有经验,预顺利完成首次面临的工作(新规业务的应对)	36	22	1. 预解决原来已在实施工作的问题
2. 预大幅度打破现况(现状突破)	40	24	2. 预维持或提升现况水平
3. 预挑战魅力质量、魅力水平(魅力质量的创造)	36	26	3. 预确保当前质量、当前水平
4. 预提前应对可预见的课题	32	24	4. 预防止再发生已出现的问题
5. 通过新方案、新对策、新想法的追究与实施可达成目标	32	24	5. 通过探究问题的真因,并消除或解决真因,可获得问题的解决方法
判定结果	合计分数		判定结果
√	176	120	

注:1. 采用三段评分来判定主题类型,强相关项计 5 分、中相关项计 3 分、弱相关项计 1 分;
　　2. 圈员 8 人,实到 8 人,各自评价给分合计后确定。

表 6-案 4-2 课题研究型或 QFD 创新型判断

课题研究型	关系程度		QFD 创新型
1. 目标　开拓新业务、突破现状、打造魅力质量	18	28	1. 目标　提升满意度、系统化创新(新模式、新服务)、打造魅力质量亮点
2. 问题　问题难度大、涉及部门多、辐射范围广	24	34	2. 问题　主要聚焦创新和满意问题(如满意度提升,新服务、新方案设计,考虑多因素影响的改进问题,考虑改进创新的系统性、科学性提升等),涉及部门和辐射范围与创新和满意问题相关
3. 工具　戴明循环(plan,do,check,action,PDCA)及品管(quality control,QC)手法	24	28	3. 工具　QFD 及其与 AHP(analytic hierarchy process,AHP)、TRIZ(发明家式的解决任务理论,teoriya resheniya izobreatatelskikh zadatch)、FMEA(失效模式和影响分析,failure mode and effect analysis)等方法的集成
4. 顾客(患者)导向　内部改进点与外部顾客(患者)需求有关联	26	34	4. 顾客(患者)导向　用 HOQ(the house of quality,HOQ)系统地将外部需求转化成内部业务改进点,并给出价值排序;关联性更强,并提供内部改进创新的科学依据
5. 魅力质量打造　以魅力质量的创造为目标,但具体方法不明确	20	26	5. 魅力质量打造　量化魅力质量值并嵌入 QFD 质量规划,提供具体定量化的魅力质量/创新点打造方法
6. 方案优化　用方策拟定评价表制订多个方案,用最适方策探究表优选出一个	20	26	6. 方案优化　运用 HOQ 工具进行质量设计,系统地导出一种具有魅力质量亮点的新方案,并从风险、冲突等多角度对这种方案的内部参数进行组合优化
7. 障碍消除　应用 PDCA 法进行障碍和副作用判定,制订消除障碍的措施	20	24	7. 障碍消除　借助由行业外数百万项专利提炼的 TRIZ 创新规律和发明原理,推导出矛盾冲突解决策略,不需要经验也能有科学依据导出最佳解决方案
判断结果	合计分数		判断结果
	152	200	√

注:1. 关系程度三段评价,大 =5 分、中 =3 分、小 =1 分。
　　2. 圈员 8 人,实到 8 人,各自评价给分并合计后确定。

　　圈组成员在讨论后确定此课题实现的路径与方法。在质量规划与课题明确化阶段,通过需求层次化(KJ 法)、李克特法及 KANO 模型来确定需求的重要度,设定目标。在质量设计与方案拟定阶段,通过第一个 HOQ 实现需求到质量特性的转换来确定质量特性设计值,提出创新方案。在质量优化与最佳选择阶段,圈组将运用 TRIZ 来解决矛盾,优化创新方案;

构建质量特性与失效模式的 HOQ,从患者视角得出失效模式的重要度,提前进行风险预防与优化。然后将质量特性展开到方策,确定方策的重要度,最后确定具体的控制措施,将规范措施制度化、标准化(图 6-案 4-1)。

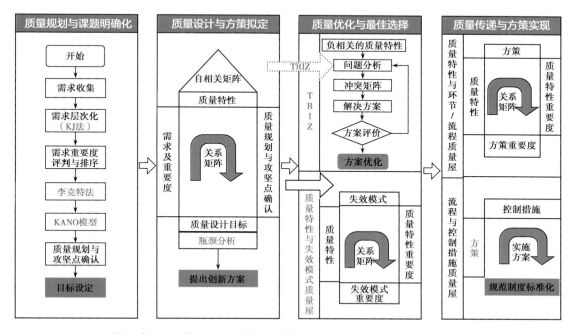

图 6-案 4-1　基于 QFD 创新型品管圈的眼底病患者就医体验感提升

圈组成员经过充分讨论后,拟定了课题开展的活动计划表(图 6-案 4-2)。

(二) 质量规划与课题明确化

1. **需求挖掘**　圈组对住院患者、出院患者,通过需求访谈的方式进行半结构式访谈,将收集到的相关需求,用质量需求的表述进行规范整理,并对收集需求的具体情景进行分析(表 6-案 4-3)。

2. **需求层次化**　圈组成员将所有需求写在卡片上。根据需求特性,填写具有代表性的卡片作为亲和卡,进行归类。根据亲和结果与特征,将诊疗便捷效率高、优质服务、回访方便这 3 条作为需求的第一层;将需求卡片与亲和卡叠加,再进行亲和归类,将住院诊疗便捷高效、入院手续方便、减少等待时间、宣教资料内容专业多元化、护士服务好、提供全面的出院服务、环境好、沟通方便这 8 条作为需求的第二层;需求的第三层即为具体需求,共 22 条。

3. **需求重要度评判与排序**　圈组选用李克特法进行重要度评判,通过对需求重要度评估进行需求筛选,得出质量需求的重要度(表 6-案 4-4)。

what（是什么）		when（什么时候）										who（谁）	how（如何）	where（在哪儿）
步骤		2023年2月	2023年3月	2023年4月	2023年5月	2023年6月	2023年7月	2023年8月	2023年9月	2023年10月	2023年11月	负责人		
主题选定		▮										夏××	头脑风暴 QC-STORY	示教室
质量规划及课题明确化												陈×× 翁×	李克特法 KANO模型	现场 示教室
质量设计与方案拟定												陈×× 洪××	HOQ瓶颈分析	现场 示教室
质量优化与最佳选择												陈×× 洪×× 翁×	FMEA（失效模式与效应分析 failure mode and effect analysis）TRIZ	现场 示教室
质量传递与对策实施												全体圈员	HOQ头脑风暴 PDCA	现场
效果确认												全体圈员	柱形图 雷达图	现场
标准化												翁×	标准作业书	示教室
总结与今后计划												全体圈员	头脑风暴	示教室

注：- - - - 表示计划线　—— 表示实施线

图 6-案 4-2　活动计划拟定甘特图

表 6-案 4-3　需求情景分析

情景	原始数据	项目需求	质量需求
入院前	医院诊疗项目较多,顺序混乱,检查项目有没有做好,不知晓	重新梳理诊疗流程使之清晰、便捷,制订统一诊疗流程图,并发给患者	诊疗流程清晰、便捷
	住院报到没有顺序,不知道谁先到谁后到	改善住院报到流程	住院报到简单、清晰
	办理住院缴费重复询问,秩序比较混乱	住院报到有合理的秩序	避免不必要的询问、往返跑和催促
入院后	每个医生的治疗不一样,患者有顾虑	医院能优化住院诊疗流程	优化住院诊疗流程
	少住院几天,减少住院费用	医院能缩短住院时间	缩短住院时间
	医生护士都在电脑前面打字,不好意思去打扰	医生护士能多与患者沟通	减少文书书写时间
	治疗、谈话都要等好久	等候时间短	多配几个医生护士
	医生护士一个人看着要干好几个人的事情	工作内容相对固定	清楚自己的岗位职责与内容
	宣教手册涵盖内容较多,查看比较不方便,希望有一本关于眼睛和糖尿病相关知识的小册子	有单独的糖尿病视网膜病变知识健康教育手册	制作专门的糖尿病视网膜病变知识宣教手册
	宣教资料主要以纸质为主,查阅不是很方便	可以通过多种方式查阅宣教资料	多途径提供宣教资料
	护士较忙碌,与我们沟通时间较少	护士增加与患者沟通时间	护士能进行详细的眼病护理知识宣教
	医院比较专业,我希望医生护士多给我们上课	医生护士给我们多讲课	定期开展健康教育讲座
	我不知道趴得对不对	可以实时监督我们术后体位是不是正确	护士能实时关注术后体位的正确性
	我不知道术后眼睛有不舒服,怎么去处理,哪些情况是正常的,哪些情况是不好的	护士详细告知术后有哪些并发症及对应的处理方法	患者知晓并发症的表现及处理方法
	我每次过来都住不同的病房	固定病房	医院环境布局合理
	椅子坐着不舒服	提供舒适的椅子	治疗椅宽敞舒适
	经常坐走廊,不舒服	提供光线明亮的病房	病房干净整洁、光线明亮
	护士站人太多,太吵	减少人员聚集	不嘈杂
出院后	不知道复查先去哪里后去哪里,带些什么东西	有详细的复查流程和须知	怎样进行复查
	医生护士都没有关心我怎么回家	询问出院后回家的方式	出院后如何回家
	有问题没有地方咨询	提供多途径咨询	与医护沟通方便
	不知道找谁咨询	及时找到医护人员沟通	专业人士回复患者问题

表 6-案 4-4   需求重要度判断

患者需求			重要度
第一层	第二层	第三层	
诊疗便捷、效率高	住院诊疗便捷、高效	诊疗流程清晰、便捷	5.00
		优化住院诊疗流程	5.00
		缩短住院时间	4.75
		减少文书书写时间	4.63
	入院手续方便	住院报到简单、清晰	4.88
		避免不必要的询问、往返跑和催促	4.00
	减少等待时间	多配几个医生护士	4.13
		清楚自身的岗位职责与内容	3.88
优质服务	宣教资料内容专业、多元化	制作专门的糖尿病视网膜病变知识宣教手册	4.75
		多途径提供宣教资料	4.88
	护士服务好	护士能进行详细的眼病护理知识宣教	5.00
		护士能实时关注术后体位的正确性	4.75
	提供全面的出院服务	患者知晓并发症的表现及处理方法	4.8
		怎样进行复查	4.25
		出院后如何回家	3.38
	环境好	医院环境布局合理	4.50
		治疗椅宽敞舒适	4.38
		病房干净整洁、光线明亮	3.00
		不嘈杂	4.50
回访方便	沟通方便	与医护沟通方便	4.50
		专业人士回复患者问题	4.50
		护士能个性化指导糖尿病护理知识	4.75

4. **质量水平提升分析**   圈组成员选择省内外两家标杆医院调研和交流,获取两家医院的质量水平,并根据质量水平进行分析,结合本院实际,设立了本课题要达成的目标水平,并计算水平提高率(表 6-案 4-5)。

表 6-案 4-5   质量水平提升分析

患者需求			重要度	医院A	医院B	本院水平	目标水平	水平提升率
诊疗便捷、效率高	住院诊疗便捷、高效	诊疗流程清晰、便捷	5.00	5	5	4	5	1.25
		优化住院诊疗流程	5.00	5	5	3	5	1.67
		缩短住院时间	4.75	4	4	4	5	1.25
		减少文书书写时间	4.63	4	4	3	5	1.67

续表

患者需求			重要度	医院A	医院B	本院水平	目标水平	水平提升率
诊疗便捷、效率高	入院手续方便	住院报到简单、清晰	4.88	4	5	3	5	1.67
		避免不必要的询问、往返跑和催促	4.00	4	5	3	5	1.67
	减少等待时间	多配几个医生护士	4.13	3	4	3	4	1.33
		清楚自身的岗位职责与内容	3.88	5	4	3	4	1.33
优质服务	宣教资料内容专业、多元化	制作专门的糖尿病视网膜病变知识宣教手册	4.75	4	5	3	5	1.67
		多途径提供宣教资料	4.88	5	5	4	5	1.25
	护士服务好	护士能进行详细的眼病护理知识宣教	5.00	4	4	3	5	1.67
		护士能实时关注术后体位的正确性	4.75	4	3	3	5	1.67
	提供全面的出院服务	患者知晓并发症的表现及处理方法	4.8	3	3	3	5	1.67
		怎样进行复查	4.25	4	4	3	5	1.67
		出院后如何回家	3.38	5	3	4	4	1.00
	环境好	医院环境布局合理	4.50	5	5	3	5	1.67
		治疗椅宽敞舒适	4.38	5	5	3	5	1.67
		病房干净整洁、光线明亮	3.00	5	4	4	4	1.00
		不嘈杂	4.50	4	4	3	5	1.67
回访方便	沟通方便	与医护沟通方便	4.50	4	3	3	5	1.67
		专业人士回复患者问题	4.50	4	3	3	5	1.67
		护士能个性化指导糖尿病护理知识	4.75	4	4	4	5	1.25

5. 魅力质量/创新点识别　通过内部专家评审,结合患者访谈,定性分析得出 KANO 模型的质量需求分类,其中当然质量需求 5 个,一维质量需求 9 个,魅力质量需求 8 个(表 6-案 4-6)。

6. 质量规划与攻坚点确定　通过 KANO 定性分析得出赋值为魅力质量需求 1.5,一维质量需求 1.2,当然质量需求 1.0,根据重要度、水平提高率、魅力值,计算出需求相对权重[$W_i=(K_i \times R_i \times S_i / \sum W_a) \times 100\%$, W_i 表示需求相对权重、K_i 表示重要度、R_i 表示水平提高率、S_i 表示魅力值],并将需求相对权重进行排序,选择相对权重高的需求作为攻坚点(表 6-案 4-7)。根据质量需求相对权重排序,圈组成员经过讨论后对相对权重排名前 16 的需求总结归纳,从调查对象、医护人员的角度提出三大攻坚点:改善诊疗流程,提供全面的护理指导,提升服务品质。

表 6-案 4-6   质量需求按 KANO 模型分类

KANO 模型分类	患者需求
当然质量需求	避免不必要的询问、往返跑和催促
	多配几个医生护士
	清楚自身的岗位职责与内容
	出院后如何回家
	病房干净整洁、光线明亮
一维质量需求	诊疗流程清晰、便捷
	住院报到简单、清晰
	制作专门的糖尿病视网膜病变知识宣教手册
	患者知晓并发症的表现及处理方法
	怎样进行复查
	医院环境布局合理
	治疗椅宽敞舒适
	不嘈杂
	与医护沟通方便
魅力质量需求	优化住院诊疗流程
	缩短住院时间
	减少文书书写时间
	多途径提供宣教资料
	护士能进行详细的眼病护理知识宣教
	护士能实时关注术后体位的正确性
	专业人士回复患者问题
	护士能个性化指导糖尿病护理知识

表 6-案 4-7   需求相对权重确定及排序

患者需求	重要度	水平提升率	KANO 评分	绝对权重	相对权重	排序	
诊疗流程清晰、便捷	5.00	1.25	1.2	7.50	0.039	17	
优化住院诊疗流程	5.00	1.67	1.5	12.53	0.065	1	√
缩短住院时间	4.75	1.25	1.5	8.91	0.047	13	√
减少文书书写时间	4.63	1.67	1.5	11.60	0.061	4	√
住院报到简单、清晰	4.88	1.67	1.2	9.78	0.051	6	√
避免不必要的询问、往返跑和催促	4.00	1.67	1.0	6.68	0.035	18	
多配几个医生护士	4.13	1.33	1.0	5.49	0.029	19	
清楚自身的岗位职责与内容	3.88	1.33	1.0	5.16	0.027	20	

续表

患者需求	重要度	水平提升率	KANO评分	绝对权重	相对权重	排序	
制作专门的糖尿病视网膜病变知识宣教手册	4.75	1.67	1.2	9.52	0.050	8	√
多途径提供宣教资料	4.88	1.25	1.5	9.15	0.048	9	√
护士能进行详细的眼病护理知识宣教	5.00	1.67	1.5	12.53	0.065	1	√
护士能实时关注术后体位的正确性	4.75	1.67	1.5	11.90	0.062	3	√
患者知晓并发症的表现及处理方法	4.8	1.67	1.2	9.78	0.051	6	√
怎样进行复查	4.25	1.67	1.2	8.52	0.046	16	√
出院后如何回家	3.38	1.00	1.0	3.38	0.018	21	
医院环境布局合理	4.50	1.67	1.2	9.02	0.047	10	√
治疗椅宽敞舒适	4.38	1.67	1.2	8.78	0.046	15	√
病房干净整洁、光线明亮	3.00	1.00	1.0	3.00	0.016	22	
不嘈杂	4.50	1.67	1.2	9.02	0.047	10	√
与医护沟通方便	4.50	1.67	1.2	9.02	0.047	10	√
专业人士回复患者问题	4.50	1.67	1.5	11.27	0.059	5	√
护士能个性化指导糖尿病疾病护理知识	4.75	1.25	1.5	8.91	0.046	13	√

7. 目标设定　根据需求相对权重导出的三大攻坚点,设定其目标值(表6-案4-8)。

表6-案4-8　攻坚点的质量特性目标设定

攻坚点	指标	目标
改善诊疗流程	建立眼底病临床路径	从无到有
	提高日间手术占比	≥90%
	设置日间手术报道系统	从无到有
提供全面的护理指导	提高眼科护理知识知晓率	≥88%
	提高术后正确体位维持时间	≥18h/d
提升服务品质	提高糖尿病视网膜病变患者自我管理能力	≥80%
	提升患者就医体验感	>95%(国家指标)

（三）质量设计与方策拟定

1. 质量特性展开　对三大攻坚点的目标值进一步展开。改善诊疗流程可以展开为:建立临床路径、提高日间手术占比、设置日间手术报道系统,对另两个攻坚点的质量特性进一步补充,同时对其他需求进行质量特性展开,共展开22条质量特性(表6-案4-9)。

表 6-案 4-9　质量特性展开

患者需求			质量特性		
第一层	第二层	第三层	第三层	第二层	第一层
诊疗便捷、效率高	住院诊疗便捷、高效	诊疗流程清晰、便捷	优化预住院诊疗流程	改善诊疗流程	流程
		优化住院诊疗流程	建立眼底病临床路径		
		缩短住院时间	提高日间手术占比		
		减少文书书写时间	制订日间手术病历、护理交班书写规范		
	入院手续方便	住院报到简单、清晰	设置日间手术报道系统		
		避免不必要的询问、往返跑和催促	主动沟通		
	减少等待时间	多配几个医生护士	医生护士人员数量	优化人员配置	
		清楚自身的岗位职责与内容	高质量完成工作内容		
优质服务	宣教资料内容专业、多元化	制作专门的糖尿病视网膜病变知识宣教手册	提供糖尿病视网膜病变知识宣教手册	提供全面护理指导	服务
		多途径提供宣教资料	进行多元化宣教		
	护士服务好	护士能进行详细的眼病护理知识宣教	眼科护理知识知晓率		
		护士能实时关注术后体位的正确性	提高术后正确体位维持时间		
	提供全面的出院服务	患者知晓并发症的表现及处理方法	全面进行并发症宣教	满足患者出院需求	
		怎样进行复查	落实出院宣教		
		出院后如何回家	落实出院计划		
	环境好	医院环境布局合理	专门玻璃体腔注药病房	病房环境	环境
		治疗椅宽敞舒适	玻璃体腔注药病房布局		
		病房干净整洁、光线明亮	病房环境整洁度		
		不嘈杂	环境安静		
回访方便	沟通方便	与医护沟通方便	患者就医体验感	院外随访	随访
		专业人士回复患者问题	提供线上咨询		
		护士能个性化指导糖尿病疾病护理知识	提高糖尿病视网膜病变患者自我管理能力		

　　2. 需求与质量特性关系评估　圈组成员对需求与质量特性进行相关性分析（1~5 分），并用独立配点法计算出质量特性重要度，需求与质量特性 HOQ 的部分内容。圈组成员对质量特性各条目进行相关分析构建质量屋屋顶（图 6-案 4-3）。

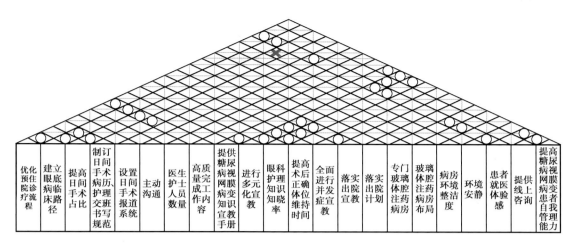

图 6-案 4-3　质量屋屋顶

3. **质量设计**　对 22 条质量特性进行竞争性对比后,分别设立质量特性的设计值。在确定设计值时,小组经过多次讨论,根据调研交流过的省内外两家医院的水平,查阅有关文献,综合现有的能力及资源,提出具有竞争性的指标(表 6-案 4-10)。

表 6-案 4-10　质量特性设计值

质量特性	质量特性重要度	本院	医院 A	医院 B	质量设计目标值
优化预住院诊疗流程	0.984	4	4	4	4
建立眼底病临床路径	2.486	3	4	5	5
提高日间手术占比	1.693	4	4	5	5
制订日间手术病历、护理交班书写规范	2.157	3	4	5	5
设置日间手术报道系统	1.648	4	4	4	5
主动沟通	1.046	4	4	4	4
医生护士人员数量	1.393	4	4	4	4
高质量完成工作内容	1.459	4	4	4	4
提供糖尿病视网膜病变知识宣教手册	1.530	3	4	4	5
进行多元化宣教	1.448	4	4	4	5
眼科护理知识知晓率	1.326	3	4	4	5
提高术后正确体位维持时间	1.380	4	4	5	5
全面进行并发症宣教	1.438	3	4	4	5
落实出院宣教	1.306	4	4	5	5
落实出院计划	0.090	4	4	4	4
专门玻璃体腔注药病房	1.370	3	4	4	5
玻璃体腔注药病房布局	0.748	4	5	5	5

续表

质量特性	质量特性重要度	本院	医院 A	医院 B	质量设计目标值
病房环境整洁度	0.500	4	4	4	4
环境安静	1.271	3	4	4	4
患者就医体验感	2.500	3	4	4	5
提供线上咨询	0.764	3	4	4	4
提高糖尿病视网膜病变患者自我管理能力	0.683	3	4	4	4

4. 瓶颈分析　根据本院实际,实现每个质量特性的设计值,难度是不相同的,圈组成员对质量特性按重要度与难度(按 1~10 分评判)进行整理分析(表 6-案 4-11,图 6-案 4-4)。

表 6-案 4-11　瓶颈分析

质量特性	质量特性重要度	难度分析
优化预住院诊疗流程	0.984	5
建立眼底病临床路径	2.486	9
提高日间手术占比	1.693	6
制订日间手术病历、护理交班书写规范	2.157	7
设置日间手术报道系统	1.648	5
主动沟通	1.046	3
医生护士人员数量	1.393	2
高质量完成工作内容	1.459	6
提供糖尿病视网膜病变知识宣教手册	1.530	4
进行多元化宣教	1.448	5
眼科护理知识知晓率	1.326	5
提高术后正确体位维持时间	1.380	4
全面进行并发症宣教	1.438	3
落实出院宣教	1.306	2
落实出院计划	0.090	1
专门玻璃体腔注药病房	1.370	3
玻璃体腔注药病房布局	0.748	2
病房环境整洁度	0.500	1
环境安静	1.271	3
患者就医体验感	2.500	7
提供线上咨询	0.764	3
提高糖尿病视网膜病变患者自我管理能力	0.683	4

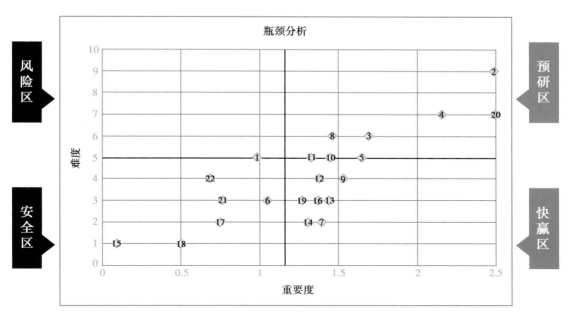

图 6-案 4-4 瓶颈分析图

数字代表说明：1. 优化预住院诊疗流程；2. 建立眼底病临床路径；3. 提高日间手术占比；4. 制订日间手术病历、护理交班书写规范；5. 设置日间手术报道系统；6. 主动沟通；7. 医生护士人员数量；8. 高质量完成工作内容；9. 提供糖尿病视网膜病变知识宣教手册；10. 进行多元化宣教；11. 眼科护理知识知晓率；12. 提高术后正确体位维持时间；13. 全面进行并发症宣教；14. 落实出院宣教；15. 落实出院计划；16. 专门玻璃体腔注药病房；17. 玻璃体腔注药病房布局；18. 病房环境整洁度；19. 环境安静；20. 患者就医体验感；21. 提供线上咨询；22. 提高糖尿病视网膜病变患者自我管理能力。

5. 提出创新方案 对瓶颈分析的快赢区与预研区，进一步深入分析质量特性所对应的目标，讨论如何实现，逐步提出创新的实现方案。

快赢区的质量特性有：医生护士人员数量、提供糖尿病视网膜病变知识宣教手册、提高术后正确体位维持时间、全面进行并发症宣教、落实出院宣教、专门玻璃体腔注药病房、环境安静。通过提供糖尿病视网膜病变专用健康教育手册，使用智能监测仪实时监督患者体位的正确性，落实薄弱点宣教，开辟日间手术专用病房，保持病区环境安静来实现。

预研区的质量特性主要是：建立眼底病临床路径、提高日间手术占比、制订日间手术病历护理交班书写规范、设置日间手术报道系统、高质量完成工作内容、进行多元化宣教、提高眼科护理知识知晓率、提升患者就医体验感。通过分析，项目组讨论可依据信息智能技术，创建临床路径，拓展日间手术病种，简化病程护理交班书写，推行日间手术报道系统，增加宣教时间，丰富宣教形式，多方推进，更好地实现各方面的需求。

考虑医院科室糖尿病患者占比多，开展日间玻璃体腔注药手术，故优先选取安全区的质量特性：玻璃体腔注药病房布局、提供线上咨询、提高糖尿病视网膜病变患者自我管理能力，通过摆放宽敞舒适的座椅、增加院后线上线下咨询随访服务来实现。

(四)质量优化与最佳选择

1. **业务矛盾解决**　质量特性中提高日间手术占比与环境安静呈负相关,作为民众希望能够尽可能在安静的环境中完成住院过程。基于此,提高日间手术占比是期望大质量特性,目标是越大越好,而环境安静是期望小质量特性,预提高日间手术占比必然导致环境嘈杂,使指标恶化。

为了解决这两个质量特性的矛盾,运用 TRIZ 来寻找解决途径,通过转化,寻找矛盾的质量特性所对应的通用工程参数,通过对照通用工程参数表,圈组成员认为"提高日间手术占比"为改善参数 26"物质的数量",而"环境安静"为恶化参数 6"静止物体的区域"。通过阿奇舒勒矛盾矩阵表,从 40 个发明原理中选择合适的方案,查询阿奇舒勒矛盾矩阵表结果(表 6-案 4-12)。

表 6-案 4-12　矛盾矩阵图分析

矛盾参数		对应的发明原理
改善的参数	恶化的参数	4、10、15
26 物质的数量	6 静止物体的区域	

通过矛盾矩阵表,得出解决提高日间手术占比与环境安静矛盾的发明原理有 4、10、15 这 3 个发明原理(表 6-案 4-13)。

表 6-案 4-13　发明原理介绍

序号	原理名称	说明	选择
4	不对称	1. 用不对称代替对称 2. 已是不对称了,增加不对称的程度	
10	预操作	1. 预先完成要求的作用 2. 预先设置,避免时间浪费	√
15	动态化	1. 使物体随其环境自动调节 2. 将物体分成几部分,彼此可相对运动 3. 静止的物体变成可动的,提高适应性	

圈组成员对 3 个发明原理进行了讨论,确定用发明原理 10(预操作)来解决矛盾。为提高日间手术占比,又保持病区环境安静,采取预操作的原理,对早上入出院高峰期,采取预分流措施,利用床位预约系统,对当天入院手术的患者按手术先后时间分时间段预约患者办理入院手术,减少人员扎堆聚集,保持病房环境安静,提升患者就医体验,提升服务品质。

2. **顾客视角风险预防**　圈组成员选择处于预研区的重要度高、难度较大、在本院资源和能力条件下可实现的质量特性,通过 FMEA(失效模式与效应分析,failure mode and effect analysis)顾客视角风险预防分析(表 6-案 4-14)和质量特性与失效模式的 HOQ 找出民众敏感度高的失效模式(表 6-案 4-15),探讨后续的优化措施。经分析发现,主要的失效模式为:对开展临床路径宣传不到位、无临床路径工作流程与操作规范、日间手术病种单一、手术量多、工作量大、宣教形式单一、工作忙碌、护士宣教不到位。

表6-案4-14 FMEA顾客视角风险预防

要求	潜在失效模式	潜在失效后果	严重度(S)	失效原因	发生率(O)	预防控制方法	可检测度(D)	风险顺序系数(RPN)	建议措施	项目责任人
建立眼底病临床路径	对开展临床路径宣传不到位	未开展临床路径管理	9	上级领导不重视	5	建立临床路径	5	225	联合医务部、信息科开展临床路径	××
	无临床路径工作流程、操作规范	工作效率低、重复	8	未统一诊疗流程	5	制订流程、组织培训、考核	5	200	制订临床路径工作流程、操作规范,对科室医生开展培训,并进行考核	××
提高日间手术占比	科室医生工作忙碌	未及时采纳新的管理方法	7	无专人负责	4	专人负责跟进	4	112	成立临床路径管理小组	××
	日间手术病种单一	患者住院时间长、费用增加	8	未积极拓展日间手术病种	5	积极开展日间手术	5	200	拓展日间手术病种,提高日间手术占比	××
	患者不愿出院	住院时间延长、周转慢	7	患者想继续留院观察	3	做好术前谈话	4	84	术前谈话,充分告知	××
制订日间手术病历、护理交班书写规范	手术量多、工作量大	和患者沟通时间少	8	病程、交班记录内容多	5	简化书写	5	200	简化病历、交班书写,增加与患者的沟通、宣教	××
	主刀医生多,病程记录不统一	病程记录费时	6	无统一书写规范	4	制订统一书写规范	4	96	统一书写规范,培训后上线	××
进行多元化宣教	宣教形式单一	患者眼科疾病知识掌握不全	8	工作繁忙	5	进行多元化宣教	5	200	发放宣教单,提供视频、音频、二维码、视频号宣教,开展健康教育讲座	××
	工作忙碌,护士宣教不到位	对宣教内容掌握不全	8	与患者接触时间少	5	增加健康教育时间	5	200	简化交班,增加宣教时间和频次	××
	未实施个性化宣教	不能完全吸收宣教内容	6	患者文化水平高低不一	4	实施个性化宣教	4	96	根据患者的文化水平和认知程度,开展个性化宣教	××

表 6-案 4-15　质量特性-失效模式 HOQ

质量特性-失效模式	失效模式										质量特性重要度
	对开展临床路径宣传不到位	无临床路径、工作流程、操作规范	科室医生工作忙碌	日间手术病种单一	患者不愿出院	手术量多，工作量大	主刀医生多，病程记录不统一	宣教形式单一	工作忙碌，护士宣教不到位	未实施个性化宣教	
建立眼底病临床路径	5	5	1	3	/	3	1	/	/	/	2.486
提高日间手术占比	3	3	1	5	1	1	/	/	/	/	1.693
制订日间手术病历、护理病历书写规范	/	/	3	/	/	5	3	5	5	/	2.157
进行多元化宣教	/	/	/	/	/	/	/	5	5	5	1.448
失效模式重要度	17.509	17.509	10.649	15.923	1.693	19.936	8.957	18.025	18.025	7.24	/

(五) 质量传递与方策实现

1. **方策展开**　经过 TRIZ(发明家式的解决任务理论,teoriya resheniya izobreatatelskikh zadatch)分析和质量特性-失效模式 HOQ(质量屋 the house of quality)分析优化后,创新方案初步确定为三大方策群组:①建立临床路径,优化住院诊疗流程和规范;②提供全面的护理指导,开展眼病精细化护理;③开辟日间手术专用病房,通过云端守护,提升服务品质。运用独立配点法建立质量特性与方策 HOQ,通过相关性评价,确定方策重要度(表 6-案 4-16)。

表 6-案 4-16　质量特性与方策 HOQ

质量特性	方策			质量特性重要度
	建立临床路径,优化住院诊疗流程和规范	提供全面的护理指导,开展眼病精细化护理	开辟日间手术专用病房,通过云端守护,提升服务品质	
优化预住院诊疗流程	3	/	/	0.984
建立眼底病临床路径	5	1	/	2.486
提高日间手术占比	5	/	/	1.693
制订日间手术病历、护理交班书写规范	5	3	/	2.157
设置日间手术报道系统	3	/	1	1.648
主动沟通	3	3	/	1.046
医生护士人员数量	/	/	/	1.393
高质量完成工作内容	5	5	5	1.459
提供糖尿病视网膜病变知识宣教手册	/	5	/	1.530
进行多元化宣教	3	5	/	1.448
眼科护理知识知晓率	3	5	/	1.326
提高术后正确体位维持时间	1	3	/	1.380
全面进行并发症宣教	1	3	/	1.438
落实出院宣教	1	3	/	1.306
落实出院计划	/	1	/	0.090
专门玻璃体腔注药病房	/	/	5	1.370
玻璃体腔注药病房布局	/	/	5	0.748
病房环境整洁度	/	/	1	0.500
环境安静	/	/	3	1.271
患者就医体验感	5	5	5	2.500
提供线上咨询	/	3	5	0.764
提高糖尿病视网膜病变患者自我管理能力	/	3	5	0.683
方策重要度	74.96	70.21	43.59	/

由表 6-案 4-16 可知,建立临床路径,优化住院诊疗流程和规范的重要度最高,其次为提供全面的护理指导,开展眼病精细化护理,开辟日间手术专用病房,通过云端守护,提升服务品质。

2. 明确措施及实施

(1)方策群组一:建立临床路径,优化住院诊疗流程和规范。

1)医务部牵头,联合信息中心,规范眼底病临床路径实施流程。

2)确定眼底病临床路径实施病种和入组标准,完善信息系统,规范路径模块。

3)制订科室多种眼底病临床路径标准住院流程及临床路径表单,规范术前、术后、出院在主要诊疗工作、重点医嘱、主要护理工作的内容,减少变异发生,对眼底病中心人员进行培训并实施。

4)拓展日间手术病种,提高日间手术占比。

5)简化病程、护理交班书写,增加与患者沟通、宣教的时间。

6)推行日间手术报到系统,患者报到井然有序。

(2)方策群组二:提供全面的护理指导,开展眼病精细化护理。

1)制作糖尿病视网膜病变健康教育手册。

2)丰富宣教形式,开展宣教单、视音频、二维码、视频号、健康教育讲座等多种方式相结合。

3)增加宣教的时间和频次,提高患者眼科知识掌握率。

4)使用智能监测仪,实时监督患者体位的正确性。

(3)方策群组三:开辟日间手术专用病房,通过云端守护,提升服务品质。

1)开辟日间手术专用病房,摆放宽敞舒适的座椅。

2)利用床位预约系统,按手术时间分时段预约患者办理入院,减少人员扎堆聚集。

3)在护士站放置噪声检测仪,保持病区安静。

4)利用浙里护理平台,出院时发放居家护理名片,告知患者可以提供线上咨询或由网约护士提供上门服务。

5)糖尿病专科护士通过慢性病管理系统对糖尿病视网膜病变患者进行电话随访,每周开展个案门诊。

3. 效果确认　圈组成员根据现场调查及数据统计分析,课题各目标均达预期(表 6-案 4-17,表 6-案 4-18)。

表 6-案 4-17　质量特性设计值达成情况

质量特性	质量特性重要度	改善前	目标	改善后	目标达成率
优化预住院诊疗流程	0.984	4	4	4	100.00%
建立眼底病临床路径	2.486	无	有	有	100.00%
提高日间手术占比	1.693	88.80%	≥90%	95.30%	105.89%
制订日间手术病历、护理交班书写规范	2.157	3	5	5	100.00%

续表

质量特性	质量特性重要度	改善前	目标	改善后	目标达成率
设置日间手术报道系统	1.648	无	有	有	100.00%
主动沟通	1.046	4	4	4	100.00%
医生护士人员数量	1.393	4	4	4	100.00%
高质量完成工作内容	1.459	4	4	4	100.00%
提供糖尿病视网膜病变知识宣教手册	1.530	3	5	5	100.00%
进行多元化宣教	1.448	4	5	5	100.00%
眼科护理知识知晓率	1.326	74.87%	≥88%	96.67%	109.85%
提高术后正确体位维持时间	1.380	17.2h/d	≥18h/d	19.9h/d	110.56%
全面进行并发症宣教	1.438	3	5	5	100.00%
落实出院宣教	1.306	4	5	5	100.00%
落实出院计划	0.090	4	4	4	100.00%
专门玻璃体腔注药病房	1.370	3	5	5	100.00%
玻璃体腔注药病房布局	0.748	4	5	5	100.00%
病房环境整洁度	0.500	4	4	4	100.00%
环境安静	1.271	3	4	4	100.00%
患者就医体验感	2.500	85%	>95%	100%	105.26%
提供线上咨询	0.764	3	4	4	100.00%
提高糖尿病视网膜病变患者自我管理能力	0.683	61.56%	≥80%	88.21%	110.25%

表 6-案 4-18 攻坚点目标达成情况

攻坚点	指标	改善前	目标	改善后	达成率
改善诊疗流程	建立眼底病临床路径	无	从无到有	有	100.00%
	提高日间手术占比	88.80%	≥90%	95.30%	105.89%
	设置日间手术报道系统	无	从无到有	有	100.00%
提供全面的护理指导	提高眼科护理知识知晓率	74.87%	≥88%	96.67%	109.85%
	提高术后正确体位维持时间	17.2h/d	≥18h/d	19.9h/d	110.56%
提升服务品质	提高糖尿病视网膜病变患者自我管理能力	61.56%	≥80%	88.21%	110.25%
	提升患者就医体验感	85%	>95%	100%	105.26%

本次活动除达到既定成果外,还建立了黄斑部手术临床路径、视网膜脱离(后入路玻璃体切除)临床路径、增殖性糖尿病视网膜病变临床路径等 3 项临床路径,发表 SCI/ 核心期刊论文 3 篇,参与学术大会发言 1 次等。

4. **标准化**　通过本次改善活动,形成了标准化的眼底病中心患者住院全流程、眼底病中心临床路径工作全流程以及眼底病中心患者日间手术全流程。

5. **总结与改进**　本次品管活动从患者角度出发,是切实需要解决的问题,运用 QFD 工具改进,大幅度提升了患者的就医体验感,采用多种方式认真收集数据,从各个维度分析患者需求,集思广益,提出切实可行方案。由于临床路径刚上线,未将路径的入径率和出径率纳入衡量指标,后续提升患者就医体验,需要更多的投入。

案例五　住院患者跌倒根因分析(根因分析 RCA)

(一) 确立问题

1. **事件简述**　事件 1:2021-01-19:周 * 华,女,76 岁,因"左眼视物不清半年余"入院。

入院诊断:①左眼黄斑裂孔性视网膜脱离;②右眼玻璃体黄斑牵拉综合征;③双眼年龄相关性白内障。1 月 19 日患者在球后阻滞麻醉下行眼底手术。术后患者诉胃部不适,恶心,14:00 患者前往卫生间预呕吐时,陪人未陪同,患者出现一过性眩晕跌倒,下颌牙龈轻微出血。

事件 2:2021-08-17:杜 * 武,男,69 岁,因"右眼视物模糊 1 周"入院。

入院诊断:①右眼孔源性视网膜脱离;②右眼增殖性玻璃体视网膜病变(C2 期);③双眼年龄相关性白内障。患者 2 个月前左腿膝关节外伤史,左膝关节活动不受限,但支撑力欠佳。8 月 17 日患者在靶控联合麻醉下行眼底手术。术后 20:10 患者如厕,进入时下肢支撑无力滑坐在地,查看患者无受伤。

事件 3:2021-12-31:金 * 兰,女,74 岁,因"右眼视物模糊 1 个月余"入院。

入院诊断:①右眼玻璃体积血;②右眼视网膜脱离;③双眼糖尿病性白内障。12 月 31 日患者在靶控联合麻醉下行眼底手术。术后 12:50 患者因腹痛如厕,返回床位时出现头晕,就坐床边时发生一过性黑朦,在家属帮扶下,缓慢坐于地上,检查全身皮肤未受伤。

事件 4:2022-4-15:陈 * 春,男,67 岁,因"双眼视物不清 2 年余"入院。

入院诊断:①右眼黄斑裂孔性视网膜脱离;②双眼糖尿病视网膜病变。4 月 13 日在靶控联合麻醉下行眼底手术。术后 13:36 患者下床活动后预坐床沿上,在家属在病床另一侧拿东西时,患者不小心坐空,跌坐在地,臀部着地,右侧腰部触及床旁方凳,经检查全身皮肤未受伤。

跌倒是一种不受患者主观控制的体位改变,使患者倒在地面或者比患者所处的位置更低位置的现象,可导致躯体和心理的损伤。有数据显示,美国每年发生住院跌倒案例高达数十万。而在我国,跌倒在医院护理不良事件中排在前 3 位,并且是老年住院患者致伤的首要原因。研究显示,跌倒不良事件的发生,造成了患者躯体和生理的伤害,极易引发医疗纠纷。2021 年 1 月份至今发生 4 例跌倒事件,科室高度重视,组织人员对 4 起跌倒事件进行系统分析,旨在找出发生跌倒的共同原因。

2. **根本原因分析(root cause analysis,RCA)判断及理由**　通过严重程度评估(severity

assessment code, SAC）风险矩阵评估该事件为3级，根据异常事件决策树分析该事件非蓄意，非个人健康因素造成，是系统问题。

跌倒是医院常见不良事件，事关患者安全，是护理质量的核心指标。避免患者跌倒不良事件的发生是我国卫生健康委员会等级医院评审的要求之一。而眼科患者因视力下降、自理能力及平衡功能减退，更易发生跌倒。2021年1月份至今医院发生4起跌倒事件，科室高度重视，从第一例跌倒事件开始就运用PDCA进行质量改进，但效果维持不佳，故利用RCA通过根因分析法从根本原因上解决跌倒事件的发生。

（二）成立RCA小组

成立包括病区护士长、医生、护理部、质控办人员的RCA小组，开展本次活动。

（三）事件回顾调查

1. **资料收集** 组员采用事件回放方式、不良事件报表回顾，对4起跌倒事件进行深入细致调查。

2. **患者病史** 查询患者病历、护理记录、医嘱单等资料。

3. **人员访谈** 对2022年4月15日发生的跌倒事件的责任护士、当班护士、患者、家属进行一对一访谈，详细描述事件的发生经过。

4. **质量分析员汇总** 整理全部资料信息，绘制叙事时间表，以叙事时间表还原事件的整个过程。

（四）原因分析

1. **针对4例跌倒事件进行相关特征分析（表6-案5-1）**

2. **近端原因分析** RCA小组成员利用头脑风暴，针对以上4例跌倒事件从"人、机、料、法、环"五个方面进行分析，画出鱼骨图（图6-案5-1）。

3. **近端原因** 小组成员通过实际查检及讨论列出近端原因。

（1）未根据风险因素采取针对性预防措施。

（2）医生、护工未主动参与防跌倒管理。

（3）患者、家属防跌倒意识缺乏。

（4）无法有效管理易引起跌倒用药风险、电子系统界面无高危跌倒提醒标识、医生电子系统界面看不到跌倒评分。

（五）根本原因分析（5WHY法）

根据4条近端原因，通过5WHY法，分析出根本原因分别为科室没有针对常见风险因素制订跌倒防范要点、未对科室医生和护工开展防跌倒风险教育、护士缺乏针对性预防跌倒宣教、系统未提交信息中心开发。

（六）制订改进计划

1. **科室制订常见的风险因素预防跌倒措施集**

（1）内容：根据科室情况，制订常见风险因素防跌倒措施集，组织全科护士进行学习并落实。

表 6-案 5-1 跌倒事件相关特征分析

事件	年龄/岁	视力	麻醉方式	手术时长/小时	跌倒史	其他疾病	跌倒/坠床风险评估/分	自理能力评估/分	发生时段	发生地点	发生时机	伤害程度	陪护年龄/岁，是否在旁
事件 1	76	右眼 0.4 左眼 0.05	球后阻滞	>2	无	无	3	95	14:30	卫生间	前往呕吐突发晕厥时	轻度	73/否
事件 2	69	右眼 0.04 左眼 0.8	靶控联合	>1	无	无	3	90	20:10	卫生间	如厕时	轻度	67/否
事件 3	74	右眼 0.05 左眼 0.5	靶控联合	>1	无	高血压糖尿病肾病	6	80	12:50	病房	如厕返回突发晕厥	无	45/是
事件 4	67	右眼 0.08 左眼 0.06	靶控联合	<0.5	无	高血压糖尿病	6	95	13:36	病房	上下移床位时	轻度	65/否

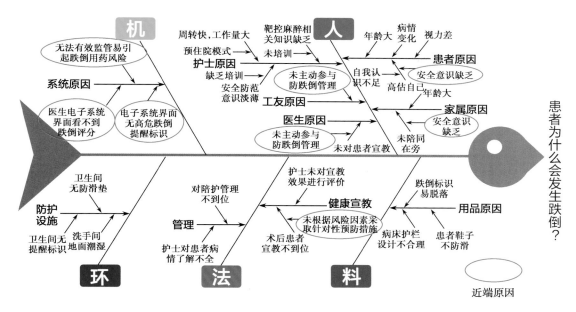

图 6-案 5-1 患者发生跌倒原因分析

（2）执行部门：六病区。

（3）完成日期：2022 年 5 月 25 日。

2. 多部门协作，共同防范

（1）内容：对科室护士、医生和护工开展防跌倒风险教育，提高安全意识，共同参与防跌倒措施的落实。

（2）执行部门：六病区。

（3）完成日期：2022 年 5 月 24 日。

3. 对患者、陪护开展个性化防跌倒健康教育

（1）内容：鼓励患者、陪护主动参与跌倒安全管理；根据患者跌倒风险等级、风险因素制订对应的预防措施，进行个性化宣教。

（2）执行部门：六病区。

（3）完成日期：2022 年 5 月 24 日。

4. 信息系统提示

（1）内容：和信息科沟通，提交项目表，通过信息化手段，提醒医护人员患者为高危跌倒患者，医生开易引起跌倒药物时做好告知和宣教。

（2）执行部门：六病区。

（3）完成日期：2022 年 5 月 26 日。

（七）执行改进措施

1. 制度面 科室制订常见的风险因素预防跌倒措施集：①邀请麻醉医生为科室护士对麻醉后并发症的观察与处理等相关知识进行培训；②RCA 小组针对我科常见跌倒风险因素，

讨论制订预防跌倒措施集,组织全科护士进行学习并考核。

2. **管理面**　多部门协助,共同防范:①护理、医疗、保洁部门共同合作,加强沟通,对科室护士、医生和护工开展防跌倒风险教育,提高科室全体人员跌倒防范意识,将防跌倒贯穿于每一个医疗服务环节中;②医生使用增加跌倒风险的药物时对患者及家属进行告知和宣教;③加强对保洁人员的监管,护工保持地面干燥,拖地或地面潮湿时放警示标识,主动告知患者注意安全;卫生间粘贴防滑标识;夜间洗漱高峰期护工加强巡视。

3. **健康教育面**

（1）鼓励患者主动参与跌倒安全管理,尤其重视对具备一定活动能力的高跌倒风险患者进行跌倒相关知识的教育,提高患者防跌倒意识。

（2）对陪护进行防跌倒相关知识教育及生活照料技能的指导,提高陪护的风险意识,患者在改变体位、活动时在身边协助。

（3）对患者、陪护开展个性化防跌倒健康教育:①根据患者跌倒风险等级、风险因素制订对应的预防措施,进行个性化宣教;②活化健康教育形式。制作起床三部曲提醒标识粘贴于护栏上、防跌倒健康教育处方、预防跌倒 10 知贴于病房墙上、防跌倒健康宣教手册电子书、视觉引导视频二维码放于病房醒目位置,供患者及家属手机微信扫码获得防跌倒相关知识。

4. **信息管理面**

（1）医生电子系统界面开通患者跌倒评分可查阅界面。

（2）this eye 和电子系统界面设置高危提醒标识。

（3）医生开易引起高危跌倒药物时系统自动跳出提醒弹窗。

5. **执行面**

（1）科室加强防跌倒措施落实管理。

（2）科室将医生使用增加跌倒风险的药物时对患者及家属进行告知纳入轮转医生入科培训。

（3）在科室会议上组织全科护士对常见风险因素防跌倒措施集进行学习并开始实施。

【参考文献】

［1］ 葛玉娟,梁静.品管圈在降低患者重点环节交接缺陷率中的应用［J］.当代护士（下旬刊）,2018,25（10）:184-186.

［2］ SHUKLA U V,TRIPATHY K. Diabetic retinopathy［M］. Treasure Island:StatPearls Publishing,2021.

［3］ 卫文. 慢性病占中国疾病负担约 7 成［J］.家庭医学（上半月）,2012（09）:32.

［4］ 疾病预防控制局. 国家卫生计生委办公厅关于印发国家慢性病综合防控示范区建设管理办法的通知［EB/OL］.（2016-11-01）［2023-10-20］. http://www.nhc.gov.cn/jkj/s5878/201611/6d55c194a965460b9bc7ee9cb5cb4592.shtml.

［5］ 办公厅. 国务院办公厅关于印发中国防治慢性病中长期规划（2017—2025 年)的通知［EB/OL］.（0217-

02-14）［2024-01-22］. http://www.nhc.gov.cn/bgt/gwywj2/201702/63b05a3bc7814a3686d5d37f0211f88c.shtml.

［6］ 世界医学协会全球慢性病负担报告［J］. 中国全科医学，2011（34）：3889.

［7］ 杨万凤，谢薇，陈晓琼，等. 预警糖尿病视网膜病变演变的生物学指标和特征性标志物的研究进展［J］. 国际眼科杂志，2018，18（7）：1241-1244.

［8］ 王康，王艳玲，黄映湘，等. 糖化血红蛋白与激光后持续性糖尿病黄斑水肿的相关性探讨［J］. 眼科研究，2007（02）：67-69.

［9］ 朱平利，王卓实，安良宝，等，玻璃体腔内注射康柏西普治疗糖网玻切术后玻璃体再出血的临床观察［J］. 中国实用眼科杂志，2017，35（8）：771-774.

［10］ 彭任君，吴响军，刘林，等. 医疗设备全生命周期管理应用系统的研发［J］. 中国医学装备，2019，6（6）：102-107.

［11］ 杨惊涛. 品管圈在降低急救设备管理缺陷率中的应用探讨［J］. 基层医学论坛，2017，021（012）：1551-1552.

［12］ WUBBEN I，MANEN J G V，AKKER B J V D，et al. Equipment-related incidents in the operating room：an analysis of occurrence，underlying causes and consequences for the clinical process［J］. Quality and Safety in Health Care，2010，19（6）：e64.

［13］ 陈红，李梅，黎湘艳，等. 手术室仪器设备的精准管理［J］. 护理学杂志，2017（20）：53-55.

［14］ 米树丽. 品管圈活动在手术室仪器设备管理中的实施效果分析［J］. 中国医疗器械信息，2019，25（05）：173-174.

［15］ 朱人杰，范璐敏，等. 医疗设备全生命周期管理问题及对策研究［J］. 中国医疗器械信息，2018，24（20）：165-167.

［16］ 医政司. 关于开展改善就医感受提升患者体验主题活动的通知［EB/OL］.（2023-05-26）［2024-03-23］. http://www.nhc.gov.cn/yzygj/s3594q/202305/723c7a3456e94dcf8f7ea1ada30ba472.shtml.

［17］ 中华人民共和国中央人民政府. 中共中央国务院印发《"健康中国2030"规划纲要》［EB/OL］.（2016-10-25）［2024-02-25］. https://www.gov.cn/zhengce/2016-10-25/content_5124174.htm？eqid=a9a9da2200022a910000000264589b81.

［18］ 张罗. 北京同仁医院：日间手术不断提档升级［J］. 中国卫生，2023（08）：44-45.

［19］ 周玲玲，戈晓华. 人工智能时代下眼底术后体位支持的现状与发展趋势［J］. 护士进修杂志，2021，36（05）：428-431.

［20］ 罗淑敏，林倩君，罗孟媛. 基于根本原因分析法的三级审核在降低住院患者跌倒发生率中的应用［J］. 护理实践与研究，2020，17（22）：129-132.

［21］ 张秀波. 护理专案改善在预防住院患者跌倒管理中的应用［J］. 基层医学论坛，2022，26（09）：106-108.

［22］ 李贡辉，周莹莹，张楚华. 根本原因分析法在眼科病人跌倒管理中的应用［J］. 循证护理，2019，5（08）：725-729.

［23］ 李凌，熊莉娟，沈颖，等. 住院患者跌倒访谈表的设计与应用［J］. 护理学杂志，2014，29（23）：18-20.

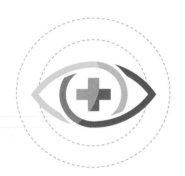

第七章

指标的信息化建设

第一节　医院指标体系建设背景

医院是我国医疗体系中至关重要的一环,其运营管理质量不仅影响着医院整体的医疗水平,更直接关系患者的健康安全。因此,提升医院管理运营水平显得尤为迫切。在物联网、大数据、人工智能等高新技术不断涌现的当下,医疗领域也随之发生了深刻变革。随着国家医改政策的持续推进,医院管理模式呈现一定的复杂性及多样化。为了更好地实现精细化、科学化和高效化的管理,构建统一的指标管理体系,具有重要意义。

一、现行指标管理体系的现状

医院运营管理的各项指标定义和计算规则在不同分院区、不同业务部门之间,因业务特殊性而存在一定的差异。这导致在实际应用中,往往会出现指标获取口径不一致的情况,同一个指标会从不同的系统提取,且不同的科室会有不同的指标定义等。

另一方面,医院根据国家政策要求和自身绩效管理的需求,制订了大量的管理指标,而在传统的业务架构下,这些报表按照月度、季度、年度等时间节点输出,具有一定的滞后性,甚至需要通过手工计算及调整,导致业务效率低下,针对这些指标的监控和优化也存在一定的滞后性。

此外,医院指标治理也面临着诸多挑战,如:数据孤岛、数据烟囱等现象。由于医院新老系统交替,技术开发公司多,医院整体规划不规范等原因,导致数据质量"冗杂粗放",形成"数据孤岛",使得数据无法实现有效整合和共享,造成医院指标全链路分析困难。其次,大多数医院的数据质量难以保证,医疗数据存在缺失、错误、重复等问题,影响指标的质量和可用性,这可能导致医院运营管理决策与预期效果不一致。

二、指标治理模型及架构

随着医院信息化的快速发展，院内信息系统呈现多样化、复杂化的趋势，大量的异构数据缺少统一的数据标准，已无法满足医院的医疗、科研、管理等工作的需求。如何有效地整合与应用这些数据，为医院管理和可持续发展提供科学决策，已成为公立医院高质量发展阶段的关键任务。因此，探索医院数据治理的新模式势在必行。

新的数据治理模式需要打破传统的数据孤岛和烟囱现象，实现跨部门的数据共享与互通。这需要建立一个协同机制，确保各个部门在数据治理工作中的角色明确，职责清晰，形成合力。通过跨部门的数据整合，可以实现医疗大数据的深度挖掘与分析，为医院管理和决策提供有力支持。

同时，统一的数据标准和管理规范是新的指标体系治理的基础。缺乏统一的标准和规范会导致数据质量参差不齐，影响数据的准确性和一致性。因此，制订明确的数据标准和管理规范至关重要，明确数据质量目标，建立有效的数据管控机制和数据质量问题处理机制，实现常态化监管和质量问题闭环管理，避免因管理缺陷和人为失误所导致的数据质量问题。

数据治理的新模式在建设过程也须提高对数据安全与隐私保护的重视。随着医疗数据的不断增多，数据安全和隐私保护的挑战也日益突出。需要建立完善的数据安全机制，采用加密、脱敏等技术手段确保原始数据安全。同时，加强数据治理过程中的隐私保护措施，确保患者隐私不被泄露，符合相关法律法规和伦理规范的要求。

依托信息化技术，搭建医疗数据管理和应用平台，可以拔掉数据烟囱，打通数据孤岛，实现医疗数据的全局管理。数据应用平台通过数据可视化分析工具，对数据进行价值挖掘及分析，为医院的管理和决策提供科学依据，帮助管理者更好地了解医院运营状况，作出科学决策。通过数据可视化、趋势预测等方式，医院可以优化资源配置，提高医疗质量及效率，推动决策的合理化、规范化，进而提升医院的治理能力与体系建设。

三、指标体系治理的愿景

通过建立科学合理的指标体系和数据治理模式，医院可以有效地整合与应用医疗大数据，为医院管理和可持续发展提供科学决策支持，帮助医院提高数据质量、保障数据安全、促进数据共享和互通、提升决策水平和适应数字化改革趋势等方面。数据治理的愿景是利用数据来改善医疗服务、提高医疗质量、加强患者安全、降低医疗成本，并推动医疗行业的数字化转型，确保医疗数据的准确、安全、可靠和一致性，以支持医院的战略目标和业务发展。帮助医院更好地管理和利用医疗数据，提高医疗质量和效率，降低医疗成本，提升患者的就医体验。协助医院满足相关法律法规和行业标准的要求，提升医院的管理水平和竞争力。推动医院的数字化转型和可持续发展，为患者的健康福祉作出积极贡献。

当前，公立医院的发展模式正在经历从粗放式管理向精细化管理的转变。为了实现医院的高质量发展，我们需要利用数据驱动的精准分析、管理和决策。通过数据治理，我们可以促进数据的流通和激活,释放数据的潜在价值。通过数字化赋能,我们可以进一步优化医院的运营效率,推动医院的高质量发展。因此医院数据治理的目标是为了实现医疗数据的准确、可靠、安全和一致性,确保医院的医疗数据管理和应用符合相关法律法规和行业标准的要求,打破数据孤岛促进医疗数据的共享和利用,通过数据分析为医院管理决策提供更加准确、可靠的数据支持,提高医院的运营效率和竞争力。

第二节　指标的数据集成治理技术框架

医院的业务数据具有多源异构性,部分半结构化及结构化数据成为僵尸数据,其数据价值无法得到充分挖掘及利用。为了解决医院指标体系管理的痛点,以数据驱动指标管理决策模式为目标,我们基于数据湖的医院运营管理系统架构,通过建立统一的运营管理指标体系和数据标准,将医院不同系统和应用的数据整合到数据湖中,从而消除数据孤岛,在确保数据质量和可追溯性的同时,降低数据分析成本,提高数据使用的效率及灵活性。

一、数据集成框架

数据湖是一个集中式存储和处理大量数据的平台,可以存储各种类型的数据,包括结构化数据、非结构化数据和流数据等。医院通过建立数据湖,将数据从源头采集到数据湖中,其主要目的是将来自不同系统和应用的数据整合到一个统一的数据湖中,方便用户进行查询、分析和挖掘。数据湖是对医疗原始数据的汇聚,在数据入湖过程中不对数据进行转换、清洗和加工,保留数据原始特征。数据湖的数据来源主要分为两类:一类是医院的业务系统,如医院管理信息系统(hospital information system,HIS)、实验室信息系统(laboratory information system,LIS)、医学影像信息系统(picture archiving and communication systems,PACS)、电子病历系统(electronic medical record,EMR)等医疗相关系统;另一类是医院的管理系统,如医院的人事管理系统、医院资源管理系统(human resources planning,HRP)、办公自动化系统(office automation,OA)、财务管理系统等。从业务系统、管理系统和外部系统采集到的运营管理数据,根据业务需求场景,分别进行离线存储和实时存储。存储在数据湖中的业务数据,经计算合并后用于数据消费和数据应用。数据湖的工作机制见图7-2-1。

传统的离线集成方式通常采用数据抽取、转换、加载技术(extract- transform -load,ETL),定期将原始数据在某一时间点之前的存量数据进行抽取并加载至目标端。实时数据集成通过流处理方式,将数据从不同来源实时集成到一个中央位置,以进行更快速地分析和处理,可以更好地满足大数据领域的需求。我院数据汇聚采用开源ETL工具Kettle实现多数据源适配,通过配置不同数据库链接,实现对不同数据库进行数据抽取任务的创建、运行、运维,有效提高了数据汇聚效率,减少了运维成本。

为了确保数据抽取的一致性,需要建立数据审查机制。我院利用数据质量管理平台设置日常的数据对账任务,并采用严谨的行数和内容对账方式,确保源数据和数据湖的数据始

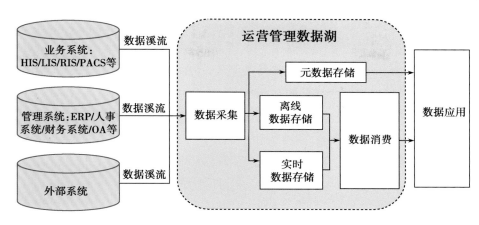

图 7-2-1 数据湖的工作机制

终保持同步。一旦出现数据对账结果不一致的情况，我们将立即启动相应的处理程序，以人工介入或数据自动拉平等方式加以纠正，确保数据一致。

二、数据仓库框架

为了对这些数据进行梳理，使不同模块间耦合度降低，提高利用效率，我院建立了分层分域数据治理模型（图 7-2-2）。该模型将数据分为临床域、科研域、管理域，由下而上为贴源数据层、数据主题层、数据汇总层和数据应用层。

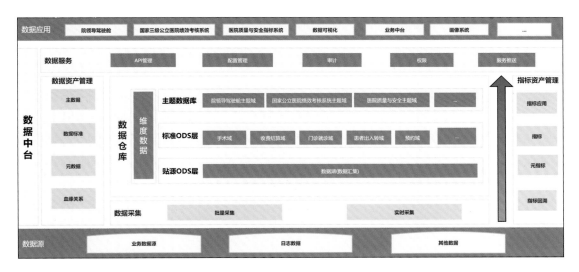

图 7-2-2 数据仓库架构图

贴源数据层负责组织管理多源数据汇聚，即数据的采集、存储，采用分布式文件系统存储-加密、脱敏后的基础数据。通过数据审查方法保证数据的一致性、唯一性、正确性等要求，以尽量少的代价使源数据与数据池的数据保持同步。

数据主题层作为数据治理框架的重要组成部分,旨在将原始数据经过统一的清洗、编码转换和整合后,形成主题域。其关键功能在于设计好主题域下的模型划分。该层次数据模型的目标是灵活地表达业务过程,将源系统关系型的数据结构,按照主题划分整合,将大概率一起使用的数据整合到统一主题域中。如源系统中医嘱信息通常包括医嘱项、医嘱记录、医嘱执行记录等数据表用于记录医嘱的不同数据信息,而在主题层则将医嘱相关数据进行主题化处理,提取事实表与维度表,建立医嘱主题等。

数据汇总层及数据应用层则面向应用进行数据处理,对相关业务来说,每次处理明细数据速度慢、代价高,在汇总层将明细数据进行有效汇总,提供临时数据挖掘使用,同时加快应用层调用时的效率。在应用层则形成标签集、指标集,应用宽表提供外部数据共享。

第三节　指标的治理方法与实践

医院指标体系由两个部分构成,分别是指标集和指标管理机制。指标集包括医院运营管理相关的指标集合,而指标管理机制则涵盖指标梳理、评审、发布、运行分析和优化等主要环节的标准和规范。通过精细化管理和标准化规范,确保指标的可靠性和有效性,从而实现医院运营的全面提升。在这个过程中,需要深入理解各项指标的意义和作用,运用数据治理的方法与实践进行优化和创新。

一、医院指标体系构建

指标集是面向医院管理运营的数据服务,通过将医院运营过程中各类统计数据产生的相关指标汇聚之后能够全面反映医院运营情况。根据指标来源不同,将运营管理指标集划分为卫生行业管理指标子集和医院运营管理指标子集共 2 个一级类目,在一级类目下设有二级类目和三级具体指标项目。卫生行业管理指标子集按照国家卫生行业管理目标进行划分,包括三级公立医院绩效考核和医院等级评审指标共 2 个二级类目。医院运营管理指标子集分为医疗质量、卫生资源、医疗管理、科研指标等共 6 个二级类目。最终形成医院运营管理的三级指标分级目录(图 7-3-1)。

指标管理机制包括指标生命周期管理流程和规范。指标属性定义为指标负责人、指标管理部门、指标状态、指标统一标识符、指标类别、指标名称、指标定义、计算方法、关联指标、数据来源、数据类型、元数据映射关系、指标单位、指标管理范围、指标参考依据、指标评估面、指标导向和指标属性等。

指标新增和修订的来源主要包括两大类:一是卫生行业管理引起的变更,比如三级公立医院绩效指标的调整;二是医院自身的管理需求,需要启用新的指标。对指标进行定期梳理和评审,以确保指标质量。应避免出现指标重复、定义模糊、引用关系缺失、更新滞后等问题,以确保指标的有效性和可靠性。针对部分核心关键指标进行常态化数据监控,当指标数值不在阈值范围时,触发运营分析机制,根据指标数据链路和上下游关系,排除业务偶发性

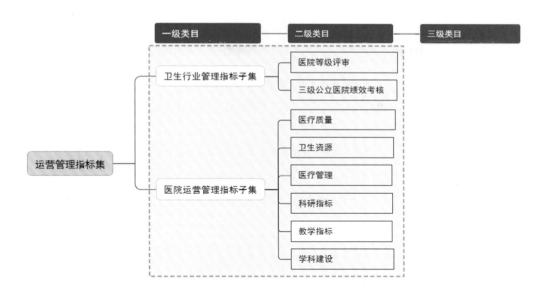

图 7-3-1　医院运营指标体系

异常导致的指标波动后,进行指标运营层面的优化,以确保运营管理指标体系闭环。

二、医院指标体系的治理方法与实践

指标体系要获取医院各类系统(财务系统、人事系统、科研系统、电子病历系统等)的业务数据,医院数据整合、存储、挖掘和探索的基础是数据治理。为更好地适应新时代公立医院内部高质量发展的需求,围绕指标体系的建设,以实现医疗数据标准化、数据质量提升、数据管理和数据有效应用为目标,我院开展了数据治理的研究及实践。

数据治理是一项复杂、长期、系统性的工程,涉及思维、组织、方法、系统工具等多方面要素的综合运用。数据治理体系的核心是组织架构与管控流程。数据治理应采用规划先行的原则,建立自上而下、层次分明、权责清晰的管理组织,选择可行的技术方案和实施工具,明确数据治理的工作机制和工作内容,稳步推进数据治理各项工作。医院参照医疗行业数据治理的基础标准,在七大领域开展相关的数据治理工作。

(一)健全数据治理与应用的组织体系

在医院信息管理处的基础上设立数据治理小组,组织架构由数据责任部门、数据管理部门、数据使用部门及信息技术支持人员组成,统筹推进医院数据的融合、治理及挖掘应用,让医院数据归一化,形成医院主要领导牵头、业务领导负责、数据治理小组具体落实,各业务科室协同配合的分工协作机制。

(二)建立统一的公共数据业务包

对医疗数据进行摸底,明确不同业务系统数据产生的源头,明确部门责任,落实"谁产生数据谁对数据质量负责"的要求。围绕医院业务流,划分不同业务领域,确定业务边界与数据应用框架,明确业务信息服务对象、服务层次。数据开发团队通过加强顶层设计、搭建数据平台、建立基础数据池、构建数据业务包,实现更加有效的数据串联及下钻。数据业务包根据院区、数据管理部门、业务管理领域分门别类存储,每个业务包都由具体的数据管理部门负责,数据管理部门为该业务数据应用的权限管理和审批部门,业务包作为医院该业务数据应用的唯一官方数据出口。数据业务包命名四要素为:所属院区 + 业务/系统/管理部门 + 业务包/表层级 + 数据信息(业务含义)。我院数据业务包的具体架构见图 7-3-2。

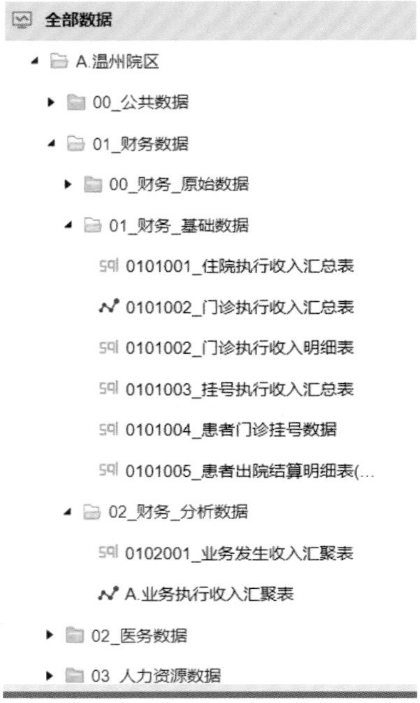

图 7-3-2   统一公共数据业务包架构

(三) 建立数据资产管理平台

数据资产管理的目标是使数据可见、可懂、可用和可运营。数据可见是通过对数据资产的全面盘点形成数据资产地图,通过对数据资产组织管理,形成数据资产目录,通过数据资产检索,快速精确查找到所需的数据资产。数据可懂是通过元数据完善对数据资产的描述,将数据资产标签化。我院通过建设数据资产中心,作为医院数据资产查询、指标定义、数据规则配置的统一入口,帮助医院提升数据质量,管理数据资产,便于统一业务数据口径和数据溯源。数据资产中心包括指标管理、标签管理、数据资产查询、血缘展现等功能。数据资产中心支持导入公共数据业务包。

(四) 数据资产与指标资产关联

指标管理基于已上线的公共数据业务包,导入并上线公共数据相关资产,方可调用该数据创建指标。根据指标的类型,可分为原子指标和复合指标。原子指标主要用于定量衡量业务表现,一般将公共数据表中数值型的数据列作为指标,比如医院门诊收入。复合指标主要基于多个指标,对已有的原子指标或复合指标进行二次计算,将二次计算的结果作为新的指标。指标可关联仪表板、组件和公共数据业务包。不仅可以帮助数据开发人员快速定位和追溯数据问题,也为运营管理人员进行指标自助分析和数据挖掘提供保障,确保全链路指标数据模型建立的高效性和可追溯性。

(五) 梳理主数据管理系统

为了实现基础核心信息的标准化和一致性,主数据管理必不可少。鉴于各业务系统"语言"不同,需要通过主数据、字典和映射关系来构建彼此之间统一的数据基础,以降低后期应用中基础数据的映射工作量,促进业务统计分析中自动转换口径的实现,提高数据准确性。通过主数据管理,实现对医院各业务系统的数据共享。同时,统一元数据和主数据管理口径,使之贯穿于医院智能数据服务平台的各个环节。具体做法包括:规范数据字典;医疗服务收费项目精准归类;推动各成本单元数据字典间映射对照关系;科室名称及口径统一等。

（六）指标应用流程化管理

根据业务场景和指标分析需求,公共数据业务包对外提供数据消费及数据应用服务。数据应用服务包括门诊主题、财务主题、运营主题、医务主题及人事主题等。我院通过搭建数据可视化分析平台,支持数据指标的实时监控预警,可快速搭建各业务场景的实时数据看板,运营管理人员能够灵活应对突发情况,提高决策效率。数据看板分BI仪表盘看板、普通报表及复合报表,统一纳入数据分析及决策平台,实现一体化权限管理。按照不同的权限配置,实现临床科室管理者、行政管理不同层级人员的数据共享、分析、反馈和整改,形成闭环管理。

数据看板由明确的数据责任部门、数据管理部门及数据使用部门负责,数据使用部门申请仪表盘查看权限时,通过院内OA审批流程,由数据责任部门及数据管理部门审批通过后方可使用。仪表盘的权限审批流程见图7-3-3。

（七）完善数据手工填报管理

手工填报模块主要适用以下场景。

1. 部分业务部门未建设业务系统,缺乏数据整合的基础。

2. 部分业务数据须二次加工处理方可使用。

3. 诸如患者满意度、财务管理涉及敏感信息、科研等暂时无法从业务系统获取所需的数据。

结合此类业务场景,我院建设引入了报表填报模块,可快速搭建适合医院的数据录入微系统,加速数据采集开发和数据管理工作,填补无法通过系统实现数据整合的空白区,如科研项目填报模块(图7-3-4)。

三、数据质量管理

数据质量不仅是指数据本身的质量,更是指数据的内涵质量。医院必须要牢牢树立"以患者为中心、以员工为核心"的理念,不断提高医疗质量,确保医疗安全,规范医务人员的诊疗行为,全面提升医院的服务能力,激发员工的数据责任意识。我院构建了"数据采集—生产—治理—质量提升"的多维度医疗数据质量控制PDCA闭环体系,针对因技术原因导致的数据质量问题在数据源头进行纠正修复,将生产系统因数据模型设计不合理导致的数据质量问题进行调整。主要包括数据库表结构、数据库约束条件、数据校验规则的设计开发不合理,造成数据录入无法校验或校验不当,引起数据重复、不完整、不准确;数据存储设计不合理、数据的存储能力有限、人为后台调整数据引起的数据丢失、数据无效、数据失真、记录重复等。以电子病历评级、互联互通评级等为抓手,以患者诊疗全过程和医院运营管理优化为导向,以建设区域医疗中心、科研平台为契机,构建数据中心、集成平台、主数据、主索引、质控、绩效考核、数据质量自动核查等信息系统,加大信息化投入,完善功能改造,规范数据的采集、抽取、交互过程,一方面提升数据质量,另一方面使数据质量监控可视化、透明化,更方便,更易于暴露出问题来。

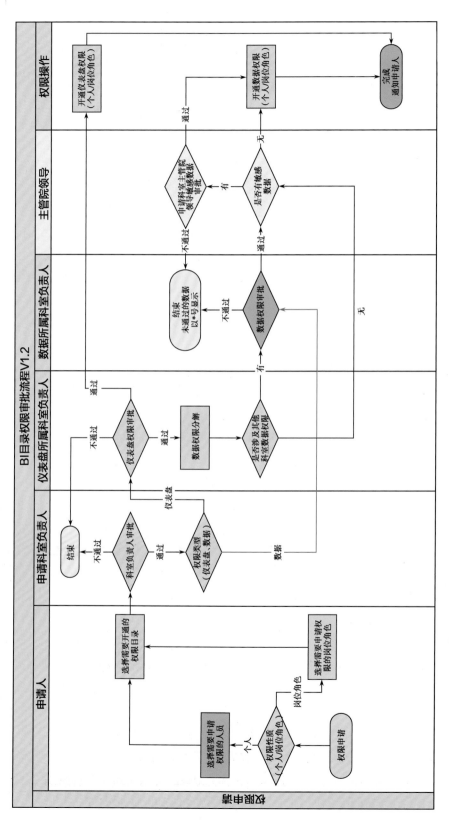

图 7-3-3　仪表盘权限审批流程

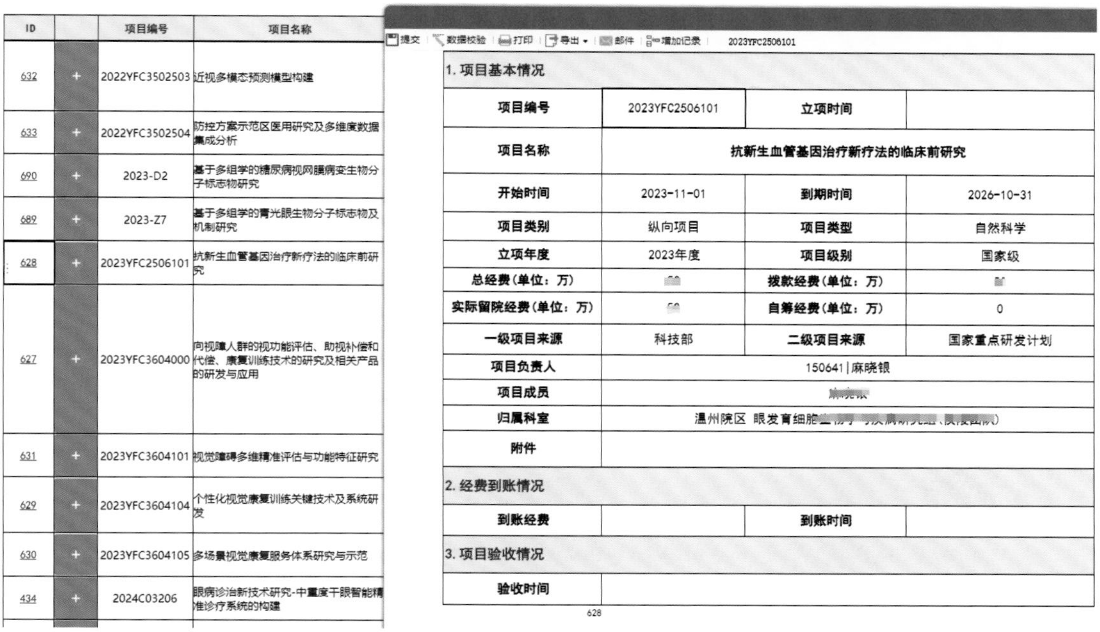

图 7-3-4　科研项目填报模块

第四节　指标治理成效

随着医院信息化建设不断深入,大量的医疗、运营相关数据被生产出来。各级管理人员认识到数据所蕴含的价值,开展医院数据的价值挖掘工作,医院数据包含医务、护理、院感、药学、财务、科研等多个方面,运用恰当的方法对数据进行分析,可以从错综复杂的数据中发现隐藏在数据背后的信息和规律,并通过对数据进行清洗、整理、监控、分析、优化,形成一套适合医院自身特色的指标库。我院以三级公立医院绩效考核指标、医疗质量与安全监测指标等国家考核指标建设为契机,逐步完善和优化数据治理体系,探索眼专科医院数据化转型的新方法、新模式,构建眼专科数据指标、数据标准,以及数据应用在提升医疗质量、管理效率和患者满意度方面的作用。现已初步建成院领导驾驶舱、三级公立医院绩效考核指标监测、医疗质量与安全监测指标、患者 360、员工画像及各类医疗、运营监测指标。建立商业智能分析平台(business intelligence,BI),支持业务科室对关键核心指标的下钻分析,从而帮助管理者更好地理解业务运营情况和趋势,为战略决策提供数据支持。

一、院领导驾驶舱

院领导驾驶舱以院领导管理为视角的"一站式"辅助决策管理平台,它提供了灵活多样的指标配置功能,以适应不同管理者和不同时期的管理需求。院领导驾驶舱采用大数据及 BI 技术,具备灵活的数据整合及分析能力,将各类复杂指标转换为简单、生动的信息进行集中展示。提供最新、最全面的管理数据支持,精准把握医院各项指标的趋势变化,从而为管理者提供精准的决策依据和实时的管理支持。

院领导驾驶舱的指标以直观、清楚、简约、可对比的原则,按领域划分为实时业务指标、患者指标、业务监测指标、工作效率指标、重点考核指标、医疗收入指标等指标区。各指标区可自由组织拼接,可为不同院领导配置其管理领域的核心指标监控大屏。院领导驾驶舱见图7-4-1。

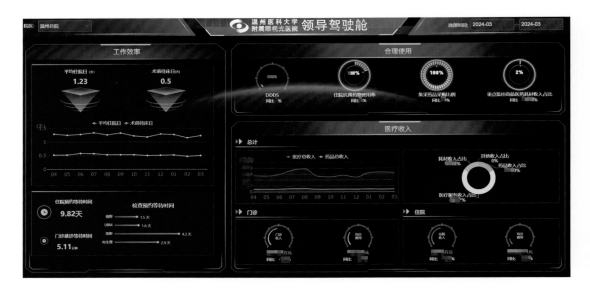

图 7-4-1   院领导驾驶舱

二、三级公立医院绩效考核指标

提供高质量的医疗服务是三级公立医院的核心任务,是国家对医院未来发展方向的顶层性设计,是反映三级公立医院可持续运行和创新发展的重要指标。为各级医疗管理部门提供了一把标准的测量尺子,让医院的考核工作达到同质化、规范化、标准化。同时它更像一面镜子,能够客观地反映医院的发展水平、运营状况和服务质量。通过这些指标数据,医院可以发现自身的优点和不足,从而有针对性地改进和提升。

根据国家标准,绩效考核指标设立四个考核维度,包括医疗质量、运行效率、持续发展、满意度评价四个维度。每个维度再对指标进行分解,医疗质量包含功能定位类指标、质量安全类指标、合同用药类指标。运行效率包含费用控制类指标、收支结构类指标、资源效率类指标、经济管理类指标。通过这类指标的集中展示,可优化医疗流程,加强医疗质量管理和监督,优化医院资源配置和运营管理流程。三级公立医院绩效考核指标见图7-4-2。

三、医疗质量与安全监测指标

医疗质量与安全是医疗机构在保障患者权益和安全方面所承担的至关重要的责任。医

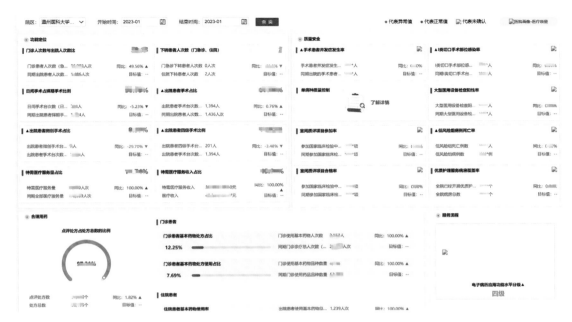

图 7-4-2 三级公立医院绩效考核指标

疗质量与安全监测指标是评估医疗机构质量与安全的重要工具,可以帮助医疗机构提高服务质量、保障患者安全。医疗机构必须高度关注关键性指标的建设,保障此类指标数据来源的准确性和唯一性,以确保医疗行为在患者和医护人员安全方面取得成功。为此我们收集、整合和分析与医疗行为密切相关的全院各系统中的数据,通过这些数据,医院可以及时发现和解决问题,改进医疗服务质量,提高患者的安全感和满意度。医疗质量与安全监测指标见图 7-4-3。

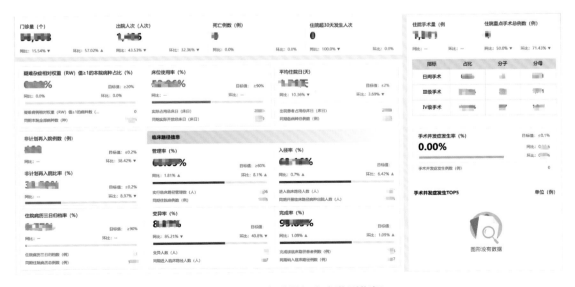

图 7-4-3 医疗质量与安全监测指标

四、患者 360

患者 360 是以患者为中心,围绕患者在院就诊数据进行全流程、全方位的分析和应用。医生可通过统一的患者视图,快速地查阅患者在院的就诊信息、病历信息、用药情况、检验信息、检查信息以及各类健康指标。建立全面患者综合视图,先由医疗管理部门定义医疗过程中需要关注的患者健康指标,并明细各类指标定义、计算规则及来源。技术部门根据所定义指标来源,从医院各业务系统抽取数据,按患者主索引进行数据的汇集、清洗、分类、集成,并以可视化的方式将指标进行展示。通过规范化的流程管理,确保患者健康信息的完整性和准确性。患者 360 见图 7-4-4。

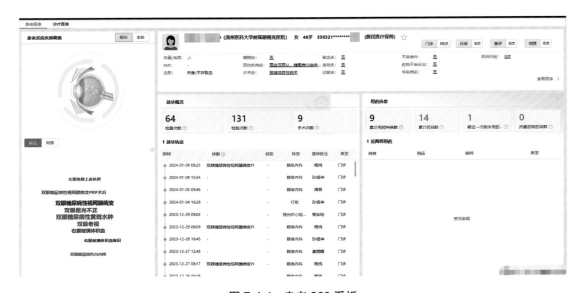

图 7-4-4　患者 360 看板

五、医疗监测指标

(一)病区监测指标

病区是医院的基本运行单元,其运行状况直接关系医院的服务效率和患者体验。通过对数据的监控和管理,医院可以更好地监控和管理病区运行情况,提高整体的运营效率。病区中,手术情况是非常重要的指标之一。周手术量、三四级手术比例、日间手术占比等数据可以帮助相关专科更好地规划手术资源,提高手术效率。麻醉类型占比,可帮助病区护士更好地了解患者的麻醉情况,做好术后护理及监测,确保患者术后安全。病区的出入院情况和床位使用率,能更好地规划病区的资源分配,避免因床位使用率过低或过高导致的资源浪费或紧缺的问题。病区监测指标见图 7-4-5。

(二)手术中心监测指标

手术中心监测指标反映了手术室的效率和质量,以及医生和护士的工作状态。通过观

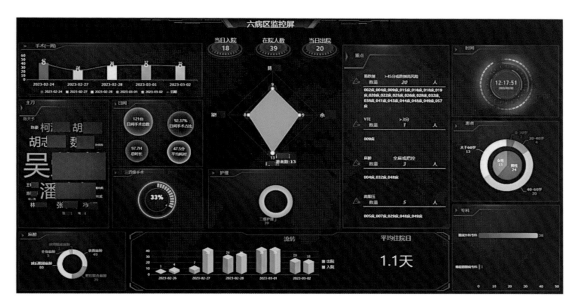

图 7-4-5 病区监控屏

察不同科室、病区的手术间台数分布,可以发现医疗资源的分配是否合理。当日手术量及医生手术台数,能反映手术室的忙碌程度和医生的工作量,从而发现手术室的瓶颈所在,以便管理者采取相应的措施,提高手术效率。手术类型分布能反映不同类型的手术所需的医疗资源和技术支持,了解手术类型的分布可以帮助医疗机构更好地规划资源和技术支持。年度手术对比可以反映医疗机构的手术发展趋势和水平,为进一步提升医疗质量提供有力支持。手术中心监测指标见图 7-4-6。

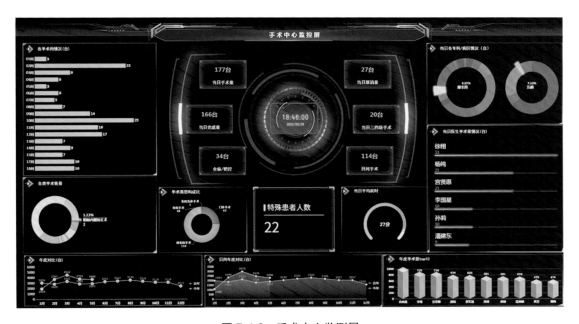

图 7-4-6 手术中心监测屏

（三）门诊、住院患者来源分析

在进行医疗服务的同时,医院也需要对患者的来源进行分析。门诊和住院患者的来源分析,不仅可以了解到患者的地域分布情况,还能反映医院在不同地区的影响力和知名度。不同地区初诊患者和复诊患者的比例可以反映医院在不同地区的吸引力和服务质量。通常情况下,初诊患者数量较多时,医院在吸引患者方面更具有优势,医院口碑较好。复诊患者较多时,反映医院有较高的医疗水平,获得了患者的认可。来自外地的患者较多时,反映医院在该区域有较高的影响力,获得患者的信任和支持。患者来源分析见图7-4-7。

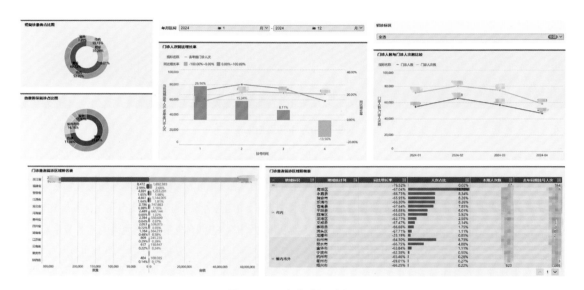

图 7-4-7　患者来源分析

六、医院运营监测指标

（一）业务量目标责任达成指标

业务量目标责任达成指标旨在衡量各科室在规定时间内达成既定业务量目标的能力,从而有效推进业务发展。目标达成级别分为合格线、优秀线、优良线、卓越线,并且通过科室目标达成情况的综合评估、趋势分析和实际业务量与目标值的对比分析,进一步反映各科室在实现目标方面的表现和进步。只有全面、客观、科学地分析目标达成情况,才能及时调整工作策略,实现科室的长足发展和个人的成长进步。业务量目标达成分析见图7-4-8。

（二）医院业务收入指标分析

医院收入是衡量医院运营状况的重要指标之一。医院的业务收入是指医院从诊疗、检查、治疗、康复、预防等方面获得的收入。通过业务收入组成及占比分析,可以了解医院收入来源的情况,这个指标可以帮助医院了解各个业务领域的贡献度,从而更好地制订业务战略

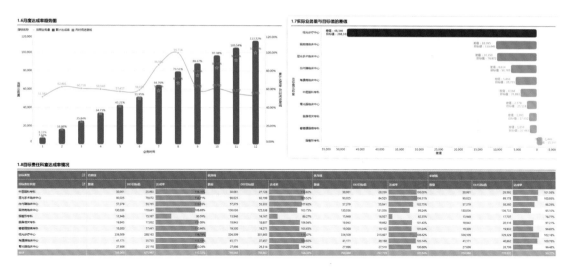

图 7-4-8　业务量目标达成看板

和经营计划。业务收入同比分析是对医院近几年业务收入的增长率进行的比较分析,可以反映医院收入的稳定性和医院发展趋势。各业务单元收入占比分析,是对医院不同业务单元收入占比进行的分析,反映了不同业务单元的竞争力和发展前景。业务单元收入组成分析,可以帮助医院了解不同业务单元的收入来源,有助于医院优化业务结构,提高业务收入。医院业务收入分析见图 7-4-9。

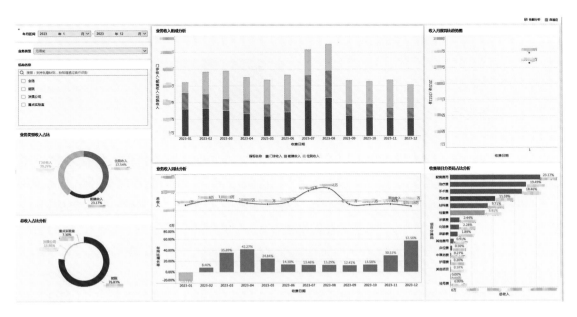

图 7-4-9　医院业务收入指标分析

(三)员工画像分析

员工画像分析可以为医院的人力资源管理提供重要的参考和决策支持,通过对员工的画像进行分析,可以更好地了解员工的能力和素质,从而更好地管理和培养员工。根据分析结果,制订更加科学和有效的人力资源管理策略,以提高医院的人才竞争力和绩效表现。从员工在职人数、入职人数和离职人数这三个指标来分析员工队伍的规模和流动情况。在职人数及变化趋势可以反映医院的整体运营状况和员工的稳定性。入职人数和离职人数的变化情况,则可以从侧面反映医院对人才的吸引力和留住人才的能力。对员工的工种分布、教育水平和职称、年龄、性别、工龄等方面进行分析,反映了组织的人员结构、员工的背景和素质,帮助医院更好地分析和了解员工的技能和能力水平。员工画像分析见图 7-4-10。

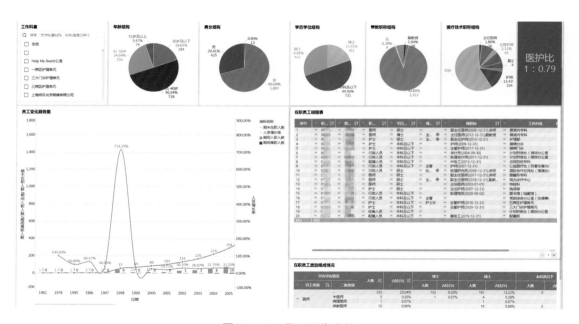

图 7-4-10   员工画像分析

我院成功构建了三大数据中心,包括临床数据中心、科研数据中心和运营数据中心,这是数据治理和管理的重要基石。在这三大数据中心的支撑下,我们能够对全院信息系统中的数据进行有效地收集、整合、分析和应用,为各个领域的决策提供更准确、更可靠的数据支持。同时,我们也不断加强数据的安全性和隐私保护,确保数据的合法、规范和可靠使用。通过不断地升级和优化数据中心,我们将继续推进医疗数字化转型,实现医疗健康事业的更高质量发展。

接下来我们将探索动态监测医院运营管理的全景化、可视化的数据展示,旨在辅助临床科室的运营指导,促进医院专科建设。医院的运营管理涉及多个维度和组织层级,需要综合运用数据分析和人工经验进行决策支持。

【参考文献】

［1］　付虹.基于数据湖的医院运营管理系统架构设计［J］.中国数字医学,2023,18（6）:7-13.

［2］　俞鹏飞,罗颢文,刘建模,等.面向医院的大数据治理模型设计［J］.医学信息学,2021,34（10）:19-20.

［3］　朱传安,王霞,唐佳骥,等.绩效考核背景下医院数据治理及开发应用实践［J］.医学信息学杂志,2023,44（10）:86-90.

第八章

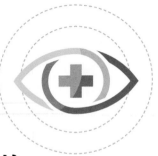

眼科质量指标的发展前景与挑战

第一节 概 述

一、眼科质量指标的重要性概述

眼科质量指标是衡量眼科质量管理水平、评估医疗服务水平、保障患者安全、促进临床诊疗效果改善的重要工具。它们涵盖了管理水平、医疗技术、服务流程、设施设备、护理质量等多个方面，旨在通过客观数据反映医疗机构在眼科质量管理、疾病诊疗各环节的执行情况和成效。比如，精准的眼科屈光手术成功率、术后并发症发生率、视力恢复情况、感染控制措施落实情况、患者满意度调查等都是评价眼科医疗质量的关键指标。

在现代医疗管理中，眼科质量指标不仅用于内部质量管理，指导医院持续改进服务，而且对于公众而言，也是选择优质眼科医疗机构的重要参考依据。同时，政府监管部门也依靠这些标准化、量化的指标来监控和评估眼科医疗服务的整体表现，确保医疗资源合理配置，维护人民群众的眼健康权益。

二、眼科医疗服务质量现状及发展趋势

目前，我国眼科医疗服务行业正处于快速发展阶段，市场规模不断扩张，技术水平和服务模式不断创新。随着国民生活水平的提高和眼健康意识的增强，患者对眼科医疗服务的需求愈发多样化和专业化，对医疗质量的要求也随之提升。

在技术层面上，眼科已广泛采用数字化、智能化技术，诸如高端影像设备、计算机辅助手术系统、人工智能诊断技术等，显著提升了诊疗的准确性和安全性，这也促使眼科质量指标需要更贴近前沿科技、体现新技术的应用效果。

在服务模式上，眼科医院普遍注重提升患者体验，实施精细化管理，通过客户细分分析提供个性化服务，并且强化院前、院中、院后的全程健康管理，使得服务质量指标更加关注整

体照护过程而非单一治疗环节。

在发展趋势上,预计眼科质量指标将进一步细化和完善,不仅聚焦于传统的眼科疾病治疗效果,还将延伸至预防保健、早筛早诊、长期随访等领域。同时,在国家倡导"健康中国"的战略背景下,眼科医疗服务将更加重视公共卫生层面的眼健康推广和管理,相应的质量指标也将包含社区眼健康服务覆盖率、青少年近视防控成效等内容,从而实现眼科医疗质量的全方位、多层次提升。

第二节 发 展 前 景

一、技术进步对眼科质量指标的影响

1. **高科技诊疗设备提升检测精度和全面性,丰富质量指标体系** 随着科技的日新月异,眼科领域正在引入越来越多先进的诊疗设备和技术,例如高分辨率光学相干断层扫描(optical coherence tomography,OCT)、荧光素眼底血管造影(fundus fluorescein angiography,FFA)、光学生物测量仪、超广角眼底照相机等,这些高科技设备大大提高了眼部结构和功能检测的精确度,使得眼科医生能够更早期、更准确地发现并量化病变程度。这必然导致眼科质量指标体系的丰富和完善,从传统的手术成功率、并发症发生率,拓展至更加细致的微观结构改变、功能恢复等深层次评价指标,以全面反映诊疗效果。

2. **AI技术在眼科诊断中的应用,推动智能化质量评价标准的建立** AI技术在眼科领域的应用已经取得突破性进展,尤其在图像识别、深度学习等方面,能够协助医生进行眼底病变、青光眼早期迹象、角膜地形图分析等复杂诊断任务。AI赋能的质量评价体系能够基于大数据实时监测和反馈诊疗结果,有助于实现个体化、动态化的质量评估,从而推动眼科质量指标向着智能化、自动化方向发展。

二、眼科疾病谱变化对质量指标的新需求

1. **近视防控、老视矫正等常见病种的质量指标优化** 面对近视发病率上升和老龄化社会带来的老视问题,眼科质量指标必须针对这些常见病种作出针对性优化。在近视防控工作中,除了常规屈光矫正效果外,还应关注干预措施后近视进展速度的减缓、视力保护教育的有效性等;而在老视矫正领域,则可能涉及渐进镜片适应性、生活质量改善、视觉舒适度等方面的评估。

2. **干眼、糖尿病视网膜病变等复杂疾病的个性化治疗质量评估指标发展** 对于干眼和糖尿病视网膜病变等慢性病、复杂性眼病,个性化治疗方案的实施效果评估变得尤为重要。这意味着眼科质量指标需要细化到特定亚型疾病的治疗反应、疾病活动状态监测、预后评估等多个维度,以确保不同患者都能得到最适宜且效果最佳的治疗。

三、国家政策导向下的眼科质量指标建设

1. 医疗服务质量和安全监管要求提升眼科质量指标的科学性、规范性　在国家严格医疗服务质量和安全监管的大背景下,眼科质量指标的设定和运用必须符合国家相关政策法规和指南要求,强调其科学性和规范化。这包括但不限于构建统一的标准操作程序(standard operating procedure,SOP)、严格执行医疗质量管理制度、定期开展内部与外部评审等,确保各项指标既能真实反映医疗服务水平,又能作为监管依据。

2. 在健康中国战略下,全民眼健康覆盖程度成为重要质量指标　健康中国战略着重关注全体公民的健康状况,眼健康作为其中关键组成部分,全民眼健康筛查覆盖率、早期干预效果、眼疾知晓率和预防措施普及率等宏观指标将成为衡量眼科医疗服务质量的重要尺度。眼科医疗机构不仅要追求个体患者的治疗质量,还要在更大范围内承担起眼健康宣教和疾病防治的责任,确保人民群众的眼健康得到充分保障。

第三节　挑　　战

一、技术层面的挑战

1. 如何有效整合多源异构的眼科数据以支持高质量指标的制订　在当今医疗信息化时代,在眼科诊疗过程中会产生大量多类型、多来源的数据,如 LIS 系统、HIS 系统、病案管理系统、院感系统、DRG 系统等。整合这些异构数据是一项复杂的任务,需要开发高效的数据融合技术和标准化数据模型,以保证数据的完整性和准确性,进而支持高质量眼科质量指标的设计与实施。数据集成的难点在于如何消除数据孤岛,建立统一的数据平台,以便进行深度挖掘和分析,从而提炼出更具代表性和预测性的质量指标。

2. 高新眼科技术快速更新迭代,质量指标如何紧跟前沿并保持适用性　眼科技术更新迅速,例如新型手术器械、智能诊断软件、基因检测技术等,这些创新成果不断改变着眼科诊疗方式。因此,眼科质量指标须与时俱进,及时纳入新技术应用效果的评价标准。挑战在于如何快速响应技术变革,重新定义或调整现有指标,使之既能反映最新技术的优劣,又能在不同技术条件下保持一致性和有效性,避免因技术更新而使指标过时或失去意义。

二、实践应用层面的挑战

1. 眼科质量指标的实际落地与医疗机构运营效率、成本控制之间的平衡问题　在实际操作中,眼科质量指标的实施可能会影响医疗机构的日常运营效率和成本支出。例如,为了达到某些高级别的质量指标,可能需要投入更多的人力、物力和财力,而这可能会增加医疗成本,影响经济效益。因此,如何在保证服务质量的同时兼顾运营效率和成本控制,设计和推行具有可行性和经济性的质量指标,是实践应用层面的一大挑战。

2. 患者体验与满意度纳入眼科质量指标体系的难度与实践策略　患者体验和满意度是衡量医疗服务品质的重要维度,然而将其转化为可量化、可对比的质量指标具有一定难度。它涉及服务质量、沟通技巧、环境舒适度、等候时间、后续关怀等多个方面,需要通过问卷调查、满意度评分等方式收集主观感受数据。在实践中,医疗机构需要探索合理的评价框架和工具,以确保患者体验和满意度指标既具备科学性,又能有效地引导医疗服务的改进。

三、管理制度层面的挑战

1. 构建完善的眼科质量评价体系,形成有效的激励约束机制　建立健全眼科质量评价体系,不仅需要设立合理的目标指标,还需要配套相应的激励和约束措施。如何设计出既能激发医护人员积极性、鼓励团队协作、促进医疗质量持续改进的激励机制,同时又能通过严格的考核和监管确保质量指标得到有效执行,是对医院管理制度的一大考验。

2. 跨区域、跨机构间眼科质量指标的一致性和可比性问题　由于地域差异、医疗资源配置不均等因素,不同地区和医疗机构之间的眼科质量指标可能存在较大差异。要实现全国甚至国际的公平比较和资源共享,就必须解决一致性与可比性问题,制订统一的标准和评价体系,克服技术条件、管理水平、人才素质等造成的差距,推动眼科医疗质量的标准化和同质化发展。

第四节　结　　论

一、对眼科质量指标发展前景的展望

眼科质量指标在未来发展中将继续呈现多元化、精细化的趋势,技术进步将持续推动其革新升级,特别是在大数据、人工智能等新兴技术的支持下,眼科质量指标有望实现更为精准、全面的量化评估。此外,随着全球眼健康问题的关注度日益提升,眼科质量指标将更加关注全生命周期的眼健康管理和预防工作,尤其是在近视防控、老年眼病应对、眼健康科普教育等方面,将推出更多相关指标,为全球眼科医疗服务提供更为科学严谨的质量评价基准。

二、应对挑战的策略建议与未来研究方向

针对眼科质量指标面临的挑战,建议采取以下策略:首先,在技术层面,加快眼科信息系统建设和数据整合能力,引进并研发适用于眼科数据特点的标准化处理方法和分析工具,以便更好地利用多源异构数据支持质量指标的制订和更新。其次,在实践应用上,寻求运营管理与服务质量的最优平衡点,通过精益管理、成本效益分析等手段,优化资源配置,提升眼科诊疗效率和患者满意度。再次,加强跨学科合作,借鉴心理学、社会学等理论研究成果,科学构建和验证患者体验和满意度指标。最后,在管理制度层面,强化眼科质量评价体系的顶层

设计,建立全国乃至全球统一的、权威的质量指标体系,通过政策引导和制度创新,促进不同地区和医疗机构间眼科服务质量的均衡提升和可持续发展。

　　未来的研究方向应侧重于眼科质量指标的实证研究,探究指标与临床结局的相关性,进一步明确指标的权重和阈值,同时探索创新性指标的开发和验证,以适应眼科诊疗技术的快速变革。另外,也需要关注眼科质量指标在基层医疗卫生机构的应用转化,推动眼科医疗服务向基层下沉,提升整体眼健康服务水平。

三、强调眼科质量指标对于提高医疗服务质量和患者福祉的关键作用,以及在全球眼健康发展中的重要意义

　　眼科质量指标不仅是衡量和改进医疗服务的重要标尺,更是守护患者眼健康、提高生活质量和幸福感的关键因素。高质量的眼科服务不仅能有效防治各类眼病,还能显著降低失明风险,减轻社会负担,增进民生福祉。在全球眼健康发展格局中,统一、公正、科学的眼科质量指标体系有利于促进各国和地区之间的交流与合作,推动全球眼健康事业的进步,共同实现世界卫生组织提出的"人人享有看得见的权利"这一宏伟目标。